全国中医药行业高等教育"十四五"创新教材

中西医OSCE护理层级考核汇编

（供大专及本科院校中医护理、西医护理、中西医结合护理专业，
以及中医、中西医结合医院护理人员培训考核使用）

主 编 邓科穗 张 欢 李清萍

全国百佳图书出版单位
中国中医药出版社
·北京·

图书在版编目（CIP）数据

中西医 OSCE 护理层级考核汇编 / 邓科穗，张欢，
李清萍主编 . —北京：中国中医药出版社，2023.12
全国中医药行业高等教育"十四五"创新教材
ISBN 978 – 7 – 5132 – 8602 – 2

Ⅰ . ①中… Ⅱ . ①邓… ②张… ③李… Ⅲ . ①中西医
结合—护理学—中医学院—教材 Ⅳ . ① R47

中国国家版本馆 CIP 数据核字（2023）第 235482 号

中国中医药出版社出版

北京经济技术开发区科创十三街 31 号院二区 8 号楼
邮政编码 100176
传真 010-64405721
廊坊市祥丰印刷有限公司印刷
各地新华书店经销

开本 787×1092 1/16 印张 30 字数 687 千字
2023 年 12 月第 1 版 2023 年 12 月第 1 次印刷
书号 ISBN 978 – 7 – 5132 – 8602 – 2

定价 128.00 元
网址 www.cptcm.com

服 务 热 线 010-64405510
购 书 热 线 010-89535836
维 权 打 假 010-64405753

微信服务号 zgzyycbs
微商城网址 https://kdt.im/LIdUGr
官 方 微 博 http://e.weibo.com/cptcm
天猫旗舰店网址 https://zgzyycbs.tmall.com

全国中医药行业高等教育"十四五"创新教材

《中西医 OSCE 护理层级考核汇编》编委会

编写说明

护理学是一门融合自然科学与人文社会科学为一体的综合性应用学科，如何培养护理人员的临床护理综合能力是当前护理领域面临的重要课题。客观结构化临床考试（objective structured clinical examination，OSCE）又称临床技能多站式考试，是由 Harden 于 1975 年提出的一种对医考生临床技能进行测评的新模式，其基本思想是以操作为基础的检测，强调以客观的方式评估医考生的临床能力。OSCE 是一种知识、技能和态度并重的综合能力评价方法，要求被考核者在模拟临床场景和规定时间内，根据程序化的临床技能操作标准，对模型、标准化病人（standardized patients，SP）或患者完成一系列临床操作，具有较高的真实性、客观性、全面性、可重复性及公平性。《中西医 OSCE 护理层级考核汇编》一书补充了临床常见、典型的中、西医病案，以此引发考生思考，通过培训标准化病人，模拟临床患者的症状与体征，引导护理人员运用整体观念和辨证论治的思维，展开八纲辨证、中医四诊、中医治疗方案、中医护理措施及健康教育，解决病案患者所存在的问题并对其进行辨证施护。这不仅可以对各层级护士进行全面、综合的中西医考核，而且有利于促进护理人员提高中西医临床护理技能，对护理人员起到指导作用，对提升护理专业能力水平具有重大意义。

本教材共六章。第一章主要介绍了客观结构化临床考试相关理论及国内外发展现状、OSCE 在医学教育中的应用特点、护理 OSCE 模式与中西医案例架构、病案编写以及标准化病人的培训与管理等；第二章选取中医常见病较为典型的案例，介绍 OSCE 各站点的考核内容、流程和评分标准，注重对护理人员能否使用整体观念和批判性思维解决问题以及临床实践技能等综合能力的考核；第三章从西医角度出发，选取临床常见案例，运用护理程序对案例 SP 进行一系列护理；第四章选取生活中常见的几种急性病进行介绍与考核，主要目的是为临床实践提供指引，采取针对、有效的护理措施；第五章针对不同层级护士理论知识和实践技能的掌握程度，选取了相对应的较为典型的案例来进行考核；第六章在前面章节的基础上编写了适于大众的养生保健知识以及"治未病"知识。

本教材不仅有中西医的内容，还涵盖了护理专业各层级的案例考核、养生保健、"治未病"等内容。其符合教师可参考、考生可学习、临床可应用的"三可"特点，不仅适合大专及本科院校中医护理、西医护理、中西医结合护理专业使用，也适用于中医、中西医结合医院护理人员的培训考核。

本教材体现了五大特点：一是护理 OSCE 考核情境，通过设置一系列模拟临床实际情境的考站，考核考生知识、技能在临床实际应用的情况，是一种综合的考核评估方法；二是本教材内容呈现了客观的教学、考核标准，通过"考生指引""考官指引""考核内容评分指引""相关知识"等，为考生、教师及标准化病人提供明确的指导，保证考核的同质性；三是本教材所选案例贴切临床实际，可以积极调动考生的学习兴趣，加深其对知识的理解和学习记忆，促进其将书本的专业理论知识更好地转化为实际应用临床的能力；四是本教材对层级护士考核内容有典型的病案和详尽的考核安排，层级护士考核可参考本教材；五是在学习积累和考核检验的过程中，可以通过学习养生保健及"治未病"，达到有效的未病先防。教材编写的过程是一个相互学习和提高的过程，在此感谢各位编委的辛勤付出和兄弟院校的大力支持。鉴于编者水平有限，若有疏漏之处，还请各校师生及同仁提出宝贵意见，以便进一步的修订与完善。

《中西医 OSCE 护理层级考核汇编》编委会

2023 年 10 月

目 录

第一章　绪论……………………001
　第一节　OSCE 简介…………… 001
　　一、OSCE 的简要概述…………001
　　二、OSCE 的国内外发
　　　　展现状……………… 001
　　三、OSCE 在医学教育中的
　　　　应用特点……………… 002
　第二节　护理 OSCE 模式与中西医
　　　　案例架构……………… 005
　　一、OSCE 模式的架构…………005
　　二、中西医案例架构…………007
　第三节　病案编写……………… 007
　　一、护理 OSCE 病案的设计
　　　　原则……………… 008
　　二、护理 OSCE 病案的
　　　　主要内容……………… 008
　　三、病案的信效度………… 010
　第四节　标准化病人的培训与
　　　　管理……………… 011
　　一、标准化病人概述………… 011
　　二、标准化病人的起源与
　　　　发展史……………… 011
　　三、标准化病人培训………… 012

第二章　中医 OSCE 案例
　　　　汇编……………… 014
　第一节　腰痹……………… 014
　　考站一　病情资料采集………014

　　考站二　辨病辨证与护理
　　　　问题……………… 017
　　考站三　辨证施护………… 019
　　考站四　中医护理技术——
　　　　艾条灸……………… 022
　　考站五　健康指导………… 024
　第二节　蛇串疮……………… 026
　　考站一　病情资料采集………027
　　考站二　辨病辨证与护理
　　　　问题……………… 030
　　考站三　辨证施护………… 033
　　考站四　中医护理技术——
　　　　火针……………… 035
　　考站五　健康指导………… 039
　第三节　不寐……………… 042
　　考站一　病情资料采集………042
　　考站二　辨病辨证与护理
　　　　问题……………… 046
　　考站三　辨证施护………… 048
　　考站四　中医护理技术——
　　　　头部经络梳理………051
　　考站五　健康指导………… 054
　第四节　便秘……………… 055
　　考站一　病情资料采集………056
　　考站二　辨病辨证与护理
　　　　问题……………… 059
　　考站三　辨证施护………… 062

考站四　中医护理技术——

　　　　穴位按摩 ·············· 064

考站五　健康指导 ·············· 066

第五节　小儿感冒 ·············· 068

考站一　病情资料采集 ······· 068

考站二　辨病辨证与护理

　　　　问题 ·············· 072

考站三　护理措施 ·············· 074

考站四　中医护理技术——

　　　　小儿推拿 ·············· 076

考站五　健康指导 ·············· 078

第六节　鼻衄 ·············· 080

考站一　病情资料采集 ······· 080

考站二　辨病辨证与护理

　　　　问题 ·············· 083

考站三　辨证施护 ·············· 086

考站四　中医护理技术——

　　　　穴位敷贴 ·············· 088

考站五　健康指导 ·············· 090

第七节　面瘫 ·············· 092

考站一　病情资料采集 ······· 092

考站二　辨病辨证与护理

　　　　问题 ·············· 096

考站三　辨证施护 ·············· 098

考站四　中医护理技术——

　　　　闪罐法 ·············· 100

考站五　健康指导 ·············· 103

第八节　眩晕 ·············· 105

考站一　病情资料采集 ······· 105

考站二　辨病辨证与护理

　　　　问题 ·············· 108

考站三　辨证施护 ·············· 111

考站四　中医护理技术——

　　　　耳穴压豆 ·············· 113

考站五　健康指导 ·············· 116

第九节　感冒 ·············· 118

考站一　病情资料采集 ······· 118

考站二　辨病辨证与护理

　　　　问题 ·············· 122

考站三　辨证施护 ·············· 124

考站四　中医护理技术——

　　　　刮痧 ·············· 126

考站五　健康指导 ·············· 129

第十节　胃脘痛 ·············· 131

考站一　病情资料采集 ······· 131

考站二　辨病辨证与护理

　　　　问题 ·············· 134

考站三　辨证施护 ·············· 137

考站四　中医护理技术——

　　　　中药热熨敷 ·············· 140

考站五　健康指导 ·············· 142

第十一节　妇人腹痛 ·············· 144

考站一　病情资料采集 ······· 144

考站二　辨病辨证与护理

　　　　问题 ·············· 148

考站三　辨证施护 ·············· 150

考站四　中医护理技术——

　　　　中药保留灌肠 ·············· 153

考站五　健康指导 ·············· 155

第三章　西医 OSCE 案例汇编

　　　　·············· 157

第一节　消化性溃疡 ·············· 157

考站一　护理评估 ·············· 157

考站二　病情诊断与护理

　　　　问题 ·············· 160

考站三　护理措施 ·············· 162

考站四　护理技术——密闭

　　　　式静脉输液 ·············· 165

考站五　健康教育 ·············· 167

第二节　慢性阻塞性肺疾病 ·············· 169

考站一　护理评估 ·············· 169

考站二　病情诊断与护理

　　　　问题 ·············· 174

考站三　护理措施 ·········· 176

考站四　护理技术——氧气

筒鼻导管氧气吸入 ··· 179

考站五　健康教育 ·········· 181

第三节　原发性高血压 ········· 184

考站一　护理评估 ·········· 184

考站二　病情诊断与护理

问题 ·········· 187

考站三　护理措施 ·········· 190

考站四　护理技术——微量

泵的使用 ·········· 192

考站五　健康教育 ·········· 195

第四节　痔疮 ················· 197

考站一　护理评估 ·········· 197

考站二　病情诊断与护理

问题 ·········· 200

考站三　护理措施 ·········· 202

考站四　护理技术——换药

技术 ·········· 204

考站五　健康教育 ·········· 207

第五节　糖尿病 ··············· 209

考站一　护理评估 ·········· 209

考站二　病情诊断与护理

问题 ·········· 212

考站三　护理措施 ·········· 214

考站四　护理技术——皮下

注射技术 ·········· 216

考站五　健康教育 ·········· 219

第六节　急性胰腺炎 ··········· 221

考站一　护理评估 ·········· 221

考站二　病情诊断与护理

问题 ·········· 225

考站三　护理措施 ·········· 227

考站四　护理技术——胃肠

减压术 ·········· 229

考站五　健康教育 ·········· 232

第七节　胸部损伤 ············· 234

考站一　护理评估 ·········· 234

考站二　病情诊断与护理

问题 ·········· 238

考站三　护理措施 ·········· 240

考站四　护理技术——更换

胸腔闭式引流瓶 ······ 243

考站五　健康教育 ·········· 245

第四章　急救 OSCE 案例

汇编 ·········· 248

第一节　急性心肌梗死 ········· 248

考站一　护理评估 ·········· 248

考站二　病情诊断与护理

问题 ·········· 251

考站三　护理措施 ·········· 253

考站四　护理技术——耳穴

压豆 ·········· 255

考站五　健康教育 ·········· 257

第二节　肝硬化合并消化道大

出血 ·········· 259

考站一　护理评估 ·········· 259

考站二　病情诊断与护理

问题 ·········· 263

考站三　护理措施 ·········· 266

考站四　护理技术——大量不保留

灌肠、中药外敷 ······ 269

考站五　健康教育 ·········· 274

第三节　缺血性脑卒中 ········· 276

考站一　护理评估 ·········· 276

考站二　病情诊断与护理

问题 ·········· 279

考站三　护理措施 ·········· 282

考站四　护理技术——口腔

护理、热敏灸 ········ 284

考站五　健康教育 ·········· 289

第四节　蛇咬伤 ··············· 291

考站一　病情资料采集 ······ 292

考站二 病情诊断与护理
　　　　问题 …………… 295
考站三 辨证施护 ……… 297
考站四 护理技术——中药
　　　　湿敷、皮内注射 …… 300
考站五 健康教育 ……… 305
第五节 暑厥 ……… 306
考站一 病情资料采集 … 306
考站二 病情诊断与护理
　　　　问题 …………… 310
考站三 辨证施护 ……… 313
考站四 护理技术——温水
　　　　擦浴 …………… 316
考站五 健康指导 ……… 318

第五章 层级护士OSCE案例汇编
…………………………321

◆ **N1～N2护士** ………… 321
第一节 急性阑尾炎 …… 321
考站一 护理评估 ……… 321
考站二 病情诊断与护理
　　　　问题 …………… 324
考站三 护理措施 ……… 326
考站四 护理技术——留置
　　　　导尿、铺麻醉床 …… 327
考站五 健康教育 ……… 333
第二节 泄泻 ……… 335
考站一 护理评估 ……… 335
考站二 病情诊断与护理
　　　　问题 …………… 338
考站三 护理措施 ……… 340
考站四 护理技术——静脉
　　　　采血、静脉留置针 … 342
考站五 健康教育 ……… 348
◆ **N3～N4护士** ………… 349
第一节 褥疮 ……… 349
考站一 病情资料采集 …… 350

考站二 病情诊断与护理
　　　　问题 …………… 353
考站三 辨证施护 ……… 355
考站四 护理技术——危重患者
　　　　翻身、换药技术 …… 357
考站五 健康教育 ……… 363
第二节 踝关节骨折 ……… 364
考站一 护理评估 ……… 365
考站二 病情诊断与护理
　　　　问题 …………… 368
考站三 护理措施 ……… 370
考站四 护理技术——静脉
　　　　留置针、肌内注射 … 372
考站五 健康教育 ……… 379
◆ **N5护士** ……………… 381
第一节 休克 ……… 381
考站一 病情资料采集 …… 381
考站二 病情诊断与护理
　　　　问题 …………… 384
考站三 护理措施 ……… 386
考站四 护理技术——心电
　　　　图检查、心电监护、
　　　　留置导尿术、心肺
　　　　复苏 …………… 388
考站五 健康教育 ……… 395
第二节 慢性肾衰竭 ……… 397
考站一 病情资料采集 …… 397
考站二 病情诊断与护理
　　　　问题 …………… 400
考站三 辨证施护 ……… 403
考站四 护理技术——生命体
　　　　征监测、中药灌肠技
　　　　术、中药外敷 …… 407
考站五 健康教育 ……… 416

第六章 中医养生保健与"治未病"
…………………………419

第一节 中医理论基础 ………… 419
　一、中医学及中医基础理论
　　　的概念 ………… 419
　二、中医学的学科属性 ……… 419
　三、中医学理论体系的形成
　　　与发展 ………… 420
　四、中医学理论体系的主要
　　　特点 ………… 422
　五、中医基础理论课程的
　　　主要内容 ………… 426
第二节 中医养生保健概要 …… 426
　一、中医养生保健的基本
　　　内涵 ………… 426
　二、中医养生学的相关
　　　学科 ………… 427
　三、中医养生保健的基本
　　　任务 ………… 429
　四、中医养生保健研究的
　　　价值与意义 ………… 433
第三节 中医护理概要 ………… 434
　一、生活起居护理 ………… 434
　二、饮食护理 ………… 436
　三、情志护理 ………… 438

四、用药护理 ………… 439
第五节 中医养生保健的
　　　思想原则 ………… 440
　一、天人合一 ………… 440
　二、趋利避害 ………… 441
　三、脏腑协调 ………… 443
　四、形神兼养 ………… 445
　五、综合调养 ………… 446
第六节 中医传统养生功法 …… 448
　一、六字诀 ………… 449
　二、五禽戏 ………… 449
　三、易筋经 ………… 451
　四、八段锦 ………… 455
　五、太极拳 ………… 455
　六、入静养生 ………… 456
第七节 治未病理论研究 ……… 457
　一、治未病理论的基本
　　　内涵 ………… 457
　二、治未病理论的发展
　　　源流 ………… 459
　三、治未病的研究展望 ……… 460

主要参考文献 ………… 462

第一章　绪论 ▷▷▷

第一节　OSCE 简介

一、OSCE 的简要概述

客观结构化临床考试（objective structured clinical examination，OSCE）又称临床技能多站式考试（multiple station examination，MSE），是由一系列临床情景模拟考站组成的一种客观、有序的多站式临床技能考核框架。考生在规定时间内完成站点中的任务，以综合评估考生的知识、技能和态度。OSCE 作为一种客观评价考生临床综合能力的考核模式，以其对临床综合能力评价的高度有效性和可靠性得到了国内外医学教育界的广泛认可，目前在全球医学教育领域兴起。近年来，国内部分护理院校借鉴 OSCE 进行护理临床综合能力的评价，取得了一定的成绩。中医护理考核主要包括病情资料采集、辨病辨证与护理问题、辨证施护、中医护理技术和健康指导等几方面内容。西医护理考核主要包括护理评估、病情诊断与护理问题、护理措施、护理技术和健康教育等几方面内容。设置一系列模拟临床实际情境的考站，不仅考查护理人员在面对不同情境时的临场反应与决策能力，还可以考查护理人员专业知识的临床实际应用水平及临床思维能力，是一种知识、技能、态度并重的考核评估方法，弥补了传统笔试及技能考核无法全面评价护理人员临床综合能力的不足。OSCE 注重对专业同仁的临床思维、病情观察、专业知识掌握、理论与实践操作技能等的专业化考核，评价其能力水平是否可以胜任临床工作需求，分析存在的问题并及时反馈，以促进专业同仁临床综合技能的提升。

二、OSCE 的国内外发展现状

（一）国外 OSCE 发展现状

OSCE 应用于医学教育最早可追溯到 1963 年，美国南加州大学 Barrows 教授为提高神经内科考生的临床技能，让演员扮演多发性硬化症下半身麻痹患者，训练考生 OSCE 的临床实践综合能力。苏格兰丹地大学 Harden 于 1975 年首创 OSCE，由于其将考试重心由理论转向临床技能，因此受试者与患者之间的相互作用得到更多关注，评分标准也显得更客观。

20 世纪 80 年代，欧美地区首先将 OSCE 正式应用于医考生临床能力考核与医学毕业生合格认证考试。一开始仅被作为传统笔试的补充，但随着 OSCE 的有效性与可靠性逐步得到医学教育家的广泛认同，美国、加拿大、澳大利亚、日本、韩国等相继将其引入全国医师资格考试中，用以测量医师在诊疗过程中是否具备所需的专业知识与临床技能，确保执业医师整体素质，保障临床医疗质量。在美国，60%以上的医学院校应用OSCE作为培养及考核考生临床综合能力的方法，90%以上的医学院不同程度地运用SP讲授临床思维和临床技能。该方法进而被国际医学教育协会（Institute for International Medical Education，IIME）、世界医学教育联合会（World Federation for Medical Education，WFME）等机构认定为评估医考生临床能力的重要形式，是国际教育和评估的发展趋势，已逐步应用于各类医学院校的医考生及临床医护人员的考核中，从而对其临床能力进行客观、全面的评价。

（二）国内 OSCE 发展现状

1991年，国内医学院校开始陆续采用该考核方法。1996年，国内护理教育开始尝试该方法。1999年，中国在执业医师考试中采用了这一方法。21世纪，随着临床设备、计算机技术、SP在医学教育领域的广泛应用，OSCE考核的优势愈发凸显，对医考生及临床专业人员起着重要的导向作用。目前OSCE已发展成为临床医学教育的重要手段，同时也是临床医学上坚实的技能操作考核方法，反映医学教学质量的重要方法。研究与实践均证明，OSCE可以最大限度地模拟临床实际情况，从而有效评估考生知识与技能综合水平，是当前护生及护士在临床实践能力考核中运用最广泛及最佳的方式。

三、OSCE 在医学教育中的应用特点

（一）OSCE 考试的优势

1. 最大限度贴近临床实际

"贴近临床实际"意味着在OSCE的考核内容上，在遵循教学大纲的基础上，充分选取并应用临床实际案例，做到临床有什么，考核考什么。例如，在考核COPD患者护理时，将叩背排痰的宣教列入考核的内容当中，并在考核时要求考生真正指导其家属进行叩背排痰，而不是单纯只用语言进行宣教。同时，SP在学习过程中可以故意出错，考核考生能否及时反应并给予纠正。

2. 以一个病例贯穿各考站

为使考生在考核时保持连续性临床思维，在模式设计时首先确定各站中所呈现的临床问题均围绕同一个病例展开。考核时，考生依次进入每个考站，逐步深入了解患者，形成连续性临床思维，解决患者在各住院时间点存在的护理问题。

3. 有效利用 SP

由于护理服务对象是人，除处于深昏迷状态的患者外，护士在为其实施护理时，患者均会或多或少地出现不同程度、不同表达方式的反应，或是语言，或是动作。这些反应有的是配合，而有的则影响护理措施的顺利实施，但无论何种情况都是临床实际存在的，因此，除了笔试考站外，其他考站均配备SP。即便考核留置胃管患者的护理，也需设置一

位 SP，可为考生演示临床操作遇到的突发情况。例如，留置胃管时，SP 表现出恶心、躁动，甚至自行拔管等一系列临床常见行为，考核考生同情心、耐心及灵活应变的能力。

4. 突出人文素质

在各评分表中，均设置一定的人文素质分值，以引起考生重视。

（1）设计缜密：每个考核步骤都经过细致的规划和设计，OSCE 案例编制完成后，须经过预实验，以便发现存在的问题，适时调整修订，通过专家咨询小组仔细审核，保证考试内容的准确性和有效性。

（2）标准统一：OSCE 考核标准统一，每一考站均有详细而规范的说明。分别设置"考生指引""考官指引"，使考生和考核者之间的交流沟通规范化；每个项目都有详细而客观的评分标准，从而保证评分的公平、真实性。

（3）考核全面：OSCE 在医学教育中的作用具有多方面，在考核中设置临床情境，解决了临床医学教育中患者来源不足、法律纠纷等问题；考核内容涵盖知识、技能、态度 3个方面，可考核其他传统考试无法获取的信息；通过录像设备记录考核过程，有助于考生自我评价、互相评价，可以培养考生临床评判性思维能力，针对性提高实践技能或知识水平；教师通过教学评价找出教学过程的薄弱环节，以便及时改进课程内容安排。

（二）OSCE 考试的局限

1. 与临床实际体征略有差异

SP 并不具备临床中患者实际所有的相关特征，和临床实际情况存在一定差距，需要借助仪器设备、图片资料等手段，尽可能地呈现真实情境。

2. 暂未渗透所有层级

由于 OSCE 考核培训更倾向临床综合护理能力的培养与考核，对 N5 级护士培训考核存在一定的局限性。

3. 数据信息处理技术要求高

系统的储存时限及空间大。考试结束后，考官以考生实际操作情况据实评分，庞大的数据被自动导入系统，需进行筛选、排序、处理、加工。得分明确至每一项，更是需要对学校教学和考生技能的提高提供客观、可视化的依据。

（三）OSCE 考核的意义

1.OSCE 能实际反映考生的临床能力及应变能力

OSCE 考核制订了统一的评分标准，每个考站的评分标准均有详细的说明，从而保证了评分的客观性。在 OSCE 中，每个考生面对 SP 时，问题都是同样的，患者的病史及体征均是标准化的，并且评价的病种在一定程度上是稳定的，从而使评价真实、公平，而且可对不同时间、不同地点的评价结果进行比较。

2.OSCE 能全面考核考生的专业临床综合能力

OSCE 考核设置有多个站点，考核内容涵盖了病史资料采集、体格检查、护理措施、护理技术、健康教育等，不仅考查考生的临床理论知识和实践技能，还考核考生与患者的沟通交流、应急处理等多方面的能力，因此能够全面、系统地评价考生的临床综合能力。

3.OSCE可促进临床教学的改进和实用型人才的培养

OSCE考核可以反映考生的多种能力，对各项考核成绩进行汇总分析后有助于发现教学过程中的薄弱环节，从而进行有针对性的改进，促进教学质量的提高。OSCE考核缩短了技能考核和临床实践的差距，使考生更加注重临床理论和临床实践的结合，使临床技能得到进一步提高，从而有利于实用型人才的培养。

4.OSCE能让考生在考核过程中不断提高和强化自身学习能力

考核标准的提高要求考生不能只停留在语言沟通上，需要将理论结合到实际中，运用学到的专业知识对病情进行判断并能正确灵活地处理问题。通过OSCE模式实施多站点及多方反馈，考生可以找出自身不足并有针对性地加以改正，使薄弱之处得以强化。

（四）OSCE在护理教学中的实际应用

临床护理实践能力考核是护理教育实践教学的关键环节。应用OSCE方法，避免了传统考试的偶然性和变异性，减少了主观性，充分发挥了考试的功能。近年来，OSCE考核在护理教学领域范围迅速壮大，已日渐引起护理界的重视，得到了较为广泛应用。

目前，OSCE已经应用于医学教育的各个学科领域，国内学者围绕OSCE展开多方面研究，包括通过对OSCE考站设置教学组织形式研究，基于标准化病人培训和考核方法的探究、围绕学科特点的教学方法与考核模式的整合研究。而OSCE在护理教育中应用得较多，主要应用于三大领域：一是专业课程的实践教学；二是护生的岗前培训；三是临床实习出科考核和毕业考核。

1. 专业课程的实践教学

根据护理学专业实践技能教学大纲的要求，负责教学的临床护理专家编写案例，案例包括既往史、现病史、家族史、个人史以及心理社会等各方面资料，教学内容涉及人际沟通、临床思维、技术操作、护理技能等要素，教学案例符合临床护理工作的实际要求。考生根据案例，运用护理程序的方法收集资料，并将采集到的资料总结形成主要护理诊断、护理目标和护理措施。

2. 护生的岗前培训

护生需要完成从医学院走上临床工作实习生岗位的角色转换，临床护理工作的专业性要求护生具备良好的知识、技能、职业态度。而护生临床能力存在差异，对其临床综合能力进行系统化、专业化的岗前培训有助于补充能力短板，在实习期间临床护理工作中更加有重点地促进自身成长，提高综合能力。以往传统考核方式偏重理论而轻实践，不够全面、客观。OSCE考核是一种知识、技能与人文态度并重的临床能力评估方法，弥补了传统考核方式差异性考量的不足。

3. 临床实习出科考核和毕业考核

OSCE评价以护士的工作程序为主线，筛选典型的工作事件或案例作为情景设置，每一站都经过精心规划，包括接待新患者、病房工作、为患者处理问题等，OSCE 考核时可以真实地反映护理程序中的薄弱环节，同时也可以客观获取实习生的普遍问题，改进临床带教水平。

第二节 护理 OSCE 模式与中西医案例架构

护理 OSCE 模式的架构是以整体护理为指导，贯穿以"患者为中心"的护理理念，围绕护理教学大纲、院校及临床培养目标、中西医案例分析，从知识、技能、态度、评判性思维、分析解决能力 5 个方面，来体现考生专业技术的综合能力，重点培养考生临床思维能力、专业护理技能及人文素养。

一、OSCE 模式的架构

（一）明确考核目标

考核目标是 OSCE 考核的依据。本教材依据我院护理教学目标，结合护理理论和护理临床实践明确考核目标，针对教学目标制订每一个具体详实、可行的分解目标，为 OSCE 模式的架构提供切实有效的指导。

（二）搭建考核架构

护理 OSCE 是用于客观评价护理专业考生综合能力的考核模式。搭建考核架构时汲取新型医学教育评价模式的精髓，将中医辨证施护方法和西医护理程序引入护理病案，引导考生应用中医辨证施护和西医护理程序的临床思维，采用护理措施解决病案中所呈现的护理问题。考核包括护理评估、护理问题、护理措施、护理技术、健康教育、护理评价等。

（三）设计考站

OSCE 考核的主要形式是设置若干考站，进行分站考核。OSCE 考核的有效性需要设置足够的站点来支撑，考站数目根据考核目标设定，目前由于不同考核机构的考生层次、师资力量、教学条件等具体情况限制，没有统一的考站设置。根据考核的内容，一般可将考站分为以下几种类型。

1. 护理评估考站

考生对 SP 进行评估，通过与 SP 交流沟通，进行病史资料采集、身体评估，由 SP 或者考官根据考生的知识、技能、态度情况使用事先设计的评分表进行评分。

2. 操作技能评估考站

考生演示整个护理操作技能过程，例如心肺复苏、输液、心电监护、测量血压、引流管护理等，现场提供操作物品或者虚拟设备，观察考生护理操作能力，可结合理论提问考核其知识掌握情况。

3. 静态考站

这类考站不用 SP 的参与，通过病案资料进行病例分析和鉴别诊断、提出护理计划、采取护理措施、开展健康教育等。可以直接面向考官，或在电脑、答题纸上答题，只需根据考生说出或写出的答案进行评分。

（四）考核时间

OSCE 考站有时间限制，根据具体考核内容设定。考生在相同的时间内通过每个站点，并在考站时间结束前给予考生时间提示，例如铃声、口头警示，从而使考生调整速度，直至完成考核，以此保证考试的客观性。

（五）配备用物

每一考站应设置模拟诊室或模拟病房，配备物品包括背景用物、操作用物、考核用物，有条件可备广播警铃系统、录音及录影设备等。考站内的人员包括考官、考生和 SP 等。布置考站时，通常在每一考站门口张贴试题或者告示，让考生明确知道此考站应执行的任务。张贴考官提示以协助考官清楚自身角色及在该考站应有的言行。备妥 SP 的资料，保持 SP 临场表现的一致性。

（六）编写病案

OSCE 病案编制的流程：OSCE 主办单位首先要举行一次筹备会议，搭建考核框架，然后转交核心工作小组进行 OSCE 考题编制；挑选优秀师资人员组成核心小组进行考题编制，继而进行 SP 培训师的表面效度及专家效度测试；修订后进行考生表面效度及考题信度测试，并将该结果反馈至考题编制核心小组；最后再依据病案资料对 SP 进行 2 ～ 4 次培训，并测试演出效果。此外，OSCE 考题编制过程应借鉴最新实证研究文献及咨询临床护理专家意见。

（七）预实验修订

OSCE 考站内容与案例编制完成后，应进行预实验，以便发现其中存在的问题，适时调整修订。可尝试让考生轮换 OSCE 考站的角色，即考生、SP 和考官。轮换结束后，在旁观察的教学人员可以和考生讨论相关表现，这样一方面可使考生更加熟悉 OSCE 的实施流程，同时教师也可更全面地掌握实际实施时可能遇到的问题。经过预实验，使用者（考生、SP 和考官）应对考站内容和案例提出建议。此外，还可接受专家咨询小组的审核，例如外聘考官、OSCE 考站的临床护理专家，达到澄清疑点，找出疏漏之处的目的。

（八）培训考官

考官在 OSCE 中应清楚自身角色与任务，作为考生与 SP 互动的一个旁观者，在考试的过程中，不可有任何干扰双方的行为，并且全程不得指导考生、SP，也要避免无意中出现褒贬的表情。如对 SP 的演出有意见，不应在考试过程中提出质疑，应在所有考生考试结束后给予书面建议，从而确保表演的统一性和公平性。若同一个考站由不同考官评分，考虑到公平性及 OSCE 信度问题，应对考官进行统一培训。

（九）培训 SP

SP 是指被培训扮演患者的角色来呈现独特的症状或疾病的一类人群，其表现的一致性与否，与考生得分公平性密切相关。为确保临场表达的一致性，SP 的培训很重要，病案要事先确定，继而培训相同角色的 SP，并且要当众排练，由临床技能教师从旁指导，确保角色扮演达到标准。招募 SP 时，应留意年龄、性别、籍贯等的多元化。使用 SP 时，不宜一次连续扮演过久，以免疲劳、不适，从而出现与试题无关的新症状。

二、中西医案例架构

OSCE 自引入我国以来，各个院校积极探索适于自身条件、具有特色并能反映 OSCE 思想精髓的、切实有效的临床能力考核模式。所以，了解并熟悉 OSCE 的运行及程序尤为重要。本教材将中医辨证思维方法和护理程序带入各站点的 OSCE 案例考核当中，具体情况如下。

（一）中医辨证思维方法

根据中医辨证思维方法，将中医案例分为五个考站，即病情资料采集、辨病辨证与护理问题、辨证施护、中医护理技术及健康指导。其实质是将整体观、辨证观贯穿在施护的全过程中。

（二）护理程序

根据护理程序，将西医案例分为五个考站，即护理评估、病情诊断与护理问题、护理措施、护理技术和健康教育。通过护理程序来实施各站点的考核，井然有序地实施每一步，以达到考生对患者进行整体护理与考察考生临床知识技能的能力。

第三节　病案编写

护理 OSCE 病案的编写用于护理 OSCE 考核中综合护理专业知识的临床应用，是护理 OSCE 考核内容的具体体现。

一、护理 OSCE 病案的设计原则

（一）突出护理专业独特性

护理 OSCE 是用于客观评价护理专业考生综合能力的考核模式。设计案例时汲取这一新型医学教育评价模式的精髓，考虑护理特色，将中西医护理程序引入护理病案，引导考生应用护理程序的临床思维。

（二）注重模拟病案真实性

为了使病案更贴切临床实际，护理 OSCE 病案通常由临床的真实病例通过改编而形成。在编制病案时，要在原有临床真实病案的基础上，设计"易于发现"和"难以发现"的一些临床护理问题，要求考生通过中医整体思维和评判性思维做出正确的临床护理决策，并采取及时有效的护理措施。在考核过程中力求完全模拟临床，如环境设置、操作用物、SP 扮演、真实病情模拟，使考生有置身于临床实践的感觉。

（三）凸显考核内容实用性

考试的形式与内容越是接近临床实际需要，越是凸显考试的实用性。在考核内容与考核形式的设计上，要求编制病案时既遵循教学大纲，又考核临床实用内容，即考核临床常见病、多发病。同时，设计每个病案的具体考核内容时要求：临床常做的就常考，以此培养和考核考生解决临床实际问题的能力。

（四）体现考核流程连贯性

以一个病案的形式，通过病情逐步演变，要求考生能够通过病例背景及 SP 的表现，初步做出病情判断，能够运用沟通技巧，通过病史资料采集和专科重点查体的方式，进一步了解病情，针对病情能够及时、准确地采取安全有效的护理措施，包括技术操作、健康教育及突发事件应对等。

（五）强调能力评价全面性

OSCE 病案不仅考核考生的知识与技能，更重要的是体现从传统考核中无法呈现的护患沟通、伦理与法律、礼仪和态度等方面的素质要求，突出以患者为中心的理念和人文关怀，全面考核考生的临床综合护理能力。

二、护理 OSCE 病案的主要内容

护理 OSCE 病案以考站为单位进行编写，主要包括考核情境、考核站点（内容及时间）、考核指引（考生、考官）、场景与用物设置、评分表（考官用评分表）。每份病案应

包含名称、考核项目、适用对象及说明。

（一）考核目的

明确考核目的有利于考官与考生对 OSCE 考核的准确把控。在编写病案前，首先依据院校的教学大纲，结合临床的实际情况，列出该病案的考核目的，然后再根据考核目的的要求，选择合适的临床病案并加以改编，从而形成既符合院校教学大纲要求，又符合案例病情与患者心理变化逻辑关系的标准化护理 OSCE 病案。

（二）考核情境

主要用于考生、SP 和考官的培训，简要介绍患者的一般资料、入院时的病情、门诊的初步诊断等，可使考生、SP 和考官对该病案有一个初步的印象与了解。

（三）考核站点

1. 常用护理考站内容

（1）第一考站：中医为病情资料采集，西医为护理评估。本站主要考核考生病史采集、身体评估、检查结果判断，同时对考生的人文关怀、交流沟通能力进行考核。

（2）第二考站：中医为辨病辨证与护理问题，西医为病情诊断与护理问题。本站主要考核考生评判性思维能力，通过病史采集及身体评估结果，进行病例分析与诊断。

（3）第三考站：中医为辨证施护，西医为护理措施。本站主要考核考生对相应疾病的专科护理知识的掌握与运用情况。

（4）第四考站：护理技术。本站考核考生某项基础或者专科护理技术操作的技能，以及在操作过程中体现的人文关怀和交流沟通能力。

（5）第五考站：健康指导或健康教育。本站主要考核考生运用专业理论知识和技能，针对不同疾病患者进行个性化健康教育的能力，同时对人义关怀和交流沟通能力进行考核。

2. 考核时间

OSCE 考核时间根据内容而设置，一般依据考站用时的长短，将考站分为长站和短站，长站最多用时 20 分钟，短站 5 分钟。在设置考站时要注意考虑到长站和短站的搭配，以有效利用时间，同时保证考生有一定轮转的间隔时间，确保考试流程进行顺利。

（四）考核指引

1. 考生指引

考生指引提供考生认识 SP 的背景资料、考核情境、要求执行的考核任务、考核时间、相关用物准备等。指引内容必须具体和简短，让考生在 1 ～ 2 分钟内可以确认本测验站需执行的任务。

2. 考官指引

考官指引提供考官本考站的说明和规范。内容包含本考站的考核目的、考核时间、考核对象、病案提要、评分表的定义或评分标准、评价重点、理论提问、相关知识和考试注意事项等。

（五）场景与用物设置

详列考站所需用物，包括背景用物、操作用物、考核用物。背景用物用于模拟情境，如模拟病房、床单元、SP、模型人、吸引器、呼吸机、心电监护仪等；操作用物用于考生操作考核，如静脉输液盘、血压计、听诊器洗手液等；考核用物包括文具、评分表、夹板等。

（六）评分表

评分表即考试用评价表。考官用评价表的条目设计主要是从专业角度，对考生的表现进行评价，包括考核项目、考核时间、考核考生姓名、准考证号、评分项目、整体考生表现、评分、考官签名。评分表及格标准的设立必须考虑专业能力及角色的展现程度和学习目标，目前国内对 OSCE 及格标准的计算方法尚未统一。整体评分法（holistic scoring method），是以百分比分数计算各站得分，通过统计总分而确定最终分值。以 100 分为满分，整体表现为 60 分及以上为"通过"。本教材设置 5 个考核站点，各站的计分方法为：得分 ÷ 本站总分 ×100× 本站权重（%）= 本站得分。5 站得分相加即为考生总分。整体评分法也是本教材最常用的评分方法。

三、病案的信效度

（一）效度

效度指有效性，反映了考试内容与教学大纲或考试大纲的吻合程度，OSCE 的效度主要有内容效度与表面效度。效度越高，越能准确测试出考生掌握和运用知识技能的真实程度。

1. 内容效度

内容效度指考核内容对所要测量内容的代表程度，一般采用专家法进行判定，将 OSCE 病案提交给多位专家，对 OSCE 所涉及的考核目标、考核内容、考核难度、站点设置、评分标准进行审核，判断考核内容是否全面，是否可以测试出考生临床能力的掌握情况。内容效度不仅适用于 OSCE 病案的起始编写，还应用于定期监测 OSCE 考站的发展与内容更新。

2. 表面效度

表面效度旨在呈现执行过程中出现的问题，一般是邀请 SP 与考生执行表面效度测试。例如，OSCE 病案所设定的时间，在实际执行时，考生无法在考站所设置的时间内完成；或考站的评分标准要求太困难，考生无法成功作答等。监视执行过程出现的问题，可为 OSCE 病案做修正。

（二）信度

信度是每个评分者对同一个题目评分的一致性，即评分可信赖和重复的程度。考官评分虽有评分表作为参考，但考官本身（内）和考官间针对某一站考生表现评分的一致性需要进行测试。例如，以 OSCE 某一站考核的视频录像，邀请某位考官进行评分，隔 1 ～ 2 周，再请该考官看同一视频录像评分，计算其前后评分的一致性，此为考官本身（内）信度。若同时多位考官评量某一站考生，之后再讨论彼此间评分的共同点，计算评分的一致性，称为考官间信度。进行 OSCE 考核，应设计一套系统的管理模式，以确保考官评分的公平、客观。例如，针对每一考站、考官的评分做出统计，以显示其整体公平性，此系统可确保考官的持续公正，避免主观性。在实际进行 OSCE 考核的过程中，每一站均有全程录像。也可选派一位有经验的考官，不参与考核之中，而是独立观察每站考官的表现，以监测多位考官的公平性和一致性。

通过增加考站数目来客观评量考生能力，提升 OSCE 信度已达成共识。具体考核多少站能够真正体现考生的能力，至今还没有具体的研究显示。此外，OSCE 考站场地的噪音、照明、室温等也会影响 OSCE 的信度。因此，OSCE 考站场地设计应规范化。

第四节 标准化病人的培训与管理

一、标准化病人概述

标准化病人（standardized patients，SP）是指经过标准化、系统化培训后能准确表现患者临床问题的健康者或患者。其既扮演"患者"，又是"评估者""教学指导员"。考生根据 SP 表现出的动作、表情、行为，通过询问病史、身休评估判断病情，并给出相应诊断。SP 最初被称为"程序化的患者"，经不断发展已成为一种普遍存在的、高度健全的教学评估方式。

二、标准化病人的起源与发展史

1963 年，美国南加利福尼亚大学神经病学教授 Barrows 最先将 SP 应用到神经科考生的教学中。1975 年，英国 Harden 等医师提出在 OSCE 中运用 SP。随后，美国、加拿大等国家纷纷将 SP 加入医师训练或医师考核中，取得了较好的效果。2004 年，美国有 111 个院校将 SP 应用于教学和考生的评价，其中 53 所院校专人负责 SP 项目，应用 SP 对考生进行考核。

1991 年，Paula L. Stillman 将 SP 概念引入中国。1993 年，九江医学院、浙江医科大学、华西医科大学率先培养出第一批 SP。随后，国内各个医学院校纷纷大力开展与研究 SP，将 SP 应用到临床专业考生能力的考核。

三、标准化病人培训

SP 的培训直接关系到教学质量与评价，细致严谨的培训流程可以最大限度地还原临床情境，提高教学质量。SP 的培训一般按照以下几个步骤进行。

（一）准备培训剧本

根据院校或机构的教学大纲要求，选择适用于病史采集、身体评估以及实践操作的常见疾病，由临床专家或经验丰富的教师进行剧本编写，剧本应真实可靠，与临床实际病例相似，具有完整的病史、辅助检查资料及明确的医学诊断等内容。剧本应指示 SP 有侧重地进行模仿与表现。例如，在询问病史过程中，应重点描述疾病症状与心理状态；身体评估中，应根据疾病，准确地表达阳性与阴性体征。剧本应符合临床真实情境，流程可信、真实、符合逻辑，同时不应太过复杂，以免限制 SP 的表演。

（二）SP 的招募与选择

SP 主要通过电视台、互联网等传媒平台及报刊进行招募，同时也可以通过张贴海报、SP 介绍等方式进行招聘。虽然招聘方式多种多样，但对应聘者的筛选有严格要求：

1.自愿参加，可以保证完成 SP 的培调并取得 SP 许可证。

2.具有一定表演能力，可以严谨客观地根据剧本表现疾病的病情与体征。

3.具备良好的沟通能力。

4.诚信可靠，可以遵守培训守则，按时参加培训与考核。

5.体力充沛，记忆力良好，有耐心，可以完成多次重复表演。

在选拔出适合的 SP 人选后，需进行体检，保证身体健康，无传染病。对合适的人员，可根据剧本要求，展开针对性的训练。

筛选出具备以上条件的考生之后，为每一个考生进行体检，其目的是发现一些特殊情况，有针对性地进行培训。比如有鸡胸的考生可以培训其表演佝偻病；已经做过阑尾炎手术的考生可以培训其表演胆囊炎、腹膜炎等急腹症，训练考生对于急性阑尾炎的鉴别等。经过体检后最终确定培训人员名单。每个志愿者扮演 2 种疾病，SP 之间可以相互交叉扮演同一种疾病，这样，可以避免因为意外因素对 SP 教学及考核的影响。

（三）SP 培训的主要内容及管理原则

1.SP 培训的主要内容

培养 SP 快速阅读、快速记忆能力，让 SP 充分理解所扮演角色的方方面面，包括人物基本信息（包括姓名、年龄、民族、职业、教育程度、家庭背景、居住条件等）、性格、症状和体征、详细的既往史、生活方式与习惯、发病后的措施和影响、正在服用的药物、就诊原因以及对考生或考生提出问题的反应等。案例需尽量贴近标准化病人本人的特征，增强可信度。培养受训者的表演能力，让其能够按照标准准确地表现症状和体征。培养受训者的反馈功能，让其能够理解反馈的目的和基本原则以及考核的目的和标准，并掌握如何做出反馈。

培训要根据SP的掌握程度决定是否要继续培训，一定要等到SP能够单独熟练地完成整个模拟案例任务（包括记忆案例、案例演绎、过程反馈）才代表培训结束。

2. 标准化病人的管理

（1）SP管理的概述：SP的管理是以建立一支具有"良好职业素养且相对稳定的团队"为目标，具体包括培养合格的SP，建立优秀的SP团队和相关专业的考务组织以及后勤团队等，完成日常教学培训和考务考试，在此过程中，实现资源合理配置和使用。SP的管理可分为日常管理和考核管理。日常管理包括SP招募（从身边挖掘合适的对象）、定期培训、强化和考核。考核管理即遵守考核规定，如遵守时间纪律、考场规则、考题保密规定等。

（2）SP管理的原则

1）纪律原则：要保证SP团队规范运行，要坚持"纪律原则"。在SP项目中，只有具备规范的管理制度，才能根据相关的规章制度及操作标准，判断和评价SP的行为和工作结果是否符合要求。

2）以人为本原则："人"是劳动的主体，只有当人对工作具有积极性和热情，才能创造更多的价值。如果仅把SP、SP培训师及团队当作一种教学资源使用，而不从感性因素考虑，SP就与其他模具等一般的教学资源没有区别，团队成员也将失去创造力和执行力。

3）相对稳定原则：常常处于不稳定状态的SP团队难以进行有效的管理，也会影响工作效率的提升和团队文化建设。维系SP团队稳定性，先要留得住人，应注意"留人先留心"。管理者应真心尊重、关爱SP，体察其需求，帮助他们成长进步，让他们有空间发挥自己的才能，如让团队中经验丰富的SP担任SP培训师，加大对SP的使用，使SP得到更多的团队归属感。

4）目标导向原则：以目标为导向的管理，能够把传统方法中的"要我做"和"要我怎么做"转变为"我要做"和"我应该怎么做"。激发SP项目团队中的成员主动思考，创造性、灵活性地工作。为SP项目制订近期、远期目标时，应考虑是否切合实际，结合已制订的目标执行工作计划，确保执行的时间，小步快走，完成计划。每个阶段结束后，对上一阶段的工作进行评价，回顾目标是否完成，计划是否可行。在实施过程中，针对存在的不足应及时对目标计划进行调整，以便更好地开展下一阶段的工作。

5）效益与效率原则：管理活动的根本目的在于提高组织活动的效益。提高SP的经济补偿或津贴，能吸引更多的人加入SP团队，即提高产出与投入之比。SP项目管理包括提高医学院校的办学效益，包括社会效益和经济效益。

第二章 中医 OSCE 案例汇编 ▷▷▷▷

第一节 腰 痹

腰痹主要是由于外感、内伤或挫闪等因素导致腰部气血运行不畅，痹阻不通，或者失于濡养引起腰部一侧或两侧疼痛为主要表现的一种病证。其好发于 L4、L5、S1 等椎间盘。其常分为肝肾亏虚型、气滞血瘀型、风寒夹湿型、湿热阻络型。

现代医学中的腰椎间盘突出症、腰肌纤维炎、腰肌劳损、腰椎骨质增生等腰部病变，可归属于中医"腰痹""痹证""腰痛"等范畴。本节主要考查运用四诊采集腰痹的病情资料，进行八纲辨证，提出护理问题分析，实施辨证施护、艾条灸治疗、健康教育等内容。

考站一 病情资料采集

【考生指引】

1. 考核情境

王某，女，40岁。患者因腰部酸胀痛伴左下肢疼痛麻木半年加重20天就诊。现患者神志清楚，精神倦怠，测 T 36.5℃，P 80 次 / 分，R 20 次 / 分，BP 120/80mmHg。如果你是门诊护士，请接待新患者，进行病情资料采集。

2. 考生任务

（1）请运用中医四诊有条理地收集患者的病情资料。

（2）请根据病情需要进行专科身体评估。

（3）请根据病情提出需进一步检查或化验的项目。

3. 考核时间

12 分钟（读题 2 分钟，考核 10 分钟）。

【考官指引】

1. 考核目的

（1）考查考生正确运用中医四诊采集病史的能力。

（2）考查考生针对性身体评估的能力。

（3）考查考生中医临床思维能力。

（4）考查考生沟通能力。

2. 场景与用物设置

（1）场景：病床1张，诊疗桌1张，椅子2把，考官2位，标准化病人1位。

（2）用物：治疗盘1个，体温计1支，血压计1个，听诊器1个，纱布若干，压舌板1个，脉枕1个，速干手消毒液1瓶，挂号单1张，腕带1个，患者信息单（考官用）2份，患者信息单（考生用）1份，笔3支，白纸数张。

3. 监考与评分注意事项

（1）请根据腰痹的病情资料采集评分指引对考生进行客观的评价。

（2）若考生需经标准化病人提示后才做出正确回答，可酌情给分。

（3）考生提出观察舌象时，若标准化病人无法体现该病证型，请考官在考生观察后给出相应结果。

（4）考生提出诊脉时，若标准化病人无法体现该病证型，请考官在考生诊脉后给出相应结果。

（5）考生提出查腰部磁共振时，请考官做出相应回答。

（6）考核时间一旦结束，务必请考生终止本站考核，进入下一考站。

【考核内容评分指引】

病情资料采集评分指引			
评分项目	2分	1分	0分
素质要求			
1. 仪表大方，举止端庄，态度和蔼	做到		未做到
2. 称呼、自我介绍（姓名与职责），向患者解释沟通目的	做到		未做到
现病史			
3. 有效识别患者身份，测量生命体征	做到		未做到
4. 腰部疼痛、左下肢疼痛的性质	2项均做到	任1项未做到	2项均未做到
5. 腰部疼痛、左下肢疼痛的持续时间	2项均做到	任1项未做到	2项均未做到
6. 腰部疼痛、左下肢疼痛的严重程度	2项均做到	任1项未做到	2项均未做到
7. 腰部疼痛、左下肢疼痛加重因素	2项均做到	任1项未做到	2项均未做到
8. 腰部疼痛、左下肢疼痛缓解因素	2项均做到	任1项未做到	2项均未做到
9. 本次发病的诊治经过：有无采取缓解措施及其效果	2项均做到	任1项未做到	2项均未做到
10. 疼痛是否放射到其他部位	做到		未做到
11. 右下肢有无疼痛、麻木	2项均做到	任1项未做到	2项均未做到
12. 本次发病的原因/诱因	做到		未做到
13. 有无恶寒或恶风及严重程度	2项均做到	任1项未做到	2项均未做到
14. 身体有无其他不适	做到		未做到
15. 睡眠情况	做到		未做到

病情资料采集评分指引			
16. 食欲与口味	做到		未做到
17. 二便情况	2项均做到	任1项未做到	2项均未做到
18. 心理状态	做到		未做到
19. 工作性质	做到		未做到
既往史、家族史、过敏史、月经孕产史、个人生活史、一般资料			
20. 既往史	做到		未做到
21. 家族史	做到		未做到
22. 药物、食物过敏史	2项均做到	任1项未做到	2项均未做到
23. 月经史、孕产史	做到		未做到
24. 个人生活史：烟酒嗜好、作息规律、活动	3项均做到	任1项未做到	3项均未做到
25. 一般资料：付费方式、联系地址和电话、社会支持等	4项均做到	2～3项做到	小于2项做到
身体评估			
26. 神情、面色、形态	3项均做到	任1项未做到	3项均未做到
27. 指导患者伸舌，观察舌象	做到且方法正确		未做到或方法错误
28. 指导患者伸手臂，诊察脉象	做到且方法正确		未做到或方法错误
29. 腰部、双下肢触诊，观察患者反应	做到		未做到
需进一步评估的检查项目			
30. 提出需要进行双下肢直腿抬高试验	做到		未做到
31. 提出需要进行左下肢直腿抬高加强试验	做到		未做到
沟通技巧			
32. 使用尊称称呼患者	做到		未做到
33. 面带微笑，与患者有眼神交流	做到		未做到
34. 全神贯注，用心聆听患者的回答	做到		未做到
35. 以开放式的问句进行沟通	全程使用开放式问句4次以上	全程使用开放式问句4次以下	全程均未使用开放式问句
36. 资料采集过程流畅，具有逻辑性	做到		未做到
百分比分数计算评分	得分÷72（本站得分）×100×25%（本站权重）=考站得分		

【标准化病人指引】

病历资料	
基本信息	王某，女，40岁，因腰部酸胀痛伴左下肢疼痛麻木半年加重20天就诊
现病史	患者长期久坐，因上楼时不小心扭伤了腰后出现腰部酸胀痛，并伴有左下肢疼痛麻木，曾自行贴膏药治疗，未见明显缓解。现疼痛加重，夜间痛甚，坐卧不安，疼痛评分为6分，二便正常

病历资料		
既往病史	否认既往重大疾病史	
家族病史	否认家族史	
过敏史	否认药物、食物过敏史	
个人生活史	饮食：纳可	
	睡眠：夜寐差	
	二便：正常	
	月经史：经量适中，色暗红，周期尚规律	
	婚育史：已婚，孕2产2，顺产	
	嗜好：否认烟酒等不良嗜好，无疫区旅居史	
	作息：喜熬夜，不运动	
一般资料	文化程度：大专	
	心理社会：担心疾病的预后，社会支持良好	
身体评估	生命体征：T 36.5℃，P 80次/分，R 20次/分，BP 120/80mmHg	
	神情、面色、体态：患者神疲乏力，面色暗，两眼少神，形体适中，步行时弯腰驼背	
	舌苔、脉象：舌质暗，苔白，脉弦涩	
	体格检查：L4～L5椎体棘突两侧及椎旁压痛明显，L4椎体棘突旁压痛，引起明显的左下肢放射及左下肢麻木，腰部叩击试验阳性，左下肢直腿抬高试验及加强试验阳性	
辅助检查	腰部磁共振：腰椎及椎间盘退行性病变，L4～L5椎间盘向后突出	

【相关知识】

直腿抬高试验及加强试验

直腿抬高试验：患者仰卧，双下肢伸直，检查者一手托住患者足跟部，另一手压住膝上，抬高肢体致患者疼痛不能继续抬高为止，记录角度，30°～70°为直腿抬高试验阳性。直腿抬高加强试验：直腿抬高至痛时，下降5°左右，再突然使足背背伸，若引起大腿后侧疼痛则为加强试验阳性。

考站二　辨病辨证与护理问题

【考生指引】

1. 考核情境

王某，女，40岁。患者因腰部酸胀痛伴左下肢疼痛麻木半年加重20天就诊。现患者神志清楚，精神倦怠，测T 36.5℃，P 80次/分，R 20次/分，BP 120/80mmHg。如果你是门诊护士，请根据第一考站采集的病情资料，概括主诉，陈述病史，进行辨病、辨证分析，提出3个主要的护理问题。

2. 考生任务

（1）根据第一考站采集的病情资料，概括患者主诉。

（2）陈述该患者的现病史、既往病史、家族病史、药物食物过敏史、个人生活史、一般资料、身体评估、辅助检查结果。

（3）进行辨病，提出辨病依据。

（4）进行辨证，提出辨证依据，并进行证候分析。

（5）提出 3 个主要的护理问题，并列出依据。

3. 考核时间

7 分钟（读题 1 分钟，考核 6 分钟）。

【考官指引】

1. 考核目的

（1）考查考生准确概括主诉的能力。

（2）考查考生有条理地陈述病例的能力。

（3）考查考生正确进行诊断、辨证、证候分析的能力。

（4）考查考生正确提出护理问题的能力。

2. 场景与用物设置

（1）场景：病床 1 张，考官 2 位，标准化病人 1 位。

（2）用物：患者信息单（考官用）2 份，患者信息单（考生用）1 份，白纸数张，笔 3 支。

3. 监考与评分注意事项

（1）请根据腰痹的辨病、辨证与护理问题分析评分指引进行客观的评价。

（2）考核时间一旦结束，务必请考生终止本站考核，进入下一考站。

【考核内容评分指引】

腰痹辨病、辨证与护理问题分析评分指引			
评分项目	2分	1分	0分
概括主诉			
1. 正确概括患者主诉	做到		未做到
陈述病史			
2. 有条理地叙述现病史	做到		未做到
3. 正确叙述既往史	做到		未做到
4. 正确叙述家族史	做到		未做到
5. 正确叙述过敏史	做到		未做到
6. 正确叙述个人生活史	2项均做到		任 1 项均未做到
7. 正确叙述一般资料	做到		未做到

腰痹辨病、辨证与护理问题分析评分指引			
8.正确叙述身体评估资料：生命体征、神、色、腰部检查、左下肢检查、舌苔、脉象	5～8项均做到	2～4项目做到	8项均未做到或错误
9.辅助检查：腰部磁共振：腰椎及椎间盘退行性病变，L4～L5椎间盘向后突出	做到		未做到
辨病分析			
10.中医病名诊断（腰痹）	正确		未提出或错误
11.西医病名诊断（腰椎间盘突出症）	正确		未提出或错误
12.诊断依据（主诉、现病史、体格检查、辅助检查）	说明内容完整且正确	说明内容不全	说明内容错误
辨证分析			
13.证候分型（气滞血瘀型）	正确		未提出或错误
14.辨证依据（长期瘀阻，邪气入里，腰痛如刺，痛处固定，肢体麻木，面色暗，舌质暗、苔白，脉弦涩）	说明内容完整且正确	说明内容不全或错误	说明内容错误且错误
15.证候分析：①因长期久坐致腰部劳损，而气血运行不畅，不通则痛，故腰痛。②腰为枢机，连络上下，枢机不力，则经络不通，故左下肢疼痛、麻木。③舌质暗、苔白、脉弦涩为气滞血瘀之象	分析完全且正确	分析不全或错误	分析不全且错误
护理问题			
16.舒适度的改变（疼痛）：与跌仆闪挫、损伤筋脉有关	正确	部分正确	未提出或完全错误
17.肢体麻木：与筋脉损伤、气滞血瘀有关	正确	部分正确	未提出或完全错误
18.焦虑：与腰痛反复、病情迁延有关	正确	部分正确	未提出或完全错误
理论提问			
19.正确回答考官问题	做到		未做到
临证思维			
20.辨病辨证、证候分析思路清晰	做到		未做到
21.护理问题正确排序	做到		未做到
百分比分数计算评分	得分÷42（本站得分）×100×20%（本站权重）＝本站得分		

考站三　辨证施护

【考生指引】

1.考核情境

　　王某，女，40岁，外贸公司职员，已婚，市医保。患者现腰部酸胀痛伴左下肢疼痛麻木，夜间痛甚，坐卧不安，二便正常。目前治疗情况：中药汤剂口服。

请根据考站二提出的护理问题，列出观察要点，制订护理目标及措施。

2. 考生任务

列出该患者的观察要点，制订护理目标及措施，解决护理问题。

3. 考核时间

10分钟（读题1分钟，考核9分钟）。

【考官指引】

1. 考核目的

（1）考查考生观察腰痹患者的能力。

（2）考查考生正确制订护理目标及措施的能力。

2. 场景与用物设置

（1）场景：病床1张，考官2位，标准化病人1位。

（2）用物：患者信息单（考官用）2份，患者信息单（考生用）1份，白纸数张，笔3支。

3. 监考与评分注意事项

（1）请根据腰痹的辨证施护评分指引进行客观的评价。

（2）考核时间一旦结束，务必请考生终止本站考核，进入下一考站。

【考核内容评分指引】

腰痹的辨证施护评分指引			
评分项目	2分	1分	0分
病情观察			
1.腰部疼痛情况（性质、程度、持续时间及与体位的关系），左下肢麻木的程度、持续时间及与体位的关系	5～6项均正确叙述	3～4项正确叙述	6项均未叙述或均错误
2.密切观察患者佩戴腰围后舒适度情况，腰部活动受限的范围及生活自理能力	3项正确叙述	1～2项正确叙述	2项均未叙述或均错误
3.定时巡视，观察患者的情绪变化、生命体征、睡眠质量、舌苔、脉象	4～5项均正确叙述	2～3项正确叙述	5项均未叙述或均错误
护理问题			
4.舒适度的改变（疼痛）	提及		未提及或错误
护理目标			
5.自诉腰痛减轻或缓解，感觉舒适	提及		未提及或错误
护理措施			
6.急性期卧硬板床休息，保持脊椎平直，避免久坐、弯腰、受凉，注意腰部保暖	任1项叙述正确		未叙述或错误

腰痹的辨证施护评分指引			
7. 劳动、行走时幅度避免过大，防止闪、挫伤；恢复期，下床活动时佩戴腰托加以保护和支撑，注意起床姿势，宜先行翻身侧卧，两手臂支撑后缓慢起床，忌腰部用力，避免体位的突然改变	正确采取或指导1种以上方法		未叙述或指导方法错误
8. 指导患者正确佩戴腰围：①选择合适型号和材质的腰围。②腰围规格要与自身腰的长度、周径相适应，其上缘须达肋下缘，下缘至臀裂，松紧以不产生不适感为宜。③可根据病情掌握佩戴时间，腰部症状较重时应随时佩戴，轻症患者可在外出或较长时间站立及固定姿势坐位时使用，睡眠及休息时取下。④使用腰围期间应逐渐增加腰背肌功能锻炼，防止腰部肌肉萎缩	4项正确叙述	任2项正确叙述	2项未叙述或均错误
9. 可行针灸、拔火罐治疗，取委中、昆仑、肾俞、腰俞、环跳等穴，以疏通经络、驱散寒邪。局部热敷，用肉桂、吴茱萸、葱头、花椒等煎汤熏洗	正确采取或指导1种以上方法		未叙述或指导方法错误
10. 中药宜武火快煎，文火慢煎，煎后温服	正确叙述		未叙述或错误
护理问题			
11. 肢体麻木	提及		未提及或错误
护理目标			
12. 自诉肢体麻木减轻或缓解	提及		未提及或错误
护理措施			
13. 按摩腰阳关、命门、肾俞等穴；或艾灸以上穴位，每穴10～15分钟，每日1次	完全做到	部分做到	均未做到
14. 饮食宜清淡、富营养、易消化；忌肥甘厚味、生冷、寒凉之品；多饮水，禁烟酒，忌浓茶、咖啡等刺激性食物	完全做到	部分做到	均未做到
15. 进食有活血化瘀功效的食物，如黑木耳、香菇、洋葱；可选用三七丹参粥、当归红枣煲鸡脚等食疗方	举例3味及以上食物	举例1～2味	未举例或错误
16. 协助做好生活护理，如端水、送物等，将生活常用物品置于患者易取拿之处	完全做到	部分做到	均未做到
17. 焦虑	提及		未提及或错误
护理目标			
18. 患者情绪稳定，配合治疗	提及		未提及或错误
护理措施			
19. 向患者做好解释安慰工作，关注患者情绪变化，让治愈患者谈切身体会，使其对疾病有正确认识，提高治疗信心	完全做到	部分做到	均未做到

续表

腰痹的辨证施护评分指引			
20.加强情志护理，了解掌握患者的生活、饮食、睡眠等情况，尽量满足其合理要求	完全做到	部分做到	均未做到
21.鼓励家属爱护和体贴患者，可指导患者运用安神静志法，让其闭目静心，全身放松，平静呼吸，以达到周身气血流通舒畅	完全做到	部分做到	均未做到
百分比分数计算评分	得分 ÷42（本站得分）×100×20%（本站权重）＝本站得分		

考站四　中医护理技术——艾条灸

【考官指引】

1.考核情境

王某，女，40岁，外贸公司职员，已婚，市医保。患者因腰部酸胀痛伴左下肢疼痛麻木半年加重20天来院就诊。诊断：腰痹病。现夜间痛甚，影响睡眠。请遵医嘱采用艾条灸法帮助患者缓解疼痛。

2.考生任务

（1）说出艾条灸的治疗部位、穴位及依据。

（2）正确完成中医护理技术——艾条灸。

3.考核时间

10分钟（读题2分钟，考核8分钟）。

【考官指引】

1.考核目的

（1）考查考生根据病情正确选择艾条灸部位与穴位的能力。

（2）考查考生正确进行艾条灸操作的能力。

2.场景与用物设置

（1）场景：病床1张，考官2位，标准化病人1位。

（2）用物：病历夹1个，治疗车1辆，治疗盘1个，手消毒液1瓶，弯盘1个，艾条若干根，小口瓶1个，无菌纱布块1包，必要时备浴巾、屏风等，患者信息单（考官用）2份，患者信息单（考生用）1份，笔3支，白纸数张。

3.监考与评分注意事项

（1）请根据艾条灸的操作步骤及评分指引进行客观的评价。

（2）考核时间一旦结束，务必请考生终止本站考核，进入下一考站。

【考核内容评分指引】

艾条灸的操作步骤及评分指引			
评分项目	2分	1分	0分
核对医嘱			
1.核对临时医嘱：患者床号、姓名、年龄、操作名称、部位、穴位	核对完整且正确		未核对或错误
评估			
2.自我介绍（姓名与职责），向患者解释操作目的	2项均做到	任1项未做到	2项未做到
3.询问患者姓名、床号、年龄，核对腕带与口述一致	2项均做到	任1项未做到	2项未做到
4.评估（病情、舌、脉、禁忌证、艾条灸部位皮肤、对热的耐受度、心理、病室环境）	8项均做到	4～6项做到	2项以下做到
准备			
5.患者准备：交代患者做好个人准备（如排尿），使之了解艾条灸过程，愿意配合操作	3项均做到	任1项未做到	3项未做到
6.按七步洗手法洗手，物品准备：用物齐全，摆放有序合理，检查用物有效期及包装完整性	准备齐全	用物缺少3项以内且有检查	用物缺少4项及以上或未检查
实施			
7.携用物至患者床边，再次核对患者姓名、床号及年龄，核对腕带与口述一致，再次做好解释工作	3项均做到	任1项未做到	3项均未做到
8.拉上床帘（或用屏风遮挡），保护患者隐私	做到		未做到
9.协助患者取合适体位	做到		未做到
10.暴露艾条灸部位，铺治疗巾、大毛巾，注意保暖	做到		未做到
11.再次检查操作部位皮肤情况，用纱布块清洁局部皮肤	做到		未做到
12.向患者说明定位取穴的感觉	做到		未做到
13.定位取穴：命门	定位准确		未做到
14.点燃艾条，正确施灸	做到		未做到
15.温和灸距离皮肤3cm，以局部皮肤有温热感而无灼热痛为宜，一般灸5～7分钟，至局部皮肤红晕为度	方法正确		未做到
16.施灸中应及时将艾灰弹入弯盘，防止灼伤皮肤	全程有做到		出现烫伤
17.观察与调整：询问患者有无不适，及时观察皮肤颜色变化，及时调整艾条灸方法与距离	2项均做到	任1项未做到	2项未做到
18.施灸完毕，立即将艾条插入小口瓶，安全熄灭	做到		未做到
19.用纱布清洁皮肤，协助患者穿好衣物，安置舒适体位	2项均做到	任1项未做到	2项未做到
20.整理床单位	做到		未做到

续表

艾条灸的操作步骤及评分指引			
21. 健康教育：分别针对病情和操作正确而简要地给出指导（施灸部位皮肤潮红现象，是正常的，数十分钟后即可消退，不用紧张；防止复感外邪，多饮水等）	2项均做到	任1项未做到	2项均未做到
22. 终末处理，按七步洗手法洗手且方法正确	做到		未做到
23. 正确记录	做到		未做到
整体评价			
24. 操作过程规范、流畅，技术熟练，未给患者造成伤害	做到		未做到
25. 使用尊称称呼患者	做到		未做到
26. 面带微笑，与患者有眼神交流	做到		未做到
理论提问			
27. 正确回答考官问题	做到		未做到
百分比分数计算评分	得分÷54（本站得分）×100×25%（本站权重）=本站得分		

【相关知识】

1. 艾条灸法的基本原理

利用燃艾的温、热力和芳香的药气刺激肌肤腧穴，通过经络传导，以激发人体脏腑经络的功能，调和阴阳，温通经络，行气活血，促进周身气血流畅，逐邪外出，腧穴透达，则人之生命活动正常，从而达到防病、治病的目的。艾灸是通过艾绒燃烧时的温热刺激透达腧穴深部来发挥作用的。由皮表热度的变化，来刺激深层温感器，进而发挥全体的整体效果。

2. 艾条灸的禁忌证

（1）阴阳两虚者禁灸。

（2）阴阳俱盛、五脏内伤者不宜灸。

（3）毒邪发于胸胁部时不宜灸。

（4）对于气机上逆的部分病证，也不主张用艾灸治疗。

考站五　健康指导

【考生指引】

1. 考核情境

王某，女，40岁，因腰部酸胀痛伴左下肢疼痛麻木半年加重20天来院就诊，现夜间痛甚，影响睡眠。住院2周，腰部酸胀痛、左下肢疼痛麻木等症状消失。现患者神志清楚，无明显不适，纳可，寐安，二便平。舌质暗，苔白，脉弦涩。遵医嘱于明日出院，患者希望了解出院后的调护事项。请为患者做出院健康指导。

2. 考生任务

请对患者进行出院前健康指导。

3. 考核时间

5分钟（读题1分钟，考核4分钟）。

【考官指引】

1. 考核目的

考查考生对腰痹患者进行健康指导的能力。

2. 场景与用物设置

（1）场景：病床1张，考官2位，标准化病人1位。

（2）用物：病历夹1个，患者信息单（考官用）2份，患者信息单（考生用）1份，白纸1张，笔3支。

3. 监考与评分注意事项

（1）请根据腰痹的出院健康指导评分指引进行客观的评价。

（2）考核时间一旦结束，务必请考生终止本站考核，进入下一考站。

【考核内容评分指引】

腰痹的出院健康指导评分指引			
评分项目	2分	1分	0分
健康指导前评估			
1. 评估患者已掌握的胃脘痛相关预防知识	做到		未做到
健康教育			
2. 生活起居：①慎起居，注意防寒保暖，根据气候变化增减衣服。②勿坐卧湿地，暑季湿热郁蒸之时避免夜宿室外，贪冷喜凉	2项均做到	任1项未做到	2项均未做到
3. 体位指导与活动：①注意在日常生活中保持腰椎的正确姿势，坐姿时应选择高且有靠背的椅子，卧位应选择硬板床。②在一定时间内应随时调节体位，切勿长时间处于一种姿势。③经常活动腰部，或进行腰部自我按摩、打太极拳等活动，有助于腰痛的康复。④腰部不可过度负重，避免弯腰，养成屈膝下蹲的习惯以保护腰部，同时节制房事	4项均做到	任1项未做到	4项均未做到
4. 日常腰部保健：①掌握正确的咳嗽、打喷嚏的方法，避免腹内压增大而诱发或加重疼痛。②平时可以进行腰背肌的锻炼，循序渐进，不可操之过急。比如倒步走、五点支撑法、三点支撑法等。③勿冒雨涉水，劳作汗出后及时擦拭身体，更换衣服，或饮用生姜红糖茶，以发散风寒湿邪	3项均做到	任1项未做到	3项均未做到
5. 合理饮食：宜清淡易消化，富有营养为主，忌肥甘油腻、辛辣刺激之品，多饮水，保持大便通畅	做到		未做到

续表

腰痹的出院健康指导评分指引			
6. 调畅情志，排解不良情绪	做到		未做到
7. 评价健康教育的效果：患者对日常保健要点的掌握情况	做到		未做到
沟通与关爱			
8. 使用尊称称呼患者，与患者有眼神交流，面带微笑，及时回答患者的疑问	做到		未做到
9. 给患者消化吸收健康教育内容的相关载体：宣传单、宣传册、视频或记录单等	做到		未做到
理论提问			
10. 正确回答考官提问	做到		未做到
百分比分数计算评分	得分 ÷20（本站得分）×100×10%（本站权重）= 本站得分		

【相关知识】

1. 飞燕式锻炼

患者俯卧在床上，以腹部为支点，头和胸部向上抬起，离开床面，双上肢向背侧后伸，双膝保持伸直，双腿抬高离开床面向背侧后伸，形似飞燕。完成上述动作后，上肢、下肢、头、躯干放下贴床，休息 5～10 秒。锻炼的次数及强度因人而异，一般一次做 20～40 次，持续 5 分钟左右。应循序渐进，逐步增加锻炼量。

2. 拱桥式锻炼

患者取卧位，以双手叉腰作支撑点，两腿半屈膝 90°，脚掌置于床上，以头后部及双肘支撑上半身，双脚支撑下半身，成半拱桥形，当挺起躯干架桥时，膝部稍向两旁分开，速度由慢而快，每日 3～5 组，每组 10～20 次。适应后增加至每日 10～20 组，每组 30～50 次。以锻炼腰、背、腹部肌肉力量。应循序渐进，逐步增加锻炼量。

第二节　蛇串疮

蛇串疮，中医称之为"缠腰火丹"，亦称"火带疮""蛇丹"等。本病西医称之为带状疱疹，是由水痘 - 带状疱疹病毒感染所致的一种皮肤上出现成簇水疱，呈单侧带状分布，痛如火燎的急性疱疹性皮肤病。部分患者被感染后成为无症状病毒携带者。由于病毒具有亲神经性，感染后可长期潜伏于脊髓神经后根神经节的神经元内，当抵抗力低下或劳累、感染、感冒时，病毒可再次生长繁殖，并沿神经纤维移至皮肤，使受侵犯的神经和皮肤产生强烈的炎症。其特点是皮肤上出现红斑、水疱或丘疱疹，累累如串珠，排列成带状，沿一侧周围神经分布区出现，局部刺痛或伴淋巴结肿大。本节主要考查运用四诊采集蛇串疮的病情资料，进行八纲辨证，提出护理问题分析，实施辨证施护、火针治疗、健康指导等内容。

考站一　病情资料采集

【考生指引】

1. 考核情境

　　王某，女，40岁。患者以右侧腋下及右背部红斑、水疱，剧痛3天就诊。现患者精神倦怠，右腋下及背部有针头至绿豆大小簇集状水疱，皮疹沿表皮神经呈带状分布，基底潮红，现 T 36.5℃，P 86次/分，R 20次/分，BP 120/80mmHg。如果你是门诊护士，请接待新患者，进行病情资料采集。

2. 考生任务

（1）请运用中医四诊有条理地收集患者的病情资料。

（2）请根据病情需要进行专科身体评估。

（3）请根据病情提出需进一步检查或化验的项目。

3. 考核时间

12分钟（读题1分钟，考核11分钟）。

【考官指引】

1. 考核目的

（1）考查考生正确运用中医四诊采集病史的能力。

（2）考查考生针对性身体评估的能力。

（3）考查考生中医临床思维能力。

（4）考查考生沟通能力。

2. 场景与用物设置

（1）场景：病床1张，诊疗桌1张，椅子2把，考官2位，标准化病人1位。

（2）用物：治疗盘1个，体温计1支，血压计1个，听诊器1个，纱布若干，压舌板1个，脉枕1个，速干手消毒液1瓶，挂号单1张，腕带1个，患者信息单（考官用）2份，患者信息单（考生用）1份，笔3支，白纸数张。

3. 监考与评分注意事项

（1）请根据蛇串疮的病情资料采集评分指引对考生进行客观的评价。

（2）若考生需经标准化病人提示后才做出正确回答，可酌情给分。

（3）考生提出观察舌象时，若标准化病人无法体现该病证型，请考官在考生观察后给出相应结果。

（4）考生提出诊脉时，若标准化病人无法体现该病证型，请考官在考生诊脉后给出相应结果。

（5）考生提出查血常规、组织病理检查、心电图、胸部CT时，请考官做出相应回答。

（6）考核时间一旦结束，务必请考生终止本站考核，进入下一考站。

【考核内容评分指引】

蛇串疮的病情资料采集评分指引			
评分项目	2分	1分	0分
素质要求			
1. 仪表大方，举止端庄，态度和蔼	做到		未做到
2. 称呼、自我介绍（姓名与职责），向患者解释沟通目的	做到		未做到
现病史			
3. 有效识别患者身份，测量生命体征	2项均做到	任1项未做到	2项均未做到
4. 有无疼痛	做到		未做到
5. 疼痛的性质	做到		未做到
6. 疼痛的严重程度	做到		未做到
7. 疼痛的持续时间	做到		未做到
8. 疼痛加重因素	做到		未做到
9. 疼痛缓解因素	做到		未做到
10. 有无恶心呕吐状况及轻重程度	2项均做到	任1项未做到	2项均未做到
11. 有无发热、恶寒或恶风	2项均做到	任1项未做到	2项均未做到
12. 发热、恶寒或恶风的轻重程度	2项均做到	任1项未做到	2项均未做到
13. 有无汗出、出汗部位、时间、量	做到		未做到
14. 口苦咽干情况	做到		未做到
15. 本次发病中类似病情的人群接触史	做到		未做到
16. 本次发病的诊治的经过（有无用药及其效果）	做到		未做到
17. 有无其他身体不适、缓解因素	做到		未做到
18. 食欲与口味	做到		未做到
19. 睡眠情况	做到		未做到
20. 大便的色、质、量、味	4项均做到	2～3项做到	小于2项做到
21. 小便的色、质、量、味	4项均做到	2～3项做到	小于2项做到
既往史、家族史、过敏史、月经孕产史、个人生活史、一般资料			
22. 既往史	做到		未做到
23. 家族史	做到		未做到
24. 过敏史	做到		未做到
25. 月经史、孕产史	做到		未做到
26. 个人生活史：烟酒等不良嗜好、疫区旅居史、作息、活动等情况	4项均做到	2～3项做到	小于2项做到

续表

蛇串疮的病情资料采集评分指引			
27. 一般资料：职业、婚姻状况、联系电话和地址、付费方式、社会支持等	5 项均做到	3 ～ 4 项做到	小于 3 项做到
身体评估			
28. 评估神情、面色、形态	3 项均做到	任 1 项未做到	3 项均未做到
29. 查看患者皮损情况	做到		未做到
30. 指导患者伸舌，望舌苔	做到且方法正确		未做到或方法错误
31. 指导患者伸手臂，切按脉象	做到且方法正确		未做到或方法错误
32. 做相关体格检查（A 气道、B 呼吸、C 循环、D 神经）	4 项均做到	任 1 项未做到	4 项均未做到
需进一步评估的检查项目			
33. 血常规、血细胞簇分化抗原检测	2 项均做到	任 1 项未做到	2 项均未做到
34. 心电图、胸部 CT	2 项均做到	任 1 项未做到	2 项均未做到
沟通技巧			
35. 面带微笑，使用尊称与患者交流	做到		未做到
36. 全神贯注，用心聆听患者的回答	做到		未做到
37. 以开放式的问句进行沟通	做到		未做到
38. 资料采集过程流畅，具有条理性	做到		未做到
百分比分数计算评分	得分 ÷76（本站得分）×100×25%（本站权重）= 考站得分		

【标准化病人指引】

病情资料	
基本信息	王某，女，40 岁，以右侧腋下及右背部红斑、水疱，剧痛 3 天
现病史	患者右侧腋下及右背部红斑、水疱，剧痛 3 天就诊。现患者精神倦怠，右腋下及背部有针头至绿豆大小簇集状水疱，皮疹沿表皮神经呈带状分布，基底潮红，疼痛剧烈，夜不能寐
既往病史	既往体健
家族病史	否认家族病史
过敏史	否认药物、食物过敏史
个人生活史	饮食：纳差，口苦、咽干
	睡眠：夜寐欠安，多梦易醒，烦躁易怒
	二便：大便干，小便黄，二便均无特殊气味
	月经史：经量适中，色暗红，痛经，周期尚规律
	婚育史：已婚，孕 1 产 1，顺产
	嗜好：否认烟酒等不良嗜好，无疫区旅居史
	疫区旅居史：无
	作息：喜熬夜，每日步行约 30 分钟

续表

病情资料		
一般资料	文化程度：大专	
	心理社会：担心疾病的预后，社会支持良好	
身体评估	生命体征：T 36.5℃，P 86次/分，R 20次/分，BP 120/80mmHg	
	神情、面色、体态：患者精神倦怠，面色少华，两眼少神，体形适中，步态正常	
	舌苔、脉象：舌质红，苔黄，脉弦滑	
	体格检查：右侧腋下阵发性针刺样疼痛，波及后背部，后局部出现大片红斑及水疱，其余检查均正常	
辅助检查	①中性粒细胞百分比71.4%、淋巴细胞百分比16.1%，单核细胞百分比11.9%，嗜酸性粒细胞百分比0.1%，C反应蛋白47.7mg/L，淋巴细胞计数8×10^9/L。②心电图示：窦性心律。③胸部CT：无异常	

考站二　辨病辨证与护理问题

【考生指引】

1. 考核情境

　　王某，女，40岁。患者以右侧腋下及右背部红斑、水疱，剧痛3天就诊。现患者精神倦怠，右腋下及背部有针头至绿豆大小簇集状水疱，皮疹沿表皮神经呈带状分布，基底潮红。T 36.5℃，P 86次/分，R 20次/分，BP 120/80mmHg。如果你是门诊护士，请结合第一站评估结果，概括主诉，陈述病史，进行辨病、辨证分析，提出护理问题。

2. 考生任务

（1）根据第一考站采集的病情资料，概括患者主诉。

（2）陈述该患者的现病史、既往病史、家族病史、药物食物过敏史、个人生活史、一般资料、身体评估、辅助检查结果。

（3）进行辨病，提出辨病依据。

（4）进行辨证，提出辨证依据，并进行证候分析。

（5）提出3个主要的护理问题，并列出依据。

3. 考核时间

7分钟（读题1分钟，考核6分钟）。

【考官指引】

1. 考核目的

（1）考查考生准确概括主诉的能力。

（2）考查考生有条理地陈述病例的能力。

（3）考查考生正确进行诊断、辨证、证候分析的能力。

（4）考查考生正确提出护理问题的能力。

2. 场景与用物设置

（1）场景：病床 1 张，考官 2 位，标准化病人 1 位。

（2）用物：患者信息单（考生用）1 份，患者信息单（考官用）2 份，笔 3 支，白纸数张。

3. 监考与评分注意事项

（1）请根据蛇串疮的辨病、辨证与护理问题分析评分指引进行客观的评价。

（2）考核时间一旦结束，务必请考生终止本站考核，进入下一考站。

【考核内容评分指引】

蛇串疮的辨病、辨证与护理问题分析评分指引			
评分项目	2 分	1 分	0 分
概括主诉			
1. 正确概括患者主诉（右侧腋下及右侧背部红斑、水疱，剧痛 3 天）	做到		未做到
陈述病史			
2. 有条理地叙述现病史	做到		未做到
3. 正确叙述既往史	做到		未做到
4. 正确叙述家族史	做到		未做到
5. 正确叙述过敏史	做到		未做到
6. 正确叙述个人生活史及人群接触史	2 项均做到	任 1 项未做到	2 项均未做到
7. 正确叙述一般资料	做到		未做到
8. 正确叙述身体评估资料生命体征、神、色、ABCD 体格检查、舌、脉	做到		未做到
9. 辅助检查：①中性粒细胞百分比 71.4%，淋巴细胞百分比 16.1%，单核细胞百分比 11.9%，嗜酸性粒细胞百分比 0.1%，C 反应蛋白 47.7mg/L，淋巴细胞计数 8×10^9/L。②心电图示：窦性心律。③胸部 CT：无异常	1～3 项做到	1～2 项做到	3 项均未做到
辨病分析			
10. 中医病名诊断（蛇串疮）	正确		未提出或错误
11. 西医病名诊断（带状疱疹）	正确		未提出或错误
12. 诊断依据（临床表现、现病史相关检查）	说明内容完整且正确	说明内容不全	说明内容错误
辨证分析			
13. 证候分型（肝经郁热证）	正确		未提出或错误

蛇串疮的辨病、辨证与护理问题分析评分指引			
14. 辨证依据（皮疹鲜红，疱壁紧张，灼热刺痛，伴口苦咽干，烦躁易怒，大便干、小便黄，舌质红，苔黄，脉弦滑）	说明内容完整且正确	说明内容不全	说明内容错误
15. 证候分析：①肝胆湿热，熏蒸肌肤而见水疱色红。②湿热郁阻则灼热刺痛。③热伤津液则口苦咽干、大便干、小便黄。④肝为刚脏，肝胆湿热则烦躁易怒，舌红、苔黄、脉弦滑为肝胆湿热之象	分析完全且正确	分析不全	分析错误
护理问题			
16. 有感染的风险（红斑水疱）：热毒夹湿，溢于肌肤有关	正确	部分正确	未提出或错误
17. 舒适度的改变（疼痛）：与热毒内蕴，气滞血瘀，络脉不畅有关	正确	部分正确	未提出或错误
18. 忧虑：与疼痛难忍，夜不能寐有关	正确	部分正确	未提出或错误
理论提问			
19. 正确回答考官问题	做到		未做到
临症思维			
20. 辨病辨证思路清晰	做到		未做到
21. 护理问题正确排序	做到		未做到
百分比分数计算评分	得分 ÷ 42（本站得分）× 100 × 20%（本站权重）= 本站得分		

【相关知识】

蛇串疮的辨证要点及中医治疗方法

中医学认为本病初起多为湿热困阻、湿毒火盛，后期多为火热伤阴、气滞血瘀或脾虚失运，余毒未清。初期以清热利湿解毒为先，后期以活血化瘀理气为主，兼顾扶正固本。

（1）肝胆湿热型：发病初期，皮疹鲜红，簇集水疱，疱壁紧张，焮红灼热刺痛。治宜清热利湿，解毒止痛。用龙胆泻肝汤加减。中成药可选用龙胆泻肝丸、加味逍遥丸、新癀片、清开灵注射液等。

（2）脾虚湿蕴型：皮疹淡红，疱壁松弛，糜烂渗出较多，疼痛。治宜健脾除湿，行气活血止痛。用除湿胃苓汤加减。中成药可选参苓白术散。

（3）气滞血瘀型：多见于老年人，可见皮疹色暗红或结血痂，或皮疹消退，但仍疼痛不止。治宜理气活血化瘀，通络止痛。用血府逐瘀汤加减。中成药可选用七厘散、云南白药、血府逐瘀胶囊、大黄䗪虫丸等。针灸是中医治疗带状疱疹的特色疗法，可选用火针、电针、局部围刺、刺络放血拔罐、穴位注射或埋线、艾灸等方法治疗。

考站三　辨证施护

【考生指引】

考核情境

　　王某，女，40岁，3天前无明显诱因右侧腋下阵发性针刺样疼痛，波及后背部，后局部出现大片红斑及水疱，刺痛加剧，不敢触碰，以蛇串疮收治入院。请根据考站二提出的护理问题，列出观察要点，制订护理目标及措施。

【考官指引】

1. 考核目的

（1）考查考生观察蛇串疮患者的能力。

（2）考查考生正确制订护理目标及措施的能力。

2. 场景与用物设置

（1）场景：病床1张，考官2位，标准化病人1位。

（2）用物：患者信息单（考官用）2份，患者信息单（考生用）1份，白纸数张，笔3支。

3. 监考与评分注意事项

（1）请根据蛇串疮的辨证施护评分指引对考生进行客观的评价。

（2）考核时间一旦结束，务必请考生终止本站考核，进入下一考站。

【考核内容评分指引】

蛇串疮的辨证施护评分指引			
评分项目	2分	1分	0分
病情观察			
1. 皮损情况（红斑、水疱、丘疹出现的时间、形态、部位、大小）	完全做到	部分做到	均未做到
2. 疱液性质（澄清、血疱、脓疱）	完全做到	部分做到	均未做到
3. 观察皮损有无干涸、结痂、融合、溃疡及坏死等	完全做到	部分做到	均未做到
4. 观察皮损之间的皮肤是否正常，脱痂后皮肤有无红斑或色素沉着	完全做到	部分做到	均未做到
5. 观察神经痛是否明显，与疱疹出现的时间关系	完全做到	部分做到	均未做到
6. 观察有无淋巴结肿大	完全做到	部分做到	均未做到
7. 观察舌苔脉象，二便的色、质、量	完全做到	部分做到	均未做到
护理问题			
8. 有感染的风险（红斑水疱）	提及		未提及或错误

蛇串疮的辨证施护评分指引			
护理目标			
9. 患者是否发生感染	提及		未提及或错误
护理措施			
10. 调节病室环境：温度 18 ~ 22℃，湿度 50% ~ 60%，定时通风（禁止直接吹风），安静	完全做到	部分做到	均未做到
11. 保持床铺清洁、干燥、平整，并保持皮肤清洁卫生，预防疱破感染	完全做到	部分做到	均未做到
12. 皮肤护理：①用无菌生理盐水清创，2 次 / 日。②在无菌技术下行疱液抽取术后，予中药湿敷以清热解毒除湿。③如疱皮破损，应清创后使局部暴露，遵医嘱行氦 – 氖激光照射，以促进创面干燥结痂，夜间用无菌纱布覆盖创面。④外用抗病毒药物如阿昔洛韦等软膏	完全做到	部分做到	均未做到
13. 急性期饮食宜清淡，多吃新鲜蔬菜、水果。每天进食薏苡仁米粥，禁食虾蟹等海腥发物和葱、椒、蒜、烟、酒等刺激之品	完全做到	部分做到	均未做到
护理问题			
14. 舒适度的改变（疼痛）	提及		未提及或错误
护理目标			
15. 患者自诉疼痛缓解或消失	提及		未提及或错误
护理措施			
16. 指导患者分散注意力，如有节律深呼吸，鼓励患者进行文娱活动，如看书、听音乐等	完全做到	部分做到	均未做到
17. 遵医嘱给予物理治疗，如局部冰敷、针刺疗法、紫外线照射及频谱电疗等	完全做到	部分做到	均未做到
18. 疼痛剧烈时，用皮肤针轻叩皮损周围，亦可用针沿皮刺向中心数针至数十针	完全做到	部分做到	均未做到
19. 皮疹消退后，局部皮肤疼痛，可用活血化瘀、行气止痛中药温服	完全做到	部分做到	均未做到
20. 必要时遵医嘱给予镇静、镇痛药	完全做到	部分做到	均未做到
护理问题			
21. 忧虑	提及		未提及或错误
护理目标			
22. 患者情绪稳定	提及		未提及或错误
护理措施			
23. 讲解疾病相关知识，做好患者解释工作，使其正确认识疾病	完全做到	部分做到	均未做到

续表

蛇串疮的辨证施护评分指引			
24. 安慰患者，解释病情，列举治愈康复的病例，使之消除紧张焦虑，增强治愈信心	完全做到	部分做到	均未做到
25. 情绪疏导：精神放松如阅读、看电视、听广播等；或音乐疗法以舒缓情志	完全做到	部分做到	均未做到
百分比分数计算评分	得分÷50（本站得分）×100×20%（本站权重）= 本站得分		

考站四　中医护理技术——火针

【考生指引】

1. 考核情境

王某，女，40岁。患者右侧腋下及右背部出现针头至绿豆大小簇集水疱，皮疹呈带状分布，基底潮红，疼痛难忍。诊断：蛇串疮。现患者神志清楚，精神倦怠，疼痛评分6分，夜难入寐。请遵医嘱采用火针法帮助患者缓解疼痛。

2. 考生任务

（1）说出火针的治疗部位、穴位及依据。

（2）正确完成中医护理技术——火针。

3. 考核时间

10分钟（读题2分钟，考核8分钟）。

【考官指引】

1. 考核目的

（1）考查考生根据病情正确选择火针部位的能力。

（2）考查考生正确进行火针操作的能力。

2. 场景与用物设置

（1）场景：病床1张，考官2位，标准化病人1位。

（2）用物：病历夹1个，治疗车1辆，治疗盘1个，治疗巾1块，碘伏1瓶，棉签1袋，火针数根，酒精灯1个，打火机1个，纱布罐（装若干棉球）1个，弯盘1个，速干手消毒液1瓶，患者信息单（考生用）1份，患者信息单（考官用）2份。

3. 监考与评分注意事项

（1）请根据火针的操作步骤及评分指引进行客观的评价。

（2）考核时间一旦结束，务必请考生终止本站考核，进入下一考站。

【考核内容评分指引】

火针的操作步骤及评分指引			
评分项目	2分	1分	0分
核对医嘱			
1. 核对临时医嘱：患者床号、姓名、年龄，操作名称、部位、穴位	核对完整且正确		未核对或错误
评估			
2. 自我介绍（姓名与职责），向患者解释操作目的	2项均做到	任1项未做到	2项均未做到
3. 询问患者姓名、床号、年龄，核对腕带与口述一致	2项均做到	任1项未做到	2项均未做到
4. 评估（病情、舌、脉、禁忌证、针刺部位皮肤、疼痛耐受度、心理、病室环境）	8项均做到	4～6项做到	3项以下做到
准备			
5. 患者准备：交代患者做好个人准备（如排便），使其了解火针过程，愿意配合操作	3项均做到	任1项未做到	3项未做到
6. 物品准备：用物齐全，摆放有序合理，检查用物有效期及包装完整性	准备齐全	用物缺少3项以内且有检查	用物缺少4项及以上或未检查
实施			
7. 携用物至患者床边，再次核对患者姓名、床号及年龄，核对腕带与口述一致	2项均做到	任1项未做到	2项均未做到
8. 拉上床帘，保护患者隐私	做到		未做到
9. 协助患者取合适体位	做到		未做到
10. 暴露针刺部位，垫治疗巾，注意保暖	做到		未做到
11. 根据患者诊断确定针刺部位并检查皮肤情况	做到		未做到
12. 检查针具（针尖圆利，无倒钩；针体光滑，无锈蚀；针柄与针体缠绕牢固，无松动）	做到		未做到
13. 针刺部位皮肤常规消毒	做到		未做到
14. 烧针（一手持针，一手持酒精灯，针尖及针体前部与灯焰呈锐角，在外焰上加热，并微微移动针体，将针体前部烧至红透）	定位准确手法正确		未做到
15. 入针（迅速、准确刺入针刺部位），出针（火针针尖抵达治疗深度后，即可出针）	手法正确		未做到
16. 过程中随时观察病情，发现异常，应立即停止针刺，取平卧位。报告医师，配合处理	做到		未做到
17. 及时询问患者的感受和治疗的反应	全程有做到		出现烫伤
18. 用消毒棉球按压针刺部位皮肤	2项均做到	任1项未做到	2项均未做到
19. 整理床单位，合理安排体位	做到		未做到

续表

火针的操作步骤及评分指引			
20. 健康教育：①火针治疗部位 2～3 天不沾水，以免引起感染。②局部皮肤出现微红、灼热、轻度疼痛为正常现象。③注意局部皮肤清洁，忌用手抓	3 项均做到	任 1 项未做到	3 项均未做到
21. 清理用物，火针消毒处理。洗手且方法正确	2 项均做到	任 1 项未做到	2 项均未做到
22. 正确记录	做到		未做到
整体评价			
23. 面带微笑，注重人文关怀	做到		未做到
24. 使用尊称与患者交流	做到		未做到
25. 操作流畅，技术熟练，未给患者造成伤害	做到		未做到
沟通技巧			
26. 使用尊称称呼患者	做到		未做到
27. 面带微笑，与患者有眼神交流	做到		未做到
理论提问			
28. 正确回答考官问题	做到		未做到
百分比分数计算评分	得分 ÷52（本站得分）×100×25%（本站权重）＝本站得分		

【相关知识】

1. 火针

火针，古代又称为焠刺，是将特制的针具用火烧红后刺入一定的部位以治疗疾病的方法。其操作简便，疼痛小，疗效可靠，临床运用越来越广泛。早在《灵枢·官针》中就记载有"焠刺者，刺燔针则取痹也"。《伤寒论》中也论述了火针的适应证和不宜用火针医治的病候。《千金翼方》有"处疗痈疽，针惟令极热"的论述。《针灸大成》载"人身诸处，皆可行火针，惟面上忌之。火针不宜钊脚气，反加肿痛，宜破痈疽发背，溃脓在内，外面皮无头者，但按毒上软处以溃脓，其阔大者，按头尾及中以墨点记，宜下三针，决破出脓，一针肿上，不可按之，即以手指从两旁捺之，令脓随手而出"，总结了明代以前临床应用的火针治疗经验。火针法具有清热泻火、活血散瘀、通经活络的作用。

2. 火针的功效

（1）祛寒除湿：寒湿为阴邪，火针助阳，寒湿之邪施以阳刺是为正刺之大法，故"火针刺法"对寒湿外侵，痹阻经络所引起的关节痛、腰腿痛等各种痹证疗效甚佳。

（2）温阳止泻：火针有温阳、健脾、利湿的功效，故而温中收敛，泄泻可止。

（3）清热解毒：临床实践证明，火针不仅适用于寒证，它对一些火热毒邪也确有奇效。如火针治疗乳痈、缠腰火丹（带状疱疹）及痄腮等火热毒邪所致之证效果颇佳。由此可以认为火针具有清热解毒的作用。

（4）益肾壮阳：凭借火针的热力可以达到益肾壮阳之目的。当用火针点刺肾俞、命门等腧穴时，肾经气血通畅，肾脏的气化功能加强，肾经的元阴元阳资源化生，产生益肾壮阳的作用。

（5）升阳举陷：火针有温中和胃的功效，通过火针刺激中焦腧穴，可使脾胃经脉行气行血，振奋脾胃之阳气，使脾胃健运之功得以恢复，升降之功趋于正常。

（6）宣肺定喘：火针对过敏性哮喘、慢性支气管炎、肺气肿等顽固性疾病有特殊效果。

（7）消癥散结：其所消之癥结包括气、血、痰、湿等积聚凝结而成的肿物、包块。无论其在体表还是在体内，火针均有效果。

（8）祛腐生肌：由于火针能温通经络、行气活血，增加病灶周围的营养，促进组织再生，故疮口周围瘀积的气血可流动消散，自然疮口愈口。

（9）治疗下肢静脉曲张：在下肢瘀血积聚的浅表小静脉上用火针刺络放血，不但可以治疗浅静脉曲张，而且对血管壁的修复亦有帮助，同时对深层的静脉曲张也有一定的治疗作用。

（10）通经止痛：疼痛乃经络不通，气血闭阻所致。而火针具有温通经脉、行气活血之功，若掌握时机，应用得当，对各种疼痛均可得立竿见影之效。

（11）祛风止痒：诸痒属血虚风燥。火针可温通经络、行气活血，促进体表气血流动，血足风散则痒止。

（12）解痉止挛：肌肉抽搐乃筋失血养所致，用火针点刺抽搐、拘挛局部，可促进气血运行，增加局部的血液供给，筋得血则柔而不拘，抽搐自定。

（13）温经除麻：麻木为感觉异常的一种疾病，局部不红不肿，感觉非痛非痒。此乃经络阻滞，阳气不能率血濡养肌肤所致。通过火针治疗，温经助阳，引阳达络，气至血通，麻木自除。

3. 火针的选穴

（1）循经取穴：辨证归经，按经取穴。

（2）痛点取穴：《灵枢·经筋》记载："治在燔针劫刺，以知为数，以痛为腧……"

（3）在病灶处或周围进行针刺：因病灶的形成多由于局部气血运行不畅，火针刺激可使循环改善，组织代谢增强，病灶得以消除，疾病得以缓解。

4. 火针的常用刺法

（1）点刺法：即在腧穴上施以单针点刺的方法。该法可温通经络、行气活血、扶正祛邪、平衡阴阳、调整脏腑功能，多用于内科疾病的治疗。

（2）密刺法：即在体表病灶上施以多针密集刺激的方法，每针间隔不超过1cm。该法可以足够的热力改变局部气血运行，促进病损组织的新陈代谢，主要适用于增生、角化性皮肤病，以及白癜风等。

（3）散刺法：即在体表病灶上施以多针疏散刺激的方法，每针间隔2cm左右。该法可改善局部气血运行，从而治麻、止痒、定惊、解痉、止痛。

（4）围刺法：即促围绕体表病灶周围施以多针刺激的方法，针刺点在病灶与正常组织的交界处。该法可温通经脉，改善局部气血循环，促进组织再生，主要适用于皮肤科、外科疾病。每针间隔为1～1.5cm为宜。

（5）刺络法：即用火针刺入体表血液淤滞的血络，放出适量血液的方法，多用于热证、实证、静脉曲张、脉管炎等。

5. 火针的禁忌证

妊娠期妇女，皮损局部合并感染、溃疡者，不明原因的肿块部位，大失血，凝血机制障碍的患者。

考站五 健康指导

【考生指引】

1. 考核情境

王某，女，40岁，因右侧腋下及右背部红斑、水疱，剧痛3天就诊。住院2周，皮损处红斑消退，水疱结痂脱落，疼痛缓解。现患者神清，无明显不适，纳可，寐安，二便调，生命体征正常，舌淡红，苔薄白，脉和缓有力。医嘱明日出院。患者希望了解出院后的调护事项。请对患者进行出院前健康指导。

2. 考生任务

为患者做出院健康指导。

3. 考核时间

5分钟（读题1分钟，考核4分钟）。

【考官指引】

1. 考核目的

考查考生正确进行带状疱疹患者出院健康指导的能力。

2. 场景与用物设置

（1）场景：病床1张，标准化病人1位，考官2位。

（2）用物：病历夹，患者信息单（考生用）1份，患者信息单（考官用）2份，笔3支，白纸1张。

3. 监考与评分注意事项

（1）请根据蛇串疮的出院健康指导评分指引对考生进行客观的评价。

（2）考核时间一旦结束，务必请考生终止本站考核，进入下一考站。

【考核内容评分指引】

蛇串疮的健康指导评分指引			
评分项目	2分	1分	0分
健康指导前评估			
1. 评估患者需求，已具备的蛇串疮知识与技能	做到		未做到

蛇串疮的健康指导评分指引			
健康指导			
2.生活起居方面：注意休息，保证充足睡眠，内衣宜宽松透气棉质衣物，忌用开水烫洗皮肤，保持皮肤清洁、干燥	做到		未做到
3.清晨或傍晚可以适当参加体育锻炼，以增强体质，提高机体抵抗力	做到		未做到
4.饮食方面：饮食宜清淡、富含营养，禁食辛辣、刺激食物，多喝温水，多食用银耳、红枣、黑木耳、百合、蛋、瘦肉等食物增加营养	做到		未做到
5.保持心情舒畅，避免外侵袭	做到		未做到
6.患者对自我调护的掌握情况：患者能正确口述饮食、起居的方法	做到		未做到
沟通与关爱			
7.使用尊称称呼患者	做到		未做到
8.与患者有眼神交流，面带微笑	做到		未做到
9.及时回答患者的疑问	做到		未做到
10.给患者发放健康教育相关载体：宣传单、宣传册、视频等	做到		未做到
理论提问			
11.正确回答考官问题	正确		未提出或错误
百分比分数计算评分	得分 ÷22（本站得分）×100×10%（本站权重）＝本站得分		

【相关知识】

1.蛇串疮后神经痛

蛇串疮后神经痛（postherpetic neuralgia，PHN）：即蛇串疮皮疹区临床愈合后4周或以上仍然存在的持续性或反复发作性疼痛。根据浅感觉检查，临床上已经发现4种亚型。

（1）激惹型（irritable nociceptors）：由于外周伤害性感受器过度兴奋产生触诱发痛，即表现为特征性的静态机械性痛觉超敏现象。

（2）麻痹型（deaffere ntation）：主要以去传入神经支配现象为主，临床表现为疱疹区剧烈的自发性疼痛而无明显的痛觉过敏或痛觉超敏现象。

（3）混合型（central reorganization）：临床上出现疱疹区疼痛的同时兼有激惹型和麻痹型的特征。

（4）无激惹型（normal nociceptors）：极少数患者疱疹区虽然有疼痛，但临床检查没有明显的浅感觉或温度觉异常。大部分PHN患者疱疹区伴随温度觉异常。

2.蛇串疮的治疗

（1）药物治疗推荐治疗：PHN的一线药物包括钙离子通道调节剂（普瑞巴林和加巴喷丁）、三环类抗抑郁药（阿米替林）和5%利多卡因贴剂或辣椒辣素贴剂，二线药物包括阿片类药物和曲马多。牛痘疫苗接种家兔炎症皮肤提取物及草乌甲素治疗PHN也有相当的效果。

（2）非药物治疗：①交感神经治疗：由于绝大多数 PHN 患者与"交感神经相关性疼痛"类型有密切关系，所以交感神经治疗对 PHN 疼痛及伴随症状有肯定的疗效，提倡早期临床应用。临床上位于头、颈、上胸区域 PHN 患者可以使用星状神经节阻滞治疗，躯体部 PHN 患者则配合胸、腰交感神经节阻滞治疗。②医用三氧介入综合治疗：三氧是一种强氧化剂，低浓度（<30μg/mL）的三氧能够有效消除 PHN 患者受损伤的脊神经根、背根神经节和交感神经节周围的致痛因子和粘连，改善神经根周围的低氧状态，可以促进损伤神经系统的修复过程。③阿霉素：介入治疗阿霉素（adriamycin）于 1969 年从波赛链霉素青灰变种中提取，具有很强的抗肿瘤作用。其作用机制是插入细胞核内 DNA 双螺旋，使其裂解，导致细胞或神经元变性坏死。

3. 蛇串疮疫苗的免疫程序、禁忌证及注意事项

基于目前国内带状疱疹疫苗的可及性，以下推荐主要针对重组带状疱疹疫苗（RZV）。

（1）接种人群：推荐年龄在 50 岁及以上且免疫功能正常的人群（无论个体是否有水痘感染史或接种水痘疫苗）接种带状疱疹疫苗。由于带状疱疹存在复发的可能性，有带状疱疹及 PHN 病史的成人可接种 2 剂次 RZV。既往接种过带状疱疹减毒活疫苗（ZVL）的成年人，接种 RZV 后抗 gE 抗体滴度和 gE 特异性 CD4+T 细胞数均显著增高，考虑到 ZVL 保护效力的下降和随年龄增长发生带状疱疹风险的增加，ZVL 受种者可能会受益于 RZV 疫苗接种。

（2）禁忌证：RZV 和 ZVL 均不可应用于对该疫苗的任何成分有严重过敏反应史者。考虑到 ZVL 是减毒活疫苗，不推荐用于免疫功能缺陷或免疫抑制疾病患者。

（3）途径和剂次：RZV 仅限肌内注射，首选接种部位为上臂三角肌。完整免疫程序为 2 剂，接种第 1 剂 RZV 后间隔 2～6 个月接种第 2 剂。若未能在 6 个月内接种第 2 剂，可考虑在第 1 剂接种后 12 个月内完成第 2 剂接种，无需重新接种。因疾病或治疗而出现或可能出现免疫缺陷或免疫抑制的接种者，推荐在第 1 剂接种后 1～2 个月内接种第 2 剂。

（4）注意事项：① RZV 并不能治疗带状疱疹或 PHN，不应在带状疱疹的急性发作期间接种。②有急性症状的患者（如发热、慢性疾病急性发作等）应延缓接种。③妊娠期和哺乳期应延迟接种。如果在接种后怀孕或在未知怀孕的情况下接种了 RZV，不推荐仅因接种疫苗而采取特别医学措施如终止妊娠，建议做好孕期检查和随访。④ 2 种及以上注射类减毒活疫苗应间隔≥28 日进行接种。非减毒活疫苗对接种间隔不做限制，但为方便区分疑似预防接种异常反应，推荐 RZV 与其他疫苗间隔 14 日进行接种。

4. 特殊健康状况人群的接种建议

鉴于常见慢性基础疾病是带状疱疹发病的危险因素，接种 2 剂次 RZV 可显著降低带状疱疹的发病率，因此对年龄≥18 岁的患者，下列情况在知情同意、权衡利弊下可接种 RZV。

（1）慢性疾病如慢性阻塞性肺疾病、慢性肾功能衰竭、糖尿病等患者。

（2）自身免疫性疾病如类风湿关节炎、系统性红斑狼疮、炎症性肠病等患者。

（3）其他免疫低下人群如肿瘤患者、移植受者、HIV 感染者等。

（4）正在系统应用糖皮质激素（如泼尼松 <20mg/d，或同等剂量或使用吸入 / 局部类

固醇等）的患者。

（5）正在接受生物制剂治疗的患者。

（6）接受免疫抑制剂患者建议在治疗前至少14日或化疗后≥3个月接种第1剂疫苗。

第三节　不　寐

　　不寐又称失眠，是以经常不能获得正常睡眠为特征的一类病证，主要表现为睡眠时间、深度的不足以及不能消除疲劳、恢复体力与精力。轻者入睡困难，或寐而不酣，时寐时醒，或醒后不能再寐，重则彻夜不寐。凡西医学中的神经症、贫血、慢性消化不良、抑郁症、更年期综合征等以失眠为主要临床表现者，均属本病的讨论范围。本节主要考查运用四诊采集不寐的病情资料，进行八纲辨证，提出护理问题分析，实施辨证施护、耳穴贴压、健康指导等内容。

考站一　病情资料采集

【考生指引】

1. 考核情境

　　王某，女，40岁，因3个月前无明显诱因开始失眠，晚上服用安眠药仅睡4小时而就诊。现患者精神疲惫，面色少华。如果你是责任护士，请接待新患者，进行病情资料收集。

2. 考生任务

（1）请运用中医四诊有条理地收集患者的病情资料。

（2）请根据病情需要进行专科身体评估。

（3）请根据病情提出需进一步检查或化验的项目。

3. 考核时间

12分钟（读题2分钟，考核10分钟）。

【考官指引】

1. 考核目的

（1）考查考生正确运用中医四诊采集病史的能力。

（2）考查考生针对性身体评估的能力。

（3）考查考生中医临床思维能力。

（4）考查考生沟通能力。

2. 场景与用物设置

（1）场景：病床1张，诊疗桌1张，椅子2把，考官2位，标准化病人1位。

（2）用物：治疗盘1个，体温计1支，血压计1个，听诊器1个，纱布若干，压舌板1个，脉枕1个，速干手消毒液1瓶，挂号单1张，腕带1个，患者信息单（考官用）2份，患者信息单（考生用）1份，笔3支，白纸数张。

3. 监考与评分注意事项

（1）请根据不寐的病情资料采集评分指引对考生进行客观的评价。

（2）若考生需经标准化病人提示后才做出正确回答，可酌情给分。

（3）考生提出观察舌象时，若标准化病人无法体现该病证型，请考官在考生观察后给出相应结果。

（4）考生提出诊脉时，若标准化病人无法体现该病证型，请考官在考生诊脉后给出相应结果。

（5）考生提出查多导睡眠图、脑电图等检查时，请考官说明患者只做了多导睡眠图检查并给出结果。

（6）考生提出查血常规和心电图时，请考官做出相应回答。

（7）考生提出用量表评估时，请考官说明未做评估。

（8）考生提出查甲状腺激素、肾上腺激素、神经递质等生化检查时，请考官告知无异常。

（9）考核时间一旦结束，务必请考生终止本站考核，进入下一考站。

【考核内容分指引】

不寐的病情资料采集评分指引			
评分项目	2分	1分	0分
素质要求			
1. 仪表大方，举止端庄，态度和蔼	做到		未做到
2. 称呼、自我介绍（姓名与职责）	做到		未做到
现病史			
3. 有效识别患者身份，测量生命体征	做到		未做到
4. 睡眠状况：睡眠维持时间、有无入睡困难、早醒易醒或多梦等	3项均做到	任1项未做到	3项均未做到
5. 上述睡眠症状开始的时间、持续时间及发生频率	3项均做到	任1项未做到	3项均未做到
6. 评估日间功能：①易疲劳；专注力、记忆力下降。②易激惹，冲动或具有攻击性。③日间嗜睡。④工作主动性下降；易犯错或易出事故。⑤对自身睡眠质量关注或不满意	4～5项均做到	2～3项未做到	小于2项做到
7. 上述日间症状开始的时间、持续时间及发生频率	3项均做到	任1项未做到	3项均未做到
8. 睡前心理和睡前行为	2项均做到	任1项未做到	2项均未做到

不寐的病情资料采集评分指引			
9. 睡眠－觉醒节律：午休、睡眠形式和习惯、工作及节假日就寝和起床时间等	2 项均做到	任 1 项未做到	2 项均未做到
10. 是否存在促发因素：突发事件使情绪受打击、过于兴奋、旅游及疲劳过度等	做到		未做到
11. 腹胀情况	做到		未做到
12. 本次发病的诊疗经过：有无采取治疗措施及效果	做到		未做到
13. 身体有无其他不适	做到		未做到
14. 食欲、口味	2 项均做到	任 1 项未做到	2 项均未做到
15. 大便的色、质、量、味	4 项均做到	2～3 项做到	小于 2 项做到
16. 小便的色、质、量、味	4 项均做到	2～3 项做到	小于 2 项做到
既往史、家族史、过敏史、个人生活史、一般资料			
17. 既往史	做到		未做到
18. 家族史	做到		未做到
19. 过敏史	做到		未做到
20. 个人生活史：烟酒等不良嗜好、疫区旅居史、作息、活动等情况	4 项均做到	2～3 项做到	小于 2 项做到
21. 是否在生理期（月经期、妊娠期、围产期、围绝经期）	做到		未做到
22. 一般资料：职业、婚姻状况、联系电话和地址、付费方式、社会支持等	5 项均做到	3～4 项做到	小于 3 项做到
身体评估			
23. 神志、精神、面色、形态	4 项均做到	2～3 项做到	4 项均未做到
24. 指导患者伸舌，观察舌象	做到且方法正确		未做到或方法错误
25. 指导患者伸手臂，诊察脉象	做到且方法正确		未做到或方法错误
26. 做相关体格检查（A 气道、B 呼吸、C 循环、D 神经）	4 项均做到	任 1 项未做到	4 项均未做到
需进一步检查、化验项目			
27. 血常规、生化全套	2 项均做到	任 1 项未做到	2 项均未做到
28. 多导睡眠图	做到		未做到
沟通技巧			
29. 面带微笑，使用尊称与患者交流	做到		未做到
30. 全神贯注，用心聆听患者的回答	做到		未做到
31. 以开放式的问句进行沟通	做到		未做到
32. 资料采集过程流畅，具有逻辑性	做到		未做到
百分比分数计算评分	得分 ÷64（本站得分）×100×25%（本站权重）= 考站得分		

【标准化病人指引】

病情资料	
基本信息	王某，女，40岁，因睡眠欠佳3个月而就诊
现病史	3个月前无明显诱因开始失眠，入睡困难，服用安眠药晚上能睡4小时，睡后多梦易醒，伴头晕乏力、心慌、心烦、记忆力下降、纳差症状，稍感腹胀，常发生于餐后，约每3天1次，无日间嗜睡、冲动易怒。对自身睡眠质量非常关注，睡眠问题已严重影响生活、工作。既往工作时间规律，平时不午休，睡前喜玩手机，一般0点入睡，节假日与平时睡眠时间一致，无烟酒嗜好，不喝咖啡和浓茶。曾前往医院就诊，服"舒乐安定"可入睡，但近1个月服药仍入睡困难，遂来本院治疗
既往病史	否认既往重大疾病史
家族病史	否认家族病史
过敏史	否认药物、食物过敏史
个人生活史	饮食：食少
	二便：二便调
	月经史：经血量少，色淡红，周期规律，刻下不在生理期
	婚育史：孕3产1人流2，顺产
	嗜好：否认烟酒等不良嗜好，无疫区旅居史
	疫区旅居史：无
	作息：喜熬夜，每日散步90分钟
一般资料	文化程度：本科
	心理社会：担心疾病的预后，社会支持良好
身体评估	生命体征：T 36.5℃，P 80次/分、R 20次/分、BP 120/80mmHg
	神情、面色、体态：神志清楚，精神倦怠，面色少华，两眼无神，体形适中，步态正常
	舌苔、脉象：舌质淡，且边有齿印，苔白，脉细弱
	体格检查：口鼻腔黏膜完好无破损，气道通畅。胸廓起伏对称，呼吸深度节律正常，肺部听诊清音。四肢肢温、血运正常，皮肤颜色正常，肌力正常。双侧瞳孔等大等圆，对光反射灵敏
辅助检查	①血常规：红细胞计数3.7×10^{12}/L，血红蛋白110g/L。②多导睡眠图：脑电图示睡眠潜伏期157分钟，实际睡眠时间3.8小时，觉醒时间65分钟。③心电图：窦性心律伴T波低平。④其他：肌电图、眼动图、口鼻气流、血氧饱和度等均正常

【相关知识】

1. 轻者入寐困难或寐而易醒，醒后不寐，连续3周以上，重者彻夜难眠。

2. 常伴有头痛、头昏、心悸、健忘、神疲乏力、心神不宁、多梦等症。

3. 本病证常有饮食不节，情志失常，劳倦、思虑过度，病后体虚等病史。

4. 多导睡眠图、脑电图等有助于本病的诊断。

考站二　辨病辨证与护理问题

【考生指引】

1. 考核情境

王某，女，40岁，因睡眠欠佳3个月就诊。现患者精神倦怠，面色少华，T 36.5℃，P 80次/分，R 20次/分，BP 120/80mmHg。如果你是责任护士，请根据考站一采集的病情资料，概括主诉，陈述病史，进行辨病、辨证分析，提出3个主要的护理问题。

2. 考生任务

（1）根据第一考站采集的病情资料，概括患者主诉。

（2）陈述该患者的现病史、既往病史、家族病史、药物食物过敏史、个人生活史、一般资料、身体评估、辅助检查结果。

（3）进行辨病，提出辨病依据。

（4）进行辨证，提出辨证依据，并进行证候分析。

（5）提出3个主要的护理问题，并列出依据。

3. 考核时间

7分钟（读题1分钟，考核6分钟）。

【考官指引】

1. 考核目的

（1）考查考生准确概括主诉的能力。

（2）考查考生有条理地陈述病例的能力。

（3）考查考生正确进行诊断、辨证、证候分析的能力。

（4）考查考生正确提出护理问题的能力。

2. 场景与用物设置

（1）场景：病床1张，考官2位，标准化病人1位。

（2）用物：患者信息单（考官用）2份，患者信息单（考生用）1份，白纸数张，笔1支。

3. 监考与评分注意事项

（1）请根据不寐的辨病、辨证与护理问题分析评分指引进行客观的评价。

（2）考核时间一旦结束，务必请考生终止本站考核，进入下一考站。

【考核内容评分指引】

不寐的辨病、辨证与护理问题分析评分指引			
评分项目	2分	1分	0分
概括主诉			
1. 正确概括患者主诉	做到		未做到
陈述病史			
2. 有条理地叙述现病史	做到		未做到
3. 正确叙述既往病史	做到		未做到
4. 正确叙述家族病史	做到		未做到
5. 正确叙述过敏史	做到		未做到
6. 正确叙述个人生活史	做到		未做到
7. 正确叙述一般资料	做到		未做到
8. 正确叙述身体评估资料：生命体征、神、面色、肺部检查、腹部触诊、舌苔、脉象	5～7项做到	2～4项做到	做到1项或任1项错误
9. 辅助检查：①血常规。②多导睡眠图	2项均做到	任1项未做到	未做到或错误
辨病分析			
10. 中医诊断（不寐）	正确		未提出或错误
11. 西医诊断（失眠）	正确		未提出或错误
12. 诊断依据（临床表现、现病史、相关化验检查）	内容完整且正确	内容不全	内容错误
辨证分析			
13. 证候名称（心脾两虚）	正确		未提出或错误
14. 辨证要点及辨证依据（精神倦怠，面色少华，纳少腹胀，舌质淡、边有齿痕，苔白，脉细弱）	内容完整且正确	内容不全	内容错误
15. 证候分析：①心脾气血亏虚，心神失养、神不安舍则致多梦易醒。②血不养心则心悸健忘。③脾失健运，则食少腹胀。④气血亏虚，不能上奉于脑，清阳不升，则头晕目眩。⑤血虚不能上荣于面，则面色少华。⑥舌淡苔白、脉细弱为气血亏虚之象	内容完整且正确	内容不全	内容错误
护理问题			
16. 夜寐不安：与气血亏虚、阴阳失调、扰动心神有关	内容完整且正确	内容不全	内容错误
17. 焦虑、烦躁：与心肝火旺有关	内容完整且正确	内容不全	内容错误
18. 头晕：与脑窍失养有关	内容完整且正确	内容不全	内容错误
理论提问			
19. 正确回答考官提问	做到		未做到
临证思维			
20. 辨病辨证、证候分析思路清晰	做到		未做到

续表

不寐的辨病、辨证与护理问题分析评分指引			
21.护理问题正确排序	做到		未做到
百分比分数计算评分	得分÷42（本站得分）×100×20%（本站权重）＝本站得分		

【相关知识】

不寐的病因病机

（1）阴阳失调：不寐的发生多是由于人体内部的阴阳平衡被打破，引起阴阳失调，导致五脏系统的稳态被破坏。气、血、痰、瘀等病理产物阻碍阴阳交通，使阴不制阳，阳气浮越于外，均可导致阴阳失调而不得安眠。

（2）营卫气血不和：气血是人体进行正常生命活动所必需的物质。若营血消耗减少，卫气浮越于外，夜晚卫气不能按时入于营气，则会导致不寐的发生。

（3）脏腑功能失调：①肝与不寐：由肝病导致的不寐，其病机主要为肝失疏泄及肝血衰减。情志抑郁可导致肝气郁滞，肝血消耗衰减，肝脏刚柔不济，继而可使肝气冲逆、肝阳上亢、生风化火，波及其他脏腑而变生诸证，致使神明被扰，引起不寐；劳逸不当、起居失常可导致肝血亏耗不足，肝魂无法如常内藏，亦常致夜不能眠。②心与不寐：由心神失常导致的不寐，其病机主要是心神失养及心神受扰。五志过极，可生成火热之邪，致心受邪扰，心神不宁，寐不得安；劳逸不当、久病外伤可消耗气血，致心神失养，神魂失其所主，故难安眠。③脾与不寐：病位在脾胃的不寐可分为虚证和实证，虚证多是由于脾胃虚弱或脾不统血，使气血两虚，心神失其所养所致；实证则多是由于湿热积滞等病理产物堵塞中焦交通之路，或痰热郁火冲逆上扰所致。④肺与不寐：病位在肺的不寐其病机多为肺失宣降，主证多为气促、咳嗽，应以宣肺平喘、调和气机为治疗大法。⑤肾与不寐：肾主封藏，肾阴为人体阴精之根本，肾阴不足一不能制衡心阳，使心火上扰，心肾不交，水火失于既济，而致不寐；二不能滋水涵木，致肝血虚少，肝风内动，上扰神明而不能寐。

考站三　辨证施护

【考生指引】

1.考核情境

王某，女，40岁。患者精神倦怠，面色少华，入睡困难，夜寐不足4小时，睡后多梦易醒，睡后多梦易醒，伴头晕乏力、心慌、心烦、记忆力下降、纳差腹胀，二便调，舌质淡、舌边齿痕、苔白，脉细弱。诊断：不寐。入院后遵医嘱服用归脾汤剂，进行中药足浴，暂停舒乐安定。如果你是责任护士，请根据考站二提出的护理问题，列出观察要点，制订护理目标及措施。

2. 考生任务

列出该患者的观察要点，制订护理目标及措施，解决护理问题。

3. 考核时间

10分钟（读题1分钟，考核9分钟）。

【考官指引】

1. 考核目的

（1）考查考生观察不寐患者的能力。

（2）考查考生正确制订护理目标及措施的能力。

2. 场景与用物设置

（1）场景：病床1张，考官2位，标准化病人1位。

（2）用物：患者信息单（考官用）2份，患者信息单（考生用）1份，白纸数张，笔3支。

3. 监考与评分注意事项

（1）请根据不寐的辨证施护评分指引对考生进行客观的评价。

（2）考核时间一旦结束，务必请考生终止本站考核，进入下一考站。

【考核内容评分指引】

不寐的辨证施护评分指引			
评分项目	2分	1分	0分
观察要点			
1. 睡眠情况：睡眠习惯，睡眠型态，发作规律	3项均正确叙述	任1项未叙述	3项均未叙述或均错误
2. 观察头晕情况、血压、血常规	3项均正确叙述	任1项未叙述	3项均未叙述或均错误
3. 观察精神、面色、心率、心律变化	3～4项均正确叙述	1～2项正确叙述	4项均未叙述或均错误
4. 观察胃纳、腹胀、舌苔脉象、二便的情况	3～4项均正确叙述	1～2项正确叙述	4项均未叙述或均错误
护理问题			
5. 夜寐不安	提及		未提及或错误
护理目标			
6. 患者睡眠时长不间断达6小时	提及		未提及或错误
护理措施			
7. 保持病室环境安静，定时开窗通风；枕头高度适宜；睡觉时光线宜暗，避免噪音，尽量减少打扰患者	3项均叙述正确	任1项未叙述或错误	3项均未叙述或均错误
8. 生活有规律，睡前不宜过分用脑，切忌睡前玩手机、集中思考某一问题，少看情节刺激性的文章和电视节目	任1项叙述正确		未叙述或错误

不寐的辨证施护评分指引			
9. 按摩太阳、神门等穴位；睡前温水泡脚；进行耳穴压豆等治疗，以促进睡眠	正确采取或指导1种以上方法		未叙述或指导方法错误
10. 饮食宜忌：①宜多食用调和阴阳气血之品。②忌烟酒、浓茶、咖啡、辛辣和肥甘厚味之品	2项正确叙述	任1项正确叙述	2项未叙述或均错误
11. 推荐食物及食疗方：食物如莲子、百合、酸枣仁、山药、大枣、龙眼肉等，食疗方如党参粥、黄芪粥、莲子羹、龙眼酸枣仁粥、糯米阿胶粥等	举例4味及以上食物	举例2~3味	未举例或错误
护理问题			
12. 焦虑、烦躁	提及		未提及或错误
护理目标			
13. 患者心态平和，能快速入睡	提及		未提及或错误
护理措施			
14. 向患者讲解疾病相关知识，使其了解疾病的发生、发展、预后、防治等相关知识	叙述正确		未叙述或错误
15. 重视情志调护，关心、体贴患者，解除其焦虑烦躁情绪。指导患者疏导情绪、精神放松，如阅读、看电视、听广播、音乐疗法等	2项叙述正确	任1项叙述正确	2项未叙述或均错误
16. 劳逸结合，鼓励患者多参加体育锻炼	叙述正确		未叙述或错误
护理问题			
17. 头晕	提及		未提及或错误
护理目标			
18. 患者自诉头晕缓解或消失	提及		未提及或错误
护理措施			
19. 平时动静结合，注意休息	叙述正确		未叙述或错误
20. 向患者做好预防跌倒健康宣教，指导卧床或蹲下时勿猛然起立	叙述正确		未叙述或错误
21. 保持病房地面干燥，通道无杂物，床栏、扶手、呼叫器性能完好	叙述正确		未叙述或错误
22. 中药煎煮指导：煎煮2次，浓煎，每次服100~150mL，宜空腹、睡前温服	叙述正确		未叙述或错误
百分比分数计算评分	得分÷44（本站得分）×100×20%（本站权重）=本站得分		

【相关知识】

安眠助神的方法

（1）安眠助神的中药：茯神、合欢皮、合欢花、酸枣仁、柏子仁、远志等。

（2）安眠助神的食物：莲子、酸枣仁、百合、梅子、荔枝、龙眼肉、山药、鹌鹑、牡蛎肉、黄花鱼等。

（3）食疗方：黄芪粥、党参粥、酸枣仁茶、龙眼酸枣仁粥、糯米阿胶粥、琥珀莲子羹、甘麦枣藕汤等。

（4）中药足浴：石菖蒲10g，郁金10g，川芎10g，益母草15g，合欢皮15g，夜交藤15g，酸枣仁20g，香附10g，红花15g，丹参30g。加入3000mL冷水，浸泡30分钟后，熬制成足浴液1500～2000mL。弃去药渣，将药液倒入足浴盆中，水温以42℃左右为宜，泡足的同时搓足，每次至少足浴30分钟，每晚1次，连续治疗4周。治疗期间如果患者出现头晕目眩、汗出、心悸、过敏、胸闷、瘙痒、红肿等症状，应及时停止熏洗，并将双足浸泡在200～300mL温水中。

考站四 中医护理技术——头部经络梳理

【考生指引】

1. 考核情境

王某，女，40岁，因失眠3个月收治入院，经穴位按摩治疗后，入睡困难改善，睡眠时间6小时，但仍有多梦易醒的现象。请遵医嘱采用头部经络梳理帮助患者改善睡眠。

2. 考生任务

（1）说出头部经络梳理所选的经络、穴位及依据。

（2）正确完成中医护理技术——头部经络梳理。

3. 考核时间

10分钟（读题1分钟，考核9分钟）。

【考官指引】

1. 考核目的

（1）考查考生根据病情，正确选择头部经络梳理的经络、穴位的能力。

（2）考查考生正确进行头部经络梳理操作的能力。

2. 场景与用物设置

（1）场景：治疗床1张，考官2位，标准化病人1位。

（2）用物：病历夹1个，治疗车1辆，治疗盘1个，梳子1把，弯盘1个，患者信息单（考官用）2份，患者信息单（考生用）1份，笔3支，白纸数张。

3. 监考与评分注意事项

（1）请根据头部经络梳理的操作步骤及评分指引对考生进行客观的评价。

（2）考核时间一旦结束，务必请考生终止本站考核，进入下一考站。

【考核内容评分指引】

头部经络梳理的操作步骤及评分指引			
评分项目	完全做到（2分）	部分做到（1分）	未做到（0分）
核对医嘱			
1. 核对临时医嘱：患者姓名、床号、操作名称	核对完整且正确		未核对或错误
评估			
2. 自我介绍（姓名与职责），向患者解释操作目的	2项均做到	任1项未做到	2项均未做到
3. 询问患者床号、姓名、年龄，核对腕带与口述一致	2项均做到	任1项未做到	2项均未做到
4. 评估（病室环境；操作者指甲是否已修剪；梳具性能；患者病情、舌、脉、禁忌证、头部皮肤、疼痛耐受度、心理）	8~10项均做到	4~7项做到	4项以下做到
准备			
5. 患者准备：叮嘱患者做好个人准备（如排便），使之了解经络梳理的作用、过程，愿意配合操作	做到		未做到
6. 物品准备：用物齐全，摆放有序合理	准备齐全	用物缺少3项以内	用物缺少4项及以上
实施			
7. 携用物至患者床边，再次核对患者床号、姓名、年龄，核对手腕带	2项均做到	任1项未做到	2项均未做到
8. 确认梳理部位及梳理方法	做到		未做到
9. 头部叩击法：以双手十指端，微微分开，十指屈曲，两手交替叩击整个头部，连续20次左右	定位准确，手法正确		未做到或手法不正确
10. 头部梳理法：梳理头部督脉、膀胱经、胆经、三焦经、胃经，以患者头皮发麻、发热为度	定位准确，手法正确		未做到或手法不正确
11. 头部穴位按摩法：①百会穴：位于头部，头顶正中线与两耳尖连线的交点处。②太阳穴：位于颞部，眉与目外眦之间向后一横指凹陷处。③风池穴：位于项部，在胸锁乳突肌与斜方肌上端之间凹陷处。④风府穴：位于项部，后发际线正中直上1寸，两斜方肌之间凹陷处	定位准确，手法正确		未做到或手法不正确
12. 头发提拉刺激法：以双手十指抓住头发，迅速向上提拉，并瞬间松开，自上而下依次进行	手法正确		未做到或手法不正确
13. 头后部梳理法：双手十指做伸展动作，类似于梳头状，搓擦脑后部皮层及头发	手法正确		未做到或手法不正确
14. 指压脑后侧线法：双手拇指并拢，自上而下，从耳尖上部至后发际线，依次按压，每个按压点相距1寸左右。左右两侧手法取点一致，各按1次	手法正确		未做到或手法不正确
15. 揉捏耳郭法：双手搓热，往前往后摩擦耳郭20次，再以双手的拇指和食指指腹自上而下揉捏两侧耳郭；最后将两手掌按于两耳，掌心对准耳道，做缓慢的重按，缓慢放开	手法正确		未做到或手法不正确

续表

头部经络梳理的操作步骤及评分指引			
16. 头部放松法：三指叩，即将两手的小指与无名指交叉握好，并拢两手的中指和食指，指间分开，在双手大拇指叠压在配合下，叩击后头部	手法正确		未做到或手法不正确
17. 过程中及时询问患者力度是否合适，如有不适及时调整手法，观察局部皮肤及病情变化，询问患者有无不适	全程有做到	有时做到	未做到
18. 查看头部皮肤完整性	做到		未做到
19. 整理床单位，合理安排体位	2项均做到	任1项未做到	2项均未做到
20. 健康宣教：①头皮发热发麻属正常现象。②注意头部保暖	2项均做到	任1项未做到	2项均未做到
21. 清理用物，归还原处，洗手；用具处理符合要求	2项均做到	任1项未做到	2项均未做到
22. 正确记录	做到		未做到
评价			
23. 操作熟练，轻巧；选穴正确，运用梳理手法正确，达到治疗目的	做到		未做到
沟通技巧			
24. 面带微笑，注重人文关怀	做到		未做到
25. 使用尊称与患者交流	做到		未做到
26. 操作流畅，技术熟练，未给患者造成伤害	做到		未做到
理论提问			
27. 正确回答考官提问	做到		未做到
百分比分数计算评分	得分 ÷ 54（本站得分）× 100 × 25%（本站权重）= 本站得分		

【相关知识】

1. 头部经络梳理的功效

疏通经络，调理阴阳脏腑平衡，平肝息风，开窍守神，促进睡眠。头部按摩、头部经穴融合了现代医学观点及传统的脏腑经络理论，刺激睡眠中枢在头部的体表投影区，激活睡眠功能。

2. 头部经络梳理治疗失眠的原理

中医学理论认为，机体气血靠经络通达全身而营养组织器官，而经络遍布全身，其中头部为诸阳之会，人体共有7条经络通过头部。梳理可刺激穴位产生兴奋作用，通过传入神经到达大脑皮质或延髓，通畅头部经络气血，缓解患者负性情绪，改善睡眠质量。而穴位按摩不仅对穴位产生刺激，还可兴奋周围神经，增强疏通作用。

3. 头部经络梳理的禁忌证

（1）头部皮肤有炎症、破溃等。

（2）饭后，饮酒及剧烈运动后。

（3）急危重病症、中风急性期、脑部手术患者。

考站五　健康指导

【考生指引】

1. 考核情境

　　王某，女，40 岁，因失眠 3 个月来院就诊，住院 7 天，经治疗，现睡眠时间达 6 小时，多梦易醒症状改善，腹胀症状消失，纳可，二便调，舌淡红，苔薄白，脉和缓。遵医嘱于明日出院，请对患者进行出院前健康指导。

2. 考生任务

为患者做出院健康指导。

3. 考核时间

5 分钟（读题 1 分钟，考核 4 分钟）。

【考官指引】

1. 考核目的

考查考生正确进行不寐患者出院健康指导的能力。

2. 场景与用物设置

（1）场景：病床 1 张，考官 2 位，标准化病人 1 位。

（2）用物：病历夹 1 个，患者信息单（考官用）2 份，患者信息单（考生用）1 份，白纸 1 张，笔 3 支。

3. 监考与评分注意事项

（1）请根据不寐的出院健康指导评分指引对考生进行客观的评价。

（2）考核时间一旦结束，务必请考生终止本站考核，进入下一考站。

【考核内容评分指引】

不寐的健康指导评分指引			
评分项目	2 分	1 分	0 分
健康指导前评估			
1. 评估患者需求，已掌握的改善失眠的知识与技能	做到		未做到
健康指导			
2. 生活起居方面：慎起居，适温寒，保持良好的睡眠习惯，选择舒适的卧具，不熬夜，定时就寝。睡前可用温水泡脚，或搓揉涌泉穴 60～100 次	做到	部分做到	未做到
3. 适当参加体育锻炼，如做放松功或睡前散步，避免剧烈活动	做到	部分做到	未做到

续表

不寐的健康指导评分指引			
4.饮食方面：饮食宜清淡易消化；可进食安神的食物，如红枣莲子粥、百合粥；晚餐不宜过饥过饱，忌饮茶、咖啡	做到	部分做到	未做到
5.保持心情舒畅，及时排解不良情绪	做到		未做到
6.中药汤剂宜空腹温服，睡前30～60分钟服用；不可过分依赖药物入睡，以免产生依赖性	做到	部分做到	未做到
7.定期门诊复查，不适随诊	做到		未做到
沟通与关爱			
8.面带微笑，使用尊称与患者交流，及时回答患者的疑问	做到		未做到
9.给患者发放不寐的健康指导相关载体：宣传单、宣传册、视频等	做到		未做到
理论提问			
10.正确回答考官问题	正确		未提出或错误
百分比分数计算评分	得分 ÷20（本站得分）× 100 × 10%（本站权重）= 本站得分		

【相关知识】

不寐的预防调护

不寐属心神病变，重视精神调摄和讲究睡眠卫生具有实际的预防意义。积极进行心理情志调整，克服过度的紧张、兴奋、焦虑、抑郁、惊恐、愤怒等不良情绪，做到喜怒有节，保持精神舒畅，尽量以放松的、顺其自然的心态对待睡眠，反而能较好地入睡。睡眠患者的护理，首先帮助患者建立有规律的作息制度，从事适当的体力活动或体育锻炼，增强体质，持之以恒，促进身心健康。其次养成良好的睡眠习惯。晚餐要清淡，不宜过饱，更忌浓茶、咖啡及吸烟。睡前避免从事紧张和兴奋的活动，养成定时就寝的习惯。另外，要注意睡眠环境的安宁，床铺要舒适，卧室光线要柔和，并努力减少噪音，去除各种可能影响睡眠的外在因素。

第四节　便　秘

便秘是以燥热内结、腑气不畅或气阴不足，引起大肠传导失常，导致排便艰难、欲解而艰涩不畅或排便间隔时间较平日延长为主要临床表现的病证。中医把便秘分为虚实两类。凡功能性便秘、肠易激综合征、肠炎恢复期、直肠及肛门疾病引起的便秘、药物性便秘、内分泌及代谢性疾病引起的便秘等，以肌力减退所致的排便困难为主要临床表现者，均属中医"便秘"讨论范畴。本节主要考查运用四诊采集便秘的病情资料，进行八纲辨证，提出护理问题分析，实施辨证施护、穴位按摩治疗、健康教育等内容。

考站一　病情资料采集

【考生指引】

1. 考核情境

　　王某，女，40岁，因半年内便秘加重就诊。现患者神志清楚，精神倦怠，自诉腹胀有便意，大便4日未解。如果你是门诊护士，请接待新患者，进行病情资料采集。

2. 考生任务

（1）请运用四诊的方法有条理地采集病情资料。

（2）请根据病情有选择地进行身体评估。

（3）请根据病情提出需要进一步评估的检查项目。

3. 考核时间

12分钟（读题2分钟，考核10分钟）。

【考官指引】

1. 考核目的

（1）考查考生正确运用中医四诊采集病史的能力。

（2）考查考生针对性身体评估的能力。

（3）考查考生的中医临床思维能力。

（4）考查考生的沟通能力。

2. 场景与用物设置

（1）场景：病床1张，诊疗桌1张，椅子2把，考官2位，标准化病人1位。

（2）用物：治疗盘1个，体温计1支，血压计1个，听诊器1个，纱布若干，压舌板1个，脉枕1个，速干手消毒液1瓶，挂号单1张，腕带1个，患者信息单（考官用）2份，患者信息单（考生用）1份，笔3支，白纸数张。

3. 监考与评分注意事项

（1）请根据便秘的病情资料采集评分指引对考生进行客观的评价。

（2）若考生需经标准化病人提示后才做出正确回答，可酌情给分。

（3）考生提出观察舌象时，若标准化病人无法体现该病证型，请考官在考生观察后给出相应结果。

（4）考生提出诊脉时，若标准化病人无法体现该病证型，请考官在考生诊脉后给出相应结果。

（5）考生提出查肠镜、大便常规时，请考官做出相应回答。

（6）考核时间一旦结束，务必请考生终止本站考核，进入下一考站。

【考核内容评分指引】

便秘的病情资料采集评分指引			
评分项目	完全做到（2分）	部分做到（1分）	未做到（0分）
素质要求			
1.仪表大方，举止端庄，态度和蔼	做到		未做到
2.称呼、自我介绍（姓名与职责），向患者解释沟通目的	2项均做到	任1项未做到	2项均未做到
现病史			
3.有效识别患者身份，测量生命体征	2项均做到	任1项未做到	2项均未做到
4.平时排便节律：如厕时间、次数	做到		未做到
5.大便性质及软硬度	做到		未做到
6.有无排便困难	做到		未做到
7.目前有无服用引起便秘的药物：如钙剂、铁剂、抗胆碱药物等	做到		未做到
8.有无肠道疾患	做到		未做到
9.本次发病的诊治经过：有无采取药物治疗或其他措施及其效果	2项做到	任1项未做到	2项均未做到
10.食欲与量	2项均做到	任1项未做到	2项均未做到
11.口味，进食的种类及性质	3项做到	任2项未做到	3项均未做到
12.每日饮水量，小便的色、质、量、味	5项做到	任2～3项未做到	4项均未做到
13.身体有无其他不适：如疲倦、乏力等	做到		未做到
14.睡眠情况	做到		未做到
既往史、家族史、过敏史、月经孕产史、个人生活史、一般资料			
15.既往史	做到		未做到
16.家族史	做到		未做到
17.食物、药物过敏史	2项均做到	任1项未做到	2项均未做到
18.月经史、孕产史	做到		未做到
19.个人史：烟酒嗜好、作息规律、活动	3项做到	任1项未做到	3项均未做到
20.一般资料：付费方式、联系地址和电话、社会支持等	4项及以上均做到	2～3项做到	小于2项做到
身体评估			
21.神情、面色、形态	3项均做到	任1项未做到	3项均未做到
22.指导患者伸舌，观察舌象	做到且方法正确		未做到或方法错误
23.指导患者伸手臂，诊察脉象	做到且方法正确		未做到或方法错误
24.腹部外形、形态	做到且方法正确		未做到或方法错误
25.腹部听诊，说出肠鸣音	做到且方法正确		未做到或方法错误

便秘的病情资料采集评分指引			
26. 腹部叩诊，说出叩诊音	做到且方法正确		未做到或方法错误
27. 腹部触诊，说出有无腹部包块	做到且方法正确		未做到或方法错误
需进一步评估的检查项目			
28. 提出需要做肠镜检查	做到		未做到
29. 提出需要做大便常规检查	做到		未做到
沟通技巧			
30. 使用尊称称呼患者	做到		未做到
31. 面带微笑，与患者有眼神交流	做到		未做到
32. 全神贯注，用心聆听患者的回答	做到		未做到
33. 以开放式的问句进行沟通	全程使用开放式问句4次以上	全程使用开放式问句4次以下	全程均未使用开放式问句
34. 资料采集过程流畅，具有逻辑性	做到		未做到
百分比分数计算评分	得分÷68（本站得分）×100×25%（本站权重）＝考站得分		

【标准化病人指引】

病历资料	
基本信息	王某，女，40岁，因半年内便秘加重就诊
现病史	患者自诉腹胀有便意，大便4日未解。平素大便3～4日一行，粪质不硬，量中，排便困难，自行使用开塞露助排
既往病史	否认既往重大疾病史
家族病史	否认家族病史
过敏史	否认药物、食物过敏史
个人生活史	饮食：纳可
	睡眠：寐安
	二便：平素大便3～4日一行，粪质不硬，量中，排便困难，自行使用开塞露助排。便后乏力，小便可
	月经史：经量适中，色暗红，周期尚规律；孕1产1，顺产
	婚育史：已婚，孕1产1，顺产
	嗜好：否认烟酒等不良嗜好，无疫区旅居史
	作息：平素喜坐卧，缺乏运动锻炼
一般资料	文化程度：大专
	心理社会：担心疾病的预后，社会支持良好
身体评估	生命体征：T 36.5℃，P 80次/分，R 20次/分，BP 120/80mmHg
	神情、面色、体态：患者面白神疲，肢倦懒言，面色萎黄，两眼少神，体形适中，步态正常
	舌苔、脉象：舌质淡嫩、苔白，脉弱

续表

病历资料	
身体评估	体格检查：腹部稍膨隆，听诊肠鸣音4次/分，叩诊呈鼓音，触诊左下腹硬块，无压痛、反跳痛等
辅助检查	大便常规、肠镜检查均无异常

【相关知识】

便秘常因素体阳盛或饮酒过多、过食辛热温补之品，导致肠胃积热、伤津耗液者属热秘；或情志失和，久坐少动，或抑郁恼怒，肝郁气滞，通降失常，糟粕内停者属气秘；或常食生冷寒凉，或外感寒邪致阴寒凝滞内结者属冷秘。热秘、冷秘、气秘属实秘。气虚秘、血虚秘、阳虚秘、阴虚秘属虚秘。例如年老体衰，或久病，或饮食不节多发，女性多见。老年性便秘与产后便秘，多属虚证，病程较长。西医学中的功能性便秘、肠易激综合征、肠炎恢复期、直肠及肛门疾病引起的便秘、药物性便秘、内分泌及代谢性疾病引起的便秘，可参照本病辨证施护。

考站二　辨病辨证与护理问题

【考生指引】

1. 考核情境

王某，女，40岁，因半年内便秘加重就诊。现患者神志清楚，精神倦怠，自诉腹胀有便意，大便4日未解，测 T 36.5℃，P 80次/分，R 20次/分，BP 120/80mmHg。如果你是责任护士，请根据第一考站采集的病情资料，概括主诉，陈述病史，进行辨病、辨证分析，提出3个主要的护理问题。

2. 考生任务

（1）根据第一考站采集的病情资料，概括患者主诉。

（2）陈述该患者的现病史、既往病史、家族病史、药物食物过敏史、个人生活史、一般资料、身体评估、辅助检查结果。

（3）进行辨病，提出辨病依据。

（4）进行辨证，提出辨证依据，并进行证候分析。

（5）提出3个主要的护理问题，并列出依据。

3. 考核时间

7分钟（读题1分钟，考核6分钟）。

【考官指引】

1. 考核目的

（1）考查考生正确概括主诉的能力。

（2）考查考生有条理地陈述病例的能力。

（3）考查考生正确进行辨病、辨证的能力。

（4）考查考生正确概括护理问题的能力。

2. 场景与用物设置

（1）场景：病床1张，考官2位，标准化病人1位。

（2）用物：患者信息单（考官用）2份，患者信息单（考生用）1份，白纸数张，笔3支。

3. 监考与评分注意事项

（1）请根据便秘的辨病、辨证与护理问题分析评分指引进行客观的评价。

（2）考核时间一旦结束，务必请考生终止本站考核，进入下一考站。

【考核内容评分指引】

辨病、辨证与护理问题分析评分指引			
评分项目	完全做到（2分）	部分做到（1分）	未做到（0分）
概括主诉			
1. 正确概括患者主诉	做到		未做到
陈述病史			
2. 有条理地叙述现病史	做到		未做到
3. 正确叙述既往史	做到		未做到
4. 正确叙述家族史	做到		未做到
5. 正确叙述过敏史	做到		未做到
6. 正确叙述个人生活史及人群接触史	2项均做到	任1项未做到	2项均未做到
7. 正确叙述一般资料	做到		未做到
8. 正确叙述身体评估资料：生命体征、神、色、腹部检查、舌苔、脉象	6项做到	2～5项做到	6项均未做到或错误
9. 辅助检查：大便常规、肠镜检查均无异常			
辨病分析			
10. 中医病名诊断（便秘）	正确		未提出或错误
11. 西医病名诊断（便秘）	正确		未提出或错误
12. 诊断依据（临床表现、现病史、相关检查）	说明内容完整且正确	说明内容不全或错误	说明内容不全且错误
辨证分析			
13. 证候分型（气虚便秘）	正确		未提出或错误
14. 辨证依据（便秘加重、腹胀、乏力、气短、舌质淡嫩、苔白、脉弱）	说明内容完整且正确	说明内容不全或错误	说明内容不全且错误

续表

辨病、辨证与护理问题分析评分指引			
15. 证候分析：①气虚为肺脾功能受损，肺与大肠相表里，肺气虚则大肠传送无力，虽有便意，临厕须竭力努挣，而大便并不坚硬。②肺气虚，肺卫不固，腠理疏松，故便则汗出气短。③脾气虚则化源不足，故面色神疲，懒言少动。④舌质淡嫩，苔薄白，脉弱，便后乏力，均属气虚之象	分析完全且正确	分析不全	分析错误
护理问题			
16. 便秘：与气虚无以推动，导致肠道传导失司有关	正确	部分正确	未提出或错误
17. 腹胀：与肠燥便结，气机通降失常有关	正确	部分正确	未提出或错误
18. 潜在并发症：虚脱，与气血亏虚、大便难出、临厕努责有关	正确	部分正确	未提出或错误
理论提问			
19. 正确回答考官问题	做到		未做到
临证思维			
20. 辨病辨证思路清晰	做到		未做到
21. 护理问题正确排序	做到		未做到
百分比分数计算评分	得分 ÷42（本站得分）×100×20%（本站权重）= 本站得分		

【相关知识】

便秘的辨证分型

（1）实秘：①热秘证：胃肠积热，津伤硬结。大便干结，脘腹胀满，口干口臭，面红身热，小便短赤，多汗，时欲饮冷，舌红苔黄或燥，脉滑数。②冷秘证：阳气虚衰，阴寒内盛，肠道传送无力。大便艰涩不畅，腹痛拘急，胀满拒按，手足不温，呃逆呕吐，小便清长，舌淡苔白，脉弦紧。③气秘证：气机郁滞，腑气不通。大便干结，或不甚干结，欲便不出，或便而不畅，胁腹痞满，嗳气频作，肠鸣矢气，纳食减少，舌苔薄腻，脉弦。

（2）虚秘：①气虚证：脾肺气虚，传送无力。大便不干，虽有便意，却如厕努挣乏力，排便困难，汗出气短，便后疲乏，懒言少动，舌淡嫩，苔薄，脉弱。②血虚证：血液亏虚，肠道失荣。大便干结，排出困难，面色无华，头晕目眩，心悸气短，失眠健忘，失眠多梦，唇舌淡，脉细涩。③阴虚证：阴津不足，肠失濡润。大便干结如羊屎状，形体消瘦，头晕耳鸣，两颧红赤，心烦失眠，潮热盗汗，腰膝酸软，舌红少苔，脉细数。④阳虚证：阳气虚衰，阴寒凝结。大便干或不干，排出困难，小便清长，面色白，手足不温，或腹中冷痛，喜热怕冷，腰膝冷痛、舌淡苔白，脉沉迟。

考站三　辨证施护

【考生指引】

1. 考核情境

　　王某，女，40岁，因半年内便秘加重入院，入院时自诉腹胀有便意，大便4日未解，纳差，平素大便3～4日一行，粪质不硬，量中，排便困难，自行使用开塞露助排。喜坐卧，缺乏锻炼，夜寐安，小便可。目前治疗情况：中药汤剂口服。请根据考站二提出的护理问题，列出观察要点，制订护理目标及措施。

2. 考生任务

列出该患者的观察要点，制订护理目标及措施，解决护理问题。

3. 考核时间

10分钟（读题1分钟，考核9分钟）。

【考官指引】

1. 考核目的

（1）考查考生观察便秘患者的能力。

（2）考查考生正确制订护理目标及措施的能力。

2. 场景与用物设置

（1）场景：病床1张，考官2位，标准化病人1位。

（2）用物：患者信息单（考官用）2份，患者信息单（考生用）1份，白纸数张，笔3支。

3. 监考与评分注意事项

（1）请根据便秘的辨证施护评分指引进行客观的评价。

（2）考核时间一旦结束，务必请考生终止本站考核，进入下一考站。

【考核内容评分指引】

便秘的辨证施护评分指引			
评分项目	完全做到（2分）	部分做到（1分）	未做到（0分）
病情观察			
1. 判断大便色、质、量、味的变化；观察排便节律，包括如厕的时间、次数	6项均正确叙述	3～5项正确叙述	2项以下未叙述或均错误
2. 腹胀情况	正确叙述		未叙述或错误
3. 食欲，每日饮水及量的情况	正确叙述		未叙述或错误
4. 观察患者的舌象变化	正确叙述		未叙述或错误

便秘的辨证施护评分指引			
5. 观察患者的脉象变化	正确叙述		未叙述或错误
6. 观察患者神志、面色	正确叙述		未叙述或错误
7. 观察患者的小便色、质、量、味的变化	3～4项均正确叙述	1～2项正确叙述	4项均未叙述或均错误
护理问题			
8. 排便困难	提及		未提及或错误
护理目标			
9. 患者排便顺畅	提及		未提及或错误
护理措施			
10. 培养定时排便的习惯；提供舒适、安全的排便环境，排便时避免努责	任1项叙述正确		未叙述或错误
11. 指导患者指压长强穴、肛周膨出部位；指导患者热水熏洗肛门，诱导排便	正确采取或指导1种以上方法		未叙述或指导方法错误
12. 饮食宜清淡，多食新鲜水果蔬菜及富含膳食纤维的食物，忌辛辣、煎炸食物；多喝水	任1项叙述正确		未叙述或错误
13. 适当吃有助润肠排便的食物：如芝麻、香蕉、蜂蜜、酸奶等	举例3种及以上食物	举例1～2种	未举例或错误
护理问题			
14. 腹胀	提及		未提及或错误
护理目标			
15. 患者自诉腹胀缓解或消失	提及		未提及或错误
护理措施			
16. 指导或协助患者顺时针方向按摩腹部，以促进肠蠕动，每日2～3次，每次10～15分钟	正确叙述		未叙述或错误
17. 指导患者勿进食土豆、豆类等易产气的食物	正确叙述		未叙述或错误
18. 适当参加体育锻炼：如慢跑、打羽毛球等	正确叙述		未叙述或错误
护理问题			
19. 营养低于机体需要量			
护理目标			
20. 患者食欲增加，营养满足平日需求	提及		未提及或错误
护理措施			
21. 向患者做好解释安慰工作，讲解疾病相关知识，使其对疾病有正确认识	完全做到	部分做到	均未做到
22. 以关心的态度与患者多交谈，鼓励患者进食	正确叙述		未叙述或错误
23. 增加食物的色、香、味，以促进食欲	正确叙述		未叙述或错误
百分比分数计算评分	得分÷46（本站得分）×100×20%（本站权重）=本站得分		

考站四 中医护理技术——穴位按摩

【考生指引】

1. 考核情境

王某，女，40岁，因半年内便秘加重入院。诊断：便秘。现大便4日未解，纳差，平素大便3~4日一行，粪质不硬，量中，排便困难，自行使用开塞露助排。请遵医嘱采用穴位按摩帮助患者缓解腹胀，助于排便。

2. 考生任务

（1）说出穴位按摩的治疗部位、穴位及依据。

（2）正确完成中医护理技术——穴位按摩。

3. 考核时间

10分钟（读题2分钟，考核8分钟）。

【考官指引】

1. 考核目的

（1）考查考生根据病情正确选择腹部穴位按摩的能力。

（2）考查考生正确进行腹部穴位按摩的能力。

2. 场景与用物设置

（1）场景：病床1张，标准化病人1位，考官2位。

（2）用物：病历夹1个，治疗车1辆，治疗盘1个，手消毒液1瓶，弯盘1个，大毛巾1条，润滑油1瓶，无菌纱布块1包，患者信息单（考官用）2份，患者信息单（考生用）1份，笔3支，白纸数张。

3. 监考与评分注意事项

（1）请根据穴位按摩的操作步骤及评分指引进行客观的评价。

（2）考核时间一旦结束，务必请考生终止本站考核，进入下一考站。

【考核内容评分指引】

穴位按摩的操作步骤及评分指引			
评分项目	完全做到（2分）	部分做到（1分）	未做到（0分）
核对医嘱			
1. 核对临时医嘱：患者床号、姓名、年龄、操作名称、部位、穴位	核对完整且正确		未核对或错误
评估			
2. 自我介绍（姓名与职责），向患者解释操作目的	3项均做到	任1项未做到	3项均未做到

穴位按摩的操作步骤及评分指引			
3. 询问患者床号、姓名、年龄，核对腕带与口述一致	准备齐全	用物缺少3项以内且有检查	用物缺少4项及以上或未检查
4. 评估（病情、舌、脉、禁忌证、腹部皮肤、对疼痛的耐受度、心理、药物过敏史、病室环境）	9项均做到	7～8项做到	3项以下做到
准备			
5. 患者准备：交代患者做好个人准备（如排尿），使之了解穴位按摩的操作过程，愿意配合操作	2项均做到	任1项未做到	2项均未做到
6. 物品准备：用物齐全，摆放有序合理，检查用物有效期及包装完整性	2项均做到	任1项未做到	2项均未做到
实施			
7. 携用物至患者床边，再次核对患者姓名、床号及年龄，核对腕带与口述一致	3项均做到	任1项未做到	3项均未做到
8. 拉上床帘，保护患者隐私	做到		未做到
9. 协助患者取合适体位	做到		未做到
10. 暴露腹部皮肤，铺治疗巾、大毛巾，注意保暖	做到		未做到
11. 再次检查腹部皮肤的情况	做到		未做到
12. 向患者说明定位取穴的感觉	做到		未做到
13. 定位取穴：关元穴、气海穴、天枢穴、中脘穴	做到且方法正确	部分做到且正确	未做到或方法错误
14. 患者腹部均匀涂抹按摩油	做到且方法正确		未做到或方法错误
15. 用摩法和推法由中脘穴顺时针推至右侧天枢穴到关元穴，气海穴到左侧天枢穴，再回到中脘穴，进行唤醒按摩约5分钟	做到且方法正确		未做到或方法错误
16. 由掌揉法、指揉法配合点案法分别对中脘穴、两侧天枢穴、关元穴、气海穴进行按揉，各30次	取穴3个以上且定位准确	取穴少于3个或定位不准确	取穴少于2个且定位不准确
17. 观察与调整：随时询问患者有无不适	做到		未做到
18. 健康宣教：穴位按摩过程中向患者进行健康宣教	做到		未做到
19. 终末处理，洗手且方法正确	做到		未做到
20. 正确记录	做到		未做到
整体评价			
21. 操作过程规范、流畅，技术熟练，未给患者造成伤害	做到		未做到
22. 使用尊称称呼患者	做到		未做到
23. 面带微笑，与患者有眼神交流	做到		未做到
理论提问			
24. 正确回答考官问题	做到		未做到
百分比分数计算评分	得分÷48（本站得分）×100×20%（本站权重）=本站得分		

【相关知识】

1. 便秘的临证施护

（1）实秘者可推按中脘、天枢、大横等穴；胃肠实秘者可按揉足三里穴；气郁滞致气秘者可按揉中府、云门、肝俞等穴以行气导滞。

（2）气虚者针灸调护选取百会、气海、关元等穴，用补法。

（3）血虚者针灸调护选取气海、脾俞、胃俞等穴，用补法。

（4）阴虚者针灸调护选取天枢、关元、三阴交等穴，用补法。

（5）阳虚者针灸调护选取脾俞、肾俞、命门、大肠俞等。注意防寒保暖，可给予热敷、热熨下腹部、腰骶部。

（6）虚秘者注意防寒保暖，可予热敷、热熨下腹部及腰骶部，或遵医嘱艾灸大肠俞、天枢、支沟等穴。

2. 便秘的给药护理

实秘者可遵医嘱将番泻叶或生大黄 6g 泡水代茶饮。热秘者汤剂宜凉服，以饭前空腹或睡前服用为佳，亦可用生大黄泡水代茶饮；冷秘者汤剂宜热服；气秘者汤剂宜温服；虚秘中气虚者汤剂饭前温服；血虚者汤剂空腹服或睡前服；阴虚者汤剂宜饭前温服；阳虚者汤剂宜温服。气血两亏所致之虚秘不宜用泻药，平素可以服用补气药如党参，可代茶饮。

考站五　健康指导

【考生指引】

1. 考核情境

王某，女，40岁，因半年内便秘加重入院。住院治疗15天，现患者精神可，大便日行一次，纳可，寐安，二便调，舌淡红，苔薄白，脉和缓有力。遵医嘱于明日出院，患者希望了解出院后的调护事项。请为患者做出院健康指导。

2. 考生任务

请对患者进行出院前健康教育。

3. 考核时间

5分钟（读题1分钟，考核4分钟）。

【考官指引】

1. 考核目的

考查考生对便秘患者进行健康教育的能力。

2. 场景与用物设置

（1）场景：病床1张，考官2位，标准化病人1位。

（2）用物：病历夹1个，患者信息单（考官用）2份，患者信息单（考生用）1份，白纸1张，笔3支。

3. 监考与评分注意事项

（1）请根据便秘的出院健康指导评分指引进行客观的评价。

（2）考核时间一旦结束，务必请考生终止本站考核，进入下一考站。

【考核内容评分指引】

便秘的出院健康指导评分指引			
评分项目	完全做到（2分）	部分做到（1分）	未做到（0分）
健康指导前评估			
1. 评估患者已掌握的便秘相关预防知识	做到		未做到
健康指导			
2. 养成每日定时排便的习惯	做到		未做到
3. 饮水，每日饮水量1500～2000mL，晨起喝杯温开水	做到		未做到
4. 合理饮食：宜清淡，易消化，富营养，多饮水，保持大便通畅，多吃新鲜水果和蔬菜，以益气润肠的食物为宜，如蜂蜜水、扁豆粥、黄芪粥等，忌辛辣、刺激之品	做到		未做到
5. 合理安排运动，每日散步，可做仰卧屈腿、骑自行车等动作；每日睡前自行顺时针腹部按摩；每日进行提肛、缩肛等动作训练	2项均正确叙述	任1项未叙述	2项均未叙述
6. 调畅情志，排解不良情绪	做到		未做到
7. 评价健康教育的效果：患者对便秘缓解要点的掌握情况	做到		未做到
沟通与关爱			
8. 使用尊称称呼患者，与患者有眼神交流，面带微笑，及时回答患者的疑问	做到		未做到
9. 给患者消化吸收健康教育内容的相关载体：宣传单、宣传册、视频或记录单等	做到		未做到
理论提问			
10. 正确回答考官问题	正确		未提出或错误
百分比分数计算评分	得分÷20（本站得分）×100×10%（本站权重）=本站得分		

【相关知识】

便秘的饮食调护

（1）热秘者宜食清淡、凉润之品，多吃新鲜蔬菜及水果，如莴笋、芹菜等，忌大蒜、辣椒等辛辣刺激之品。

（2）冷秘者宜多食热饮，忌生冷瓜果。

（3）气滞便秘者宜食行气软坚之物，如佛手、柑橘、萝卜等，可食用紫苏麻仁粥。

（4）虚秘中气虚者以益气润肠食物为佳，多食营养丰富、易消化之品，如核桃仁、芝麻；血虚者宜进食养血润燥食物，如黑芝麻、松子仁、核桃等，慎用或忌用泻剂，若燥热症状明显者，可用何首乌、玄参煎水代茶饮；阳虚者宜进食温阳润肠之品如牛肉、羊肉韭菜等，多进热饮、热果汁等。

第五节　小儿感冒

小儿急性上呼吸道感染系由各种病原引起的上呼吸道炎症，简称"上感"，俗称"感冒"，是小儿最常见的疾病。该病主要侵犯鼻、鼻咽和咽部。本节主要考查病史采集、专科身体评估、疾病诊断与护理问题、小儿推拿等内容。

考站一　病情资料采集

【考生指引】

1. 考核情境

患儿，男，1岁半，因近3天来咳嗽、鼻塞、流涕、发热、烦躁不安入院。测 T 38℃，P 120 次 / 分，R 30 次 / 分，初步诊断为急性上呼吸道感染。其由家属陪同入院。如果你是责任护士，请接待新患儿，进行病情资料收集。

2. 考生任务

（1）请结合所学知识有条理地采集病情资料。

（2）请根据病情有选择地进行身体评估。

（3）请根据病情提出需要进一步评估的检查项目。

3. 考核时间

15 分钟（读题 2 分钟，考核 13 分钟）。

【考官指引】

1. 考核目的

（1）考查考生正确采集病史的能力。

（2）考查考生有条理地问现症的能力。

（3）考查考生进行针对性身体评估的能力。

（4）考查考生沟通能力。

2. 场景与用物设置

（1）场景：病床 1 张，标准化患儿 1 位，患儿家长 1 位，考官 2 位。

（2）用物：治疗盘1个，软尺1卷，听诊器及血压计各1副，体温计1支，手表1块，体重身高测量仪1台，腕带1个，挂号单1张，患儿信息单（考生用）1份，患儿信息单（模拟患儿家长用）1份，患儿信息单（考官用）2份，笔3支，白纸数张。

3. 监考与评分注意事项

（1）请根据评分表中的评分指引进行评分。

（2）考生回答若是经由患儿家长才答对，可酌情给分。

（3）考生提出查血常规、肝肾功能、电解质、病原学、胸部X线等检查时，若没有标准化病人，请考官做出相应回答。

（4）考核时间一旦结束，务必请考生终止本站考核，进入下一考站。

【考核内容评分指引】

小儿感冒的病情资料采集评分指引			
评分项目	完全做到（2分）	部分做到（1分）	未做到（0分）
素质要求			
1. 仪表大方，举止端庄，态度和蔼	做到		未做到
2. 称呼、自我介绍（姓名与职责）	做到		未做到
现病史			
3. 询问家属患儿姓名、就诊号、年龄，核对挂号单与口述一致	2项均做到	任1项未做到	2项均未做到
4. 询问发热出现的时间、持续时间、病因与诱因	3～4项均做到	1～2项均做到	4项均未做到
5. 询问体温波动的范围及规律	2项均做到	任1项未做到	2项均未做到
6. 询问咳嗽出现的时间、持续时间、病因与诱因	3～4项均做到	1～2项均做到	4项均未做到
7. 询问咳嗽的性质、音色、发作时间、规律	3～4项均做到	1～2项均做到	4项均未做到
8. 询问咳嗽加重或缓解的因素及发展演变特点	2项均做到	任1项未做到	2项均未做到
9. 询问鼻涕的性状、颜色、量、气味	3～4项均做到	1～2项均做到	4项均未做到
10. 询问有无其他不适症状	做到		未做到
11. 询问本次发病以来的诊疗、护理经过	做到		未做到
12. 询问小便的次数、量、性状、颜色	3～4项均做到	1～2项均做到	4项均未做到
13. 询问大便的次数、量、性状、颜色	3～4项均做到	1～2项均做到	4项均未做到
14. 询问喂养情况：喂养方式、食欲、进食量	3项均做到	1项均做到	2～3项未做到
15. 询问胎龄、分娩方式、Apgar评分、出生体重、生长发育情况	3～5项均做到	1～3项均做到	5项均未做到
既往史、家族史、过敏史、个人生活史、一般资料			
16. 询问预防接种史	做到		未做到

小儿感冒的病情资料采集评分指引			
17. 询问既往史（有无反复呼吸道感染史、呼吸道传染病史）	做到		未做到
18. 询问家族史、药物与食物过敏史	做到		未做到
19. 评估患儿及家长情绪	2 项均做到	任 1 项未做到	2 项均未做到
20. 评估患儿家长一般资料：付费方式、联系地址与电话、社会支持等	4 项均做到	2～3 项未做到	小于 2 项做到
身体评估			
21. 测量生命体征、体重、身高、头围、前囟门，观察前囟门有无凹陷或膨隆	检查全面且方法正确	检查不全面	未检查或检查方法错误
22. 观察意识、精神状态、体位	检查全面且方法正确	检查不全面	未检查
23. 观察皮肤、黏膜有无出血点、皮疹、水肿	检查全面且方法正确检查全面且方法正确	检查不全面	未检查或检查方法错误
24. 观察面色、口唇颜色	检查全面且方法正确	检查不全面	未做到
25. 检查咽部有无充血、扁桃体有无肿大	检查全面且方法正确	检查不全面	未检查或检查方法错误
26. 观察呼吸节律、深度以及有无鼻翼煽动，吸气时胸骨上、下及肋间有无凹陷	检查全面且方法正确	检查不全面	未检查或检查方法错误
27. 听诊肺部呼吸音，评估两侧是相对称，听诊背部双下肺及脊柱旁有无湿啰音	检查全面且方法正确	检查不全面	未检查或检查方法错误
28. 听诊心音，评估有无心率增快、心音低钝、心律不齐、心脏杂音	检查全面且方法正确	检查不全面	未检查或检查方法错误
29. 观察腹部外形，有无腹部膨隆	检查方法正确		未检查或检查方法错误
30. 听诊肠鸣音	检查方法正确		未检查或检查方法错误
31. 触诊肝脏	检查方法正确		未检查或检查方法错误
32. 检查四肢肌张力	检查全面且方法正确	检查不全面	未检查或检查方法错误
需进一步评估的检查项目			
33. 提出需检查血常规、肝肾功能、电解质、病原学检查	做到		未做到
34. 提出需进行胸部 X 线检查	做到		未做到
沟通技巧			
35. 使用尊称称呼患者	做到		未做到
36. 面带微笑，与患儿有眼神交流	做到		未做到
37. 全神贯注，用心聆听患儿家属的回答	做到		未做到
38. 以开放式的问句进行沟通	全程使用开放式问句 4 次以上	全程使用开放式问句 4 次以下	全程均未使用开放式问句
39. 资料采集过程流畅，具有逻辑性	做到		未做到
百分比分数计算评分	得分 ÷78（本站得分）×100×25%（本站权重）= 考站得分		

【标准化病人指引】

病历资料	
基本信息	王某，男，1岁半，因3天来咳嗽、鼻塞、流涕、发热、烦躁不安而就诊
现病史	近3天来咳嗽、鼻塞、流涕、发热、烦躁不安，遂入院。患儿自发病以来，精神反应差，食欲减退，食量减少，无呕吐、腹胀、惊厥，睡眠较差
既往病史	否认既往重大疾病史
家族病史	否认家族病史
过敏史	否认药物、食物过敏史
个人生活史	饮食：食量减少
	睡眠：睡眠较差
	二便：大便每日2～4次，为金黄色糊状便，每日尿量400～500mL，尿液呈淡黄透明
	生产史：患儿足月顺产，无产伤、窒息史，Apgar评分1分钟9分，5分钟10分，出生体重3200g。母乳喂养，正常添加辅食及维生素D，营养中等，生长发育同正常适龄儿，按计划免疫程序接种疫苗
身体评估	生命体征：T 38℃，P 120次/分，R 30次/分，体重10kg，身高75cm，出牙6颗
	神情、面色、体态：患儿神志清，精神反应差，精神萎靡，食欲减退，形体适中
	体格检查：皮肤黏膜未见出血点及皮疹，浅表淋巴结未扪及肿大，前囟平、软，10cm×10cm，双侧瞳孔等大等圆，对光反射灵敏，面色略苍白，口周轻度发绀，咽部充血明显，扁桃体（-），鼻翼煽动，有轻度三凹征，颈软，听诊双肺呼吸音粗，背部两肺下方及脊柱旁可闻及散在细湿啰音。心率120次/分，律齐，未闻及病理性杂音，腹平软，肝肋下1cm，质软，肠鸣音正常，肌张力正常
辅助检查	①实验室检查：血常规示红细胞计数4.2×10¹²/L，白细胞计数15.6×10⁹/L，中性粒细胞百分比78.6%，淋巴细胞百分比22.8%；肝肾功能、电解质正常。②病原学检查：肺炎链球菌（+）。③胸部X线：双肺纹理增多、增粗、模糊，下野点片状阴影

【相关知识】

1. 不同年龄儿童呼吸频率及心率

年龄	新生儿	1个月～1岁	1～3岁	4～7岁	8～14岁
呼吸频率（次/分）	40～44	30	24	22	20
心率（次/分）	120～140	110～130	100～120	80～100	70～90

2. 儿童血常规主要指示正常值

项目	正常值
红细胞计数（RBC）	出生时：（6～7）×10¹²/L
	出生2～3个月：3×10¹²/L
	婴儿期：（3.0～4.5）×10¹²/L
血红蛋白（Hb）	出生时：150～220g/L
	出生2～3个月：100g/L
	婴儿期：100～140g/L

续表

项目	正常值
白细胞计数（WBC）	出生时：$(15 \sim 20) \times 10^9$/L 出生 7 天：12×10^9/L 婴儿期：10×10^9/L 左右
中性粒细胞（N）和淋巴细胞（L）比例	出生时：中性粒细胞占 60% ～ 65%，淋巴细胞约占 30%； 1 ～ 2 岁：淋巴细胞约占 60%，中性粒细胞约占 35%
血小板计数（PLT）	$(150 \sim 250) \times 10^9$/L

考站二　辨病辨证与护理问题

【考生指引】

1. 考核情境

　　患儿，男，1 岁半，因近 3 天来咳嗽、鼻塞、流涕、发热、烦躁不安入院。测 T 38℃，P 120 次 / 分，R 30 次 / 分，初步诊断为急性上呼吸道感染。其由家属陪同入院。如果你是责任护士，请结合考站一的评估结果，陈述病史，进行疾病诊断，提出 3 个主要的护理诊断 / 问题。

2. 考生任务

（1）请根据考站一的评估结果，陈述该患儿的现病史（包括目前主要症状）、既往史、家族史、过敏史、个人生活史、一般资料、身体评估结果。

（2）请说出疾病诊断以及诊断依据。

（3）请提出 3 个主要的护理诊断 / 问题，并说出判断依据。

3. 考核时间

5 分钟（读题 1 分钟，考核 4 分钟）。

【考官指引】

1. 考核目的

（1）考查考生有条理地陈述病例的能力。

（2）考查考生正确进行疾病诊断的能力。

（3）考查考生正确概括护理诊断 / 问题的能力。

2. 场景与用物设置

（1）场景：病床 1 张，考官 2 位，标准化病人 1 位。

（2）用物：患儿信息单（考官用）2 份，患儿信息单（考生用）1 份，白纸数张，笔 3 支。

3. 监考与评分注意事项

（1）请根据评分表中的评分指引进行评分。

（2）考核时间一旦结束，务必请考生终止本站考核，进入下一考站。

【考核内容评分指引】

小儿感冒的辨病辨证与护理问题分析评分指引			
评分项目	完全做到（2分）	部分做到（1分）	未做到（0分）
概括主诉			
1. 正确概括患者主诉	做到		未做到
陈述病史			
2. 有条理地叙述现病史	做到		未做到
3. 正确叙述喂养情况、出生情况	2项均做到	任1项未做到	2项均未做到
4. 正确叙述预防接种史	做到		未做到
5. 正确叙述既往史	做到		未做到
6. 正确叙述家族史、过敏史	2项均做到	任1项未做到	2项均未做到
7. 正确叙述社会心理、一般资料	2项均做到	任1项未做到	2项均未做到
8. 正确叙述身体评估资料：生命体征、精神状态、口唇颜色、鼻翼煽动、三凹征、心肺听诊	4～6项做到	1～3项做到	6项均未做到或错误
疾病诊断			
9. 西医病名诊断（小儿上呼吸道感染）	正确		未提出或错误
10. 诊断依据（临床表现、胸部X线、血常规、病原学检查）	正确	部分正确	未提出或错误
护理诊断/问题			
11. 气体交换受损：与肺部炎症有关	正确		未提出或错误
12. 清理呼吸道无效：与呼吸道分泌物过多有关	正确		未提出或错误
13. 焦虑：与患儿家长缺乏疾病相关知识有关	正确		未提出或错误
理论提问			
14. 正确回答考官问题	做到		未做到
临证思维			
15. 疾病诊断思路清晰	做到		未做到
16. 护理问题正确排序	做到		未做到
百分比分数计算评分	得分÷32（本站得分）×100×20%（本站权重）＝本站得分		

【相关知识】

如何预防小儿感冒

（1）家长尽量不要带患儿进入人员密集的环境。

（2）在室内应定期通风换气，对于天气的变化特别关注，据此为患儿增减衣物，预防过冷过热。

（3）在感冒高发季，可关注患儿的体温，适当增加水的摄入。

（4）适当增加体育锻炼，让小儿对于温差变化适应力提升。

（5）饮食干预在小儿感冒患儿治疗期间极为重要，以清淡食物为主，采取流质或半流质食物，患儿口腔或鼻腔中的异物应及时清理，保障其呼吸道畅通。

考站三　护理措施

【考生指引】

1. 考核情境

患儿，男，1岁半，因近3天来咳嗽、鼻塞、流涕、发热、烦躁不安入院。测 T 38℃，P 120次/分，R 30次/分，诊断为急性上呼吸道感染。如果你是责任护士，请针对该患儿采取相应的护理措施。

2. 考生任务

请针对该患儿进行护理指导。

3. 考核时间

7分钟（读题2分钟，考核5分钟）。

【考官指引】

1. 考核目的

列出该患者的观察要点，制订护理目标及措施，解决护理问题。

2. 场景与用物设置

（1）场景：病床1张，标准化患儿1位，患儿家长1位，考官2位。

（2）用物：患儿信息单（考官用）2份，患儿信息单（考生用）1份，白纸数张，笔3支。

3. 监考与评分注意事项

（1）请根据评分表中的评分标准进行评分。

（2）考核时间一旦结束，务必请考生终止本站考核，进入下一考站。

【考核内容评分指引】

小儿感冒的辨证施护评分指引			
评分项目	完全做到（2分）	部分做到（1分）	未做到（0分）
病情观察			
1.观察体温变化，观察发热出现的时间、持续时间，有无恶寒、汗出等伴随症状；注意有无四肢抽动、两眼上翻、面肌颤等惊厥表现，以及大汗淋漓、脱水等虚表现	10项均正确叙述	5～7项正确叙述	5项以下未叙述或均错误

续表

小儿感冒的辨证施护评分指引			
2. 观察咳嗽的时间、次数、规律；咳痰、鼻涕的色、质、量	7项均正确叙述	3～5项正确叙述	2项以下未叙述或均错误
3. 观察患儿神志、面色、呼吸节律深度、舌苔脉象、二便情况	5项均正确叙述	3～4项正确叙述	2项以下未叙述或均错误
护理问题			
4. 气体交换受损	提及		未提及或错误
护理目标			
5. 患儿气道通畅	提及		未提及或错误
护理措施			
6. 保持室内空气新鲜，每日通风2次，每次15～30分钟；调节室温18～20℃、湿度60%	正确叙述		未叙述或错误
7. 监测患儿体温，至少每4小时测量一次，及时更换汗湿衣被	正确叙述		未叙述或错误
8. 指导家长为患儿穿宽松内衣、勤换尿布，保持皮肤清洁	正确叙述		未叙述或错误
9. 遵医嘱给予鼻前庭导管给氧，调节氧流量为0.5～1L/min，氧浓度不超过40%	正确叙述		未叙述或错误
护理问题			
10. 清理呼吸道无效	提及		未提及或错误
护理目标			
11. 咳嗽、咳痰减轻或缓解	提及		未提及或错误
护理措施			
12. 嘱家长为患儿采取合适体位（如半卧位或头部抬高位），以利于肺扩张及呼吸道分泌物的排除	正确叙述		未叙述或错误
13. 清除患儿口鼻分泌物，保持呼吸道通畅	正确叙述		未叙述或错误
14. 遵医嘱予雾化吸入，预防痰液干燥；给予拍背，及时清除痰液	正确叙述		未叙述或错误
护理问题			
15. 焦虑	提及		未提及或错误
护理目标			
16. 家属情绪平稳	提及		未提及或错误
护理措施			
17. 向家属讲解疾病相关知识，使其了解疾病的发生、发展、预后、防治等相关知识	完全做到	部分做到	均未做到
18. 关爱患儿，加强与家属的沟通，疏导其心理压力	完全做到	部分做到	均未做到
百分比分数计算评分	得分÷36（本站得分）×100×20%（本站权重）=本站得分		

【相关知识】

儿童降温措施

（1）体温超过 38.5℃时给予药物降温，退热药物首选乙酰氨基酚和布洛芬，建议每次疾病过程中选择一种。不推荐对乙酰氨基酚和布洛芬联合交替用于儿童退热。解热镇痛药能有效地预防热性惊厥的发生。

（2）不推荐应用温水擦浴、冰敷或酒精擦浴等物理降温，因其明显增加患儿的不适感。更不推荐冰水或乙醇擦浴方法退热。

（3）不可用体温的高低、持续时间、应用退热药后体温下降的快慢来判断病情的危重程度。应根据患儿的年龄、精神状态、呼吸、心率、血压、毛细血管再充盈时间、外周经皮血氧饱和度、有无咳嗽、吐泻、皮疹等伴随症状来综合判断。

（4）糖皮质激素不能作为退热剂用于儿童退热。

考站四　中医护理技术——小儿推拿

【考生指引】

1. 考核情境

患儿，男，1 岁半，因近 3 天来咳嗽、鼻塞、流涕、发热、烦躁不安入院。测 T 38℃，P 120 次 / 分，R 30 次 / 分，诊断为急性上呼吸道感染。如果你是责任护士，请对该患儿进行小儿推拿技术。

2. 考生任务

（1）说出小儿推拿的治疗部位、穴位及依据。

（2）正确完成中医护理技术——小儿推拿。

3. 考核时间

9 分钟（读题 1 分钟，考核 8 分钟）。

【考官指引】

1. 考核目的

（1）考查考生正确操作步骤对患儿实施小儿推拿的能力。

（2）考查考生在执行过程中对患儿给予关怀的能力。

2. 场景与用物设置

（1）场景：光线充足，安静且适宜的环境温度（26～28℃），婴儿床 1 张，模拟患儿家长 1 位，婴儿模型 1 个（穿着婴儿服、纸尿裤、手腕带、大包布），考官 2 位。

（2）用物：治疗巾 1 套，弯盘 1 个，介质，纱布，消毒洗手液，治疗单 1 份，患儿信息单（考生用）1 份，患儿信息单（考官用）2 份，笔 3 支，白纸数张。

3. 监考与评分注意事项

（1）请根据小儿推拿的操作步骤及评分指引进行客观的评价。

（2）考核时间一旦结束，务必请考生终止本站考核，进入下一考站。

【考核内容评分指引】

小儿推拿的操作步骤及评分指引			
评分项目	完全做到（2分）	部分做到（1分）	未做到（0分）
核对医嘱			
1. 核对临时医嘱：患儿床号、姓名、年龄、操作名称、部位、穴位	核对完整且正确		未核对或错误
准备			
2. 患儿准备：交代患儿家属做好患儿准备（如排尿），选择饭前或进食后1小时进行	2项均做到	任1项未做到	2项均未做到
3. 物品准备：治疗巾1套、弯盘1个、介质、纱布、消毒洗手液、治疗单1份、摆放有序合理，检查用物有效期及包装完整性	准备齐全	用物缺少3项以内且有检查	用物缺少4项及以上或未检查
4. 执行"三查八对"	做到		未做到
评估			
5. 自我介绍（姓名与职责），向患儿家属解释操作目的	2项均做到	任1项未做到	2项均未做到
6. 询问患儿家属姓名、床号、年龄，核对腕带与口述一致	2项均做到	任1项未做到	2项均未做到
7. 评估病室环境	做到		未做到
8. 评估（患儿生命体征、精神状态、病情、体重、患儿皮肤情况）	5项均做到	2~3项做到	任1项未做到
实施			
9. 携用物至患者床边，再次核对患儿姓名、床号及年龄，核对腕带与口述一致	3项均做到	仕1项未做到	3项未做到
10. 协助患儿取舒适体位	做到		未做到
11. 观察患儿皮肤状况	做到		未做到
12. 取穴（如推五经以调五脏功能）	做到		未做到
13. 操作顺序及手法正确	做到		未做到
14. 取舒适体位，整理床单位	做到		未做到
15. 交代患儿家属注意事项，不要立刻洗澡	做到		未做到
16. 健康教育：分别针对病情和操作正确而简要地给出指导	2项均做到	任1项未做到	2项均未做到
17. 洗手且方法正确	做到		未做到
18. 正确记录并签名	做到		未做到
整体评价			
19. 操作过程流畅，技术熟练，未给患儿造成伤害	做到		未做到

小儿推拿的操作步骤及评分指引			
20. 取得患儿及其家属的配合	做到		未做到
21. 面带微笑，与患者有眼神交流	做到		未做到
理论提问			
22. 正确回答考官问题	做到		未做到
百分比分数计算评分	得分÷44（本站得分）×100×25%（本站权重）=本站得分		

【相关知识】

小儿推拿方解

方中清肺、逆八卦、揉掌小横纹、揉肺俞、分推肩胛，以化痰止咳平喘；清肺、平肝、清天河水，以清热。辅以搓摩胁肋以疏肝理气，顺气化痰。同时热邪易耗伤气阴，治疗上应注意顾护气阴，养阴清热，以揉二马、补肾治以去虚热、滋阴补肾、益气助神、纳气定喘。几种手法相辅相成共奏清热化痰、止咳平喘之功。发热严重者，可辅以推脊柱清热；咳喘严重者，可辅以揉定喘、揉膻中以通宣肺气、止咳化痰平喘。

考站五　健康指导

【考生指引】

1. 考核情境

患儿，男，1岁半，因近3天来咳嗽、鼻塞、流涕、发热、烦躁不安入院。住院5天，体温恢复正常，鼻塞、流涕症状等消失，现患儿今日出院。如果你是责任护士，请针对该患儿进行健康指导。

2. 考生任务

请对家长进行患儿饮食、活动等日常生活指导。

3. 考核时间

7分钟（读题1分钟，考核6分钟）。

【考官指引】

1. 考核目的

考查考生针对性健康教育的能力。

2. 场景与用物设置

（1）场景：病床1张，婴儿模型1个（穿着婴儿服、纸尿裤、手腕带、大包布），患儿家长1位，考官2位。

（2）用物：病历夹1个，患儿信息单（考官用）2份，患儿信息单（考生用）1份，白纸 1 张，笔 3 支。

3. 监考与评分注意事项

（1）请根据评分表中的评分指引进行评分。

（2）考核时间一旦结束，务必请考生终止本站考核，进入下一考站。

【考核内容评分指引】

小儿感冒的出院健康指导评分指引			
评分项目	完全做到（2分）	部分做到（1分）	未做到（0分）
健康指导前评估			
1. 评估患儿家长已掌握的小儿感冒相关预防知识需求	做到		未做到
健康指导			
2. 遵循少量多餐、营养平衡的原则	做到		未做到
3. 宜清淡、易消化	2项均正确叙述	任1项未叙述	2项均未叙述
4. 可适当增加富含维生素、高热量、高蛋白质的食物	做到		未做到
5. 多吃新鲜水果和蔬菜	做到		未做到
6. 多饮水，并解释其目的和重要性	正确叙述		未叙述
7. 多带患儿进行户外活动，多晒太阳	正确叙述		未叙述
8. 指导家长应耐心哺喂，每次喂食须将患儿头部抬高	正确叙述		未叙述
9. 加强患儿体格锻炼，增强体质，改善呼吸功能	正确叙述		未叙述
10. 少带患儿去人多密集的公共场所	正确叙述		未叙述
11. 患儿尽可能避免接触呼吸道感染患者	正确叙述		未叙述
12. 居室宽敞、整洁、采光好	做到		未做到
13. 室内应采取湿式清扫，经常开窗通气	做到		未做到
14. 成人应避免在儿童居室内吸烟，保持室内空气新鲜	做到		未做到
15. 气候骤变时，及时增减衣服，既要注意保暖，又要避免过多出汗	做到		未做到
16. 出汗后及时更换衣物	做到		未做到
17. 按时进行预防接种，评价健康教育的效果	做到		未做到
沟通与关爱			
18. 使用尊称称呼患儿家长	做到		未做到
19. 面带微笑，与患儿家长有眼神交流	做到		全程没有微笑
20. 及时回答患儿家长的疑问	做到		未做到
21. 给患儿家长提供有关小儿感冒健康教育内容的相关载体：宣传单、宣传册、视频或记录单等	做到		未做到
理论提问			
22. 正确回答考官问题	正确		未叙述
百分比分数计算评分	得分 ÷44（本站得分）×100×10%（本站权重）= 本站得分		

【相关知识】

中医对感冒的认识

中医将感冒分为风寒感冒、风热感冒、气虚感冒等证型，多以风热感冒为主。气候突变、寒暖失调，为其发病的诱因。小儿脏腑娇嫩，形气未充，肺卫不固，正气较弱，易被风邪所侵，此为发病的内因。

第六节　鼻鼽

鼻鼽是以突然和反复发作的鼻痒、喷嚏、流清涕、鼻塞等为主要特征的鼻病。本节主要考查运用四诊采集鼻鼽的病情资料，进行八纲辨证，提出护理问题分析，实施辨证施护、穴位敷贴治疗、健康教育等内容。

考站一　病情资料采集

【考生指引】

1. 考核情境

王某，女，40岁。患者因鼻痒、喷嚏频频伴流清涕1年，加重5天就诊。现患者神志清楚，精神倦怠。如果你是门诊护士，请接待新患者，进行病情资料采集。

2. 考生任务

（1）请运用四诊的方法有条理地采集病情资料。

（2）请根据病情有选择地进行身体评估。

（3）请根据病情提出需要进一步评估的检查项目。

3. 考核时间

12分钟（读题2分钟，考核10分钟）。

【考官指引】

1. 考核目的

（1）考查考生正确运用中医四诊采集病史的能力。

（2）考查考生针对性身体评估的能力。

（3）考查考生中医临床思维能力。

（4）考查考生沟通能力。

2. 场景与用物设置

（1）场景：病床 1 张，诊疗桌 1 张，椅子 2 把，考官 2 位，标准化病人 1 位。

（2）用物：治疗盘 1 个，体温计 1 支，血压计 1 个，听诊器 1 个，纱布若干，压舌板 1 个，脉枕 1 个，速干手消毒液 1 瓶，挂号单 1 张，腕带 1 个，患者信息单（考官用）2 份，患者信息单（考生用）1 份，笔 3 支，白纸数张。

3. 监考与评分注意事项

（1）请根据鼻鼽的病情资料采集评分指引对考生进行客观的评价。

（2）若考生需经标准化病人提示后才做出正确回答，可酌情给分。

（3）考生提出观察舌象时，若标准化病人无法体现该病证型，请考官在考生观察后给出相应结果。

（4）考生提出诊脉时，若标准化病人无法体现该病证型，请考官在考生诊脉后给出相应结果。

（5）考生提出查血常规和过敏原筛查、鼻内镜、鼻腔分泌物细胞检查、皮肤点刺试验时，请考官做出相应回答。

（6）考核时间一旦结束，务必请考生终止本站考核，进入下一考站。

【考核内容评分指引】

鼻鼽的病情资料采集评分指引			
评分项目	完全做到（2分）	部分做到（1分）	未做到（0分）
素质要求			
1.仪表大方，举止端庄，态度和蔼	做到		未做到
2.称呼、自我介绍（姓名与职责），向患者解释沟通目的	2项均做到	任1项未做到	2项均未做到
现病史			
3.有效识别患者身份，测量生命体征	2项均做到	任1项未做到	2项均未做到
4.平时鼻痒、打喷嚏的时间及症状加重的诱因	2项均做到	任1项未做到	2项均未做到
5.平时鼻痒、打喷嚏的持续时间	做到		未做到
6.打喷嚏的次数	做到		未做到
7.鼻涕的性质	做到		未做到
8.有无鼻部疾病	做到		未做到
9.本次发病的诊治经过：有无采取药物治疗或其他措施及其效果	2项均做到	任1项未做到	2项均未做到
10.食欲与口味	做到		未做到
11.二便情况	2项均做到	任1项未做到	2项均未做到
12.身体有无其他不适：如腰酸、膝软乏力等	做到		未做到
13.睡眠情况	做到		未做到

鼻鼽的病情资料采集评分指引			
既往史、家族史、过敏史、月经孕产史、个人生活史、一般资料			
14. 既往史	做到		未做到
15. 家族史	做到		未做到
16. 食物、药物过敏史	做到		未做到
17. 月经史、孕产史	做到		未做到
18. 个人史：烟酒嗜好、作息规律、活动情况	3 项均做到	任 1 项未做到	3 项均未做到
19. 一般资料：付费方式、联系地址和电话、社会支持等	4 项均做到	2～3 项做到	小于 2 项做到
身体评估			
20. 神情、面色、形态	3 项均做到	任 1 项未做到	3 项均未做到
21. 指导患者伸舌，观察舌象	做到且方法正确		未做到或方法错误
22. 指导患者伸手臂，诊察脉象	做到且方法正确		未做到或方法错误
23. 鼻部外形形态	做到且方法正确		未做到或方法错误
24. 鼻腔情况	做到且方法正确		未做到或方法错误
需进一步评估的检查项目			
25. 提出需要做血常规和过敏原筛查	做到		未做到
26. 提出需要做鼻内镜、鼻腔分泌物细胞检查、皮肤点刺试验	做到		未做到
沟通技巧			
27. 使用尊称称呼患者	做到		未做到
28. 面带微笑，与患者有眼神交流	做到		未做到
29. 全神贯注，用心聆听患者的回答	做到		未做到
30. 以开放式的问句进行沟通	全程使用开放式问句 4 次以上	全程使用开放式问句 4 次以下	全程均未使用开放式问句
31. 资料采集过程流畅，具有逻辑性	做到		未做到
百分比分数计算评分	得分 ÷62（本站得分）×100×25%（本站权重）＝考站得分		

【标准化病人指引】

病情资料	
基本信息	王某，女，40 岁，因鼻痒、喷嚏频频伴流清涕 1 年，加重 5 天就诊
现病史	患者自诉每日晨间鼻痒，连续 10 个喷嚏以上，鼻涕量多稀薄，几个月以来感到腰酸，左膝软弱无力
既往病史	否认既往重大疾病史
家族病史	否认家族病史
过敏史	否认药物、食物过敏史

续表

病情资料		
个人生活史	饮食：纳差	
	睡眠：寐安	
	二便：大便不成形，小便清长	
	月经史：经量适中，色暗红，周期尚规律	
	婚育史：已婚，孕3产3，顺产	
	嗜好：否认烟酒等不良嗜好，无疫区旅居史	
	疫区旅居史：无	
	作息：规律	
一般资料	文化程度：大专	
	心理社会：担心疾病的预后，社会支持良好	
身体评估	生命体征：T 36.5℃，P 80次/分，R 20次/分，BP 120/80mmHg	
	神情、面色、体态：患者神志清楚，精神倦怠，面色少华，两眼少神，体形适中，步态正常	
	舌苔、脉象：舌质淡红，苔白，脉沉细	
	体格检查：外鼻及鼻腔正常	
辅助检查	①血常规：嗜酸性粒细胞增高。②过敏原检查：花粉、螨虫过敏。③鼻内镜：下鼻甲肿大。其余检查均正常	

【相关知识】

鼻鼽常因脏腑虚损，卫表不固，或异气、异物侵袭，邪犯鼻窍，鼻失濡养，或肾气亏虚，气不归元，肺失温润，上越鼻窍所致。

考站二 辨病辨证与护理问题

【考生指引】

1. 考核情境

王某，女，40岁。患者因鼻痒、喷嚏频频伴流清涕1年，加重5天就诊。现患者神志清楚，精神倦怠，自诉每日晨间鼻痒，连续10个喷嚏以上，鼻涕量多稀薄，几个月以来感到腰酸，左膝软弱无力，纳差，大便不成形，小便清长。测T 36.5℃，P 80次/分，R 20次/分，BP 120/80mmHg。如果你是门诊护士，请结合考站一评估结果，概括主诉，陈述病史，进行辨病、辨证分析，提出3个主要的护理问题。

2. 考生任务

（1）根据考站一采集的病情资料，概括患者主诉。

（2）陈述该患者的现病史、既往病史、家族病史、药物食物过敏史、个人生活史、一般资料、身体评估、辅助检查结果。

（3）进行辨病，提出辨病依据。

（4）进行辨证，提出辨证依据，并进行证候分析。

（5）提出3个主要的护理问题，并列出依据。

3. 考核时间

7分钟（读题1分钟，考核6分钟）。

【考官指引】

1. 考核目的

（1）考查考生准确概括主诉的能力。

（2）考查考生有条理地陈述病例的能力。

（3）考查考生正确进行诊断、辨证、证候分析的能力。

（4）考查考生正确提出护理问题的能力。

2. 场景与用物设置

（1）场景：病床1张，考官2位，标准化病人1位。

（2）用物：患者信息单（考官用）2份，患者信息单（考生用）1份，白纸数张，笔3支。

3. 监考与评分注意事项

（1）请根据鼻鼽的辨病、辨证与护理问题分析评分指引进行客观的评价。

（2）考核时间一旦结束，务必请考生终止本站考核，进入下一考站。

【考核内容评分指引】

<table>
<tr><td colspan="4">鼻鼽的辨病、辨证与护理问题分析评分指引</td></tr>
<tr><td>评分项目</td><td>完全做到（2分）</td><td>部分做到（1分）</td><td>未做到（0分）</td></tr>
<tr><td colspan="4">概括主诉</td></tr>
<tr><td>1. 正确概括患者主诉</td><td>做到</td><td></td><td>未做到</td></tr>
<tr><td colspan="4">陈述病史</td></tr>
<tr><td>2. 有条理地叙述现病史</td><td>做到</td><td></td><td>未做到</td></tr>
<tr><td>3. 正确叙述既往史</td><td>做到</td><td></td><td>未做到</td></tr>
<tr><td>4. 正确叙述家族史</td><td>做到</td><td></td><td>未做到</td></tr>
<tr><td>5. 正确叙述过敏史</td><td>做到</td><td></td><td>未做到</td></tr>
<tr><td>6. 正确叙述个人生活史及人群接触史</td><td>2项均做到</td><td>任1项未做到</td><td>2项均未做到</td></tr>
<tr><td>7. 正确叙述一般资料</td><td>做到</td><td></td><td>未做到</td></tr>
<tr><td>8. 正确叙述身体评估资料：生命体征、神、色、鼻部检查、舌、脉</td><td>5～8项做到</td><td>2～4项做到</td><td>8项均未做到</td></tr>
<tr><td>9. 辅助检查：①血常规：嗜酸性粒细胞增高。②过敏原检查：花粉、螨虫过敏。③鼻内镜：下鼻甲肿大。其余检查均正常</td><td>3项做到</td><td>部分做到</td><td>未做到</td></tr>
</table>

续表

鼻鼽的辨病、辨证与护理问题分析评分指引			
辨病分析			
10. 中医病名诊断（鼻鼽）	正确叙述		未提出或错误
11. 西医病名诊断（过敏性鼻炎）	正确叙述		未提出或错误
12. 诊断依据（临床表现、现病史、相关检查）	正确叙述		未提出或错误
辨证分析			
13. 证候分型（肾阳不足型）	正确叙述		未提出或错误
14. 辨证依据：鼻痒、喷嚏频频、流清涕、腰酸、左膝酸软、舌质淡嫩、苔白、脉虚	说明内容完整且正确	说明内容不全	说明内容错误
15. 证候分析：①邪及异气易从鼻窍，皮肤肌表入侵，正邪相争，则鼻痒，喷嚏频频。②肾阳虚弱，气化失职，寒水上泛鼻窍，故清涕长流不止，下鼻甲肿大。③气不归元，外邪易袭，故小便清长，腰膝酸软。④舌质淡红，苔白，脉沉细，均属肾阳不足之象	分析完全且正确	分析不全	分析错误
护理问题			
16. 焦虑（与嗅觉缺失，记忆减退有关）	正确	部分正确	未提出或错误
17. 活动无耐力（与肾阳虚衰，不能温阳腰府有关）	正确	部分正确	未提出或错误
理论提问			
18. 正确回答考官问题	做到		未做到
临证思维			
19. 辨病辨证思路清晰	做到		未做到
20. 护理问题正确排序	做到		未做到
百分比分数计算评分	得分 ÷40（本站得分）×100×20%（本站权重）= 本站得分		

【相关知识】

鼻鼽的辨证分型

（1）肺经伏热证：肺肃降失职，邪热上犯鼻窍。鼻痒，鼻塞，喷嚏连发，鼻有清涕，常有咽干多饮，舌质淡红，苔薄白，脉数。

（2）脾气虚弱证：外邪侵袭，停聚鼻窍。鼻痒难耐，突发喷嚏，清涕量多而稀，鼻塞，面色无华，常有饮食纳呆，伴有脘腹便溏，倦怠无力，少气懒言，舌质淡红，苔白，脉濡弱。

（3）肾阳不足证：气不归元，温煦失职，外邪易袭。鼻腔有痒感，喷嚏频发，鼻流清涕，量多，常伴小便清且长，腰酸膝软，男子有遗精早泄，舌质淡红，苔白，脉沉细。

（4）肺气虚寒证：风寒乘虚入侵，邪聚鼻窍。鼻痒，喷嚏连连，如清水不止，鼻塞不通，常有恶寒，面色苍白，懒言少语，舌质淡红，苔薄白，脉虚弱。

考站三　辨证施护

【考生指引】

1. 考核情境

　　王某，女，40岁。患者因鼻痒、喷嚏频频伴流清涕1年，加重5天就诊。目前治疗情况：中药汤剂口服。请根据考站二提出的护理问题，列出观察要点，制订护理目标及措施。

2. 考生任务

列出该患者的观察要点，制订护理目标及措施，解决护理问题。

3. 考核时间

10分钟（读题1分钟，考核9分钟）。

【考官指引】

1. 考核目的

（1）考查考生观察鼻鼽患者的能力。

（2）考查考生正确制订护理目标及措施的能力。

2. 场景与用物设置

（1）场景：病床1张，考官2位，标准化病人1位。

（2）用物：患者信息单（考官用）2份，患者信息单（考生用）1份，白纸数张，笔3支。

3. 监考与评分注意事项

（1）请根据鼻鼽的辨证施护评分指引对考生进行客观的评价。

（2）考核时间一旦结束，务必请考生终止本站考核，进入下一考站。

【考核内容评分指引】

鼻鼽的辨证施护评分指引			
评分项目	完全做到（2分）	部分做到（1分）	未做到（0分）
病情观察			
1. 观察鼻涕色、质、量、变化；记录打喷嚏的次数、时间	6项均正确叙述	3～5项正确叙述	2项以下未叙述或均错误
2. 观察腰膝酸软的情况	正确叙述		未叙述或错误
3. 观察神志、面色、舌苔脉象、二便的变化	4项均正确叙述	2～3项正确叙述	2项以下未叙述或均错误

鼻鼽的辨证施护评分指引			
护理问题			
4. 鼻塞流涕	提及		未提及或错误
护理目标			
5. 鼻塞流涕好转	提及		未提及或错误
护理措施			
6. 保持病室空气流通，避免粉尘刺激。呼吸道疾病流行季节，应每日进行空气消毒	正确叙述		未叙述或错误
7. 勿用力擤鼻、挖鼻等，以防机械性损伤鼻黏膜，并注意个人卫生	正确叙述		未叙述或错误
8. 指导患者进行鼻部按摩，以双手大鱼际部按摩鼻翼两侧、鼻根，到迎香穴止，反复按摩，以鼻部皮肤发热为度；鼻痒时，轻柔搓鼻，以免力度过大，损伤鼻黏膜	正确采取或指导1种以上方法		未叙述或指导方法错误
9. 鼻涕较多时，以芳香通窍中药液或生理盐水冲洗鼻腔，每次100mL，每日1～2次	正确叙述		未叙述或错误
10. 饮食宜清淡、富有营养，多食新鲜水果蔬菜；忌辛辣、油腻以及鱼虾等过敏的食物。推荐食疗方：鳝鱼煲猪肾、菟丝细辛粥、辛夷豆腐汤	举例3味及以上食物	举例1～2味	未举例或举例错误
11. 中药煎煮武火快煎，文火慢煎，煎后温服	正确叙述		未叙述或错误
护理问题			
12. 焦虑	提及		未提及或错误
护理目标			
13. 患者情绪稳定	提及		未提及或错误
护理措施			
14. 使患者了解本病难治的根源在于个人摄生不当，指导摄生细则，消除顾虑，配合治疗	正确叙述		未叙述或错误
15. 抓紧急性期的治疗，控制后要重视预防，平时应保暖，与过敏有关者要切断过敏原	正确叙述		未叙述或错误
16. 关注患者情绪，适时安慰；或做情绪疏导；或鼓励患者精神放松，如阅读、听广播等	正确叙述		未叙述或错误
护理问题			
17. 活动无耐力	提及		未提及或错误
护理目标			
18. 患者体质增强，能正常运动	提及		未提及或错误
护理措施			
19. 告知患者参加体育锻炼、增强体质的重要性，使其自主锻炼	正确叙述		未叙述或错误

鼻鼽的辨证施护评分指引			
20.指导患者循序渐进地参加体育锻炼，如慢跑、散步、八段锦等，忌剧烈运动	正确叙述		未叙述或错误
百分比分数计算评分	得分÷40（本站得分）×100×20%（本站权重）=本站得分		

【相关知识】

1.中医外治法治疗鼻塞

可用穴位按摩、艾灸、穴位敷贴等方法。

2.鼻鼽的病位

病位在鼻，证属肾阳不足证，与肺、肾、脾有关。

考站四　中医护理技术——穴位敷贴

【考生指引】

1.考核情境

　　王某，女，40岁。患者因鼻痒、喷嚏频频伴流清涕1年，加重5天就诊。诊断：鼻鼽。现患者神志清楚，精神倦怠。请遵医嘱采用穴位敷贴帮助患者缓解鼻塞、打喷嚏。

2.考生任务

（1）说出穴位敷贴的治疗部位、穴位及依据。

（2）正确完成中医护理技术——穴位敷贴。

3.考核时间

10分钟（读题2分钟，考核8分钟）。

【考官指引】

1.考核目的

（1）考查考生根据病情，正确选择穴位敷贴部位与穴位的能力。

（2）考查考生正确进行穴位敷贴操作的能力。

2.场景与用物设置

（1）场景：病床1张，考官2位，标准化病人1位。

（2）用物：病历夹1个，治疗车1辆，治疗盘1个，手消毒液1瓶，弯盘1个，大毛巾1条，苍耳子粉少许，姜汁少许，穴贴2张，无菌纱布块1包，患者信息单（考官用）2份，患者信息单（考生用）1份，笔3支，白纸数张。

3. 监考与评分注意事项

（1）请根据穴位敷贴的操作步骤及评分指引进行客观的评价。

（2）考核时间一旦结束，务必请考生终止本站考核，进入下一考站。

【考核内容评分指引】

穴位敷贴的操作步骤及评分指引			
评分项目	完全做到（2分）	部分做到（1分）	未做到（0分）
核对医嘱			
1. 核对临时医嘱：患者床号、姓名、年龄、操作名称、部位、穴位	核对完整且正确		未核对或错误
评估			
2. 自我介绍（姓名与职责），向患者解释操作目的	2项均做到	任1项未做到	2项均未做到
3. 询问患者姓名、床号、年龄，核对腕带与口述一致	2项均做到	任1项未做到	2项均未做到
4. 评估（病情、禁忌证、背部皮肤、疼痛耐受度、药物过敏史、心理、病室环境）	7项均做到	3～6项做到	2项以下做到
准备			
5. 患者准备：交代患者做好个人准备（如排尿），使之了解穴位敷贴过程，其愿意配合操作	3项均做到	任1项未做到	3项均未做到
6. 物品准备：用物齐全，摆放有序合理，检查用物有效期及包装完整性	准备齐全	用物缺少3项以内且有检查	用物缺少4项及以上或未检查
实施			
7. 携用物至患者床边，再次核对患者姓名、床号及年龄，核对腕带与口述一致	3项均做到	任1项未做到	3项均未做到
8. 拉上床帘，保护患者隐私	做到		未做到
9. 协助患者取合适体位	做到		未做到
10. 暴露背部皮肤，铺大毛巾，注意保暖	做到		未做到
11. 再次检查操作部位皮肤	做到		未做到
12. 向患者说明定位取穴的感觉	做到		未做到
13. 定位取穴：神阙穴、天突穴	定位准确		未做到
14. 将苍耳子粉与姜汁混匀，调成丸状，放于穴贴的中间位置	做到		未做到
15. 用纱布块清洁穴位局部皮肤	方法正确		未做到
16. 将制作好的穴贴贴于穴位上，叙述敷贴的时间	全程有做到		未做到
17. 询问患者有无不适，协助患者恢复衣着，安置舒适体位	2项做到	任1项做到	2项均未做到
18. 整理床单位	做到		未做到

穴位敷贴的操作步骤及评分指引			
19. 健康教育：分别针对病情和操作正确而简要地给出指导	做到		未做到
20. 洗手且方法正确	2 项均做到	任 1 项未做到	2 项均未做到
21. 正确记录	做到		未做到
整体评价			
22. 操作过程流畅，技术熟练，未给患者造成伤害	做到		未做到
23. 使用尊称称呼患者	做到		未做到
24. 面带微笑，与患者有眼神交流	做到		未做到
理论提问			
25. 正确回答考官问题	做到		未做到
百分比分数计算评分	得分 ÷50（本站得分）×100×25%（本站权重）= 本站得分		

【相关知识】

1. 鼻鼽的给药护理

（1）中药汤剂每日 1 剂，分 2 次服。肺气虚寒证，中药汤剂应热服，并多饮热水，以增加药效。肺经伏热证，中药汤剂应凉服。余中药汤剂应饭后温服。

（2）使用玉屏风散等吹药时，要注意先擤尽鼻涕，并嘱闭上双眼，吹入鼻腔的力度适宜，避免浪费药物，降低药效。

（3）使用冲洗器冲洗鼻腔时，挤压力度应适宜，以免暴力误伤耳膜。

（4）观察用药后的效果及不良反应。

2. 苍耳子粉穴位敷贴的原理

散风祛湿，透肌腠理，通鼻窍，能使清阳上升颠顶。

考站五　健康指导

【考生指引】

1. 考核情境

王某，女，40 岁。患者因鼻痒、喷嚏频频伴流清涕 1 年，加重 5 天就诊，住院治疗 10 天，现患者精神可，鼻塞、打喷嚏症状好转，纳可，寐安，二便调，舌淡红，苔薄白，脉和缓有力。遵医嘱于明日出院，患者希望了解出院后的调护事项。请为患者做出院健康指导。

2. 考生任务

请对患者进行出院前健康指导。

3. 考核时间

5分钟（读题1分钟，考核4分钟）。

【考官指引】

1. 考核目的

考查考生对鼻鼽患者进行健康教育的能力。

2. 场景与用物设置

（1）场景：病床1张，考官2位，标准化病人1位。

（2）用物：病历夹1个，患者信息单（考官用）2份，患者信息单（考生用）1份，白纸1张，笔3支。

3. 监考与评分注意事项

（1）请根据鼻鼽的出院健康指导评分指引对考生进行客观的评价。

（2）考核时间一旦结束，务必请考生终止本站考核，进入下一考站。

【考核内容评分指引】

<table>
<tr><th colspan="4">鼻鼽的出院健康指导评分指引</th></tr>
<tr><th>评分项目</th><th>完全做到（2分）</th><th>部分做到（1分）</th><th>未做到（0分）</th></tr>
<tr><td colspan="4">健康指导前评估</td></tr>
<tr><td>1. 评估患者已掌握的鼻鼽相关预防知识</td><td>做到</td><td></td><td>未做到</td></tr>
<tr><td colspan="4">健康指导</td></tr>
<tr><td>2. 注意保暖，避免劳累</td><td>做到</td><td></td><td>未做到</td></tr>
<tr><td>3. 远离自身过敏原，加强个人保护，出门携带口罩</td><td>做到</td><td></td><td>未做到</td></tr>
<tr><td>4. 合理饮食：宜清淡，易消化，富有营养，多吃新鲜水果和蔬菜，少食生冷及海鲜、鱼虾等易过敏的食物，宜适当多进食温补肾阳之品，如黑豆等</td><td>正确叙述</td><td></td><td>未叙述</td></tr>
<tr><td>5. 合理安排运动，每日散步、快步行走、游泳等</td><td>2项均正确叙述</td><td>任1项未叙述</td><td>2项均未叙述</td></tr>
<tr><td>6. 调畅情志，排解不良情绪</td><td>正确叙述</td><td></td><td>未叙述</td></tr>
<tr><td>7. 评价健康教育的效果：患者对鼻塞缓解要点的掌握情况</td><td>正确叙述</td><td></td><td>未叙述</td></tr>
<tr><td colspan="4">沟通与关爱</td></tr>
<tr><td>8. 使用尊称称呼患者，与患者有眼神交流，面带微笑，及时回答患者的疑问</td><td>做到</td><td></td><td>未做到</td></tr>
<tr><td>9. 给患者发放健康教育相关材料：宣传单、宣教册、宣教视频等</td><td>做到</td><td></td><td>未做到</td></tr>
<tr><td colspan="4">理论提问</td></tr>
<tr><td>10. 正确回答考官问题</td><td>正确</td><td></td><td>未叙述</td></tr>
<tr><td>百分比分数计算评分</td><td colspan="3">得分÷20（本站得分）×100×10%（本站权重）＝本站得分</td></tr>
</table>

【相关知识】

鼻鼽的施护要点

（1）关心体贴患者，耐心讲解该病的相关知识及注意事项，减轻患者的烦躁情绪。

（2）劝慰患者戒烟、酒，少食生冷及海鲜、鱼虾等易过敏的食物，宜适当多进食温补肾阳之品，如黑豆等。

（3）腰酸、膝盖无力，取足三里、涌泉穴等进行穴位按摩。

（4）改善不良生活习惯，忌用力撸鼻，平时外出佩戴口罩，避免接触粉尘、花粉等不良刺激；病情缓解后，外出适当锻炼，增强体质。随天气变化及时增减衣物，坚持鼻部按摩，每日数次。

第七节　面　瘫

面瘫是以口眼向一侧歪斜为主症的一种病证，常表现为睡醒后出现一侧面部肌肉麻木、板滞、瘫痪、眼裂变大、露泪、鼻唇沟变浅、额纹消失、口角下垂歪向健侧，严重者患侧不能露齿、鼓腮、皱眉、闭目等。其可发于任何年龄、任何季节，多起病急，以一侧面部发病多见。本节主要考查运用四诊采集面瘫的病情资料，进行八纲辨证，提出护理问题分析，实施辨证施护、闪罐治疗、健康教育等内容。

考站一　病情资料采集

【考生指引】

1. 考核情境

王某，女，40岁。患者因无明显诱因出现左眼不能闭合、流泪 3 天就诊，现神志清楚，精神倦怠。刻下症：左侧上下眼睑不能闭合，露睛 0.5cm，嘴角斜向右侧，左侧面肌松弛下垂，不能皱眉，左侧抬头纹及鼻唇沟消失，嘴角向右侧歪斜，鼓腮漏气，左侧牙齿不能嚼食物，左侧口腔存留食物，需要用手指掏出，左嘴角闭合不严。如果你是门诊护士，请接待新患者，进行病情资料收集。

2. 考生任务

（1）请运用中医四诊有条理地收集患者的病情资料。

（2）请根据病情需要进行专科身体评估。

（3）请根据病情提出需进一步检查或化验的项目。

3. 考核时间

12 分钟（读题 2 分钟，考核 10 分钟）。

【考官指引】

1. 考核目的

（1）考查考生正确运用中医四诊采集病史的能力。

（2）考查考生针对性身体评估的能力。

（3）考查考生中医临床思维能力。

（4）考查考生沟通能力。

2. 场景与用物设置

（1）场景：病床1张，诊疗桌1张，椅子2把，考官2位，标准化病人1位。

（2）用物：治疗盘1个，体温计1支，血压计1个，听诊器1个，纱布若干，压舌板1个，脉枕1个，速干手消毒液1瓶，挂号单1张，腕带1个，患者信息单（考官用）2份，患者信息单（考生用）1份，笔3支，白纸数张。

3. 监考与评分注意事项

（1）请根据面瘫的病情资料采集评分指引对考生进行客观的评价。

（2）若考生需经标准化病人提示后才做出正确回答，可酌情给分。

（3）考生提出观察舌象时，若标准化病人无法体现该病证型，请考官在考生观察后给出相应结果。

（4）考生提出诊脉时，若标准化病人无法体现该病证型，请考官在考生诊脉后给出相应结果。

（5）考生提出查血常规和肌电图时，请考官做出相应回答。

（6）考核时间一旦结束，务必请考生终止本站考核，进入下一考站。

【考核内容评分指引】

<table>
<tr><th colspan="4">面瘫的病情资料采集评分指引</th></tr>
<tr><th>评分项目</th><th>完全做到（2分）</th><th>部分做到（1分）</th><th>未做到（0分）</th></tr>
<tr><td colspan="4">素质要求</td></tr>
<tr><td>1.仪表大方，举止端庄，态度和蔼</td><td>做到</td><td></td><td>未做到</td></tr>
<tr><td>2.称呼、自我介绍（姓名与职责），向患者解释沟通目的</td><td>2项均做到</td><td>任1项未做到</td><td>2项均未做到</td></tr>
<tr><td colspan="4">现病史</td></tr>
<tr><td>3.有效识别患者身份，测量生命体征</td><td>2项均做到</td><td>任1项未做到</td><td>2项均未做到</td></tr>
<tr><td>4.发病的时间</td><td>做到</td><td></td><td>未做到</td></tr>
<tr><td>5.有无其他伴随症状</td><td>做到</td><td></td><td>未做到</td></tr>
<tr><td>6.本次发病的诊治经过：有无采取药物治疗或其他措施及其效果</td><td>做到</td><td></td><td>未做到</td></tr>
<tr><td>7.食欲与口味</td><td>做到</td><td></td><td>未做到</td></tr>
<tr><td>8.二便情况</td><td>做到</td><td></td><td>未做到</td></tr>
</table>

续表

面瘫的病情资料采集评分指引			
9. 睡眠情况	做到		未做到
10. 身体有无其他不适	做到		未做到
既往史、家族史、过敏史、月经孕产史、个人生活史、一般资料			
11. 既往史	做到		未做到
12. 家族史	做到		未做到
13. 食物、药物过敏史	做到		未做到
14. 月经史、孕产史	做到		未做到
15. 个人史：烟酒嗜好、作息规律、运动情况	3项均做到	任1项未做到	3项均未做到
16. 一般资料：付费方式、联系地址和电话、社会支持等	4项均做到	2～3项做到	小于2项做到
身体评估			
17. 神情、面色、形态	3项均做到	任1项未做到	3项均未做到
18. 指导患者伸舌，观察舌象	做到且方法正确		未做到或方法错误
19. 指导患者伸手臂，诊察脉象	做到且方法正确		未做到或方法错误
20. 手部肌力	做到且方法正确		未做到或方法错误
需进一步评估的检查项目			
21. 提出需要做血常规和肌电图	做到		未做到
22. 提出需要做抬眉试验、闭目试验、皱鼻试验、示齿试验、鼓腮试验	做到		未做到
沟通技巧			
23. 使用尊称称呼患者	做到		未做到
24. 面带微笑，与患者有眼神交流	做到		未做到
25. 全神贯注，用心聆听患者的回答	做到		未做到
26. 以开放式的问句进行沟通	全程使用开放式问句4次以上	全程使用开放式问句4次以下	全程均未使用开放式问句
27. 资料采集过程流畅，具有逻辑性	做到		未做到
百分比分数计算评分	得分÷34（本站得分）×100×25%（本站权重）=考站得分		

【标准化病人指引】

病情资料	
基本信息	王某，女，40岁。因出现左眼不能闭合、流泪3天就诊
现病史	患者因无明显诱因出现左眼不能闭合、流泪3天来院就诊。现患者神志清楚，精神倦怠，刻下症：左侧上下眼睑不能闭合，露睛0.5cm，嘴角斜向右侧，左侧面肌松弛下垂，不能皱眉，左侧抬头纹及鼻唇沟消失，嘴角向右侧歪斜，鼓腮漏气，左侧牙齿不能嚼食物，左侧口腔存留食物，需要用手指掏出，左嘴角闭合不严
既往病史	否认既往重大疾病史

续表

病情资料		
家族病史	否认家族病史	
过敏史	否认药物、食物过敏史	
个人生活史	饮食：纳可	
	睡眠：寐安	
	二便：二便平	
	月经史：经量适中，色暗红，周期尚规律	
	婚育史：已婚，孕1产1，顺产	
	嗜好：否认烟酒等不良嗜好，无疫区旅居史	
	疫区旅居史：无	
	作息：喜熬夜	
一般资料	文化程度：大专	
	心理社会：担心疾病的预后，社会支持良好	
身体评估	生命体征：T 36.5℃，P 80次/分，R 20次/分，BP 120/80mmHg	
	神情、面色、体态：患者神志清楚，精神倦怠，面色萎黄，两眼少神，体形适中，步态正常	
	舌苔、脉象：舌质淡，苔薄白，脉浮紧	
	体格检查： 抬眉试验——检查额枕肌额腹的运动功能（＋）。 闭目试验——闭眼时应注意患侧能否闭严及闭合的程度（＋）。 皱鼻试验——观察鼻唇沟是否有皱纹，两侧上唇运动幅度是否对称（＋）。 示齿试验——注意观察两侧口角的运动幅度，口裂是否变形，上下牙齿暴露的数目及高度（＋）。 鼓腮试验——主要检查口轮匝肌的运动功能（＋） portmann评分表：10分	
辅助检查	肌电图：左面神经传导减慢。其余检查均正常	

【相关知识】

特发性面神经麻痹，中医学称之为面瘫。早在数千年前，中医就对本病进行了研究，如在《黄帝内经》中称其为"僻气""口㖞""卒口僻"。该病症通常表现为口眼向一侧歪斜，故又称口眼㖞斜。本病以一侧面部发病多见。

本病常因过度劳作，耗伤气血，导致正气虚弱，脉络空虚，机体腠理不密，卫外不固，外邪乘虚侵袭面部经络，致气血运行不畅，经筋失于濡养，筋肉约束不利，进而导致㖞僻。正如《灵枢·经筋》所云："足之阳明，手之太阳，筋急则口目为僻……""卒口僻，急者目不合，热则筋纵，目不开。颊筋有寒，则急引颊移口；有热则筋弛纵缓不胜收，故僻。"《诸病源候论》曰："风邪入于足阳明、手太阴之经，遇寒则筋急引颊，故使口㖞僻……"《针灸大成》中对其治疗的记载为"口眼歪斜：颊车、合谷、地仓、人中"。

考站二　辨病辨证与护理问题

【考生指引】

1. 考核情境

　　王某，女，40岁。患者因无明显诱因出现左眼不能闭合、流泪3天就诊。现患者神志清楚，精神倦怠。刻下症：左侧上下眼睑不能闭合，露睛0.5cm，左侧面肌松弛下垂，不能皱眉，左侧抬头纹及鼻唇沟消失，嘴角向右侧歪斜，鼓腮漏气，左侧牙齿不能嚼食物，左侧口腔存留食物，需要用手指掏出，左嘴角闭合不严。如果你是责任护士，请根据第一考站采集的病情资料，概括主诉，陈述病史，进行辨病、辨证分析，提出3个主要的护理问题。

2. 考生任务

（1）根据第一考站采集的病情资料，概括患者主诉。

（2）陈述该患者的现病史、既往病史、家族病史、药物食物过敏史、个人生活史、一般资料、身体评估、辅助检查结果。

（3）进行辨病，提出辨病依据。

（4）进行辨证，提出辨证依据，并进行证候分析。

（5）提出3个主要的护理问题，并列出依据。

3. 考核时间

7分钟（读题1分钟，考核6分钟）。

【考官指引】

1. 考核目的

（1）考查考生准确概括主诉的能力。

（2）考查考生有条理地陈述病例的能力。

（3）考查考生正确进行诊断、辨证、证候分析的能力。

（4）考查考生正确提出护理问题的能力。

2. 场景与用物设置

（1）场景：病床1张，考官2位，标准化病人1位。

（2）用物：患者信息单（考官用）2份，患者信息单（考生用）1份，白纸数张，笔3支。

3. 监考与评分注意事项

（1）请根据面瘫的辨病、辨证与护理问题分析评分指引进行客观的评价。

（2）考核时间一旦结束，务必请考生终止本站考核，进入下一考站。

【考核内容评分指引】

面瘫的辨病、辨证与护理问题分析评分指引			
评分项目	完全做到（2分）	部分做到（1分）	未做到（0分）
概括主诉			
1. 正确概括患者主诉	做到		未做到
陈述病史			
2. 有条理地叙述现病史	做到		未做到
3. 正确叙述既往史	做到		未做到
4. 正确叙述家族史	做到		未做到
5. 正确叙述过敏史	做到		未做到
6. 正确叙述个人生活史及人群接触史	2项均做到	任1项未做到	2项均未做到
7. 正确叙述一般资料	做到		未做到
8. 正确叙述身体评估资料：生命体征、神、色、鼻部检查、舌、脉	4～6项做到	1～3项做到	6项未做到
9. 辅助检查：肌电图显示左面神经传导减慢。其余检查均正常	2项均做到	任1项未做到	2项均未做到
辨病分析			
10. 中医病名诊断（面瘫）	正确叙述		未提出或错误
11. 西医病名诊断（特发性面神经炎）	正确叙述		未提出或错误
12. 诊断依据（临床表现、现病史、相关检查）	正确叙述		未提出或错误
辨证分析			
13. 证候分型（风寒袭络证）	正确叙述		未提出或错误
14. 辨证依据（患侧面部麻木不仁，舌质淡，苔薄白，脉浮紧）	说明内容完整且正确	说明内容不全	说明内容错误
15. 证候分析：①气血不足，脉络空虚，风邪入侵所致出现口角歪斜，眼睑闭合不全。②舌质淡，苔薄白，脉浮紧，均属风寒袭络证	分析完全且正确	分析不全	分析错误
护理问题			
16. 口眼歪斜（与风邪直中面部经络，导致经脉痉挛瘫痪有关）	正确	部分正确	未提出或错误
17. 自我形象紊乱（与风邪入侵致口眼歪斜，眼睑闭合不全有关）	正确	部分正确	未提出或错误
18. 焦虑（与知识缺乏与担忧面容的改变有关）	正确	部分正确	未提出或错误
理论提问			
19. 正确回答考官问题	做到		未做到
临证思维			
20. 辨病辨证思路清晰	做到		未做到

续表

面瘫的辨病、辨证与护理问题分析评分指引			
21. 护理问题正确排序	做到		未做到
百分比分数计算评分	得分 ÷42（本站得分）×100×20%（本站权重）= 本站得分		

【相关知识】

面瘫的证候分型

（1）风痰阻络证：突然口眼歪斜，面部表情动作消失，前额皱纹消失，口角流涎，患侧面部麻木不仁，舌淡红，苔薄白，脉弦滑。

（2）风寒袭络证：突然口眼歪斜，前额皱纹消失，患侧面部麻木不仁，恶寒无汗，舌淡，苔薄白，脉浮紧。

（3）风热中络证：突然口眼歪斜，面部表情动作消失，患侧面部麻木不仁，伴发热，微恶寒，口干，舌红，苔薄黄，脉浮数或弦数。

（4）气虚血瘀证：口眼歪斜恢复缓慢，面白短气，神疲乏力，舌暗有斑点，苔薄，脉细涩。

考站三 辨证施护

【考生指引】

1. 考核情境

王某，女，40岁。患者因无明显诱因出现左眼不能闭合、流泪3天就诊。目前治疗情况：中药汤剂口服。请根据考站二提出的护理问题，列出观察要点，制订护理目标及措施。

2. 考生任务

列出该患者的观察要点，制订护理目标及措施，解决护理问题。

3. 考核时间

10分钟（读题1分钟，考核9分钟）。

【考官指引】

1. 考核目的

（1）考查考生观察面瘫患者的能力。

（2）考查考生正确制订护理目标及措施的能力。

2. 场景与用物设置

（1）场景：病床1张，考官2位，标准化病人1位。

（2）用物：患者信息单（考官用）2份，患者信息单（考生用）1份，白纸数张，笔3支。

3. 监考与评分注意事项

（1）请根据面瘫的辨证施护评分指引对考生进行客观的评价。

（2）考核时间一旦结束，务必请考生终止本站考核，进入下一考站。

【考核内容评分指引】

面瘫的辨证施护评分指引			
评分项目	完全做到（2分）	部分做到（1分）	未做到（0分）
病情观察			
1. 判断患者的眼睑闭合情况和口角歪斜情况	正确叙述		未提出或错误
2. 定时巡视，观察患者神志、面色、舌象、脉象、二便情况	6项均正确叙述	3～5项正确叙述	2项以下未叙述或均错误
护理问题			
3. 口眼歪斜	提及		未提及或错误
护理目标			
4. 患者上下眼睑能闭合，能正常咀嚼食物，口角歪斜好转	提及		未提及或错误
护理措施			
5. 调节病室环境：温度（20～22℃），湿度（50%～60%），定时通风（忌直接吹风），注意面部保暖	正确叙述		未提出或错误
6. 热毛巾敷面部3～4次/日，每次10分钟；指导患者自行按摩患侧，两手擦至掌心发热，做顺时针摩擦，每次100圈，手法由轻至重	正确采取或指导1种以上方法		未叙述或指导方法错误
7. 饮食宜清淡、富有营养，多食新鲜水果蔬菜；忌辛辣、油腻食物；注意补充钙及B族维生素以营养神经	正确叙述		未提出或错误
8. 推荐食物：排骨、深绿色蔬菜、蛋黄、芝麻等。食疗方：防风粥、川芎白芷水炖鱼头、大枣粥等	举例3味及以上食物	举例1～2味	未举例或错误
9. 中药宜武火快煎，文火慢煎，煎后温服	正确叙述		未提出或错误
护理问题			
10. 自我形象紊乱	提及		未提及或错误
护理目标			
11. 患者能正确面对自身形象的改变	提及		未提及或错误
护理措施			
12. 加强心理疏导，确定患者对自身改变的了解程度及这些改变对其生活方式的影响，同时解释形体的改变只是暂时的，使患者看到希望	正确叙述		未提出或错误
13. 鼓励患者参加正常的社交活动，建议患者出门佩戴墨镜、口罩	正确叙述		未提出或错误
护理问题			
14. 焦虑	提及		未提及或错误

续表

面瘫的辨证施护评分指引			
护理目标			
15. 患者情绪稳定，配合治疗	提及		未提及或错误
护理措施			
16. 向患者做好解释安慰工作，让治愈患者谈切身体会，使其对疾病有正确认识，提高治疗信心	正确叙述		未提出或错误
17. 以尊重和关心的态度与患者多交谈，鼓励患者以各种方式表达形体改变所致的心理感受，接受患者所呈现的焦虑和失落，使患者在表达感受的同时获得情感上的支持	正确叙述		未提出或错误
18. 鼓励家属爱护和体贴患者，可指导患者运用安神静志法，让其闭目静心，全身放松，平静呼吸，以达到周身气血流通舒畅	正确叙述		未提出或错误
百分比分数计算评分	得分 ÷36（本站得分）×100×20%（本站权重）＝本站得分		

【相关知识】

按摩的方法

（1）手法：以揉、点、拿、颤、擦法为主。

（2）取穴：颊车、下关、地仓、颧髎、四白、迎香、睛明、阳白、风池、翳风、合谷等。

（3）施术部位：以患侧面部为主，患侧耳后部、后头部也不可忽视，健侧面部可施术辅助部位。

（4）操作：①患者先取仰卧位，医者坐于患者头端。②一手扶住健侧，一手用掌揉法，施以患侧面部 2～3 分钟，根据患者的感觉施以适当的力度。③用多指分若干条线揉患侧面部 3～4 遍，使患者有酸胀感为好。④用拇指点揉颊车、地谷、下关、颧髎、迎香、阳白、睛明等穴各约半分钟。⑤用多指拿颤患侧面肌，约 1 分钟，接着用掌心施以擦法约 1 分钟。⑥用拇指点揉眼眶周围，反复 3～4 遍，多泪者可以多揉点睛明、头维、承泣、四白等穴位。⑦一手贴于健侧面部，一手贴于患侧面部，健侧向前，患侧平向后，做相反方向的拿颤动作约 2 分钟。⑧用多指分别将患侧眼帘部和唇角向患侧拿颤各约 1 分钟，接着在患侧面部再施以掌心擦法。⑨患者正坐，用掌根揉法施以患侧风池至翳风 1 线约 2 分钟，再用拇指揉点风池、翳风穴各约 1 分钟，最后点按合谷穴约 1 分钟。

考站四　中医护理技术——闪罐法

【考生指引】

1. 考核情境

王某，女，40 岁。患者因无明显诱因出现左眼不能闭合、流泪 3 天就诊。诊断：面瘫。现患者患侧面部麻木不仁，左侧上下眼睑不能闭合，露睛 0.5cm，左侧面肌松弛下垂，不能皱眉，左侧抬头纹及鼻唇沟消失，嘴角向右侧歪斜，鼓腮漏气，左侧牙齿不能嚼食物，左侧口腔存留食物，需要用手指掏出，左嘴角闭合不严。请遵医嘱采用闪罐法帮助患者改善面瘫情况。

2. 考生任务

（1）说出闪罐法的治疗部位、穴位及依据。

（2）正确完成中医护理技术——闪罐法。

3. 考核时间

10分钟（读题2分钟，考核8分钟）。

【考官指引】

1. 考核目的

（1）考查考生根据病情正确选择闪罐部位与穴位的能力。

（2）考查考生正确进行闪罐操作的能力。

2. 场景与用物设置

（1）场景：病床1张，考官2位，标准化病人1位。

（2）用物：病历夹1个，治疗车1辆，治疗盘1个，手消毒液1瓶，弯盘1个，小号玻璃罐2个，止血钳1把，95%乙醇棉球1缸，打火机1个，灭火瓶1个，无菌纱布1包，浴巾1条，患者信息单（考官用）2份，患者信息单（考生用）1份，笔3支，白纸数张。

3. 监考与评分注意事项

（1）请根据闪罐的操作步骤及评分指引进行客观的评价。

（2）考核时间一旦结束，务必请考生终止本站考核，进入下一考站。

【考核内容评分指引】

闪罐的操作步骤及评分指引			
评分项目	完全做到（2分）	部分做到（1分）	未做到（0分）
核对医嘱			
1.核对临时医嘱：患者床号、姓名、年龄、操作名称、部位、穴位	核对完整且正确		未核对或错误
评估			
2.自我介绍（姓名与职责），向患者解释操作目的	2项做到	任1项未做到	2项均未做到
3.询问患者姓名、床号、年龄，核对腕带与口述一致	2项均做到	任1项未做到	2项均未做到
4.评估（病情、禁忌证、腹部皮肤、疼痛耐受度、药物过敏史、心理、病室环境）	7项均做到	4～6项做到	3项以下做到
准备			
5.患者准备：交代患者做好个人准备（如排尿），使之了解闪罐法过程，愿意配合操作	3项做到	任1项未做到	3项均未做到

续表

闪罐的操作步骤及评分指引			
6. 物品准备：用物齐全，摆放有序合理，检查用物有效期及包装完整性	准备齐全	用物缺少3项以内且有检查	用物缺少4项及以上或未检查
实施			
7. 携用物至患者床边，再次核对患者姓名、床号及年龄，核对腕带与口述一致	3项均做到	任1项未做到	3项均未做到
8. 拉上床帘，保护患者隐私	做到		未做到
9. 协助患者取合适体位	做到		未做到
10. 暴露腹部皮肤，铺大毛巾，注意保暖	做到		未做到
11. 再次检查操作部位皮肤	做到		未做到
12. 用纱布块清洁皮肤	做到		未做到
13. 酒精棉球干湿度适当，点燃明火后在罐内环绕，避开罐口	定位准确		未做到
14. 吸拔后立即起罐，动作用力均匀、速度宜快。若吸拔力太大应减小负压。反复操作30～50次	做到		未做到
15. 观察局部皮肤情况，询问患者感觉，反复施罐时间应控制在10分钟左右，熄灭明火	方法正确		未做到
16. 起罐，取纱布清洁皮肤，观察皮肤	全程有做到		未做到
17. 协助患者取舒适体位，整理床单位	2项均做到	任1项未做到	2项均未做到
18. 健康教育：分别针对病情和操作正确而简要地给出指导	2项均做到	任1项未做到	2项均未做到
20. 洗手且方法正确	2项均做到	任1项未做到	2项均未做到
21. 正确记录	做到		未做到
整体评价			
22. 操作过程流畅，技术熟练，未给患者造成伤害	做到		未做到
23. 使用尊称称呼患者	做到		未做到
24. 面带微笑，与患者有眼神交流	做到		未做到
理论提问			
25. 正确回答考官问题	做到		未做到
百分比分数计算评分	得分 ÷50（本站得分）×100×25%（本站权重）＝本站得分		

【相关知识】

面瘫的饮食护理

（1）风寒袭络证者多食祛风散寒、辛温的食物，如生姜、葱白、大豆等，忌食寒凉及生冷瓜果等食物。

（2）风热袭络证者多食清热疏风的食物，如冬瓜、丝瓜、赤小豆等，忌食辛辣刺激、燥热的食物。

（3）风痰阻络证者多食通阳泄浊的食物，如白萝卜、荸荠、百合、柚子等，忌食肥甘厚味的食物。

（4）气虚血瘀证者多食益气活血的食物，如山楂、木耳等，忌食滋腻补血和辛香行窜的食物。

考站五　健康指导

【考生指引】

1. 考核情境

　　王某，女，40岁。患者因无明显诱因出现左眼不能闭合、流泪3天就诊，住院治疗10天，现患者左眼闭合情况好转，无流泪等不适症状，纳可，寐安，二便平，舌淡红，苔薄白，脉和缓有力。遵医嘱于明日出院，患者希望了解出院后的调护事项，请为患者做出院健康指导。

2. 考生任务

为患者做出院健康指导。

3. 考核时间

5分钟（读题1分钟，考核4分钟）。

【考官指引】

1. 考核目的

考查考生正确进行面瘫患者出院健康指导的能力。

2. 场景与用物设置

（1）场景：病床1张，考官2位，标准化病人1位。

（2）用物：病历夹1个，患者信息单（考官用）2份，患者信息单（考生用）1份，白纸1张，笔3支。

3. 监考与评分注意事项

（1）请根据面瘫者的出院健康指导评分指引对考生进行客观的评价。

（2）考核时间一旦结束，务必请考生终止本站考核，进入下一考站。

【考核内容评分指引】

面瘫的出院健康指导评分指引			
评分项目	完全做到（2分）	部分做到（1分）	未做到（0分）
健康指导前评估			
1. 评估患者已掌握的面瘫相关预防知识	做到		未做到

续表

面瘫的出院健康指导评分指引			
健康指导			
2. 注意保暖，避免劳累	做到		未做到
3. 出门佩戴口罩和墨镜	做到		未做到
4. 合理饮食：宜清淡，易消化，富有营养；多吃新鲜水果和蔬菜；多食祛风散寒、辛温的食物，如生姜、葱白、大豆等；忌食寒凉及生冷瓜果等食物	正确叙述		未叙述
5. 合理安排运动，每日散步、快步行走、游泳等	2项均正确叙述	任1项未叙述	2项均未叙述
6. 调畅情志，排解不良情绪	正确叙述		未叙述
7. 评价健康教育的效果：患者对面瘫要点的掌握情况	正确叙述		未叙述
沟通与关爱			
8. 使用尊称称呼患者，与患者有眼神交流，面带微笑，及时回答患者的疑问	做到		未做到
9. 给患者发放健康教育内容的相关载体：宣传单、宣传册、视频或记录单等	做到		未做到
理论提问			
10. 正确回答考官问题	正确		未叙述
百分比分数计算评分	得分÷20（本站得分）×100×10%（本站权重）=本站得分		

【相关知识】

面肌功能训练

（1）抬眉训练：抬眉动作的完成主要依靠枕额肌额腹的运动。嘱患者上提健侧与患侧的眉目，有助于抬眉运动功能的恢复。用力抬眉，呈惊恐状，每次抬眉10～20次，每日2～3次。

（2）闭眼训练：闭眼的功能主要依靠眼轮匝肌的运动收缩完成。训练闭眼时，嘱患者开始时轻轻地闭眼，两眼同时闭合10～20次。如不能完全闭合眼睑，露白时可用食指的指腹沿着眶下缘轻轻地按摩1次，然后再用力闭眼10次，有助于眼睑闭合功能的恢复。

（3）耸鼻训练：耸鼻运动主要靠提上唇肌及压鼻肌的运动收缩来完成。耸鼻训练可促进压鼻肌、提上唇肌运动功能的恢复。

（4）示齿训练：示齿动作主要靠颧大肌、颧小肌、提口角肌及笑肌的收缩来完成。嘱患者口角向两侧同时运动，避免只向一侧用力造成习惯性的口角偏斜。

（5）努嘴训练：努嘴主要靠口轮匝肌的收缩来完成。进行努嘴训练时，需用力收缩口唇并向前努嘴。口轮匝肌恢复后，患者能够鼓腮，刷牙漏水或进食流口水的症状也随之消失。

（6）鼓腮训练：鼓腮训练有助于口轮匝肌及颊肌运动功能的恢复。鼓腮漏气时，用手上下捏住患侧口轮匝肌进行鼓腮训练。此方法有助于防治上唇方肌挛缩。

第八节　眩　晕

眩晕是以目眩与头晕为主要表现的病证。目眩是指眼花或眼前发黑，头晕是指感觉自身或外界景物旋转。二者常同时并见，故统称为"眩晕"。其轻者闭目即止；重者如坐车船，旋转不定，不能站立，或伴有恶心、呕吐、汗出，甚则仆倒等症状。眩晕是临床常见症状，西医学中的良性阵发性眩晕、后循环缺血、梅尼埃病、高血压具有本病特征者，均属本病的讨论范畴。本节主要考查运用四诊采集眩晕的病情资料，进行八纲辨证，提出护理问题分析，实施辨证施护、耳穴压豆、健康教育等内容。

考站一　病情资料采集

【考生指引】

1. 考核情境

王某，女，40岁，诉头晕眼花3天。现患者精神疲倦，四肢乏力，心慌，影响睡眠。如果你是门诊护士，请接待新患者，进行病情资料收集。

2. 考生任务

（1）请运用中医四诊有条理地收集患者的病情资料。

（2）请根据病情需要进行专科身体评估。

（3）请根据病情提出需进一步检查或化验的项目。

3. 考核时间

12分钟（读题2分钟，考核10分钟）。

【考官指引】

1. 考核目的

（1）考查考生正确运用中医四诊采集病史的能力。

（2）考查考生针对性身体评估的能力。

（3）考查考生中医临床思维能力。

（4）考查考生沟通能力。

2. 场景与用物设置

（1）场景：病床1张，诊疗桌1张，椅子2把，考官2位，标准化病人1位。

（2）用物：治疗盘1个，体温计1支，血压计1个，听诊器1个，纱布若干，压舌板1个，脉枕1个，速干手消毒液1瓶，挂号单1张，腕带1个，患者信息单（考官用）2份，患者信息单（考生用）1份，笔3支，白纸数张。

3. 监考与评分注意事项

（1）请根据眩晕的病情资料采集评分指引对考生进行客观的评价。

（2）若考生需经标准化病人提示后才做出正确回答，可酌情给分。

（3）考生提出观察舌象时，若标准化病人无法体现该病证型，请考官在考生观察后给出相应结果。

（4）考生提出诊脉时，若标准化病人无法体现该病证型，请考官在考生诊脉后给出相应结果。

（5）考生提出查心电图、经颅多普勒超声时，请考官做出相应回答。

（6）考核时间一旦结束，务必请考生终止本站考核，进入下一考站。

【考核内容评分指引】

眩晕的病情资料采集评分指引			
评分项目	2分	1分	0分
素质要求			
1. 仪表大方，举止端庄，态度和蔼	做到		未做到
2. 称呼、自我介绍（姓名与职责），向患者解释沟通目的	2项均做到	任1项未做到	2项均未做到
现病史			
3. 有效识别患者身份，测量生命体征	做到		未做到
4. 眩晕的性质	做到		未做到
5. 眩晕的时间、规律	2项均做到	任1项未做到	2项均未做到
6. 眩晕的轻重程度	做到		未做到
7. 眩晕的诱因	做到		未做到
8. 眩晕的加重因素、缓解因素	2项均做到	任1项未做到	2项均未做到
9. 心慌的性质、时间、规律	3项均做到	任1项未做到	3项均未做到
10. 身体有无其他不适，是否影响日常生活	做到		未做到
11. 本次发病的诊疗经过：有无采取治疗措施及其效果	做到		未做到
12. 总体睡眠状况：有无入睡困难、睡眠维持困难、早醒或多梦	做到		未做到
13. 食欲、口味	做到		未做到
14. 大便的色、质、量、味	4项均做到	2～3项做到	4项均未做到
15. 小便的色、质、量、味	4项均做到	2～3项做到	4项均未做到
既往史、家族史、过敏史、个人生活史、一般资料			
16. 既往史	做到		未做到
17. 家族史	做到		未做到
18. 过敏史	2项均做到	任1项未做到	2项均未做到

续表

眩晕的病情资料采集评分指引			
19. 个人生活史：烟酒等不良嗜好、疫区旅居史、作息、活动等情况	4项均做到	2~3项做到	小于2项做到
20. 一般资料：职业、婚姻状况、联系电话和地址、付费方式、社会支持等	5项均做到	3~4项做到	小于3项做到
身体评估			
21. 精神、面色、形态	3项均做到	任1项未做到	3项均未做到
22. 指导患者伸舌，观察舌象	做到且方法正确		未做到或方法错误
23. 指导患者伸手臂，诊察脉象	做到且方法正确		未做到或方法错误
24. 做相关体格检查（进行臂丛牵拉试验、压顶试验、旋颈试验）	3项均做到	任1项未做到	3项均未做到或方法错误
需进一步检查、化验项目			
25. 血常规、生化全套	2项均做到	任1项未做到	2项均未做到
26. 查心电图、经颅多普勒超声	2项均做到	任1项未做到	2项均未做到
沟通技巧			
27. 面带微笑，使用尊称与患者交流	做到		未做到
28. 全神贯注，用心聆听患者的回答	做到		未做到
29. 以开放式的问句进行沟通	做到		未做到
30. 资料采集过程流畅，具有逻辑性	做到		未做到
百分比分数计算评分	得分÷60（本站得分）×100×25%（本站权重）=考站得分		

【标准化病人指引】

病情资料		
基本信息	王某，女，40岁，自诉头晕眼花3天	
现病史	3天前出现头晕眼花。现患者精神疲倦，面色淡白，唇甲不华，发色不泽，四肢乏力，视物头晕目眩，眼花，闭目即止，胸闷心慌，体位改变及劳累后加重，入睡困难，睡眠维持困难，易醒多梦	
既往病史	否认既往重大疾病史	
家族病史	否认家族病史	
过敏史	否认药物、食物过敏史	
个人生活史	饮食：正常	
	二便：大便正常，小便清，色黄，量中	
	月经史：经血量中，色红，周期规律	
	婚育史：孕4产1人流3，顺产，刻下不在生理期	
	嗜好：否认烟酒等不良嗜好，无疫区旅居史	
	疫区旅居史：无	
	作息：生活作息规律，每周户外活动2~3次	

续表

病情资料		
一般资料	文化程度：本科	
	心理社会：担心疾病的预后，社会支持良好	
身体评估	生命体征：T 36.2℃，P 84次/分，R 20次/分，BP 130/70mmHg	
	神情、面色、体态：患者神志清楚，精神倦怠，面色少华，两眼无神，体形适中，步态正常	
	舌苔、脉象：舌淡胖，且边有齿印，苔薄白，脉细弱	
	体格检查：臂丛牵拉试验、压顶试验、旋颈试验正常	
辅助检查	①血常规：红细胞计数 2.89×10^{12}/L，血红蛋白110g/L。②经颅多普勒超声：右椎动脉流速增快，无血流方向逆转。③心电图：窦性心律	

【相关知识】

1. 臂丛牵拉试验

臂丛牵拉试验也称上肢牵拉试验。患者取端坐位，检查者站在受检者患侧，一手推患侧头颈向对侧，同时另一只手握患侧手腕，慢慢向外下方牵拉上肢，两手方向相反以使臂丛受牵拉，若受检者感到放射痛或疼痛加重则为阳性。阳性多见于神经根型颈椎病患者。

检查注意事项：①不合宜人群：手部残疾或本身有疾病的患者。②检查时要求：若患肢出现放射痛、麻木要及时告诉检查者，以便检查者及时调整力度，以防拉伤。动作要轻，不可用力过猛过大，注意双侧比较。

2. 椎间孔挤压试验

椎间孔挤压试验又称压头试验。患者端坐在凳上，检查者立于其背后，双手压患者头部，同时向患侧侧屈颈椎，并加以后仰，若出现颈背痛或上肢放射痛即为阳性。检查者无疼痛或微微酸痛等无异常情况出现，则为阴性。

检查注意事项：①不合宜人群：孕妇、婴儿。②检查时要求：放松心情，检查过程有异常疼痛者要如实反映情况。击打的力量要适中，不宜太大。

考站二　辨病辨证与护理问题

【考生指引】

1. 考核情境

王某，女，40岁，自诉头晕眼花3天。现患者精神疲倦，四肢乏力，两眼无神，面色淡白，唇甲不华，发色不泽，视物头晕目眩，眼花，闭目即止，胸闷心慌，体位改变及劳累后加重，入睡困难，睡眠维持困难，易醒多梦，夜寐欠安。测 T 36.2℃，P 84次/分，R 20次/分，BP 130/70mmHg。如果你是责任护士，请根据第一考站采集的病情资料，概括主诉，陈述病史，进行辨病、辨证分析，提出3个主要的护理问题。

2. 考生任务

（1）根据第一考站采集的病情资料，概括患者主诉。

（2）陈述该患者的现病史、既往病史、家族病史、药物食物过敏史、个人生活史、一般资料、身体评估、辅助检查结果。

（3）进行辨病，提出辨病依据。

（4）进行辨证，提出辨证依据，并进行证候分析。

（5）提出 3 个主要的护理问题，并列出依据。

3. 考核时间

7 分钟（读题 1 分钟，考核 6 分钟）。

【考官指引】

1. 考核目的

（1）考查考生准确概括主诉的能力。

（2）考查考生有条理地陈述病例的能力。

（3）考查考生正确进行诊断、辨证、证候分析的能力。

（4）考查考生正确提出护理问题的能力。

2. 场景与用物设置

（1）场景：病床 1 张，考官 2 位，标准化病人 1 位。

（2）用物：患者信息单（考官用）2 份，患者信息单（考生用）1 份，白纸数张，笔 3 支。

3. 监考与评分注意事项

（1）请根据眩晕的辨病、辨证与护理问题分析评分指引进行客观的评价。

（2）考核时间一旦结束，务必请考生终止本站考核，进入下一考站。

【考核内容评分指引】

眩晕的辨病、辨证与护理问题分析评分指引			
评分项目	2 分	1 分	0 分
概括主诉			
1. 正确概括患者主诉	做到		未做到
陈述病史			
2. 有条理地叙述现病史	做到		未做到
3. 正确叙述既往病史	做到		未做到
4. 正确叙述家族病史	做到		未做到
5. 正确叙述过敏史	做到		未做到
6. 正确叙述个人生活史	2 项均做到	任 1 项未做到	2 项均未做到
7. 正确叙述一般资料	做到		未做到
8. 正确叙述身体评估资料：生命体征、神、色、体格检查、大便、舌苔、脉象	5～7 项做到	2～4 项做到	2 项以下未做到或错误

续表

眩晕的辨病、辨证与护理问题分析评分指引			
9. 辅助检查：血常规、生化全套、心电图、经颅多普勒超声	4项做到	2～3项做到	2项以下未做到或错误
辨病分析			
10. 中医病名诊断（眩晕）	正确		未提出或错误
11. 西医病名诊断（脑动脉供血不足）	正确		未提出或错误
12. 诊断依据（临床表现、现病史、体格检查、化验、辅助检查）	内容完整且正确	内容不全	内容错误
辨证分析			
13. 证候分型（气血亏虚证）	正确		未提出或错误
14. 辨证要点及辨证依据（患者神疲乏力、面色淡白、唇甲不华，头晕，眼花，胸闷，舌淡胖，且边有齿印，苔薄白，脉细弱）	内容完整且正确	内容不全	内容错误
15. 证候分析：①因气虚则清阳不展，血虚则清窍所养，故头晕，且遇劳加重。②气血虚则神疲乏力，面色淡白，唇甲不华。③血不养心，心神不宁，故心悸少寐。④舌淡胖，且边有齿印，苔薄白，脉细弱为气血亏虚之象	内容完整且正确	内容不全	内容错误
护理问题			
16. 头昏眼花：与气血不足、脑失血荣有关	内容完全且正确	内容不全	未提出或内容错误
17. 夜寐不安：与气血亏虚、阴阳失调有关	内容完全且正确	内容不全	未提出或内容错误
18. 潜在并发症：跌仆（与头晕目眩而致动作失衡不能自主有关）	内容完全且正确	内容不全	未提出或内容错误
理论提问			
19. 正确回答考官提问	做到		未做到
临证思维			
20. 辨病辨证、证候分析思路清晰	做到		未做到
21. 护理问题正确排序	做到		未做到
百分比分数计算评分	得分 ÷42（本站得分）×100×20%（本站权重）＝本站得分		

【相关知识】

1. 眩晕的病因

眩晕的发生主要与情志不遂、年老体弱、饮食不节、久病劳倦、跌仆坠损以及感受外邪等因素有关，内生风、痰、瘀、虚，导致风眩内动、清窍被扰或清阳不升，脑窍失养而突发眩晕。

2. 眩晕的辨证要点

（1）辨相关脏腑：眩晕病位在脑，与肝、脾、肾三脏功能失调密切相关，但与肝关系尤为密切。若为肝气郁结者，兼见胸胁胀痛、时有叹息；肝火上炎者，兼见目赤肿痛、急躁易怒、胁肋灼痛；肝阴不足者，兼见目睛干涩、五心烦热、潮热盗汗；肝阳上亢者，兼见头胀痛、面色潮红、急躁易怒、腰膝酸软；肝风内动者，兼见步履不稳、肢体震颤、手足麻木等表现。临床以肝阳上亢者多见。因于脾者，若脾胃虚弱，气血不足者，兼见纳差乏力、面色白；若脾失健运，痰湿中阻者，兼见纳呆呕恶、头重如裹、舌苔腻浊诸症。因于肾者，多属肾精不足，兼见腰酸腿软、耳鸣耳聋、健忘呆钝等症。

（2）辨标本虚实：凡病程较长，反复发作，遇劳即发，伴两目干涩、腰膝酸软，或面色白、神疲乏力、脉细或弱者，多属虚证，由精血不足或气血亏虚所致。凡病程短，或突然发作，眩晕重，视物旋转，伴呕恶痰涎、头痛、面赤、形体壮实者，多属实证。其中，痰湿所致者，见头重昏蒙、胸闷呕恶、苔腻脉滑；瘀血所致者，见头昏头痛、痛点固定、唇舌紫暗、舌有瘀斑；肝阳风火所致者，见眩晕、面赤、烦躁、口苦、肢麻震颤，甚则昏仆，脉弦有力。

3. 眩晕的中医证候分类

肝阳上亢证、气血亏虚证、痰浊中阻证、肾精不足证、瘀血阻窍证。

4. 眩晕的病机

脑海空虚，清窍失养或邪扰清窍。

考站三　辨证施护

【考生指引】

1. 考核情境

王某，女，40岁，自诉头晕眼花3天，以眩晕收治入院。现患者精神疲倦，四肢乏力，视物头晕目眩，眼花，闭目即止，胸闷心慌，体位改变及劳累后加重，入睡困难，睡眠维持困难，易醒多梦，舌质淡，苔薄白，脉弦。目前遵医嘱口服补中益气丸，中药汤剂"十全大补汤"。请根据考站二提出的护理问题，列出观察要点，制订护理目标及措施。

2. 考生任务

列出该患者的观察要点，制订护理目标及措施，解决护理问题。

3. 考核时间

10分钟（读题1分钟，考核9分钟）。

【考官指引】

1. 考核目的

（1）考查考生观察眩晕患者的能力。

（2）考查考生正确制订护理目标及措施的能力。

2. 场景与用物设置

（1）场景：病床1张，考官2位，标准化病人1位。

（2）用物：患者信息单（考官用）2份，患者信息单（考生用）1份，白纸数张，笔3支。

3. 监考与评分注意事项

（1）请根据眩晕的辨证施护评分指引对考生进行客观的评价。

（2）考核时间一旦结束，务必请考生终止本站考核，进入下一考站。

【考核内容评分指引】

眩晕的辨证施护评分指引			
评分项目	2分	1分	0分
病情观察			
1. 观察眩晕发作的时间、程度、性质，如出现症状加重、肢体麻木、言语不利等症状，应立即报告医生	叙述正确	部分叙述正确	未叙述或错误
2. 观察胸闷心慌发作的时间、程度、性质	叙述正确	部分叙述正确	未叙述或错误
3. 观察心律、血压的变化	叙述正确	部分叙述正确	未叙述或错误
4. 观察入睡及睡眠维持情况	叙述正确	部分叙述正确	未叙述或错误
5. 观察食欲、舌苔、脉象	叙述正确	部分叙述正确	未叙述或错误
护理问题			
6. 头昏眼花	提及		未提及或错误
护理目标			
7. 头昏眼花减轻或缓解	提及		未提及或错误
护理措施			
8. 发作时卧床休息，闭目养神，减少头部转动，切勿摇动床架。症状减轻后方可起床活动，动作应缓慢	叙述正确	部分叙述正确	未叙述或错误
9. 病室宜安静，光线宜暗，避免噪音，尽量减少打扰患者	叙述正确		未叙述或错误
10. 穴位按摩百会、风池、上星、太阳等穴，每次20分钟，每晚睡前1次，或进行耳穴压豆等治疗	正确采取或指导1种以上方法		未叙述或指导方法错误
11. 宜食补益气血的食物，如当归、红豆、红枣、龙眼肉。平时可以进食一些黄芪粥、党参粥、龙眼酸枣仁粥、糯米阿胶粥等食疗方	举例3味及以上食物	举例1～2味	未举例或错误
护理问题			
12. 夜寐不安	提及		未提及或错误
护理目标			
13. 患者无入睡困难，无多梦易醒	提及		未提及或错误

续表

眩晕的辨证施护评分指引			
护理措施			
14. 重视情志调护，关心、体贴患者，怡情悦志，使其以放松的心态面对睡眠	叙述正确		未叙述或错误
15. 睡前不宜过分用脑，可听轻音乐、泡热水脚以促进睡眠	叙述正确		未叙述或错误
16. ①循经按摩头部督脉、心经。②点按三阴交、太溪、涌泉、神门等穴	正确采取或指导1种以上方法		未叙述或指导方法错误
护理问题			
17. 潜在并发症：跌仆	提及		未提及或错误
护理目标			
18. 患者未发生跌仆	提及		未提及或错误
护理措施			
19. 平时动静结合，注意休息；卧床或蹲下时勿猛然起立	2项正确叙述	任1项正确叙述	2项未叙述或均错误
20. 向患者做好防跌倒健康宣教，指导患者起卧动作宜慢；参照下床三部曲下床活动	2项正确叙述	任1项正确叙述	2项未叙述或均错误
21. 避免患者单独行走外出，以防跌倒	叙述正确		未叙述或错误
22. 保持病房地面干燥，通道无杂物，床栏、扶手、呼叫器性能完好	3项均正确叙述	任1项未叙述或错误	3项均未叙述或均错误
百分比分数计算评分	得分÷44（本站得分）×100×20%（本站权重）＝本站得分		

【相关知识】

眩晕的预防调护

眩晕的发生多与饮食不节、劳倦过度、情志失调等因素有关，因此，预防眩晕之发生，应避免和消除能导致眩晕发生的各种内、外致病因素。要坚持适当的体育锻炼，增强体质；保持心情舒畅，情绪稳定，防止七情内伤；注意劳逸结合，避免体力和脑力的过度消耗；饮食有节，防止暴饮暴食，过食肥甘醇酒及过咸伤肾之品，尽量戒烟戒酒。眩晕发病后要及时治疗，注意休息，严重者当卧床休息；注意饮食清淡，保持情绪稳定，避免突然、剧烈的体位改变和头颈部运动，以防眩晕症状加重，或发生昏仆。有眩晕史的患者，应避免剧烈体力活动，避免高空作业。

考站四 中医护理技术——耳穴压豆

【考生指引】

1. 考核情境

王某，女，40岁，自诉头晕眼花3天，闭目即止，入睡困难，睡眠维持困难，易醒多梦。诊断：眩晕。经治疗，患者头晕眼花、入睡困难症状缓解，但仍多梦易醒。请遵医嘱采用耳穴压豆帮助患者改善睡眠。

2. 考生任务

（1）请向考官说出耳穴压豆选穴及依据。

（2）正确完成中医护理技术——耳穴压豆。

3. 考核时间

10分钟（读题2分钟，考核8分钟）。

【考官指引】

1. 考核目的

（1）考查考生根据病情正确选择耳穴压豆选穴的能力。

（2）考查考生正确进行耳穴压豆操作的能力。

2. 场景与用物设置

（1）场景：病床1张，考官2位，标准化病人1位。

（2）用物：病历夹1个，治疗车1辆，治疗盘1个，耳穴贴若干，止血钳1把，75%乙醇棉球若干，探棒1把，弯盘1个，耳穴模型1个，患者信息单（考官用）2份，患者信息单（考生用）1份，笔3支，白纸数张。

3. 监考与评分注意事项

（1）请根据耳穴压豆的操作步骤及评分指引进行客观的评价。

（2）考核时间一旦结束，务必请考生终止本站考核，进入下一考站。

【考核内容评分指引】

耳穴压豆的操作步骤及评分指引			
评分项目	2分	1分	0分
核对医嘱			
1. 核对临时医嘱：患者姓名、床号、操作名称、部位、穴位	核对完整且正确		未核对或错误
评估			
2. 自我介绍（姓名与职责），向患者解释操作目的	2项均做到	任1项未做到	2项均未做到
3. 询问患者姓名、床号、年龄，核对腕带与口述一致	2项均做到	任1项未做到	2项均未做到
4. 评估（病室环境、病情、禁忌证、耳部皮肤、酒精及胶布过敏史、疼痛耐受度、心理）	6～7项均做到	3～5项做到	2项以下做到
准备			
5. 患者准备：叮嘱患者做好个人准备（如排尿），使之了解耳穴压豆的作用、操作方法、愿意配合操作	做到		未做到

续表

耳穴压豆的操作步骤及评分指引			
6. 物品准备：用物齐全，摆放有序合理，检查用物有效期及包装完整性	准备齐全	用物缺少3项以内且有检查	用物缺少4项及以上或未检查
实施			
7. 携用物至患者床边，再次核对患者床号、姓名、年龄，核对手腕带	2项均做到	任1项未做到	2项均未做到
8. 取舒适体位，充分暴露耳部皮肤	做到		未做到
9. 再次检查耳部皮肤情况，用乙醇棉球清除耳部油脂	做到		未做到
10. 向患者说明定位取穴的感觉	做到		未做到
11. 一手持耳轮后上方，一手持探棒在选穴区找敏感	定位准确手法正确		未做到
12. 同时询问患者有无酸、麻、胀、痛等感觉	做到		未做到
13. 定位取穴：神门、心、皮质下、肾、交感	定位准确手法正确		未做到
14. 用止血钳夹住药贴，贴于选好的穴位上，穴位准确且贴得牢固	定位准确手法正确		未做到
15. 按压手法正确	方法正确		未做到
16. 观察局部皮肤有无红肿、过敏	做到		未做到
17. 观察患者有无酸、麻、胀、痛等"得气"的感觉	做到		未做到
18. 教会患者按压耳穴的方法	做到		未做到
19. 取舒适体位，整理床单位	做到		未做到
20. 交代注意事项	做到		未做到
21. 健康教育：分别针对病情和操作正确而简要地给出指导	2项均做到	任1项未做到	2项均未做到
22. 洗手且方法正确	做到		未做到
23. 正确记录	做到		未做到
整体评价			
24. 面带微笑，注重人文关怀	做到		未做到
25. 使用尊称与患者交流	做到		未做到
26. 操作流畅，技术熟练，未给患者造成伤害	做到		未做到
理论提问			
27. 正确回答考官问题	做到		未做到
百分比分数计算评分	得分÷54（本站得分）×100×25%（本站权重）=本站得分		

【相关知识】

1. 耳穴压豆治疗失眠的主穴及选穴依据

主穴有神门、皮质下、交感、心、肾。其中神门是调节大脑皮层兴奋与抑制的要穴，可调节大脑皮层功能，起到益气、养血安神的作用。皮质下是调节大脑皮质功能的要穴，能补髓益脑、止痛安神，主治失眠多梦等。交感穴具有舒筋活络、宁心安神之作用。心主神明，心藏神，取心穴能宁心安神、调和营血、清泄心火，故能治疗失眠多梦、健忘等症。肾主骨，生髓，脑为髓之海，取肾穴可补脑益心神，以交通心肾，阴阳上下互为制约，脏腑功能得以平衡。以上诸穴合用，可起到运行气血、调整脏腑功能的作用，从而使气血平衡，经气通畅，扶正祛邪，达到改善人体免疫功能、镇静安神的功效。

2. 耳穴压豆的禁忌证

（1）耳郭有湿疹、溃疡、炎症、冻疮破溃等，不宜用耳穴贴压。

（2）有习惯性流产的孕妇禁用，妇女孕期慎用，尤其不宜用子宫、卵巢、肾等穴。

（3）严重器质性疾病者慎用。

（4）过饥过饱、大醉、过劳、体质虚弱、精神紧张、严重贫血，忌重刺激手法或泻法。

3. 前庭康复操

方法：将物体置于鼻前25cm，转头时注视物体，尽量保持视觉清晰，逐渐增加转头速度，重复15～20次，每日重复2～3次。

考站五　健康指导

【考生指引】

1. 考核情境

王某，女，40岁，自诉3天前出现头晕眼花，入睡困难，睡眠维持困难，易醒多梦，经门诊收入院，住院6天。现患者精神可，无视物头晕目眩，无胸闷心慌，夜寐安，舌淡红，苔薄白，脉和缓有力。患者希望了解出院后的调护事项，请对患者进行出院前健康指导。

2. 考生任务

为患者做出院健康指导。

3. 考核时间

5分钟（读题1分钟，考核4分钟）。

【考官指引】

1. 考核目的

考查考生正确进行眩晕患者出院健康指导的能力。

2. 场景与用物设置

（1）场景：病床1张，考官2位，标准化病人1位。

（2）用物：病历夹1个，患者信息单（考官用）2份，患者信息单（考生用）1份，白纸1张，笔3支。

3. 监考与评分注意事项

（1）请根据眩晕的出院健康指导评分指引对考生进行客观的评价。

（2）考核时间一旦结束，务必请考生终止本站考核，进入下一考站。

【考核内容评分指引】

眩晕的出院健康指导评分指引			
评分项目	2分	1分	0分
健康指导前评估			
1. 评估患者需求，已掌握的改善眩晕知识与技能	做到		未做到
健康指导			
2. 生活起居方面：①环境宜安静，光线宜柔和，避免强光、噪声刺激。②改变体位时动作宜慢，如起床、下床、转头弯腰，预防体位性低血压的发生。③避免登高或从事高空作业、避免驾车，以免发生危险	完全做到且正确	部分做到且正确	未做到或错误
3. 可适当参加体育锻炼，增强体质，避免剧烈活动	做到		未做到
4. 饮食方面：饮食宜清淡易消化，多吃益气养血的食物如红枣桂圆莲子粥等，避免辛辣刺激之品	完全做到且正确	部分做到且正确	未做到或错误
5. 保持心情舒畅，及时排解不良情绪	做到		未做到
6. 中药汤剂宜饭后半小时温服，服药后休息半小时	做到		未做到
7. 定期门诊复查，不适随诊	做到		未做到
沟通与关爱			
8. 面带微笑，使用尊称与患者交流	做到		未做到
9. 及时回答患者的疑问	做到		未做到
10. 给患者发放眩晕的健康指导内容的相关载体：宣传单、宣传册、视频或记录单等	做到		未做到
理论提问			
11. 正确回答考官提问	正确		未叙述
百分比分数计算评分	得分÷22（本站得分）×100×10%（本站权重）＝本站得分		

【相关知识】

1. 眩晕的预后

不同的眩晕性疾病，它们的预后也是不同的。脑血管病引起的眩晕，要及时进行相应的治疗，如果治疗不及时或者被误诊，有可能会危及生命。脊髓型颈椎病或者外伤型的脊髓损伤，如果得不到及时的诊断治疗，后果也可能比较严重。其他的眩晕性疾病，像耳石症，即便不治疗，大概1/3的患者也可能自行缓解。

2. 眩晕保健的常用方法

常用方法包括针刺、艾灸、足浴、耳穴压豆、穴位敷贴、头部推拿按摩、耳石症复位，以及五行音乐疗法、前庭康复操、降压操、八段锦、中医情志心理疏导治疗等多种。

第九节　感　冒

感冒是因感受触冒风邪或时行病毒，引起肺卫功能失调所致，以鼻塞、流涕、咳嗽、喷嚏、恶寒、发热、头痛、全身不适等为临床特征的常见外感病证。凡普通感冒、流行性感冒及上呼吸道感染等，以上述特征为主要表现者，均属本病的讨论范围。本节主要考查运用四诊采集感冒的病情资料，进行八纲辨证，提出护理问题分析，实施辨证施护、刮痧中医护理操作、健康教育等内容。

考站一　病情资料采集

【考生指引】

1. 考核情境

王某，女，40岁，因鼻塞、流涕、头痛、发热而就诊。现在患者精神倦怠，口渴欲饮。如果你是门诊护士，请接待新患者，进行病情资料收集。

2. 考生任务

（1）请运用中医四诊有条理地收集患者的病情资料。

（2）请根据病情需要进行专科身体评估。

（3）请根据病情提出需进一步检查或化验的项目。

3. 考核时间

12分钟（读题2分钟，考核10分钟）。

【考官指引】

1. 考核目的

（1）考查考生正确运用中医四诊采集病史的能力。

（2）考查考生针对性身体评估的能力。

（3）考查考生中医临床思维能力。

（4）考查考生沟通能力。

2. 场景与用物设置

（1）场景：病床1张，诊疗桌1张，椅子2把，考官2位，标准化病人1位。

（2）用物：治疗盘1个，体温计1支，血压计1个，听诊器1个，纱布若干，压舌板1个，脉枕1个，速干手消毒液1瓶，挂号单1张，腕带1个，患者信息单（考官用）2

份，患者信息单（考生用）1份，笔3支，白纸数张。

3. 监考与评分注意事项

（1）请根据感冒的病情资料采集评分指引对考生进行客观的评价。

（2）若考生需经标准化病人提示后才做出正确回答，可酌情给分。

（3）考生提出观察舌象时，若标准化病人无法体现该病证型，请考官在考生观察后给出相应结果。

（4）考生提出诊脉时，若标准化病人无法体现该病证型，请考官在考生诊脉后给出相应结果。

（5）考生提出需查血常规和胸部 X 线片时，请考官做出相应回答。

（6）考核时间一旦结束，务必请考生终止本站考核，进入下一考站。

【考核内容评分指引】

感冒的病情资料采集评分指引			
评分项目	2 分	1 分	0 分
素质要求			
1. 仪表大方，举止端庄，态度和蔼	做到		未做到
2. 称呼、自我介绍（姓名与职责），向患者解释沟通目的	2 项均做到	任 1 项未做到	2 项均未做到
现病史			
3. 有效识别患者身份，测量生命体征	做到		未做到
4. 有无发热、恶寒	2 项均做到	任 1 项未做到	2 项均未做到
5. 发热、恶寒的轻重程度	2 项均做到	任 1 项未做到	2 项均未做到
6. 发热的诱因	做到		未做到
7. 有无汗出，汗出的部位、时间、量	2 项均做到	任 1 项未做到	2 项均未做到
8. 头痛的性质	做到		未做到
9. 头痛的持续时间	做到		未做到
10. 头痛的严重程度	做到		未做到
11. 引起头痛加重、缓解的因素	2 项均做到	任 1 项未做到	2 项均未做到
12. 口渴情况	做到		未做到
13. 鼻塞的开始时间、诱因	2 项均做到	任 1 项未做到	2 项均未做到
14. 鼻涕的色、质、量、味	4 项均做到	2～3 项做到	小于 2 项做到
15. 本次发病中感冒人群接触史	做到		未做到
16. 本次发病的诊疗经过：有无采取治疗措施及效果	做到		未做到
17. 身体有无其他不适	做到		未做到
18. 食欲、口味	2 项均做到	任 1 项未做到	2 项均未做到
19. 睡眠情况	做到		未做到
20. 大便的色、质、量、味	4 项均做到	2～3 项做到	小于 2 项做到

感冒的病情资料采集评分指引			
21. 小便的色、质、量、味	4 项均做到	2 ～ 3 项做到	小于 2 项做到
既往病史、家族病史、过敏史、月经孕产史、个人生活史、一般资料			
22. 既往病史	做到		未做到
23. 家族病史	做到		未做到
24. 过敏史	做到	部分做到	未做到
25. 月经史、孕产史	做到		未做到
26. 个人生活史：烟酒等不良嗜好、疫区旅居史、作息、活动等情况	4 项均做到	2 ～ 3 项做到	小于 2 项做到
27. 一般资料：职业、婚姻状况、联系电话和地址、付费方式、社会支持等	5 项均做到	3 ～ 4 项做到	小于 3 项做到
身体评估			
28. 评估神志、精神、面色、形态	4 项均做到	2 ～ 3 项做到	小于 2 项做到
29. 指导患者伸舌，观察舌象	做到且方法正确		未做到或方法错误
30. 指导患者伸手臂，辨识脉象	做到且方法正确		未做到或方法错误
31. 做相关体格检查（A气道、B呼吸、C循环、D神经）	4 项均做到	任 1 项未做到	4 项均未做到或方法错误
需进一步检查、化验的项目			
32. 血常规	做到	—	未做到
33. 胸片	做到	—	未做到
沟通技巧			
34. 面带微笑，使用尊称与患者交流	做到		未做到
35. 全神贯注，用心聆听患者的回答	做到		未做到
36. 以开放式的问句进行沟通	做到		未做到
37. 资料采集过程流畅，具有条理性	做到		未做到
百分比分数计算评分	得分 ÷74（本站得分）×100×25%（本站权重）＝考站得分		

【标准化病人指引】

病情资料	
基本信息	王某，女，40 岁，因鼻塞、流涕、头痛、发热而就诊
现病史	患者 3 天前因天气变化受凉后出现鼻塞、流清涕；次日午后感恶寒，自测体温 37.9℃，无汗出，自服"感冒冲剂"；第 3 天自觉头痛，发热不退，测体温 38.5℃，未采取其他降温措施。现患者精神倦怠，全头胀痛，发热，稍恶寒，无汗出，鼻塞，流少量黄浊鼻涕
既往病史	否认既往重大疾病史
家族病史	否认家族病史
过敏史	否认药物、食物过敏史

右上角：续表

病情资料		
个人生活史	饮食：纳差，口渴，喜冷饮	
	睡眠：夜寐安	
	二便：大便干，色黄，量中，每日1次；小便黄，量少，质清，二便均无特殊气味	
	月经史：经量适中，色暗红，痛经，周期尚规律；刻下不在生理期	
	婚育史：已婚，孕1产1，顺产	
	嗜好：否认烟酒等不良嗜好	
	疫区旅居史：无，否认感冒人群接触史	
	作息：喜熬夜，每周跳广场舞3次	
一般资料	文化程度：本科	
	心理社会：心态良好，社会支持良好	
身体评估	生命体征：T 38.3℃，P 92次/分，R 21次/分，BP 127/72mmHg	
	神情、面色、体态：患者精神倦怠，面赤，体形匀称，步态正常	
	舌苔、脉象：舌红，苔薄黄，脉浮数	
	ABCD体格检查：口鼻腔黏膜完好无破损，咽部轻度充血，扁桃体不肿，气道通畅。胸廓起伏对称，呼吸节律稍快，肺部听诊清音。四肢肢温热、血运正常、皮肤颜色正常，四肢肌力正常。双侧瞳孔等大等圆，对光反射灵敏	
辅助检查	①血常规：白细胞计数 10.4×10^{12}/L，中性粒细胞百分比75%，淋巴细胞百分比26%。②胸部X线片：无异常	

【相关知识】

1. 寸口诊脉的方法与注意事项

（1）诊脉时间：以清晨未进食时最为理想，因此时不受饮食、活动等因素的影响，机体内外环境比较安静，气血运行少受干扰，脉象变化较能如实地反映客观的病情变化。但也不必拘泥，要求诊脉时有一个安静的环境，诊脉时间以3分钟为宜，一般不少于1分钟。

（2）平息：一呼一吸谓之息，诊脉时，医者要保持呼吸均匀，用一次正常呼吸为时间单位，去计算患者脉搏的次数。

（3）布指与定位：患者手臂平放，与心脏大致同一水平；医护人员用食指、中指、无名指的指目进行诊脉；诊脉时中指定关部，食指候寸部，无名指候尺部；根据患者身高和手臂长度确定诊脉者的三指疏密程度。

（4）诊脉指法：正确运用举法（浮取）、按法（沉取、重取，重按至筋骨）、寻法（不轻不重，按至肌肉），三指同时用相同的指力诊脉为总按，用一指单按其中一部脉为单按。

2. 望舌的注意事项

勿过分用力伸舌；伸舌时间不宜过长，以免影响舌质色泽；晚间或在灯光下不宜望舌。某些食物或药物可使舌苔染上颜色，称为染苔，需要结合问诊或揩舌的方法来综合判断，加以鉴别；排除饮食或某些生活习惯的影响；注意其他因素对舌的影响，如牙齿残缺、张口呼吸等。

考站二　辨病辨证与护理问题

【考生指引】

1. 考核情境

王某，女，40岁，因鼻塞、流涕、头痛、发热而就诊。现患者精神倦怠，全头胀痛，发热，稍恶寒，无汗出，鼻塞，流少量黄浊鼻涕，口渴欲饮。测 T 38.3℃，P 92次/分，R 21次/分，BP 127/72mmHg。如果你是责任护士，请根据第一考站采集的病情资料，概括主诉，陈述病史，进行辨病、辨证分析，提出 3个主要的护理问题。

2. 考生任务

（1）根据第一考站采集的病情资料，概括患者主诉。

（2）陈述该患者的现病史、既往病史、家族病史、药物食物过敏史、个人生活史、一般资料、身体评估、辅助检查结果。

（3）进行辨病，提出辨病依据。

（4）进行辨证，提出辨证依据，并进行证候分析。

（5）提出 3个主要的护理问题，并列出依据。

3. 考核时间

7分钟（读题 1分钟，考核 6分钟）。

【考官指引】

1. 考核目的

（1）考查考生准确概括主诉的能力。

（2）考查考生有条理地陈述病例的能力。

（3）考查考生正确进行诊断、辨证、证候分析的能力。

（4）考查考生正确提出护理问题的能力。

2. 场景与用物设置

（1）场景：病床 1张，考官 2位，标准化病人 1位。

（2）用物：患者信息单（考官用）2份，患者信息单（考生用）1份，白纸数张，笔 3支。

3. 监考与评分注意事项

（1）请根据感冒的辨病、辨证与护理问题分析评分指引进行客观的评价。

（2）考核时间一旦结束，务必请考生终止本站考核，进入下一考站。

【考核内容评分指引】

感冒的辨病、辨证与护理问题分析评分指引			
评分项目	2分	1分	0分
概括主诉			
1. 正确概括患者主诉	做到		未做到
陈述病史			
2. 有条理地叙述现病史	做到		未做到
3. 正确叙述既往病史	做到		未做到
4. 正确叙述家族病史	做到		未做到
5. 正确叙述过敏史	做到		未做到
6. 正确叙述个人生活史及感冒人群接触史	2项均做到		任1项未做到
7. 正确叙述一般资料	做到		未做到
8. 正确叙述身体评估资料：生命体征、神、色、咽部、扁桃体、ABCD体格检查、舌苔、脉象	6～8项做到	3～5项做到	3项以下未做到或错误
9. 辅助检查：①血常规。②胸部X线片	2项均做到	任1项未做到	未提出或错误
辨病分析			
10. 中医诊断（感冒）	正确		未提出或错误
11. 西医诊断（上呼吸道感染）	正确		未提出或错误
12. 诊断依据（临床表现、现病史、相关检查）	内容完整且正确	内容不全	内容错误
辨证分析			
13. 证候分型（风热感冒）	正确		未提出或错误
14. 辨证要点及辨证依据（发热，鼻塞，流黄浊鼻涕，口渴喜冷饮，大便干，小便黄，舌红，苔薄黄，脉浮数）	内容完整且正确	内容不全	内容错误
15. 证候分析：①寒邪化热，故发热不恶寒。②热邪犯肺卫，肺开窍于鼻，故鼻塞。③热灼津液，故流浊涕，口渴喜冷饮。④舌红、苔薄黄、脉浮数为表热之征	内容完全且正确	内容不全	内容错误
护理问题			
16. 发热：与外感风寒，郁热于里，卫表不和有关	内容完全且正确	内容不全	未提出或内容错误
17. 鼻塞、流涕：与邪犯肺卫，肺气失宣有关	内容完全且正确	内容不全	未提出或内容错误
18. 头痛：与热扰清空，脉络闭阻有关	内容完全且正确	内容不全	未提出或内容错误
理论提问			
19. 正确回答考官提问	做到		未做到
临证思维			
20. 辨病辨证、证候分析思路清晰	做到		未做到
21. 护理问题正确排序	做到		未做到
百分比分数计算评分	得分÷42（本站得分）×100×20%（本站权重）=本站得分		

【相关知识】

1. 感冒的病机

感冒是因六淫、时行之邪，侵袭肺卫，以致卫表不和，肺失宣肃而为病。

2. 风热感冒的辨证要点

外感病史，发热重恶寒轻，或发热而恶风，鼻塞流浊涕，舌红，苔薄黄，脉浮数。

3. 感冒的健康教育

（1）平时生活起居有规律，劳逸结合，避免过度疲劳。气候多变季节，及时增减衣服。盛夏亦不可贪凉露宿，经常参加户外活动，呼吸新鲜空气，多晒太阳，增强体质。

（2）易感患者，可常按摩迎香、太阳、风池等穴，或根据个体素质进行耐寒锻炼，如冷水洗脸、洗澡等。

（3）平时可选食黄芪大枣粥、山药粥、牛奶等健脾补气之品。

（4）感冒流行期间少去公共场所，也可服用防感冒汤药。

考站三　辨证施护

【考生指引】

1. 考核情境

王某，女，40岁，因鼻塞、流涕、头痛、发热而就诊，以感冒收治入院，目前遵医嘱口服中药汤剂"桑菊薄竹饮"。请根据考站二提出的护理问题，列出观察要点，制订护理目标及措施。

2. 考生任务

列出该患者的观察要点，制订护理目标及措施，解决护理问题。

3. 考核时间

7分钟（读题2分钟，考核5分钟）。

【考官指引】

1. 考核目的

（1）考查考生观察感冒患者的能力。

（2）考查考生正确制订护理目标及措施的能力。

2. 场景与用物设置

（1）场景：病床1张，考官2位，标准化病人1位。

（2）用物：患者信息单（考官用）2份，患者信息单（考生用）1份，白纸数张，笔3支。

3. 监考与评分注意事项

（1）请根据感冒的辨证施护评分指引进行客观的评价。

（2）考核时间一旦结束，务必请考生终止本站考核，进入下一考站。

【考核内容评分指引】

感冒的辨证施护评分指引			
评分项目	2分	1分	0分
病情观察			
1.体温监测：每4小时测量一次，关注服药后或降温处理后体温变化	叙述正确	部分叙述正确	未叙述或错误
2.观察鼻塞有无改善，鼻涕的色、质、量的变化	叙述正确	部分叙述正确	未叙述或错误
3.观察食欲、汗出、口渴的情况，观察头痛、心率、心律、舌苔、脉象的变化	6～8项均叙述正确	3～5项正确叙述	3项以下未叙述或8项均错误
护理问题			
4.发热	提及		未提及或错误
护理目标			
5.体温降至正常范围	提及		未提及或错误
护理措施			
6.环境：①凉爽（温度18～22℃、湿度50%～60%）。②定时通风（禁直接吹风）、安静。③根据气候变化随时增减衣物	完全叙述正确	部分叙述正确	未叙述或错误
7.静卧休息，避免劳累；注意保暖，及时擦干汗液，更换汗衣	叙述正确	部分叙述正确	未叙述或错误
8.口腔护理：可用淡盐水、银花甘草液、金银花漱口液等漱口	叙述正确		未叙述或错误
9.饮食宜清淡、易消化，多饮水，宜选择面条、汤羹、粥品等；忌肥甘厚味、辛辣、煎炸、香燥之品；忌烟酒、浓茶	叙述正确		未叙述或错误
10.推荐食疗方：竹叶粥、西瓜汁、绿豆汤、金银花茶、桑菊薄竹饮等	举例3味及以上食物	举例1～2味	未举例或错误
11.中药煎煮宜武火快煎，薄荷后下，煎后温服	叙述正确		未叙述或错误
护理问题			
12.鼻塞、流涕	提及		未提及或错误
护理目标			
13.患者鼻塞、流涕缓解	提及		未提及或错误
护理措施			
14.双手指推搓面部，取迎香、印堂、素髎穴，用手指逆时针方向按揉50下，每日3～5次	指导方法正确		未叙述或指导方法错误

续表

感冒的辨证施护评分指引			
15. 擤鼻涕方法指导：按住一侧鼻孔，轻轻擤出，不可同时按住两侧鼻孔及用力过猛；鼻涕难以擤出时，可将鼻腔分泌物倒吸致咽喉部由口吐出	指导方法正确		未叙述或指导方法错误
16. 病室内用醋或艾烟熏蒸，或用消毒液行空气消毒，防止交叉感染	叙述正确		未叙述或错误
护理问题			
17. 潜在并发症：头痛	提及		未提及或错误
护理目标			
18. 患者头痛缓解或消失	提及		未提及或错误
护理措施			
19. 关注患者情绪，适时安慰，给予情绪疏导；鼓励患者精神放松，转移注意力，如阅读、听广播等；进行五行音乐疗法（选择徵调音韵曲目如《荷花映月》，商调音韵曲目如《广陵散》《晚霞钟鼓》等）	正确采取或指导2种以上方法	正确采取或指导1种方法	未叙述或指导方法错误
20. 按摩缓解头痛：①拇指指腹用抹法自印堂至神庭按摩3分钟。②自攒竹至丝竹空按摩3分钟。③点按或按揉印堂、攒竹、丝竹空、太阳、百会、风池、风府、天柱等穴，每穴按揉2分钟。④食指指腹叩全头部	正确采取或指导3种以上方法	正确采取或指导1～2种方法	未叙述或指导方法错误
百分比分数计算评分	得分÷40（本站得分）×100×20%（本站权重）＝本站得分		

【相关知识】

1. 桑菊薄竹饮

柔菊薄竹饮源自《广东凉茶验方》，由桑叶、菊花各5g，薄荷3g，淡竹叶、白茅根各30g组成，沸水冲泡10分钟即可。其辛凉解表，用于风热感冒。

2. 中医五行音乐

根据阴阳五行学说，将五行的木、火、土、金、水分别与五音阶的角、徵、宫、商、羽对应，从而把五行、五脏、五音等配属用于音乐治疗实践。

考站四 中医护理技术——刮痧

【考生指引】

1. 考核情境

王某，女，40岁，因鼻塞、流涕、头痛、发热而入院，测T 38.3℃。护士采取温水擦浴后，患者体温稍降，旋即又起，现精神倦怠，测T 39.2℃，面赤，咽喉肿痛，口渴喜冷饮。请遵医嘱采用刮痧法帮助患者退热。

2. 考生任务

（1）请向考官说出刮痧的部位、穴位及依据。

（2）正确完成中医护理技术——刮痧。

3. 考核时间

10分钟（读题1分钟，考核9分钟）。

【考官指引】

1. 考核目的

（1）考查考生根据病情正确选择刮痧部位与穴位的能力。

（2）考查考生正确进行刮痧操作的能力。

2. 场景与用物设置

（1）场景：病床1张，考官2位，标准化病人1位。

（2）用物：病历夹1个，治疗车1辆，治疗盘1个，治疗巾1块，刮痧板1块，刮痧油1瓶，治疗碗1个，无菌纱布若干块，弯盘1个，大毛巾2条，纸杯1个，速干手消毒液1瓶，患者信息单（考官用）2份，患者信息单（考生用）1份，笔3支，白纸数张。

3. 监考与评分注意事项

（1）请根据刮痧的操作步骤及评分指引进行客观的评价。

（2）考核时间一旦结束，务必请考生终止本站考核，进入下一考站。

【考核内容评分指引】

刮痧的操作步骤及评分指引			
评分项目	2分	1分	0分
核对医嘱			
1. 核对临时医嘱：患者姓名、床号、操作名称	核对完整且正确		未核对或错误
评估			
2. 自我介绍（姓名与职责），向患者解释操作目的	2项均做到	任1项未做到	2项均未做到
3. 询问患者姓名、床号、年龄，核对腕带与口述一致	2项均做到	任1项未做到	2项均未做到
4. 评估（病室环境、病情、舌、脉、禁忌证、刮痧部位皮肤、疼痛耐受度、心理）	8项均做到	4～7项做到	4项以下做到
准备			
5. 患者准备：叮嘱患者做好个人准备（如排便），使之了解刮痧过程，愿意配合操作	做到		未做到
6. 物品准备：用物齐全，摆放合理有序，检查用物性能及有效期	准备齐全	用物缺少3项以内且有检查	用物缺少4项及以上或未检查

续表

刮痧的操作步骤及评分指引			
实施			
7. 携用物至患者床边，再次核对患者姓名、床号及年龄，核对手腕带	2项均做到	任1项未做到	2项均未做到
8. 拉上床帘，注意保护患者隐私	做到		未做到
9. 协助患者取合适体位	做到		未做到
10. 暴露刮痧部位，铺大毛巾，注意保暖	做到		未做到
11. 根据患者诊断确定刮痧部位并检查皮肤情况	做到		未做到
12. 检查刮痧板边缘是否光滑，并蘸取刮痧油	做到		未做到
13. 先刮头后部风池穴，再刮颈部大椎。刮痧方法：泻法，大椎重刮，要求单方向，用力均匀，刮拭禁用暴力	定位准确，手法正确		未做到
14. 然后刮拭上肢内侧曲池、尺泽。最后刮外关、合谷。刮痧方法：泻法，要求单方向，用力均匀，刮拭禁用暴力	定位准确，手法正确		未做到
15. 过程中随时蘸湿刮板防止皮肤干涩并询问患者感觉，及时调整力度，一般刮至皮肤呈红紫色（即为出痧）为度	全程有做到		未做到
16. 过程中随时观察病情，发现异常，应立即停刮，取平卧位，报告医师，配合处理	做到		未做到
17. 及时询问患者的感受和治疗的反应，及时调整手法	全程有做到		未做到
18. 清洁局部皮肤，观察皮肤有无刮伤	2项均做到	任1项未做到	2项均未做到
19. 整理床单位，合理安排体位	做到		未做到
20. 清理用物，归还原处，洗手	2项均做到	任1项未做到	2项均未做到
21. 正确记录	做到		未做到
整体评价			
22. 面带微笑，注重人文关怀	做到		未做到
23. 使用尊称与患者交流	做到		未做到
24. 操作流畅，技术熟练，未给患者造成伤害	做到		未做到
理论提问			
25. 正确回答考官提问	做到		未做到
百分比分数计算评分	得分 ÷50（本站得分）×100×25%（本站权重）＝本站得分		

【相关知识】

1. 刮痧法

刮痧法是用有一定锋刃的牛角板等做成的，选择人体皮肤的特定部位，涂抹适当的药液介质后，进行刮拭刺激的一种中医刮痧器具学外治方法。

其治疗特点是通过浅表刺激皮肤之后，排出血性的痧疹，或痧团，或斑团，并且以之为手段排除病邪。

2. 本病刮痧部位和穴位的选择依据

（1）整体观：人体作为一个有机的整体，五脏六腑、四肢百骸等各个部分是内外相通、表里相应、彼此协调、相互为用的整体。当刺激机体的某个部位或者某个部位发生变化时，都会引起相应的全身反应。

（2）经络学说：《灵枢·海论》指出："夫十二经脉者，内属于脏腑，外络于肢节……"人体的五脏六腑、四肢百骸、五官九窍、皮肉筋骨等组织器官之所以能保持相对的协调与统一，完成正常的生理活动，是依靠经络系统的联络沟通而实现的。

经络是运行全身气血，联系脏腑，沟通人体内外环境的通路。皮肤与经络密切相连。因此，刮拭刺激皮部就能通过经络传至相应的脏腑，对脏腑功能起到双向调节作用。

3. 刮痧器具与介质

（1）器具常用牛角刮痧板、砭石刮痧板、玉石刮痧板、铜砭刮痧板等。

（2）刮痧前局部涂以水、植物油、刮痧油、中药液等，这些物质称为介质。有的介质是液体，如植物油，或具有通经活络功效的中药制剂及专业使用的刮痧油等；有的介质是膏剂，如质地油腻的凡士林等。

4. 刮板握持及运板方法

单手握板，将刮痧板放置掌心，由拇指、食指和中指夹住刮痧板，无名指和小指紧贴刮痧板边角，从三个角度固定刮痧板。刮痧时利用指力和腕力调整刮痧板角度，使刮痧板与皮肤之间夹角成45°～90°，以肘关节为轴心，前臂做有规律的移动。

考站五 健康指导

【考生指引】

1. 考核情境

王某，女，40岁，因鼻塞、流涕、头痛、发热而入院，住院治疗2天，现体温恢复正常，鼻塞、流涕、头痛等症状消失，寐安，纳可，二便调，舌淡红，苔薄白，脉和缓有力。遵医嘱于明日出院，患者希望了解出院后的调护事项，请为患者做出院健康指导。

2. 考生任务

为患者做出院健康指导。

3. 考核时间

5分钟（读题1分钟，考核4分钟）。

【考官指引】

1. 考核目的

考查考生正确进行感冒患者出院健康指导的能力。

2. 场景与用物设置

（1）场景：病床1张，考官2位，标准化病人1位。

（2）用物：病历夹1个，患者信息单（考官用）2份，患者信息单（考生用）1份，白纸1张，笔3支。

3. 监考与评分注意事项

（1）请根据感冒的健康指导评分指引进行客观的评价。

（2）考核时间一旦结束，务必请考生终止本站考核，进入下一考站。

【考核内容评分指引】

感冒的健康指导评分指引			
评分项目	2分	1分	0分
健康指导前评估			
1. 评估患者需求，已掌握的感冒预防知识与技能	做到		未做到
健康指导			
2. 生活起居方面：慎起居，适寒温，防复感，根据气候变化及时增减衣服，盛夏不可贪凉，冬春注意防寒保暖	做到	部分做到	未做到
3. 疫毒盛行时，少去人口密集处，防止交叉感染	做到	部分做到	未做到
4. 勤锻炼，强体质，选择合适的户外运动，如太极拳、慢跑、球类运动等	做到	部分做到	未做到
5. 合理饮食：宜清淡易消化，富有营养，以助正气	做到		未做到
6. 药物预防：感冒流行时，可用板蓝根、贯众等煎水服用	做到		未做到
7. 调畅情志，排解不良情绪	做到		未做到
8. 评价健康教育的效果：患者对自我调护要点的掌握情况，患者能正确口述饮食、起居及药物预防的方法	做到		未做到
沟通与关爱			
9. 面带微笑，使用尊称与患者交流，及时回答患者的疑问	做到		未做到
10. 给患者发放感冒健康指导内容的相关载体：健康知识宣传单、宣传手册、视频等	做到		未做到
理论提问			
11. 正确回答考官提问	正确		未叙述
百分比分数计算评分	得分÷22（本站得分）×100×10%（本站权重）=本站得分		

【相关知识】

感冒的预后

本病因感邪轻浅，一般只犯皮毛，少有传变，病程多短而易愈。但若感受时行疫毒，或老人、婴幼儿、体弱患者，或原有某些肺系慢性病者，病邪由表入里，传变迅速，可引起某些并发症或继发病。若外邪内合于心，可发心悸之疾。

第十节 胃脘痛

胃脘痛，又称胃痛，指以胃脘部疼痛为主要症状的病证，常伴见胃脘部痞闷胀满、嗳气、吞酸、嘈杂、恶心、呕吐、纳呆等脾胃症状。胃脘痛是临床上常见的一种病证，西医学中的急、慢性胃炎，胃溃疡，十二指肠溃疡病等以上腹部疼痛为主要症状者，均属本病的讨论范畴。本节主要考查运用四诊采集胃脘痛的病情资料，进行八纲辨证，提出护理问题分析，实施辨证施护、中药热熨治疗、健康指导等内容。

考站一 病情资料采集

【考生指引】

1. 考核情境

王某，女，40岁，因胃脘部反复隐痛5年，3天前进食冷饮，胃痛加剧而就诊。现患者精神倦怠，胃脘胀痛，嗳气、恶心，呕吐痰涎。如果你是门诊护士，请接待新患者，进行病情资料收集。

2. 考生任务

（1）请运用中医四诊有条理地收集患者的病情资料。

（2）请根据病情需要进行专科身体评估。

（3）请根据病情提出需进一步检查或化验的项目。

3. 考核时间

12分钟（读题2分钟，考核10分钟）。

【考官指引】

1. 考核目的

（1）考查考生正确运用中医四诊采集病史的能力。

（2）考查考生针对性身体评估的能力。

（3）考查考生中医临床思维能力。

（4）考查考生沟通能力。

2. 场景与用物设置

（1）场景：病床1张，诊疗桌1张，椅子2把，考官2位，标准化病人1位。

（2）用物：治疗盘1个，体温计1支，血压计1个，听诊器1个，纱布若干，压舌板1个，脉枕1个，速干手消毒液1瓶，挂号单1张，腕带1个，患者信息单（考官用）2份，患者信息单（考生用）1份，笔3支，白纸数张。

3. 监考与评分注意事项

（1）请根据胃脘痛的病情资料采集评分指引对考生进行客观的评价。

（2）若考生需经标准化病人提示后才做出正确回答，可酌情给分。

（3）考生提出观察舌象时，若标准化病人无法体现该病证型，请考官在考生观察后给出相应结果。

（4）考生提出诊脉时，若标准化病人无法体现该病证型，请考官在考生诊脉后给出相应结果。

（5）考生提出查胃镜、心电图、腹部X线片时，请考官做出相应回答。

（6）考核时间一旦结束，务必请考生终止本站考核，进入下一考站。

【考核内容评分指引】

胃脘痛的病情资料采集评分指引			
评分项目	2分	1分	0分
素质要求			
1.仪表大方，举止端庄，态度和蔼	做到		未做到
2.称呼、自我介绍（姓名与职责），向患者解释沟通目的	2项均做到	任1项未做到	2项均未做到
现病史			
3.有效识别患者身份，测量生命体征	做到		未做到
4.胃痛的具体部位	做到		未做到
5.胃痛的性质、是否喜温喜按	2项做到	任1项未做到	2项未做到
6.胃痛的时间、规律	2项均做到	任1项未做到	2项均未做到
7.胃痛的轻重程度（数字疼痛评分）	做到		未做到
8.胃痛的诱因	做到		未做到
9.胃痛的加重、缓解因素	2项均做到	任1项未做到	2项均未做到
10.恶心呕吐的开始时间与诱因	2项均做到	任1项未做到	2项均未做到
11.呕吐物的色、质、量、味	4项均做到	2~3项做到	小于2项做到
12.嗳气的气味	做到		未做到
13.本次发病前的饮食情况	做到		未做到
14.本次发病的诊疗经过：有无采取治疗措施及其效果	做到		未做到
15.身体有无其他不适	做到		未做到

续表

胃脘痛的病情资料采集评分指引			
16. 食欲、口味	2 项均做到	任 1 项未做到	2 项均未做到
17. 睡眠情况	做到		未做到
18. 大便的色、质、量、味	4 项均做到	2 ~ 3 项做到	小于 2 项做到
19. 小便的色、质、量、味	4 项均做到	2 ~ 3 项做到	小于 2 项做到
既往史、家族史、过敏史、个人生活史、一般资料			
20. 既往史	做到		未做到
21. 家族史	做到		未做到
22. 过敏史	做到		未做到
23. 个人生活史：烟酒等不良嗜好、疫区旅居史、作息、活动等情况	4 项均做到	2 ~ 3 项做到	小于 2 项做到
24. 一般资料：职业、婚姻状况、联系电话和地址、付费方式、社会支持等	5 项均做到	3 ~ 4 项做到	小于 3 项做到
身体评估			
25. 评估神情、面色、形态	3 项均做到	1 ~ 2 项未做到	3 项均未做到
26. 指导患者伸舌，观察舌象	做到且方法正确		未做到或方法错误
27. 指导患者伸手臂，诊察脉象	做到且方法正确		未做到或方法错误
28. 做相关体格检查（腹部视诊、触诊、叩诊、听诊）	4 项均做到	2 ~ 3 项做到	小于 2 项做到
需进一步检查、化验项目			
29. 血常规、生化全套	2 项均做到	任 1 项未做到	2 项均未做到
30. 胃镜、心电图、腹部平片	3 项均做到	1 ~ 2 项未做到	3 项均未做到
沟通技巧			
31. 面带微笑，使用尊称与患者交流	做到		未做到
32. 全神贯注，用心聆听患者的回答	做到		未做到
33. 以开放式的问句进行沟通	做到		未做到
34. 资料采集过程流畅，具有条理性	做到		未做到
百分比分数计算评分	得分 ÷68（本站得分）×100×25%（本站权重）= 考站得分		

【标准化病人指引】

病情资料	
基本信息	王某，女，40 岁，因胃脘部反复隐痛 5 年，3 天前进食冷饮，胃痛加剧而就诊
现病史	3 天前因进食冷饮后上腹部疼痛加剧，夜间难以入睡，口服奥美拉唑片不能缓解，遂来院就诊。现患者精神倦怠，胃脘胀痛，疼痛评分为 3 分，腹部怕冷，喜温喜按，嗳气，时感恶心，呕吐痰涎，量少，无特殊气味
既往病史	从 2018 年开始，胃脘部隐痛间断发作，常伴有餐后饱胀感。否认既往重大疾病史
家族病史	否认家族病史
过敏史	否认药物、食物过敏史

续表

<table>
<tr><td colspan="3" align="center">病情资料</td></tr>
<tr><td rowspan="8">个人生活史</td><td>饮食：纳差，口淡</td><td></td></tr>
<tr><td>睡眠：夜寐欠安，多梦易醒</td><td></td></tr>
<tr><td>二便：大便溏薄，日行 2 次，小便清，量中，二便均无特殊气味</td><td></td></tr>
<tr><td>月经史：经量适中，色暗红，痛经，周期尚规律；刻下不在生理期</td><td></td></tr>
<tr><td>婚育史：已婚，孕 1 产 1，顺产</td><td></td></tr>
<tr><td>嗜好：否认烟酒等不良嗜好</td><td></td></tr>
<tr><td>疫区旅居史：无</td><td></td></tr>
<tr><td>作息：喜熬夜，每日散步 90 分钟</td><td></td></tr>
<tr><td rowspan="2">一般资料</td><td>文化程度：大专</td><td></td></tr>
<tr><td>心理社会：担心疾病的预后，社会支持良好</td><td></td></tr>
<tr><td rowspan="4">身体评估</td><td>生命体征：T 36.8℃，P 82 次 / 分，R 20 次 / 分，BP 125/75mmHg</td><td></td></tr>
<tr><td>神情、面色、体态：患者神疲乏力，面色萎黄，两眼少神，体形偏瘦，步态正常</td><td></td></tr>
<tr><td>舌苔、脉象：舌淡，苔白，脉迟缓</td><td></td></tr>
<tr><td>体格检查：腹平软，上腹部按之少许隐痛，全腹无反跳痛。麦氏征阴性，墨菲征阴性</td><td></td></tr>
<tr><td>辅助检查</td><td>①心电图：窦性心律。②腹部 X 线片：无异常。③胃镜：慢性非萎缩性胃炎</td><td></td></tr>
</table>

【相关知识】

1. 胃脘痛的病因病机

胃痛的发生，主要由外邪犯胃、饮食伤胃、情志不畅和脾胃素虚等，导致胃气郁滞，胃失和降，而发生胃痛。

（1）感受外邪：外感寒、热、湿诸邪，内客于胃，皆可致胃脘气机阻滞，不通则痛。其中尤以寒邪为多，寒邪伤胃可引起胃气阻滞，胃失和降而发生胃痛，正所谓"不通则痛"。

（2）内伤饮食：饮食不节，或过饥过饱，损伤脾胃，胃气壅滞，致胃失和降，不通则痛。五味过极，辛辣无度，肥甘厚腻，饮酒如浆，则蕴湿生热，伤脾碍胃，气机壅滞。

（3）情志失调：忧思恼怒，伤肝损脾，肝失疏泄，横逆犯胃，脾失健运，胃气阻滞，均致胃失和降，而发胃痛。

（4）体虚久病：脾胃为仓廪之官，主受纳及运化水谷。若素体脾胃虚弱，运化失职，气机不畅，或中阳不足，中焦虚寒，失其温养而发生疼痛。若禀赋不足，后天失调，或饥饱失常，劳倦过度，以及久病正虚不复等，均能引起脾气虚弱，脾阳不足，则寒自内生，胃失温养，致虚寒胃痛。

考站二　辨病辨证与护理问题

【考生指引】

1. 考核情境

王某，女，40 岁。患者胃脘部反复隐痛 5 年，3 天前因进食冷饮，上腹部疼痛加剧而就诊。现患者精神倦怠，胃脘胀痛，嗳气，恶心，呕吐清涎，大便溏薄。测 T 36.8℃，P 82 次 / 分，R 20 次 / 分，BP 125/75mmHg。如果你是责任护士，请根据第一考站采集的病情资料，概括主诉，陈述病史，进行辨病、辨证分析，提出 3 个主要的护理问题。

2. 考生任务

（1）根据第一考站采集的病情资料，概括患者主诉。

（2）陈述该患者的现病史、既往病史、家族病史、药物食物过敏史、个人生活史、一般资料、身体评估、辅助检查结果。

（3）进行辨病，提出辨病依据。

（4）进行辨证，提出辨证依据，并进行证候分析。

（5）提出 3 个主要的护理问题，并列出依据。

【考官指引】

1. 考核目的

（1）考查考生准确概括主诉的能力。

（2）考查考生有条理地陈述病例的能力。

（3）考查考生正确进行诊断、辨证、证候分析的能力。

（4）考查考生正确提出护理问题的能力。

2. 场景与用物设置

（1）场景：病床 1 张，考官 2 位，标准化病人 1 位。

（2）用物：患者信息单（考官用）2 份，患者信息单（考生用）1 份，白纸数张，笔 3 支。

3. 监考与评分注意事项

（1）请根据胃脘痛的辨病、辨证与护理问题分析评分指引进行客观的评价。

（2）考核时间一旦结束，务必请考生终止本站考核，进入下一考站。

【考核内容评分指引】

胃脘痛的辨病、辨证与护理问题分析评分指引			
评分项目	2分	1分	0分
概括主诉			
1. 正确概括患者主诉	做到		未做到
陈述病史			
2. 有条理地叙述现病史	做到		未做到
3. 正确叙述既往病史	做到		未做到
4. 正确叙述家族病史	做到		未做到

胃脘痛的辨病、辨证与护理问题分析评分指引			
5. 正确叙述过敏史	做到		未做到
6. 正确叙述个人生活史	做到		未做到
7. 正确叙述一般资料	做到		未做到
8. 正确叙述身体评估资料：生命体征、神、色、腹部检查、大便、舌苔、脉象	5～7项做到	2～4项做到	2项以下未做到或错误
9. 辅助检查：①心电图：窦性心律。②腹部X线片：无异常。③胃镜：慢性非萎缩性胃炎	3项做到	部分做到	未做到
辨病分析			
10. 中医诊断（胃脘痛）	正确		未提出或错误
11. 西医诊断（慢性浅表性胃炎）	正确		未提出或错误
12. 诊断依据（主诉、现病史、体格检查、辅助检查）	内容完整且正确	内容不全	内容错误
辨证分析			
13. 证候分型（脾胃虚寒）	正确		未提出或错误
14. 辨证要点及辨证依据（神疲乏力，胃脘胀痛、喜温喜按、嗳气、恶心、呕吐清涎、大便溏薄、舌淡、苔白、脉迟缓）	内容完整且正确	内容不全	内容错误
15. 证候分析：①胃气阻滞，胃失和降，不通则痛。②胃气上逆，致嗳气，呕吐清涎。③脾胃虚弱，气血生化乏源，无以濡养周身，故神疲乏力。④脾虚运化水液失利，虚寒则阴气不足，温化失利，水湿不化，流注肠间，故大便溏	内容完全且正确	内容不全	内容错误
护理问题			
16. 胃脘疼痛：与胃失和降，气机不畅有关	内容完全且正确	内容不全	未提出或内容错误
17. 恶心呕吐：与胃气下降，逆而向上有关	内容完全且正确	内容不全	未提出或内容错误
18. 大便溏薄：与脾胃失运，升降失调，大肠失司有关	内容完全且正确	内容不全	未提出或内容错误
理论提问			
19. 正确回答考官提问	做到		未做到
临证思维			
20. 辨病辨证、证候分析思路清晰	做到		未做到
21. 护理问题正确排序	做到		未做到
百分比分数计算评分	得分÷40（本站得分）×100×20%（本站权重）＝本站得分		

【相关知识】

1. 胃脘痛的辨证要点

（1）辨虚实：实者多痛剧，固定不移，拒按，脉盛；虚者多痛势徐缓，痛处不定，喜按，脉虚。

（2）辨寒热：胃痛遇寒则痛甚，得温则痛减，为寒证；胃脘灼痛，痛势急迫，遇热则痛甚，得寒则痛减，为热证。

（3）辨在气在血：一般初病在气，久病在血。在气者，有气滞、气虚之分。其中，气滞者，多见胀痛，或涉及两胁，或兼见恶心呕吐、嗳气频频，疼痛与情志因素显著相关；气虚者，指脾胃气虚，除见胃脘疼痛或空腹痛显外，兼见饮食减少、食后腹胀、大便溏薄、面色少华、舌淡脉弱等。在血者，疼痛部位固定不移，痛如针刺，舌质紫暗或有瘀斑，脉涩，或兼见呕血、便血。

（4）辨兼夹证：各证往往不是单独出现或一成不变的，而是互相转化和兼杂，如寒热错杂、虚中夹实、气血同病等。

2. 胃脘痛的中医证候分类

（1）寒邪客胃证：胃痛暴作，恶寒喜暖，得温痛减，遇寒加重，口淡不渴，或喜热饮，舌淡，苔薄白，脉弦紧。

（2）食滞肠胃证：胃脘疼痛，胀满拒按，嗳腐吞酸，或呕吐不消化食物，其味腐臭，吐后痛减，不思饮食，大便不爽，矢气及便后稍舒，舌苔厚腻，脉滑。

（3）肝胃气滞证：胃脘胀痛，痛连两胁，遇烦恼则痛作或痛甚，嗳气、矢气则痛舒，胸闷嗳气，喜长叹息，大便不畅，舌苔多薄白，脉弦。

（4）肝胃郁热证：胃脘疼痛，痛势急迫，脘闷灼热，口干口苦，口渴而不欲饮，纳呆恶心，小便色黄，大便不畅，舌红，苔黄腻，脉滑数。

（5）瘀阻胃络证：胃脘疼痛，如针刺，似刀割，痛有定处，按之痛甚，痛时持久，食后加剧，入夜尤甚，或见吐血黑便，舌质紫暗或有瘀斑，脉涩。

（6）胃阴亏虚证：胃脘隐隐灼痛，似饥而不欲食，口燥咽干，五心烦热，消瘦乏力，口渴思饮，大便干结，舌红少津，脉细数。

（7）脾胃虚寒证：胃痛隐隐，绵绵不休，喜温喜按，空腹痛甚，得食则缓，劳累或受凉后发作、加重，泛吐清水，神疲纳呆，四肢倦怠，手足不温，大便溏薄，舌淡苔白，脉虚弱或迟缓。

考站三　辨证施护

【考生指引】

1. 考核情境

　　王某，女，40岁，因胃脘部反复隐痛5年，加重3天，以胃脘痛收治入院。目前遵医嘱口服中药汤剂"黄芪建中汤"。请根据考站二提出的护理问题，列出观察要点，制订护理目标及措施。

2. 考生任务

请提出观察要点及护理措施，解决该患者胃脘疼痛、恶心呕吐、大便溏薄这3个主要的护理问题。

3. 考核时间

10分钟（读题1分钟，考核9分钟）。

【考官指引】

1. 考核目的

列出该患者的观察要点，制订护理目标及措施，解决护理问题。

2. 场景与用物设置

（1）场景：病床1张，考官2位，标准化病人1位。

（2）用物：患者信息单（考官用）2份，患者信息单（考生用）1份，白纸数张，笔3支。

3. 监考与评分注意事项

（1）请根据胃脘痛的辨证施护评分指引进行客观的评价。

（2）考核时间一旦结束，务必请考生终止本站考核，进入下一考站。

【考核内容评分指引】

胃脘痛的辨证施护评分指引			
评分项目	2分	1分	0分
病情观察			
1.胃痛情况：部位、性质、程度、频率	叙述正确	部分叙述正确	未叙述或错误
2.嗳气情况：嗳气的气味	叙述正确		未叙述或错误
3.恶心欲吐情况：呕吐物的色、质、量、频率	叙述正确	部分叙述正确	未叙述或错误
4.观察精神、面色、食欲、睡眠、舌苔、脉象及二便色、质、量、味的变化	7～10项均叙述正确	3～6项正确叙述	3项以下未叙述或均错误
护理问题			
5.胃脘疼痛	提及		未提及或错误
护理目标			
6.患者自诉胃脘疼痛缓解或消失	提及		未提及或错误
护理措施			
7.环境：①室内保持适宜的温度（25～28℃）、湿度（55%～65%）。②阳光充足，注意保暖。③定时通风（忌直接吹风）。④保持安静	3～4项均正确叙述	1～2项正确叙述	4项均未叙述或均错误
8.休息与活动：疼痛较剧烈时应卧床休息，缓解后可下床活动，避免劳累	叙述正确		未叙述或错误
9.中药热罨包外敷：可用莱菔子、吴茱萸等热敷中脘	指导方法正确		未叙述或指导方法错误
10.穴位敷贴：吴茱萸粉加适量蜂蜜敷贴足三里	叙述正确	—	未叙述或错误

续表

胃脘痛的辨证施护评分指引			
11. 保持心情愉悦,适时安慰,保持乐观,避免紧张。予情绪疏导:精神放松如阅读、看电视、听广播等;或音乐疗法	正确采取或指导2种以上方法	正确采取或指导1种方法	未叙述或指导方法错误
护理问题			
12. 恶心呕吐	提及		未提及或错误
护理目标			
13. 患者自诉恶心呕吐好转或消失	提及		未提及或错误
护理措施			
14. 恶心呕吐的护理:嘱患者取坐位或侧卧位,头偏向一侧,并轻拍其背部,指导深呼吸;吐毕漱口,保持口腔清洁	指导方法正确		未叙述或指导方法错误
15. 穴位按摩:用指腹用力按压中脘、梁丘、合谷穴,每按压6秒将手离开一次;每穴2～3分钟	叙述正确		未叙述或错误
16. 饮食原则:清淡、软烂易消化、富有营养的半流质或流质饮食,恢复期逐步改为软饭,少量多餐、定时定量	叙述正确	部分正确叙述	未叙述或错误
17. 饮食宜忌:①宜面条、汤羹、粥品,烹调宜用蒸、煮、熬、烩等,宜细嚼慢咽。②忌肥甘、生冷、寒凉、辛辣刺激、煎炸、香燥之品。③忌烟酒、浓茶、咖啡	叙述正确	部分叙述正确	未叙述或错误
18. 推荐食物:比如山药、白菜、花生、大枣等。推荐食疗方:如平时可以进食一些肉桂粳米粥、黄芪煲鸡等食疗方	举例3味及以上食物	举例1～2味食物	未举例或错误
19. 中药煎煮指导:武火快煎,文火慢炖;服药前口含姜片或山楂片,以缓解呕吐	叙述正确	部分叙述正确	未叙述或错误
护理问题			
20. 大便溏薄	提及		未提及或错误
护理目标			
21. 患者大便成形	提及		未提及或错误
护理措施			
22. 注意气候变化,防止腹部受凉,可用阳和膏加丁桂散贴脐部,以温中散寒止痛	叙述正确		未叙述或错误
23. 肛门的护理:保持臀部清洁,便后用温水清洁肛门	叙述正确		未叙述或错误
百分比分数计算评分	得分 ÷46(本站得分) ×100×20%(本站权重) = 本站得分		

【相关知识】

1. 胃痛的预防调护

胃脘痛之起,多与情志不遂、饮食不节有关。因此,在预防上要重视精神与饮食的调摄。患者要养成有规律的生活与饮食习惯，忌暴饮暴食、饥饱不匀。胃痛时作者，尤需注意饮食调护，以清淡易消化的食物为宜，避免辛辣刺激、煎炸之品。同时保持乐观的情绪，避免过度劳累与紧张，亦有助于预防胃痛反复。此外，若胃痛衍生变证，如合并呕血或便血等病证者，应绝对卧床休息，紧密观察其神志、肌肤温度等情况，以防病证急变。

2. 胃脘痛用药的配伍特点

寒热配伍，补通并用，升降结合，润燥相济。

考站四　中医护理技术——中药热熨敷

【考生指引】

1. 考核情境

　　王某，女，40岁。患者神疲乏力，因胃脘部反复隐痛5年，进食冷饮后加重3天，来院就诊。诊断：胃脘痛。现患者精神倦怠，胃脘胀痛，疼痛评分为3分，腹部怕冷，喜温喜按，嗳气。请遵医嘱采用中药热熨敷帮助患者减轻胃痛。

2. 考生任务

（1）说出中药热熨敷的治疗部位、穴位及依据。

（2）正确完成中医护理技术——中药热熨敷。

3. 考核时间

10分钟（读题2分钟，考核8分钟）。

【考官指引】

1. 考核目的

（1）考查考生根据病情，正确选择中药热熨敷部位与穴位的能力。

（2）考查考生正确进行中药热熨敷操作的能力。

2. 场景与用物设置

（1）场景：病床1张，考官2位，标准化病人1位。

（2）用物：病历夹1个，治疗车1辆，治疗盘1个，热熨敷药物及器具，凡士林1瓶，棉签1包，纱布袋2个，大毛巾1条，纱布块或纸巾1包，温度计1支，必要时备屏风、毛毯等，患者信息单（考官用）2份，患者信息单（考生用）1份，笔3支，白纸数张。

3. 监考与评分注意事项

（1）请根据中药热熨敷的操作步骤及评分指引进行客观的评价。

（2）考核时间一旦结束，务必请考生终止本站考核，进入下一考站。

【考核内容评分指引】

中药热熨敷的操作步骤及评分指引			
评分项目	2分	1分	0分
核对医嘱			
1. 核对临时医嘱：患者床号、姓名、年龄、操作名称、部位、穴位	核对完整且正确		未核对或错误
准备			
2. 患者准备：叮嘱患者做好个人准备（如排尿），使之了解中药热熨敷过程，愿意配合操作	做到		未做到
3. 物品准备：用物齐全，摆放合理有序，检查用物有效期及测量药包温度	准备齐全	用物缺少3项以内且有检查	用物缺少4项及以上或未检查
评估			
4. 自我介绍（姓名与职责），向患者解释操作目的	2项均做到	任1项未做到	2项均未做到
5. 询问患者床号、姓名、年龄，核对腕带与口述一致	2项均做到	任1项未做到	2项均未做到
6. 评估（病室环境、病情、舌、脉、禁忌证、药熨部位皮肤、疼痛耐受度、心理）	8项均做到	4～7项做到	4项以下做到
实施			
7. 携用物至患者床边，再次核对患者床号、姓名、年龄，核对手腕带	2项均做到	任1项未做到	2项均未做到
8. 拉上床帘，保护患者隐私	做到		未做到
9. 协助患者取合适体位	做到		未做到
10. 暴露药熨部位，铺大毛巾，注意保暖	做到		未做到
11. 再次检查操作部位皮肤	做到		未做到
12. 向患者说明定位取穴的感觉	做到		未做到
13. 定位取穴：命门、中脘	定位准确，手法正确		未做到
14. 用棉签在药熨部位涂一层凡士林	做到		未做到
15. 将药袋放到患处或相应穴位处用力来回推熨3～5分钟，后热敷局部穴位15～20分钟	方法正确		未做到或方法错误
16. 观察局部皮肤的颜色情况，及时询问患者对温度的感受	做到		未做到
17. 调整：力量要均匀，开始时用力要轻，速度可稍快，随着药袋温度的降低，力量可增大，同时速度减慢。药袋温度过低时，及时更换药袋或加温	全程有做到		出现烫伤
18. 用纱布清洁皮肤	做到		未做到
19. 协助患者恢复衣着，安置舒适体位	做到		未做到
20. 整理床单位	做到		未做到

续表

中药热熨敷的操作步骤及评分指引			
21. 健康教育：分别针对病情和操作正确而简要地给出指导	做到		未做到
22. 用物预处理，洗手且方法正确	做到		未做到
23. 正确记录	做到		未做到
整体评价			
24. 面带微笑，注重人文关怀	做到		未做到
25. 使用尊称与患者交流	做到		未做到
26. 操作流畅，技术熟练，未给患者造成伤害	做到		未做到
理论提问			
27. 正确回答考官提问	做到		未做到
百分比分数计算评分	得分÷54（本站得分）×100×25%（本站权重）＝本站得分		

【相关知识】

1. 中药热熨敷法的基本原理

（1）推拿温法的作用机制。

（2）经皮给药系统的现代医学原理。

（3）经络腧穴的刺激作用机制。

2. 中药热熨敷的适应证

此项技术适用于风湿痹证引起的关节冷痛、酸胀、沉重、麻木；跌打损伤等引起的局部瘀血、肿痛；扭伤引起的腰背不适、行动不便；脾胃虚寒所致的胃脘疼痛、腹冷泄泻、呕吐等症状。

3. 中药热熨敷的注意事项

（1）孕妇腹部及腰骶部、大血管处、皮肤破损及炎症、局部感觉障碍处忌用。

（2）操作过程中应保持药袋温度，温度过低则需及时更换或加热。

（3）药熨温度适宜，一般保持50～60℃，不宜超过70℃，年老、婴幼儿及感觉障碍者，药熨温度不宜超过50℃。操作中注意保暖。

（4）药熨过程中应随时听取患者对温度的感受，观察皮肤颜色变化，一旦出现水疱或烫伤应立即停止，并给予适当处理。

考站五　健康指导

【考生指引】

1. 考核情境

王某，女，40岁。患者因"胃脘部反复隐痛5年，3天前进食冷饮，胃脘痛加剧"而入院，住院治疗5天，现患者精神可，无胃脘胀痛等不适，纳可，寐安，二便调，舌淡红，苔薄白，脉和缓有力。遵医嘱于明日出院，患者希望了解出院后的调护事项，请为患者做出院健康指导。

2. 考生任务

为患者做出院健康指导。

3. 考核时间

5分钟（读题1分钟，考核4分钟）。

【考官指引】

1. 考核目的

考查考生正确进行胃脘痛患者出院健康指导的能力。

2. 场景与用物设置

（1）场景：病床1张，考官2位，标准化病人1位。

（2）用物：病历夹1个，患者信息单（考官用）2份，患者信息单（考生用）1份，白纸1张，笔3支。

3. 监考与评分注意事项

（1）请根据胃脘痛的出院健康指导评分指引进行客观的评价。

（2）考核时间一旦结束，务必请考生终止本站考核，进入下一考站。

【考核内容评分指引】

胃脘痛的出院健康指导评分指引			
评分项目	2分	1分	0分
健康指导前评估			
1. 评估患者已掌握的胃脘痛相关预防知识	做到		未做到
健康指导			
2. 生活起居方面：环境宜安静、舒适，温度、湿度适宜。根据天气变化及时增减衣物，特别注意胃脘部的保暖	做到	部分做到	未做到
3. 劳逸结合，适当活动，增强体质，避免剧烈活动	做到		未做到
4. 饮食方面：饮食宜少量多餐，以高蛋白、高维生素饮食为主；避免生冷、辛辣刺激之品；忌烟酒	做到	部分做到	未做到
5. 保持心情舒畅，及时排解不良情绪	做到		未做到
6. 中药汤剂宜餐前半小时温服，服药后休息半小时	做到	部分做到	未做到
7. 定期门诊复查，不适随诊	做到		未做到
沟通与关爱			
8. 面带微笑，使用尊称，与患者有眼神交流	做到		未做到
9. 及时回答患者的疑问	做到		未做到

续表

胃脘痛的出院健康指导评分指引			
10. 发放胃脘痛健康指导内容的相关载体：健康知识宣传单、宣传手册、视频等	做到		未做到
理论提问			
11. 正确回答考官提问	正确		未叙述
百分比分数计算评分	得分÷22（本站得分）×100×10%（本站权重）=本站得分		

【相关知识】

胃痛的预后

胃痛还可以衍生变证，如胃热炽盛，迫血妄行，或瘀血阻滞，血不循环，或脾气虚弱，不能统血，而致便血、呕血。大量出血可致气随血脱，危及生命。若脾胃运化失职，湿浊内生，郁而化热，火热内结，腑气不通，腹痛剧烈拒按，可导致大汗淋漓、四肢厥逆的厥脱危证；或日久成瘀，气机壅塞，胃失和降，胃气上逆，致呕吐反胃。若胃痛日久，痰瘀互结，壅塞胃脘，可形成噎膈。

第十一节　妇人腹痛

妇女不在行经、妊娠及产褥期发生小腹或少腹疼痛，甚则痛连腰骶者，称为"妇人腹痛"，亦称"妇人腹中痛"。本病始见于《金匮要略》。西医学的盆腔炎性疾病（PID）及其后遗症、盆腔淤血综合征、慢性盆腔痛等引起的腹痛可参照本病辨证施护。本节主要考查运用四诊采集妇人腹痛的病情资料，进行八纲辨证，提出护理问题分析，实施辨证施护、中药保留灌肠、健康指导等内容。

考站一　病情资料采集

【考生指引】

1. 考核情境

王某，女，40岁。患者自2018年以来，左下腹疼痛，反复发作，带下量多。如果你是门诊护士，请接待新患者，进行病情资料收集。

2. 考生任务

（1）请运用中医四诊有条理地收集患者的病情资料。

（2）请根据病情需要进行专科身体评估。

（3）请根据病情提出需进一步检查或化验的项目。

3. 考核时间

12分钟（读题2分钟，考核10分钟）。

【考官指引】

1. 考核目的

（1）考查考生正确运用中医四诊采集病史的能力。

（2）考查考生针对性身体评估的能力。

（3）考查考生中医临床思维能力。

（4）考查考生沟通能力。

2. 场景与用物设置

（1）场景：病床1张，诊疗桌1张，椅子2把，考官2位，标准化病人1位。

（2）用物：治疗盘1个，体温计1支，血压计1个，听诊器1个，纱布若干，压舌板1个，脉枕1个，速干手消毒液1瓶，挂号单1张，腕带1个，患者信息单（考官用）2份，患者信息单（考生用）1份，笔3支，白纸数张。

3. 监考与评分注意事项

（1）请根据妇人腹痛的病情资料采集评分指引对考生进行客观的评价。

（2）若考生需经标准化病人提示后才做出正确回答，可酌情给分。

（3）考生提出观察舌象时，若标准化病人无法体现该病证型，请考官在考生观察后给出相应结果。

（4）考生提出诊脉时，若标准化病人无法体现该病证型，请考官在考生诊脉后给出相应结果。

（5）考生提出查妇科检查、腹部彩超时，请考官做出相应回答。

（6）考核时间一旦结束，务必请考生终止本站考核，进入下一考站。

【考核内容评分指引】

妇人腹痛的病情资料采集评分指引			
评分项目	2分	1分	0分
素质要求			
1. 仪表大方，举止端庄，态度和蔼	做到		未做到
2. 称呼、自我介绍（姓名与职责），向患者解释沟通目的	2项均做到	任1项未做到	2项均未做到
现病史			
3. 有效识别患者身份，测量生命体征	做到		未做到
4. 腹痛的具体部位	做到		未做到
5. 腹痛的性质、是否喜温喜按	2项均做到	任1项未做到	2项均未做到
6. 腹痛的诱因	做到		未做到

妇人腹痛的病情资料采集评分指引			
7. 腹痛的时间、规律	2 项均做到	任 1 项未做到	2 项均未做到
8. 腹痛的轻重程度，疼痛数字评分	2 项均做到	任 1 项未做到	2 项均未做到
9. 腹痛的加重因素、缓解因素	2 项均做到	任 1 项未做到	2 项均未做到
10. 有无恶寒、汗出	2 项均做到	任 1 项未做到	2 项均未做到
11. 白带的色、质、量、味	4 项均做到	任 2 项未做到	4 项均未做到
12. 本次发病的诊治经过：有无用药及其效果	做到		未做到
13. 有无其他身体不适、缓解因素	做到		未做到
14. 食欲、口味	2 项均做到	任 1 项未做到	2 项均未做到
15. 睡眠情况	做到		未做到
16. 大便的数、量、形状、颜色	做到		未做到
17. 小便的数、量、形状、颜色	做到		未做到
既往史、家族史、过敏史、月经孕产史、个人生活史、一般资料			
18. 既往史	做到		未做到
19. 家族史	做到		未做到
20. 过敏史	2 项均做到	任 1 项未做到	2 项均未做到
21. 月经史、孕产史	做到		未做到
22. 个人生活史：烟酒等不良嗜好、疫区旅居史、作息、活动等情况	4 项均做到	2 ~ 3 项做到	小于 2 项做到
23. 一般资料：职业、婚姻状况、联系电话和地址、付费方式、社会支持等	5 项均做到	3 ~ 4 项做到	小于 3 项做到
身体评估			
24. 神情、面色、形态	3 项均做到	任 1 项未做到	3 项均未做到
25. 指导患者伸舌，观察舌象	做到且方法正确		未做到或方法错误
26. 指导患者伸手臂，诊查脉象	做到且方法正确		未做到或方法错误
27. 相关体格检查（腹部触诊、叩诊、妇科检查）	3 项均做到	任 1 项未做到	3 项均未做到
需进一步评估的检查项目			
28. 血常规、血沉	做到		未做到
29. 白带常规、淋病奈瑟菌、支原体衣原体	3 项均做到	任 1 项未做到	3 项均未做到
30. 腹部彩超	做到		未做到
沟通技巧			
31. 面带微笑，使用尊称与患者交流	做到		未做到
32. 全神贯注，用心聆听患者的回答	做到		未做到
33. 以开放式的问句进行沟通	做到		未做到
34. 资料采集过程流畅，具有条理性	做到		未做到
百分比分数计算评分	得分 ÷72（本站得分）×100×25%（本站权重）= 考站得分		

【标准化病人指引】

病情资料	
基本信息	王某，女，40岁，因左下腹疼痛，反复发作4年余，加重1天而就诊
现病史	患者自2018年以来，左侧小腹经常胀痛，兼有带下量多，色黄，有异味。前后曾有2次急性发作，腹部隐痛由上向下发展，逐渐加重，小腹下坠，以月经后为甚，现腹痛难忍遂至医院就诊。现患者精神疲倦，左侧小腹及下腹部持续性胀痛，劳累后加重，疼痛评分为6分，恶寒、头晕
既往病史	自2018年以来，左侧小腹经常胀痛，兼有带下量多，色黄，有异味。否认既往重大疾病史
家族病史	否认家族病史
过敏史	否认药物、食物过敏史
个人生活史	饮食：纳可，口苦烦渴
	睡眠：夜寐安静
	二便：大便秘结，质干硬，3～4日一行；小便短赤，二便均无特殊气味
	月经史：平日月经量多，色鲜红，周期尚规律
	婚育史：已婚，孕3产1人流2，顺产，LMP 7月13日
	嗜好：否认烟酒等不良嗜好，无疫区旅居史
	疫区旅居史：无
	作息：工作生活规律，每周运动2～3次
一般资料	文化程度：本科
	心理社会：担心疾病的预后，社会支持良好
身体评估	生命体征：T 39.0℃，P 96次/分，R 20次/分，BP 120/70mmHg
	神情、面色、体态：患者神疲乏力，面色萎黄，两眼少神，体形偏瘦，步态正常
	舌苔、脉象：舌红，苔黄厚，脉滑数
	体格检查：腹平软，下腹部按之少许隐痛，全腹无反跳痛。麦氏征阴性，墨菲征阴性。妇科检查：阴道可见脓性臭味分泌物；宫颈充血、水肿，宫颈举痛；宫体稍大，有压痛，活动受限；子宫两侧压痛明显，可触及增粗的输卵管，压痛明显
辅助检查	①血常规检查：白细胞计数及中性粒细胞百分比增高。②血沉>20mm/h。③宫颈管分泌物检查：淋病奈瑟菌（＋）。④支原体及衣原体（－）。⑤彩超检查：见盆腔积液

【相关知识】

1. 本病的辨证要点

本病首先辨其疼痛的部位、性质、程度及发作时间，结合全身症状、月经及带下的改变，以审其寒、热、虚、实；临床以慢性腹痛多见，多为虚中夹实；腹满痛伴高热的急重症较少见。

2. 本病的治疗原则

本病以中西医结合治疗为主，其中西医以抗生素治疗为主，中医药治疗应以"通调冲任气血"为原则，治以清热解毒利湿、凉血行气止痛以祛邪泄实；合并癥瘕脓肿者，则应解毒消肿排脓，活血消癥散结。必要时采取手术治疗。

考站二　辨病辨证与护理问题

【考生指引】

1. 考核情境

　　王某，女，40岁。患者自2018年以来，左侧小腹经常胀痛，带下量多，色黄，有异味。现患者精神疲倦，左侧小腹及下腹部持续性胀痛，劳累后加重，疼痛评分为6分，恶寒、头晕，口苦烦渴。测T 39.0℃，P 96次/分，R 20次/分，BP 120/70mmHg。如果你是责任护士，请根据第一考站采集的病情资料，概括主诉，陈述病史，进行辨病、辨证分析，提出3个主要的护理问题。

2. 考生任务

（1）根据第一考站采集的病情资料，概括患者主诉。

（2）陈述该患者的现病史、既往病史、家族病史、药物食物过敏史、个人生活史、一般资料、身体评估、辅助检查结果。

（3）进行辨病，提出辨病依据。

（4）进行辨证，提出辨证依据，并进行证候分析。

（5）提出3个主要的护理问题，并列出依据。

3. 考核时间

7分钟（读题1分钟，考核6分钟）。

【考官指引】

1. 考核目的

（1）考查考生准确概括主诉的能力。

（2）考查考生有条理地陈述病例的能力。

（3）考查考生正确进行诊断、辨证、证候分析的能力。

（4）考查考生正确提出护理问题的能力。

2. 场景与用物设置

（1）场景：病床1张，考官2位，标准化病人1位。

（2）用物：患者信息单（考官用）2份，患者信息单（考生用）1份，白纸数张，笔3支。

3. 监考与评分注意事项

（1）请根据妇人腹痛的辨病、辨证与护理问题分析评分指引进行客观的评价。

（2）考核时间一旦结束，务必请考生终止本站考核，进入下一考站。

【考核内容评分指引】

妇人腹痛的辨病、辨证与护理问题分析评分指引			
评分项目	2分	1分	0分
概括主诉			
1. 正确概括患者主诉	做到		未做到
陈述病史			
2. 有条理地叙述现病史	做到		未做到
3. 正确叙述既往病史	做到		未做到
4. 正确叙述家族病史	做到		未做到
5. 正确叙述过敏史	做到		未做到
6. 正确叙述个人生活史及人群接触史	做到		未做到
7. 正确叙述一般资料	做到		未做到
8. 正确叙述身体评估资料：生命体征、神、色、腹部检查、大便、舌、脉	5～7项做到	2～4项做到	2项以下未做到或错误
9. 辅助检查：①血常规、血沉。②白带常规、淋病奈瑟菌、支原体衣原体。③腹部彩超	3项做到	部分做到	未做到
辨病分析			
10. 中医病名诊断（妇人腹痛）	正确		未提出或错误
11. 西医病名诊断（女性盆腔炎性疾病）	正确		未提出或错误
12. 诊断依据（临床表现、现病史、相关检查）	正确		未提出或错误
辨证分析			
13. 证候分型（热毒炽盛）	正确		未提出或错误
14. 辨证要点及辨证依据（下腹胀痛，高热，带下量多，色黄有异味，口苦烦渴，月经量多，大便秘结，小便短赤，舌红，苔黄厚，脉滑数）	说明内容完整且正确	说明内容不全	说明内容错误
15. 证候分析：①感染热毒，直犯冲任胞宫，与气血搏结，正邪急剧交争，营卫不和，则下腹胀痛，高热，恶寒。②热毒壅盛，损伤任带二脉，则带下量多，色黄，味臭秽。③热毒之邪迫血妄行，则月经量多。④热毒炽盛，伤津耗液，则口苦烦渴，尿赤便结。⑤舌红，苔黄厚或黄燥，脉滑数或洪数，均为热毒炽盛之征	分析完全且正确	分析不全	分析错误
护理问题			
16. 腹痛：与感染热毒，直犯冲任胞宫有关	正确	部分正确	未提出或错误
17. 带下量多：与热毒壅盛，损伤任带二脉有关	正确	部分正确	未提出或错误
18. 高热：与冲任不固，营卫不和有关	正确	部分正确	未提出或错误
理论提问			
19. 正确回答考官问题	做到		未做到

续表

妇人腹痛的辨病、辨证与护理问题分析评分指引			
临证思维			
20. 辨病辨证思路清晰	做到		未做到
21. 护理问题正确排序	做到		未做到
百分比分数计算评分	得分 ÷42（本站得分）×100×20%（本站权重）= 本站得分		

【相关知识】

妇人腹痛的临证要点

流产或产后、宫腔或盆腔手术操作后感染，或经期卫生不良，感染湿热毒邪，为盆腔炎性疾病的主要致病因素。盆腔炎性疾病发病急、病情重，病势凶险，如感染较重，治疗不及时，或患者体质虚弱，易致炎症扩散。治疗上应以抗生素治疗为主，中医药治疗为辅。积极采用抗生素迅速控制感染，选择广谱抗生素或联合用药。如盆腔脓肿已形成，可手术切除病灶并引流。中医药治疗以清热解毒利湿、凉血活血止痛为主。急性期高热阶段属实属热，以清热解毒、凉血活血止痛为主；合并脓肿者，应消肿排脓；热减或热退后，以清热除湿、行气活血消癥为主。中西医结合治疗可优势互补，增强疗效和缩短疗程，对防治病情迁延，转为慢性有积极的作用。

考站三　辨证施护

【考生指引】

1. 考核情境

王某，女，40岁。患者因左下腹疼痛，反复发作4年余，加重1天而就诊，诊断为妇人腹痛，目前以清热解毒、凉血活血止痛为主要治疗原则。请根据考站二提出的护理问题，列出观察要点，制订护理目标及措施。

2. 考生任务

请从病情观察、起居、饮食、用药、情志5个方面叙述该患者的护理要点，以解决腹痛、带下量多、高热3个护理问题。

3. 考核时间

10分钟（读题1分钟，考核9分钟）。

【考官指引】

1. 考核目的

列出该患者的观察要点，制订护理目标及措施，解决护理问题。

2. 场景与用物设置

（1）场景：病床 1 张，考官 2 位，标准化病人 1 位。

（2）用物：患者信息单（考官用）2 份，患者信息单（考生用）1 份，白纸数张，笔 3 支。

3. 监考与评分注意事项

（1）请根据妇人腹痛的辨证施护评分指引对考生进行客观的评价。

（2）考核时间一旦结束，务必请考生终止本站考核，进入下一考站。

【考核内容评分指引】

妇人腹痛的辨证施护评分指引			
评分项目	2 分	1 分	0 分
病情观察			
1.腹痛情况：性质、程度、频率	完全做到	部分做到	均未做到
2.带下情况：带下的色、质、量、味	完全做到	部分做到	均未做到
3.监测体温、脉搏，至少每 4 小时一次，有无恶寒、汗出情况	2 项均正确叙述	任 1 项未叙述	2 项均未叙述或均错误
4.观察精神、面色、食欲、睡眠、舌苔、脉象及二便色、质、量、味的变化	6 ～ 10 项均正确叙述	3 ～ 5 项正确叙述	3 项以下未叙述或均错误
护理问题			
5.腹痛	提及		未提及或错误
护理目标			
6.患者自诉腹痛缓解或消失	提及		未提及或错误
护理措施			
7.室内保持适宜的温度（25 ～ 28℃）、湿度（55% ～ 65%）；病室环境宜整洁、安静，保持空气新鲜，阳光充足	2 项均正确叙述	任 1 项未叙述	2 项均未叙述或均错误
8.休息与活动：保证充足睡眠，急性期卧床休息，取半卧位，以利体位引流；禁止阴道冲洗，减少局部检查	2 项均正确叙述	任 1 项未叙述	2 项均未叙述或均错误
9.中药保留灌肠：选用忍冬藤、丹参等，浓煎后保留灌肠，每日 1 次	正确叙述		未叙述或错误
10.中药热包外敷：可用大血藤、败酱草等热敷下腹部或痛处	正确叙述		未叙述或错误
11.穴位敷贴：可用败酱草等药物研磨成粉，加适量蜂蜜敷贴八髎穴	正确叙述		未叙述或错误
12.情绪疏导：精神放松如阅读、看电视、听广播等；或音乐疗法	正确叙述		未叙述或错误
13.保持心情愉悦，适时安慰，保持乐观，避免紧张	正确叙述		未叙述或错误
护理问题			
14.带下量多	提及		未提及或错误
护理目标			
15.患者自诉带下量减少	提及		未提及或错误

续表

妇人腹痛的辨证施护评分指引			
护理措施			
16. 专科指导：使用全棉织品卫生垫，勤换新垫，保持外阴清洁；忌盆浴	2项均正确叙述	任1项未叙述	2项均未叙述或均错误
17. 饮食宜忌：①注意饮食调理，宜色、香、味俱全以增进食欲。②忌肥甘、生冷、寒凉、辛辣刺激、甜黏油腻助湿之品	2项均正确叙述	任1项未叙述	2项均未叙述或均错误
18. 推荐食物：比如鱼肉、瘦肉、蒸鸡蛋等	举例3味及以上食物	举例1～2味	未举例或错误
19. 推荐食疗方：如平时可以进食银花绿豆粥、马齿苋粥等食疗方	举例2味及以上食物	举例1味	未举例或错误
护理问题			
20. 高热	提及		未提及或错误
护理目标			
21. 患者体温降至正常范围	提及		未提及或错误
护理措施			
22. 注意观察体温的变化，高热时邪正相争，采用物理降温等措施	正确采取指导方法		未叙述或指导方法错误
23. 如有汗出时擦干汗液，更衣、避风	正确叙述		未叙述或错误
24. 口腔护理：可用金银花漱口液、淡盐水、银花甘草液等漱口	正确叙述		未叙述或错误
25. 西药服法指导：按医嘱准确给予抗生素、止痛剂及退热剂；观察药物疗效、输液反应及毒副作用	2项均正确叙述	任1项未叙述	2项均未叙述或均错误
26. 中药煎煮指导：久煎，煎后凉服	正确叙述		未叙述或错误
百分比分数计算评分	得分÷52（本站得分）×100×20%（本站权重）＝本站得分		

【相关知识】

盆腔炎性疾病的预防

（1）注意性生活卫生，减少性传播疾病。对沙眼衣原体感染高危妇女筛查和治疗可减少 PID 发生率。虽然细菌性阴道病与 PID 相关，但检测和治疗细菌性阴道病能否降低 PID 发生率，至今尚不清楚。

（2）及时治疗下生殖道感染。公共卫生教育，提高公众对生殖道感染的认识，宣传预防感染的重要性。

（3）严格掌握妇科手术指征，做好术前准备，术时注意无菌操作，预防感染。

（4）及时治疗 PID，防止后遗症发生。

考站四　中医护理技术——中药保留灌肠

【考生指引】

1. 考核情境

王某，女，40岁。患者因左下腹疼痛，反复发作4年余，加重1天而就诊。诊断：妇人腹痛。经治疗，现患者仍感左下腹隐痛。请遵医嘱采用中药保留灌肠帮助患者减轻下腹痛。

2. 考生任务

（1）说出中药保留灌肠的温度及肛管插入深度。

（2）正确完成中医护理技术——中药保留灌肠。

3. 考核时间

10分钟（读题2分钟，考核8分钟）。

【考官指引】

1. 考核目的

（1）考查考生根据病情，正确选择中药保留灌肠温度与部位的能力。

（2）考查考生正确进行中药保留灌肠操作的能力。

2. 场景与用物设置

（1）场景：病床1张，病床1张，考官2位，标准化病人1位。

（2）用物：病历夹1个，治疗车1辆，治疗盘1个，遵医嘱准备中药灌肠溶液（39～41℃）、一次性中单、水温计、卫生纸、石蜡油、棉签、一次性灌肠袋、一次性手套、弯盘、便盆、速干手消毒液1瓶，必要时备屏风，患者信息单（考官用）2份，患者信息单（考生用）1份，笔3支，白纸数张。

3. 监考与评分注意事项

（1）请根据中药保留灌肠的操作步骤及评分指引进行客观的评价。

（2）考核时间一旦结束，务必请考生终止本站考核，进入下一考站。

【考核内容评分指引】

中药保留灌肠的操作步骤及评分指引			
评分项目	2分	1分	0分
核对医嘱			
1. 核对临时医嘱：患者姓名、床号、操作名称	核对完整且正确		未核对或错误
评估			
2. 自我介绍（姓名与职责），向患者解释操作目的	2项均做到	任1项未做到	2项均未做到

中药保留灌肠的操作步骤及评分指引			
3. 询问患者姓名、床号、年龄，核对腕带与口述一致	2项均做到	任1项未做到	2项均未做到
4. 评估（病室环境、病情、舌、脉、禁忌证、心理）	6项均做到	3～5项做到	3项以下做到
准备			
5. 患者准备：叮嘱患者做好个人准备（如排尿），使之了解中药保留灌肠的过程，愿意配合操作	做到		未做到
6. 物品准备：用物齐全，摆放有序合理，检查用物有效期及包装完整性	准备齐全	用物缺少3项以内且有检查	用物缺少4项及以上或未检查
实施			
7. 携用物至患者床边，再次核对患者姓名、床号及年龄，核对腕带与口述一致	2项均做到	任1项未做到	2项均未做到
8. 拉上床帘，保护患者隐私	做到		未做到
9. 协助患者取左侧卧位，双膝屈曲，脱裤至膝部，臀部移近床沿，注意保暖	做到		未做到
10. 垫一次性中单于臀下，弯盘放至臀边	做到		未做到
11. 检查灌肠袋并取出倒入中药灌肠液挂于输液架上，液面距肛门约30cm	方法正确		未做到或方法错误
12. 戴手套，取出肛管润滑前端，排气并夹紧	方法正确		未做到或方法错误
13. 分开臀部露出肛门，肛管轻轻插入直肠15～20cm，固定肛管并打开夹子，使溶液缓慢流入，观察筒内液面下降及患者情况	方法正确		未做到或方法错误
14. 灌毕夹住肛管，拔出肛管，用卫生纸擦净肛门，取下灌肠袋、脱手套	方法正确		未做到或方法错误
15. 撤弯盘、中单，协助患者取平卧位，抬高臀部，尽量保留1小时再排便	做到		未做到
16. 指导患者：患者在灌肠过程中如有便意，嘱其做深呼吸，适当调低灌肠筒的高度，减慢流速	做到		未做到
17. 整理床单位，撤屏风，开门窗通风	2项均做到	任1项未做到	2项均未做到
18. 健康教育：分别针对病情和操作正确而简要地给出指导	2项均做到	任1项未做到	2项均未做到
19. 用物预处理，洗手且方法正确	做到		未做到
20. 正确记录	做到		未做到
整体评价			
21. 面带微笑，注重人文关怀	做到		未做到
22. 使用尊称与患者交流	做到		未做到
23. 操作流畅，技术熟练，未给患者造成伤害	做到		未做到
理论提问			
24. 正确回答考官问题	做到		未做到
百分比分数计算评分	得分÷48（本站得分）×100×25%（本站权重）＝本站得分		

【相关知识】

1. 中药保留灌肠治疗妇人腹痛的原理

因女性生殖器官静脉丛密集，血运丰富，直肠黏膜与盆腔器官相邻而管壁薄，药物吸收快，采用保留灌肠法将药物保留在与之相近的直肠内，令药物直接浸润、渗透到子宫周围组织，以促进组织血液通畅，从而达到消除炎症的目的。

2. 中药保留灌肠应用于妇人腹痛患者的技术关键

（1）灌肠液的温度应控制在 39 ~ 41℃：如果灌肠液温度偏低，将刺激患者肠道蠕动增加而感不适，并且影响药物吸收。若灌肠液温度过高，将烫伤肠黏膜，患者下腹轻度烧灼样疼痛不适；同时血管过度扩张，引起脑血流量减少而感到头晕。

（2）插管的深度为 15cm 以上：根据人体解剖生理特点，直肠长 12 ~ 15cm，乙状结肠长 40 ~ 50cm。如果插管深度过浅，灌肠液将引起直肠壁压力感受器兴奋，引起便意感；插入深度在 15cm 以上时，所达位置在乙状结肠，避免了液体刺激直肠引起排便反射，同时也能够加快药物吸收。

（3）灌肠速度与压力：当灌肠液在直肠快速达到 150mL 时，肠壁感受器发生强烈兴奋，通过神经反射产生便意。因此灌肠速度不宜过快，一般以 10 分钟匀速缓慢注入为宜。

考站五 健康指导

【考生指引】

1. 考核情境

王某，女，40 岁，左下腹疼痛，反复发作 4 年余，诊断为妇人腹痛，住院治疗 7 天，现患者下腹痛缓解，带下量少，纳可，寐安，二便调，舌淡红，苔薄白，脉和缓有力，遵医嘱于明日出院。患者希望了解出院后的调护事项，请对患者进行出院前的健康指导。

2. 考生任务

请对患者进行出院前健康指导。

3. 考核时间

5 分钟（读题 1 分钟，考核 4 分钟）。

【考官指引】

1. 考核目的

考查考生正确进行妇人腹痛患者出院健康指导的能力。

2. 场景与用物设置

（1）场景：病床 1 张，考官 2 位，标准化病人 1 位。

（2）用物：病历夹1个，患者信息单（考官用）2份，患者信息单（考生用）1份，白纸1张，笔3支。

3. 监考与评分注意事项

（1）请根据妇人腹痛的出院健康指导评分指引对考生进行客观的评价。

（2）考核时间一旦结束，务必请考生终止本站考核，进入下一考站。

【考核内容评分指引】

妇人腹痛的出院健康指导评分指引			
评分项目	2分	1分	0分
健康指导前评估			
1. 评估患者需求，对出院后注意事项了解情况	做到		未做到
健康指导			
2. 生活起居方面：环境宜安静、舒适，温度、湿度适宜。避免居住在潮湿、湿冷之地	做到	部分做到	未做到
3. 可适当参加体育锻炼，增强体质，避免剧烈活动，可选择盆腔操、八段锦、散步等	做到	部分做到	未做到
4. 饮食方面：饮食宜清淡易消化，多食新鲜蔬菜水果；避免辛辣刺激、甜黏油腻助湿之品	做到	部分做到	未做到
5. 保持心情舒畅，及时排解不良情绪	做到		未做到
6. 中药汤剂宜饭后半小时温服，服药后休息半小时	做到		未做到
7. 节房事，保持外阴清洁，经期及时更换卫生巾、内裤，禁止盆浴	做到	部分做到	未做到
8. 定期门诊复查，不适随诊	做到		未做到
沟通与关爱			
9. 面带微笑，使用尊称，与患者有眼神交流	做到		未做到
10. 及时回答患者的疑问	做到		未做到
11. 发放妇人腹痛健康指导内容的相关载体：健康知识宣传单、宣传手册、视频等	做到		未做到
理论提问			
12. 正确回答考官问题	做到		未做到
百分比分数计算评分	得分÷24（本站得分）×100×10%（本站权重）=本站得分		

【相关知识】

妇人腹痛的预后与转归

妇人腹痛经积极、有效的治疗，大多可好转或治愈。因本病常反复缠绵，可导致月经不调、癥瘕、不孕症或异位妊娠，对患者生殖健康和生活质量有较大影响。

第三章　西医 OSCE 案例汇编 ▷▷▷

第一节　消化性溃疡

消化性溃疡是指胃肠道黏膜被自身消化而形成的溃疡，可发生于食管、胃、十二指肠、胃 - 空肠吻合口附近以及含有胃黏膜的 Meckel 憩室。胃溃疡（gastric ulcer，GU）和十二指肠溃疡（duodenal ulcer，DU）最为常见。溃疡的黏膜层缺损超过黏膜肌层，不同于糜烂。本病是全球性常见病，可发生于任何年龄。全世界约有 10% 的人口一生中患过此病。临床上 DU 较 GU 多见，两者之比约为 3∶1。DU 好发于青壮年，GU 多见于中老年，后者发病高峰较前者约迟 10 年。男性患病较女性多。本节主要考查护理评估、病情诊断与护理问题、护理措施、密闭式静脉输液、健康教育等内容。

考站一　护理评估

【考生指引】

1. 考核情境

王某，女，40 岁。患者 5 年来经常于餐后 1 小时出现上腹部烧灼疼痛，腹胀，厌食，伴反酸，每次持续一周左右，4 天前因过劳，上述症状加重，且伴恶心，呕吐少许当日食物。患者入院后腹部不适，对病情非常担忧。如果你是责任护士，请接待新患者，进行护理评估。

2. 考生任务

（1）结合所学知识有条理地收集患者的病情资料。

（2）根据病情进行专科身体评估。

（3）根据病情提出需进一步检查或化验的项目。

3. 考核时间

12 分钟（读题 2 分钟，考核 10 分钟）。

【考官指引】

1. 考核目的

（1）考查考生正确采集病史的能力。

（2）考查考生针对性身体评估的能力。

（3）考查考生评判性思维能力。

（4）考查考生沟通能力。

2. 场景与用物设置

（1）场景：病床1张，考官2位，标准化病人1位。

（2）用物：治疗盘1个，体温计1支，听诊器及血压计各1副，身高体重秤1台，腕带1个，速干手消毒液1瓶，患者信息单（标准化病人用）1份，患者信息单（考官用）2份，患者信息单（考生用）1份，笔3支，白纸数张。

3. 监考与评分注意事项

（1）根据消化性溃疡（胃溃疡）的护理评估评分指引对考生进行客观的评价。

（2）若考生需经标准化病人提示后才做出正确回答，可酌情给分。

（3）考生提出需进行相关实验室检查，请考官做出相应回答。

（4）考核时间一旦结束，务必请考生终止本站考核，进入下一考站。

【考核内容评分指引】

消化性溃疡（胃溃疡）的护理评估评分指引			
评分项目	2分	1分	0分
素质要求			
1. 仪表大方，举止端庄，态度和蔼	做到		未做到
2. 称呼、自我介绍（姓名与职责）	做到		未做到
现病史			
3. 询问患者姓名、就诊号、年龄，核对腕带与口述一致	2项均做到	任1项未做到	2项均未做到
4. 向患者解释沟通目的	做到		未做到
5. 询问疼痛的性质及位置	2项均做到	任1项未做到	2项均未做到
6. 出现烧灼痛的时间	做到		未做到
7. 出现上腹部烧灼痛的原因及诱因	做到		未做到
8. 有无身体其他不适	做到		未做到
9. 本次发病的诊治经过：有无采取药物治疗或其他措施及其效果	2项均做到	任1项未做到	2项均未做到
10. 大便的色、质、量、味	4项均做到	2~3项做到	小于2项做到
11. 小便的色、质、量、味	4项均做到	2~3项做到	小于2项做到
12. 患者对疾病的认识、心理状态	2项均做到	任1项未做到	2项均未做到
13. 睡眠情况	做到		未做到
14. 患者对疾病的认识、心理状态	2项均做到	任1项未做到	2项均未做到
既往史、家族史、过敏史、月经孕产史、个人生活史、一般资料			
15. 既往史	做到		未做到
16. 家族史	做到		未做到

续表

消化性溃疡（胃溃疡）的护理评估评分指引			
17. 过敏史	做到		未做到
18. 月经史、孕产史	2 项均做到	任 1 项未做到	2 项均未做到
19. 个人生活史：烟酒等不良嗜好、疫区旅居史、作息、活动等情况。烟酒需进一步评估年限、摄入量、有无戒除的情况	3 项及以上均做到	任 1 项未做到	3 项以下未做到
20. 一般资料：联系电话和地址、付费方式、社会支持等	4 项均做到	2 ～ 3 项做到	小于 2 项做到
身体评估			
21. 视诊腹部外形、呼吸运动、有无腹壁静脉曲张、胃肠型及蠕动波、有无皮疹、色素沉着	检查全面且方法正确	检查不全面	未做到或方法错误
22. 听诊肠鸣音、振水音及血管杂音	检查全面且方法正确	检查不全面	未做到或方法错误
23. 叩诊腹部、检查有无移动性浊音	检查全面且方法正确	检查不全面	未做到或方法错误
24. 叩诊肝脏、胆囊	检查全面且方法正确	检查不全面	未做到或方法错误
25. 触诊腹壁紧张度、压痛与反跳痛	检查全面且方法正确	检查不全面	未做到或方法错误
26. 触诊肝脏、脾脏、胆囊及膀胱	检查全面且方法正确	检查不全面	未做到或方法错误
27. 评估神经肌肉：①肌力与肌张力。②腱反射	检查全面且方法正确	检查不全面	未做到或方法错误
28. 询问或测量身高及体重并记录	检查全面且方法正确	检查不全面	未做到或方法错误
需进一步检查、化验项目			
29. 提出需要进行胃镜	做到		未做到
30. X 线钡餐检查	做到		未做到
31. 幽门螺杆菌检测	做到		未做到
32. 粪便隐血试验	做到		未做到
沟通技巧			
33. 面带微笑，使用尊称与患者交流	做到		未做到
34. 全神贯注，用心聆听患者的回答	做到		未做到
35. 以开放式的问句进行沟通	做到		未做到
36. 资料采集过程流畅，具有条理性	做到		未做到
百分比分数计算评分	得分 ÷72（本站得分）×100×25%（本站权重）= 考站得分		

【标准化病人指引】

病情资料	
基本信息	王某，女，40 岁，因餐后 1 小时出现上腹部烧灼疼痛，腹胀，厌食，伴反酸，而收治入院
现病史	患者自诉 5 年来经常于餐后 1 小时出现上腹部烧灼疼痛，腹胀，厌食，伴反酸，每次持续一周左右，4 天前因过劳，上述症状加重，且伴恶心，呕吐少许当日食物、水，无胆汁
既往病史	否认冠心病、高血压及糖尿病等病史
家族病史	否认家族病史

续表

病情资料	
过敏史	否认药物、食物过敏史
个人生活史	饮食：不规律
	睡眠：睡眠间断，易醒
	二便：大小便正常
	月经史：经量适中，色暗红，周期规律
	婚育史：已婚，孕2产2，顺产
	嗜好：喜辛辣饮食
	疫区旅居史：无
	作息：不规律
一般资料	文化程度：大专
	心理社会：焦虑，担心疾病的预后，社会支持良好
身体评估	生命体征：T 36.5℃，P 80次/分，R 20次/分，BP 110/60mmHg。身高158cm，体重55kg
	体格检查：神志清楚，剑突下正中压痛，上腹部烧灼痛，肠鸣音每分钟3次，口腔、鼻腔黏膜完好，脾脏未触及肿大，其余检查均正常
辅助检查	①胃镜检查：胃底黏膜充血水肿，贲门口光滑，在胃体弯道内呈现不同面积的溃疡，形状一般为圆形或者椭圆形，胃窦黏膜充血，红白不均。②幽门螺杆菌检查：阳性。③心电图检查：无异常

【相关知识】

胃溃疡与十二指肠溃疡的特点及鉴别

鉴别点	胃溃疡（GU）	十二指肠溃疡（DU）
常见部位	胃角或胃窦、胃小弯	十二指肠球部
胃酸分泌	正常或降低	增多
发病机制	主要是防御、修复因素减弱	主要是侵袭因素增强
发病年龄	中老年	青壮年
HP检出率	80%～90%	90%～100%
疼痛特点	餐后1小时疼痛—餐前缓解—进餐后1小时再痛，午夜痛少见	餐前痛—进餐后缓解—餐后2～4小时再痛—进食后缓解，午夜痛多见

考站二　病情诊断与护理问题

【考生指引】

1.考核情境

　　王某，女，40岁。患者5年来经常于餐后1小时出现上腹部烧灼疼痛，腹胀，厌食，伴反酸，每次持续一周左右，4天前因过劳，上述症状加重，且伴有恶心，呕吐少许当日食物、水，无胆汁。测 T 36.5℃，P 105 次 / 分，R 20 次 / 分，BP 110/60mmHg。如果你是责任护士，请根据第一考站采集的资料，陈述病史，进行疾病诊断，提出 3 个主要的护理问题。

2. 考生任务

（1）根据第一考站采集的病情资料，概括患者主诉。

（2）陈述该患者的现病史、既往病史、家族病史、药物食物过敏史、个人生活史、一般资料、身体评估、辅助检查结果。

（3）说出疾病诊断以及诊断依据。

（4）提出 3 个主要的护理问题，并说出诊断依据。

3. 考核时间

7 分钟（读题 1 分钟，考核 6 分钟）。

【考官指引】

1. 考核目的

（1）考查考生准确概括主诉的能力。

（2）考查考生有条理地陈述病例的能力。

（3）考查考生正确进行疾病诊断的能力。

（4）考查考生正确提出护理问题的能力。

2. 场景与用物设置

（1）场景：病床 1 张，考官 2 位，标准化病人 1 位。

（2）用物：患者信息单（考官用）2 份，患者信息单（考生用）1 份，白纸数张，笔 3 支。

3. 监考与评分注意事项

（1）根据消化性溃疡（胃溃疡）的疾病诊断、护理诊断 / 问题评分指引对考生进行客观的评价。

（2）考核时间一旦结束，务必请考生终止本站考核，进入下一考站。

【考核内容评分指引】

消化性溃疡（胃溃疡）的疾病诊断、护理诊断 / 问题评分指引			
评分项目	2分	1分	0分
概括主诉			
1. 正确概括患者主诉	做到		未做到
陈述病史			
2. 有条理地叙述现病史	做到		未做到
3. 正确叙述既往史、外伤史	做到		未做到

续表

消化性溃疡（胃溃疡）的疾病诊断、护理诊断 / 问题评分指引			
4. 正确叙述家族史、输血史	做到		未做到
5. 正确叙述过敏史、用药史	做到		未做到
6. 正确叙述个人生活史	做到		未做到
7. 正确叙述一般资料	做到		未做到
8. 正确叙述身体评估资料：生命体征、身高、体重	做到		未做到
疾病诊断			
9. 西医病名诊断：消化性溃疡（胃溃疡）	正确		未提出或错误
10. 诊断依据（临床表现、现病史、相关检查）	说明内容完整且正确	说明内容不全	说明内容错误
护理诊断 / 问题			
11. 疼痛：与胃酸刺激溃疡面，引起化学性炎症反应有关	正确	部分正确	未提出或错误
12. 梗阻、急性穿孔（潜在并发症：幽门梗阻、穿孔）	正确	部分正确	未提出或错误
13. 知识缺乏：与知识水平限制、学习积极性差有关	正确	部分正确	未提出或错误
理论提问			
14. 正确回答考官问题	做到		未做到
临床思维			
15. 疾病诊断思路清晰	做到		未做到
16. 护理问题正确排序	做到		未做到
百分比分数计算评分	得分 ÷ 32（本站得分）× 100 × 20%（本站权重）= 本站得分		

【相关知识】

消化性溃疡的发病机制及病因

消化性溃疡的发生是由于对胃、十二指肠黏膜有损害作用的侵袭因素与黏膜自身防御、修复因素之间失去平衡，胃酸和胃蛋白酶对黏膜产生自我消化。如果将黏膜屏障比喻为"屋顶"，胃酸、胃蛋白酶比喻为"酸雨"，漏"屋顶"遇到虽然不大的"酸雨"或过强的"酸雨"腐蚀了正常的"屋顶"，又可增强"酸雨"。GU 主要是防御、修复因素减弱。DU 则主要是侵袭因素增强。

主要病因：①幽门螺杆菌感染。②药物。③胃酸和胃蛋白酶。④其他因素，如吸烟、遗传、胃十二指肠运动异常、应激等。

考站三　护理措施

【考生指引】

1. 考核情境

王某，女，40 岁。患者 5 年来经常于餐后 1 小时出现上腹部烧灼痛，腹胀，厌食，伴反酸烧心，每次持续一周左右，4天前因过度劳累，上述症状加重，且伴有恶心，呕吐少许当日食物、水，无胆汁。入院当天予以禁食、抗感染、加强营养支持等治疗。请根据考站二提出的护理问题，列出观察要点，制订护理目标及措施。

2. 考生任务

列出该患者的观察要点，制订护理目标及措施，解决护理问题。

3. 考核时间

8分钟（读题2分钟，考核6分钟）。

【考官指引】

1. 考核目的

（1）考查考生观察消化性溃疡（胃溃疡）疾病患者的能力。

（2）考查考生正确制订护理目标及措施的能力。

2. 场景与用物设置

（1）场景：病床1张，考官2位，标准化病人1位。

（2）用物：患者信息单（考官用）2份，患者信息单（考生用）1份，白纸数张，笔3支。

3. 监考与评分注意事项

（1）根据消化性溃疡（胃溃疡）的护理措施评分指引对考生进行客观的评价。

（2）考核时间一旦结束，务必请考生终止本站考核，进入下一考站。

【考核内容评分指引】

消化性溃疡（胃溃疡）的护理措施评分指引			
评分项目	2分	1分	0分
病情观察			
1. 腹痛情况：性质、程度、规律	完全做到	部分做到	均未做到
2. 恶心欲吐情况：呕吐物的色、质、量、频率	完全做到	部分做到	均未做到
3. 观察精神、面色、食欲、睡眠、舌苔、脉象、大小便情况	完全做到	部分做到	均未做到
护理问题			
4. 疼痛		提及	未提及或错误
护理目标			
5. 患者胃痛缓解或消失		提及	未提及或错误
护理措施			
6. 室内保持适宜的温度（25～28℃）、湿度（55%～65%）；阳光充足，注意保暖；定时通风（忌直接吹风）；保持安静	完全做到	部分做到	均未做到

续表

消化性溃疡（胃溃疡）的护理措施评分指引			
7. 保证患者充足的休息时间，避免过度劳累	完全做到	部分做到	均未做到
8. 解释疼痛的原因，指导其减少或去除诱发疼痛的因素，分散患者注意力，精神放松，如阅读、看电视、听广播或音乐疗法	完全做到	部分做到	均未做到
9. 针灸镇痛：针灸足三里、合谷	完全做到	部分做到	均未做到
护理问题			
10. 潜在并发症：上消化道出血、幽门梗阻、急性穿孔	提及		未提及或错误
护理目标			
11. 患者无并发症发生	提及		未提及或错误
护理措施			
12. 避免进食辛辣、坚硬、油炸的食物，以免诱发消化道出血	完全做到	部分做到	均未做到
13. 病情观察，若患者出现血压下降及腹部剧烈疼痛等现象应及时通知医生采取措施，避免病情进一步恶化	完全做到	部分做到	均未做到
14. 注意观察有无恶心、呕吐甚至呕血，一旦发现及时应急处理	完全做到	部分做到	均未做到
15. 指导患者遵医嘱正确服药，学会观察药效及不良反应，不擅自停药或减量，防止溃疡复发	完全做到	部分做到	均未做到
护理问题			
16. 知识缺乏	提及		未提及或错误
护理目标			
17. 患者能复述消化性溃疡的相关知识	提及		未提及或错误
护理措施			
18. 饮食宜规律，定时定量，避免暴饮暴食，不宜过饱，进食时需细嚼慢咽，饮食以清淡易消化食物为主。忌饮浓茶和咖啡	完全做到	部分做到	均未做到
19. 指导患者慎用或禁用致溃疡加重的药物，如阿司匹林、对乙酰氨基酚、咖啡因、泼尼松等。若上腹疼痛节律发生变化或加剧，出现呕血、黑便时，应立即就医	完全做到	部分做到	均未做到
百分比分数计算评分	得分÷38（本站得分）×100×20%（本站权重）＝本站得分		

【相关知识】

1. 胃溃疡

胃溃疡腹痛多于进餐后0.5～1小时开始，持续1～2小时后消失。进食后疼痛不能缓解，有时反而加重，服用抗酸药物疗效不明显。疼痛的节律性不如十二指肠溃疡明显。压痛点位于剑突与脐间的正中线或略偏左。胃溃疡经抗酸治疗后常容易复发，除发生大出血、急性穿孔等严重并发症外，约有 5% 的胃溃疡可发生恶变。

2. 十二指肠溃疡

十二指肠溃疡临床常表现为上腹部或剑突下烧灼痛或钝痛，主要为餐后延迟痛、饥饿痛或夜间痛，服用抗酸药或进食能使疼痛缓解或停止。脐部偏右上方可有压痛。腹痛具有周期性发作的特点，秋冬季或冬春季好发。十二指肠溃疡发作时，症状可持续数周才逐渐缓解，间歇 1～2 个月再发。若间歇期缩短，发作期延长，腹痛程度加重，则提示溃疡病变加重。

考站四　护理技术——密闭式静脉输液

【考生指引】

1. 考核情境

王某，女，40 岁。患者 5 年来经常于餐后 1～2 小时出现上腹部烧灼痛，腹胀，严重时夜间疼痛，伴反酸烧心，每次持续一周左右，4 天前因过度劳累，上述症状加重，且伴有恶心，呕吐少许当日食物、水，无胆汁。患者入院后给予禁食、抗感染、加强营养支持等治疗。请执行医嘱：密闭式静脉输液给药。

2. 考生任务

（1）进行密闭式静脉输液给药。

（2）执行过程中所有核对须以行动展现。

（3）执行密闭式静脉输液给药后给予患者相关护理指导。

3. 考核时间

9 分钟（读题 1 分钟，考核 8 分钟）。

【考官指引】

1. 考核目的

（1）考查考生正确操作完成密闭式静脉输液技术的能力。

（2）考查考生在静脉输液过程中对患者给予关怀和尊重的能力。

2. 场景与用物设置

（1）场景：病床 1 张，考官 2 位，标准化病人 1 位。

（2）用物：治疗车 1 辆，治疗盘 1 个，速干手消毒液 1 瓶，碘伏 1 瓶，棉签 1 盒，无菌纱布 1 块，止血带 1 根，输液器 1 个，透明无菌敷贴 1 张，医嘱执行单 2 份，输液观察卡 1 份，瓶贴 1 块，一次性治疗巾 1 块，药液 1 瓶，药品 1 支，锐器盒 1 个，患者信息单（考生用）1 份，患者信息单（考官用）2 份。

3. 监考与评分注意事项

（1）请根据密闭式静脉输液的操作步骤及评分指引中的评分标准进行评分。

（2）考核时间结束时，请考生停止本站考核，进入下一站考核。

【考核内容评分指引】

<table>
<tr><td colspan="5" align="center">密闭式静脉输液的操作步骤及评分指引</td></tr>
<tr><td align="center">评分项目</td><td align="center">2分</td><td align="center">1分</td><td align="center" colspan="2">0分</td></tr>
<tr><td colspan="5" align="center">核对医嘱</td></tr>
<tr><td>1. 核对临时医嘱：患者姓名、床号、操作项目</td><td>核对完整且正确</td><td></td><td colspan="2">未核对或错误</td></tr>
<tr><td colspan="5" align="center">评估</td></tr>
<tr><td>2. 自我介绍（姓名与职责），向患者解释操作目的</td><td>2 项均做到</td><td>任 1 项未做到</td><td colspan="2">2 项均未做到</td></tr>
<tr><td>3. 询问患者姓名、床号、年龄，核对腕带与口述是否一致</td><td>2 项均做到</td><td>任 1 项未做到</td><td colspan="2">2 项均未做到</td></tr>
<tr><td>4. 评估患者有无禁忌证</td><td>做到</td><td></td><td colspan="2">未做到</td></tr>
<tr><td>5. 评估病室环境、输液架性能，评估患者血管条件</td><td>3 项做到</td><td>任 1 项未做到</td><td colspan="2">3 项均未做到</td></tr>
<tr><td colspan="5" align="center">准备</td></tr>
<tr><td>6. 患者准备：交代患者做好个人准备（如排便），使其了解密闭式静脉输液的目的，取得患者配合</td><td>完全正确</td><td>部分正确</td><td colspan="2">均未做到</td></tr>
<tr><td>7. 护士准备：衣着整洁，修剪指甲，洗手，戴口罩</td><td>完全正确</td><td>部分正确</td><td colspan="2">均未做到</td></tr>
<tr><td>8. 物品准备：物品准备齐全，摆放有序合理，检查用物有效期及包装完整性</td><td>完全正确</td><td>部分正确</td><td colspan="2">均未做到</td></tr>
<tr><td colspan="5" align="center">实施</td></tr>
<tr><td>9. 携用物至患者床旁，再次核对患者姓名、床号、年龄，核对腕带，确认与叙述一致</td><td>完全正确</td><td>部分正确</td><td colspan="2">均未做到</td></tr>
<tr><td>10. 协助患者取舒适体位</td><td>完全正确</td><td>部分正确</td><td colspan="2">均未做到</td></tr>
<tr><td>11. 核对，挂瓶，排气</td><td>完全正确</td><td>部分正确</td><td colspan="2">均未做到</td></tr>
<tr><td>12. 选择血管，进针点上方 6～8cm 处扎压脉带</td><td>完全正确</td><td>部分正确</td><td colspan="2">均未做到</td></tr>
<tr><td>13. 消毒 2 遍，消毒面积不少于 5cm×5cm，充分待干</td><td>完全正确</td><td>部分正确</td><td colspan="2">均未做到</td></tr>
<tr><td>14. 准备输液贴和胶布</td><td>完全正确</td><td>部分正确</td><td colspan="2">均未做到</td></tr>
<tr><td>15. 取出针头，检查连接口是否连接紧密，再次排气</td><td>完全正确</td><td>部分正确</td><td colspan="2">均未做到</td></tr>
<tr><td>16. 去除护针帽</td><td>完全正确</td><td>部分正确</td><td colspan="2">均未做到</td></tr>
<tr><td>17. 绷紧皮肤，以 15°～30° 角直刺静脉，见回血后降低角度至 5°～10°，再进针 2～3cm</td><td>完全正确</td><td>部分正确</td><td colspan="2">均未做到</td></tr>
<tr><td>18. 松开压脉带，打开调速器</td><td>完全正确</td><td>部分正确</td><td colspan="2">均未做到</td></tr>
<tr><td>19. 输液贴固定</td><td>完全正确</td><td>部分正确</td><td colspan="2">均未做到</td></tr>
<tr><td>20. 根据病情和药物调节滴速，填写输液卡，再次核对</td><td>完全正确</td><td>部分正确</td><td colspan="2">均未做到</td></tr>
<tr><td>21. 整理床单位，协助患者取舒适体位</td><td>完全正确</td><td>部分正确</td><td colspan="2">均未做到</td></tr>
<tr><td>22. 整理用物，分类处理</td><td>做到且洗手法正确</td><td></td><td colspan="2">未做到或洗手方法错误</td></tr>
<tr><td>23. 洗手，记录</td><td>做到</td><td></td><td colspan="2">未做到</td></tr>
</table>

续表

密闭式静脉输液的操作步骤及评分指引			
整体评价			
24. 面带微笑，注重人文关怀	做到		未做到
25. 使用尊称与患者交流	做到		未做到
26. 操作流畅，技术熟练，未给患者造成伤害	做到		未做到
理论提问			
27. 正确回答考官问题	做到		未做到
百分比分数计算评分	得分 ÷54（本站得分）×100×25%（本站权重）= 本站得分		

考站五　健康教育

【考生指引】

1. 考核情境

王某，女，40岁。患者5年来经常于餐后1小时出现上腹部烧灼痛，腹胀，厌食，伴反酸烧心，每次持续一周左右，4天前因过度劳累，上述症状加重，且伴有恶心，呕吐少许当日食物、水，无胆汁。入院第4天，患者诉症状缓解，已能进流质饮食，已逐步过渡到半流质饮食。今日患者已住院7天，医嘱通知患者明日出院，出院后继续给予护胃、抑酸等药物治疗。遵医嘱于明日出院，患者不清楚出院后的调护事项，请对患者进行出院前健康教育。

2. 考生任务

请对患者进行出院的健康教育。

3. 考核时间

5分钟（读题1分钟，考核4分钟）。

【考官指引】

1. 考核目的

考查考生实施消化性溃疡（胃溃疡）患者出院健康教育的能力。

2. 场景与用物设置

（1）场景：病床1张，考官2位，标准化病人1位。

（2）用物：病历夹1个，患者信息单（考官用）2份，患者信息单（考生用）1份，白纸1张，笔3支。

3. 监考与评分注意事项

（1）根据消化性溃疡（胃溃疡）的出院健康教育评分指引对考生进行客观的评价。

（2）考核时间一旦结束，务必请考生终止本站考核，进入下一考站。

【考核内容评分指引】

消化性溃疡（胃溃疡）的出院健康教育评分指引			
评分项目	2分	1分	0分
健康教育前评估			
1.评估患者对胃溃疡病因的了解情况（胃酸分泌异常，胃黏膜屏障破坏，遗传、吸烟、饮酒心理压力等）	做到		未做到
2.评估患者对出院后生活方式的了解情况	做到		未做到
3.评估患者出院后心理调节措施的掌握情况	做到		未做到
4.评估患者对复诊知识的掌握情况	做到		未做到
指导生活方式			
5.戒烟、戒酒	正确叙述		未叙述
6.饮食宜以营养丰富、易消化的食物为主，补充铁剂与足量维生素，少食腌制和烟熏的食品，避免过冷、过烫、过辣及煎炸食物	正确叙述		未叙述
7.根据体力，适当活动，劳逸结合，避免过度劳累	正确叙述		未叙述
指导用药			
8.指导服药的时间、方式、剂量，说明药物副作用	做到		未做到
9.避免服用对胃黏膜有损害性的药物，如阿司匹林、吲哚美辛、皮质类固醇等	做到		未做到
指导心理调节及复诊			
10.保持心情愉悦，避免情绪过度紧张，调节压力	正确叙述		未叙述
11.说明定期医院复诊的重要性，如有不适及时就诊	正确叙述		未叙述
评价健康教育的效果			
12.评估患者对治疗后健康教育内容的掌握情况（如复述）	做到		未做到
沟通与关爱			
13.使用尊称称呼患者，与患者有眼神交流，面带微笑，及时回答患者的疑问	做到		未做到
14.为患者提供胃溃疡健康教育内容的相关载资料：宣传单、宣传册、视频或记录单等	做到		未做到
理论提问			
15.正确回答考官问题	正确		未提出或错误
百分比分数计算评分	得分 ÷30（本站得分）×100×10%（本站权重）=本站得分		

【相关知识】

消化性溃疡（胃溃疡）患者的用药指导

（1）弱碱性抗酸剂：如氢氧化铝凝胶，应指导患者在餐后1小时服用，部分患者可在睡前加服一次，服用片剂时应嚼服，乳剂给药前应充分摇匀。抗酸药应避免与奶制品同时服用，因两者相互作用可形成络合物。酸性的食物及饮料不宜与抗酸药同服。氢氧化铝凝胶能阻碍磷的吸收，引起磷缺乏症，表现为食欲不振、软弱无力等症状，甚至可导致骨质疏松。长期大量服用还可引起严重便秘、代谢性碱中毒与钠潴留，甚至造成肾损害。若服用镁制剂则易引起腹泻。

（2）质子泵抑制剂：奥美拉唑可引起头晕，特别是用药初期，应嘱患者用药期间避免开车或做其他必须高度集中注意力的工作。此外，奥美拉唑有延缓地西泮及苯妥英钠代谢和排泄的作用，联合应用时需谨慎。兰索拉唑的主要不良反应包括皮疹、瘙痒、头痛、口苦、肝功能异常等，轻度不良反应不影响继续用药，较为严重时应及时停药。泮托拉唑的不良反应较少，偶可引起头痛及腹泻。

（3）H_2 受体拮抗剂：常用药物有西咪替丁、雷尼替丁、法莫替丁等。该类药物空腹吸收快，宜在餐中或餐后立即服用，也可将 1 天的剂量在睡前服用。若需同时服用抗酸药，则两药应间隔 1 小时以上。若静脉给药应注意控制速度，速度过快可引起低血压和心律失常。西咪替丁对雄激素受体有亲和力，可导致男性乳腺发育、阳痿及性功能紊乱，且其主要通过肾脏排泄，用药期间应监测肾功能。此外，少数患者还可出现一过性肝损害和粒细胞缺乏，亦可出现头痛、头晕、疲倦、腹泻及皮疹等反应，如出现上述反应需及时协助医生进行处理。因药物可随母乳排出，哺乳期应停止用药。

第二节　慢性阻塞性肺疾病

慢性阻塞性肺疾病（COPD）是一种异质性的肺部疾病，其特征是由于呼吸道异常（支气管炎、毛细支气管炎）和（或）肺泡（肺气肿）引起的慢性呼吸道症状（包括呼吸困难、咳嗽、咳痰），导致持续的、反复恶化的气流阻塞。该病呈进行性发展，主要累及肺脏，引起肺功能进行性减退，也可引起肺外的不良效应，严重影响患者的生活质量。本节主要考查护理评估、病情诊断与护理问题、护理措施、氧气吸入、健康教育等内容。

考站一　护理评估

【考生指引】

1. 考生情境

王某，女，40 岁，因反复咳嗽、咳痰 6 年，气喘 1 年，受凉后咳嗽咳痰加剧、活动感气促 3 天收治入院。患者焦虑不安，担忧疾病愈后，如果你是责任护士，请接待新患者，进行护理评估。

2.考生任务

（1）结合所学知识有条理地收集患者的病情资料。

（2）根据病情进行专科身体评估。

（3）根据病情提出需进一步检查或化验的项目。

3.考核时间

15分钟（读题2分钟，考核13分钟）。

【考官指引】

1.考核目的

（1）考查考生正确采集病史的能力。

（2）考查考生针对性身体评估的能力。

（3）考查考生评判性思维能力。

（7）考查考生沟通能力。

2.场景与用物设置

（1）场景：病床1张，考官2位，标准化病人1位。

（2）用物：治疗盘1个，体温计1支，听诊器及血压计各1副，身高体重秤1台，腕带1个，速干手消毒液1瓶，患者信息单（标准化病人用）1份，患者信息单（考官用）2份，患者信息单（考生用）1份，笔3支，白纸数张。

3.监考与评分注意事项

（1）根据慢性阻塞性肺疾病的护理评估评分指引对考生进行客观的评价。

（2）若考生需经标准化病人提示后才做出正确回答，可酌情给分。

（3）考生提出需进行相关实验室检查，请考官做出相应回答。

（4）考核时间一旦结束，务必请考生终止本站考核，进入下一考站。

【考核内容评分指引】

慢性阻塞性肺疾病的护理评估评分指引			
评分项目	2分	1分	0分
素质要求			
1.仪表大方，举止端庄，态度和蔼	做到		未做到
2.称呼、自我介绍（姓名与职责）	做到		未做到
现病史			
3.有效识别患者身份，测量生命体征	做到		未做到
4.咳嗽出现的时间	做到		未做到
5.咳嗽的规律、音色、发作时间	3项均做到	任1项未做到	3项均未做到
6.咳嗽加重、缓解的因素	2项均做到	任1项未做到	2项均未做到
7.痰液的色、质、量、味	3～4项均做到	1～2项均做到	4项均未做到

右上角：续表

慢性阻塞性肺疾病的护理评估评分指引			
8. 气促出现的时间、诱因、发作规律、对日常生活的影响程度	3～4项均做到	1～2项未做到	4项均未做到
9. 气促加重、缓解的因素	2项均做到	任1项未做到	2项均未做到
10. 有无其他身体不适的症状	做到		未做到
11. 本次发病的诊疗经过：有无采取治疗措施及效果	做到		未做到
12. 饮食情况	做到		未做到
13. 睡眠情况	做到		未做到
14. 大便的色、质、量、味	4项均做到	2～3项做到	小于2项做到
15. 小便的色、质、量、味	4项均做到	2～3项做到	小于2项做到
16. 心理状态	做到		未做到
既往史、家族史、过敏史、月经孕产史、个人生活史、一般资料			
17. 既往史	做到		未做到
18. 家族史	做到		未做到
19. 过敏史	做到		未做到
20. 月经史、孕产史	2项均做到	任1项未做到	2项均未做到
21. 个人生活史：烟酒等不良嗜好、疫区旅居史、作息、活动等情况。烟酒需进一步评估年限、摄入量、有无戒除的情况	3项及以上均做到	任1项未做到	3项以下未做到
22. 一般资料：联系电话和地址、付费方式、社会支持等	4项均做到	2～3项做到	小于2项做到
身体评估			
23. 意识状态，观察口唇、皮肤色泽	做到		未做到
24. 有无颈静脉怒张	做到		未做到
25. 皮肤有无水肿，水肿程度，皮肤完整性	检查全面且方法正确	检查不全面	未检查或方法错误
26. 观察胸廓外形	检查全面且方法正确	检查不全面	未检查或方法错误
27. 观察呼吸形态、深度及节律	检查全面且方法正确	检查不全面	未检查或方法错误
28. 触诊：语音震颤、胸膜摩擦感	检查全面且方法正确	检查不全面	未检查或方法错误
29. 叩诊肺部	检查全面且方法正确	检查不全面	未检查或方法错误
30. 听诊肺部呼吸音、心律、心音	检查全面且方法正确	检查不全面	未检查或方法错误
31. 测量身高、体重	做到		未做到
需进一步检查、化验项目			
32. 血常规、动脉血气分析	做到		未做到
33. 血脉氧饱和度、心电图	做到		未做到
34. 肺功能检查	做到		未做到
35. 肺部CT	做到		未做到

续表

慢性阻塞性肺疾病的护理评估评分指引			
沟通技巧			
36. 面带微笑，使用尊称与患者交流	做到		未做到
37. 全神贯注，用心聆听患者的回答	做到		未做到
38. 以开放式的问句进行沟通	做到		未做到
39. 资料采集过程流畅，具有条理性	做到		未做到
百分比分数计算评分	得分 ÷78（本站得分）×100×25%（本站权重）= 考站得分		

【标准化病人指引】

病情资料	
基本信息	王某，女，40岁，因反复咳嗽、咳痰6年，气喘1年，受凉后咳嗽咳痰加剧、活动感气促3天收治入院
现病史	患者于6年前无明显诱因出现气短，咳嗽，咳白色泡沫痰，喘息加重，持续20天无好转，入院诊断为"急性支气管炎"，给予抗生素治疗后好转出院。6年内，每年1～2次咳嗽，咳白色泡沫痰，伴喘息，均以受凉为诱因，每次发病患者均自行服药，未规律治疗。1年前再次发作时，出现爬楼梯时气促，休息后可缓解，日常生活不受影响，间断服用止咳平喘药。3天前天气变化受凉后，症状再发，咳嗽、咳痰、气促加重，尤以晨间及活动后咳嗽明显，咳黄脓痰，质稠，不易咳出，每天100mL左右，无臭味，咳嗽声音重，无声音嘶哑，不伴有金属音或鸡鸣音，平地步行400m即感气促，无胸痛、盗汗等不适
既往病史	否认冠心病、高血压及糖尿病等病史
家族病史	否认家族病史
过敏史	否认药物、食物过敏史
个人生活史	饮食：食欲不佳
	睡眠：睡眠间断，易醒
	二便：大便2日一行，小便量少，色黄
	月经史：经量适中，色暗红，周期规律
	婚育史：已婚，孕2产2，顺产
	嗜好：吸烟15年，每日10支，已戒烟1年，否认饮酒史
	疫区旅居史：无
	作息：每日散步20分钟
一般资料	文化程度：大专
	心理社会：焦虑，担心疾病的预后，社会支持良好
身体评估	生命体征：T 37℃，P 86次/分，R 25次/分，BP 144/75mmHg。身高168cm，体重65kg
	体格检查：神志清楚，口唇稍发绀，无眼睑水肿，无颈静脉怒张，双侧胸廓对称，桶状胸。双侧呼吸运动对称，语音震颤减弱，未触及胸膜摩擦感。双肺叩诊呈过清音。两肺呼吸音低，双下肺可闻及细湿啰音。心前区无隆起，心尖搏动位置正常，心率86次/分，心律齐，无杂音。骶尾部无压疮，双下肢无水肿

续表

	病情资料
辅助检查	①血常规：血红蛋白163g/L，红细胞计数5.8×10^{12}/L，白细胞计数11.9×10^9/L，中性粒细胞百分比84.2%，淋巴细胞百分比19.4%。②肝肾功能、电解质：正常。③血气分析：酸碱度（pH）7.325，动脉血氧饱和度（SaO_2）87%，动脉血氧分压（PaO_2）70mmHg，二氧化碳分压（$PaCO_2$）50mmHg，碳酸氢根25mmol/L。④心电图检查：无异常。⑤肺功能检查：吸入支气管舒张剂后第1秒用力呼气末容积占用力肺活量的百分比（FEV_1/FVC）为68%，第1秒用力呼气容积占预计值的百分比为56%。⑥胸部CT：胸廓前后径增宽，呈桶状改变，两肺透亮度增加，肺纹理粗乱呈条索状

【相关知识】

1. 肺功能检查

肺功能检查是目前检测气流受限公认的客观指标，是慢阻肺诊断的"金标准"，也是慢阻肺的严重程度评价、疾病进展监测、预后及治疗反应评估中最常用的指标。慢阻肺的肺功能检查除了常规的肺通气功能检测如FEV_1、FEV_1与FVC的比值（FEV_1/FVC）以外，还包括容量和弥散功能测定等，有助于疾病评估和鉴别诊断。吸入支气管舒张剂后FEV_1/FVC<70%是判断存在持续气流受限，诊断慢阻肺的肺功能标准。在临床实践中，如果FEV_1/FVC在68%～70%之间，建议3个月后复查是否仍然符合FEV_1/FVC<70%的条件，减少临界值病例的过度诊断。在明确慢阻肺诊断的前提下，以FEV_1占预计值的百分比来评价气流受限的严重程度。气流受限导致的肺过度充气，使肺总量（TLC）、残气容积（RV）、功能残气量（FRC）、残气容积与肺总量比值（RV/TLC）增高，肺活量（VC）减低。深吸气量（IC）是潮气量与补吸气量之和。在慢阻肺中，IC的下降与呼气末肺容量增加有关，可作为肺容量变化的简易评估指标。深吸气量与肺总量之比（IC/TLC）可以反映慢阻肺呼吸困难程度，预测死亡风险。肺泡间隔破坏及肺毛细血管床丧失可使弥散功能受损，一氧化碳弥散量（DLCO）降低。

2. 动脉血气分析正常值

项目	参考值
血液酸碱度（PH）	7.35～7.45
动脉血氧分压（PaO_2）	95～100mmHg
动脉二氧化碳分压（$PaCO_2$）	35～45mmHg
碳酸氢盐（HCO_3^-）	22～27mmol/L（实际碳酸氢盐，AB）
	21～25mmol/L（标准碳酸氢盐，SB）
缓冲碱（BB）	45～54mmol/L
剩余碱（BE）	–3～+3mmol/L
动脉氧饱和度（SaO_2）	95%～98%
肺活量（VC）	男：3500mL；女：2500mL
残气量（RC）	男：1500mL；女：1000mL

续表

项目	参考值
肺总容量（TLC）	男：5000mL；女：3500mL
第1秒用力呼气容积占用力肺活量或预计值的百分比	80%～120%

考站二　病情诊断与护理问题

【考生指引】

1. 考核情境

王某，女，40岁，因"反复咳嗽、咳痰6年，气喘1年，加重3天"收治入院。现咳嗽较频，咳黄脓痰，质稠，不易咳出，活动后气促明显，焦虑不安。测T 37℃，P 86次/分，R 25次/分，BP 144/75mmHg。如果你是责任护士，请根据第一考站采集的资料，陈述病史，进行疾病诊断，提出3个主要的护理问题。

2. 考生任务

（1）根据第一考站采集的病情资料，概括患者主诉。

（2）陈述该患者的现病史、既往病史、家族病史、药物食物过敏史、个人生活史、一般资料、身体评估、辅助检查结果。

（3）说出疾病诊断以及诊断依据。

（4）提出3个主要的护理问题，并说出诊断依据。

3. 考核时间

5分钟（读题1分钟，考核4分钟）。

【考官指引】

1. 考核目的

（1）考查考生准确概括主诉的能力。

（2）考查考生有条理地陈述病例的能力。

（3）考查考生正确进行疾病诊断的能力。

（4）考查考生正确提出护理问题的能力。

2. 场景与用物设置

（1）场景：病床1张，考官2位，标准化病人1位。

（2）用物：患者信息单（考官用）2份，患者信息单（考生用）1份，白纸数张，笔3支。

3. 监考与评分注意事项

（1）根据慢性阻塞性肺疾病的疾病诊断、护理问题评分指引对考生进行客观的评价。

（2）考核时间一旦结束，务必请考生终止本站考核，进入下一考站。

【考核内容评分指引】

慢性阻塞性肺疾病的疾病诊断、护理问题评分指引			
评分项目	2分	1分	0分
概括主诉			
1. 正确概括患者主诉	做到		未做到
陈述病史			
2. 有条理地叙述现病史	做到		未做到
3. 正确叙述既往病史	做到		未做到
4. 正确叙述家族病史	做到		未做到
5. 正确叙述过敏史	做到		未做到
6. 正确叙述个人生活史	做到		未做到
7. 正确叙述心理社会状况	做到		未做到
8. 正确叙述一般资料	做到		未做到
9. 正确叙述身体评估资料：生命体征、口唇颜色，胸部视、触、叩、听诊	4～6项正确	1～3项正确	6项均未做到或错误
10. 辅助检查：①血常规。②动脉血气分析。③血氧饱和度。④心电图。⑤肺部CT。⑥肺功能检查	4～6项正确	1～3项正确	6项均未做到或错误
疾病诊断			
11. 西医病名诊断（慢性阻塞性肺疾病）	完全正确	部分正确	完全错误
12. 诊断依据（临床表现、肺功能、CT、动脉血气分析）	内容完整且正确	内容不全	内容错误
护理问题			
13. 气体交换受损：与肺部感染、通气/血流失调有关	内容完整且正确	内容不全	内容错误
14. 清理呼吸道无效：与呼吸道分泌物增多、黏稠有关	内容完整且正确	内容不全	内容错误
15. 活动无耐力：与呼吸困难、氧供与氧耗失衡有关	内容完整且正确	内容不全	内容错误
理论提问			
16. 正确回答考官提问	做到		未做到
临床思维			
17. 疾病诊断思路清晰	做到		未做到
18. 护理问题排序正确	做到		未做到
百分比分数计算评分	得分÷36（本站总分）×100×20%（本站权重）=本站得分		

【相关知识】

1. 慢性阻塞性肺疾病的发病机制

慢阻肺的发病机制复杂，尚未完全阐明。吸入烟草烟雾等有害颗粒或气体可引起气道氧化应激、炎症反应以及蛋白酶/抗蛋白酶失衡等多种途径参与慢阻肺发病。多种炎症细胞参与慢阻肺的气道炎症，包括巨噬细胞、中性粒细胞，以及 Tc1、Th1、Th17 和 ILC3 淋巴细胞等。激活的炎症细胞释放多种炎性介质作用于气道上皮细胞，诱导上皮细胞杯状化生和气道黏液高分泌；慢性炎症刺激气道上皮细胞释放生长因子，促进气道周围平滑肌和成纤维细胞增生，导致小气道重塑；巨噬细胞基质金属蛋白酶和中性粒细胞弹性蛋白酶等引起肺结缔组织中的弹性蛋白破坏，Tc1 淋巴细胞释放颗粒酶穿孔素损伤肺泡上皮，导致不可逆性肺损伤，引发肺气肿。此外，自身免疫调控机制、遗传危险因素以及肺发育相关因素也可能在慢阻肺的发生发展中起到重要作用。上述机制的共同作用导致慢阻肺的形成。

2. 慢性阻塞性肺疾病常见并发症的表现

（1）右心功能不全：当慢阻肺并发慢性肺源性心脏病失代偿时，可出现食欲不振、腹胀、下肢（或全身）浮肿等体循环淤血相关的症状。

（2）呼吸衰竭：多见于重症慢阻肺或急性加重的患者，由于通气功能严重受损而出现显著的低氧血症和二氧化碳潴留（Ⅱ型呼吸衰竭），此时患者可有明显发绀和严重呼吸困难；当二氧化碳严重潴留，呼吸性酸中毒失代偿时，患者可出现行为怪异、谵妄、嗜睡甚至昏迷等肺性脑病的症状。

（3）自发性气胸：多表现为突然加重的呼吸困难、胸闷和（或）胸痛，可伴有发绀等症状。

考站三　护理措施

【考生指引】

1. 考核情境

王某，女，40 岁，因"反复咳嗽、咳痰 6 年，气喘 1 年，加重 3 天"以慢性阻塞性肺疾病收治入院。现患者咳嗽较频，咳黄脓痰，质稠，不易咳出，活动后气促明显，焦虑不安。测 T 37℃，P 86 次 / 分，R 25 次 / 分，BP 144/75mmHg。请根据考站二提出的护理问题，列出观察要点，制订护理目标及措施。

2. 考生任务

列出该患者的观察要点，制订护理目标及措施，解决护理问题。

3. 考核时间

15 分钟（读题 2 分钟，考核 13 分钟）。

【考官指引】

1. 考核目的

（1）考查考生观察慢性阻塞性肺疾病患者的能力。

（2）考查考生正确制订护理目标及措施的能力。

2. 场景与用物设置

（1）场景：病床1张，考官2位，标准化病人1位。

（2）用物：患者信息单（考官用）2份，患者信息单（考生用）1份，白纸数张，笔3支。

3. 监考与评分注意事项

（1）根据慢性阻塞性肺疾病的护理措施评分指引对考生进行客观的评价。

（2）考核时间一旦结束，务必请考生终止本站考核，进入下一考站。

【考核内容评分指引】

慢性阻塞性肺疾病的护理措施评分指引			
评分项目	2分	1分	0分
病情观察			
1. 观察咳嗽、咳痰的色、质、量、味，呼吸困难的程度	3项均叙述正确	任1项未叙述	3项均未叙述或均错误
2. 监测动脉血气分析和水、电解质、酸碱平衡情况	3项均叙述正确	任1项未叙述	3项均未叙述或均错误
3. 观察患者神志、面色、唇色、气促、水肿情况	4～5项均叙述正确	1～3项均叙述正确	5项均未叙述或均错误
护理问题			
4. 气体交换受损	提及		未提及或错误
护理目标			
5. 保持患者呼吸道通畅	提及		未提及或错误
护理措施			
6. 指导患者有效咳嗽，促进痰液排出	指导方法正确		未叙述或指导方法错误
7. 指导患者缩唇呼吸和腹式呼吸的方法	指导方法正确		未叙述或指导方法错误
8. 协助患者翻身、拍背，及时清除痰液，必要时行雾化吸入	指导方法正确		未叙述或指导方法错误
9. 指导患者行胸部叩击协助排痰	指导方法正确		未叙述或指导方法错误
10. 遵医嘱给予抗感染治疗，观察药物疗效和不良反应	2项均叙述正确	任1项未叙述	2项均未叙述或均错误
护理问题			
11. 清理呼吸道低效	提及		未提及或错误
护理目标			
12. 咳嗽、咳痰减轻或缓解	提及		未提及或错误

慢性阻塞性肺疾病的护理措施评分指引			
护理措施			
13. 向患者讲解疾病相关知识，使其了解疾病的发生、发展、预后、防治等相关内容	2项均叙述正确	任1项未叙述	2项均未叙述或均错误
14、专科评估：选择合适的咳嗽及痰液黏稠度评估工具进行评估	叙述正确		未叙述或错误
15. 专科措施：指导患者行主动呼吸循环技术（ACBT），以有效咳嗽、咳痰，必要时予负压吸痰	叙述正确		未叙述或错误
16. 用药：遵医嘱予止咳化痰药物治疗，注意观察药物效果	叙述正确		未叙述或错误
17. 饮食：宜止咳化痰润肺之品（如萝卜瘦肉汤、猪肺菜干汤等），每日饮水量达1500mL以上	2项均正确叙述	任1项叙述	2项均未叙述或均错误
18. 中医措施：穴位敷贴、咳喘型中药封包治疗等	正确采取或指导2种以上方法	正确采取或指导1种方法	未叙述或指导方法错误
护理问题			
19. 活动无耐力	提及		未提及或错误
护理目标			
20. 患者气促减轻或缓解，活动耐力增强	提及		未提及或错误
护理措施			
21. 病情观察：观察患者呼吸的频率、节律、呼吸形态及血氧饱和度变化	2项均叙述正确	任1项未叙述	2项均未叙述或均错误
22. 保持病室环境安静舒适、空气清新，静卧休息，避免劳累	2项均叙述正确	任1项未叙述	2项均未叙述或均错误
23. 专科措施：持续低流量低浓度氧疗，予无创辅助通气	叙述正确		均未做到
24. 用药：遵医嘱予合理使用平喘药；中药宜温服，服后静卧休息	2项均叙述正确	任1项未叙述	2项均未叙述或均错误
百分比分数计评分	得分÷48（本站得分）×100×20%（本站权重）=本站得分		

【相关知识】

如何判断低氧血症的程度

动脉血气分析是判断患者是否存在低氧血症的主要依据。PaO_2 的正常参考值随年龄而变化，参考经验公式：$PaO_2=100-（0.33×年龄）±5mmHg$。青年人 $PaO_2>90mmHg$，老年人（年龄>60岁）约80mmHg，并随年龄进一步增加而有所下降，但不能低于70mmHg。血气诊断呼吸衰竭的标准：海平面状态下，平静呼吸室内空气，排除心内解剖分流因素，$PaO_2<60mmHg$。单纯 $PaO_2<60mmHg$，为Ⅰ型呼吸衰竭；合并 $PaCO_2≥50mmHg$，则为Ⅱ型呼吸衰竭。

考站四 护理技术——氧气筒鼻导管氧气吸入

【考生指引】

1. 考核情境

王某，女，40岁。诊断：慢性阻塞性肺疾病。目前患者咳嗽、咳痰症状较前缓解，仍诉活动后气促。请执行医嘱：氧气筒鼻导管氧气吸入，持续鼻导管吸氧，氧流量2L/min。

2. 考生任务

（1）进行氧气筒鼻导管氧气吸入。

（2）执行过程中所有核对须以行动展现。

（3）执行鼻导管给氧后给予患者相关护理指导。

3. 考核时间

7分钟（读题1分钟，考核6分钟）。

【考官指引】

1. 考核目的

（1）考查考生按照正确的操作步骤对患者实施氧气筒鼻导管氧气吸入的能力。

（2）考查考生正确使用氧气装置大小开关的能力。

2. 场景与用物设置

（1）场景：病床1张，考官2位，标准化病人1位。

（2）用物：治疗车1辆，氧气筒1个，吸氧管1根，氧气流量表装置1套，一次性湿化瓶1个，扳手1把，棉签1包，无菌纱布块1包，弯盘1个，"四防牌"1个，速十手消毒液1瓶，患者信息单（考官用）2份，患者信息单（考生用）1份，笔3支，白纸数张。

3. 监考与评分注意事项

（1）请根据氧气筒鼻导管氧气吸入的操作步骤及评分指引对考生进行客观的评价。

（2）考核时间一旦结束，务必请考生终止本站考核，进入下一考站。

【考核内容评分指引】

氧气筒鼻导管氧气吸入的操作步骤及评分指引			
评分项目	2分	1分	0分
核对医嘱			
1.核对临时医嘱：患者姓名、床号、操作项目、氧疗方法、氧流量	核对完整且正确		未核对或错误

氧气筒鼻导管氧气吸入的操作步骤及评分指引			
评估			
2. 自我介绍（姓名与职责），向患者解释操作目的	2项均做到	任1项未做到	2项均未做到
3. 询问患者姓名、床号、年龄，核对腕带与口述一致	2项均做到	任1项未做到	2项均未做到
4. 评估患者病情、呼吸状况、缺氧程度、鼻腔状况	4项均做到	2~3项做到	4项均未做到
5. 评估病室环境：安静、整洁、无明火和热源	做到		未做到
准备			
6. 患者准备：叮嘱患者做好个人准备（如排尿），使之了解吸氧过程及注意事项，愿意配合操作	2项均做到	任1项未做到	2项均未做到
7. 护士准备：衣着整洁，洗手，戴口罩	做到		未做到
8. 物品准备：物品齐全，摆放有序合理，并检查用物有效期及包装完整性	准备齐全	用物缺少2项以内且有检查	用物缺少3项及以上或未检查
实施			
9. 备齐用物携至患者床旁，核对患者床号、姓名，核对腕带与口述一致	做到		未做到
10. 协助患者取舒适体位，用棉签清洁双侧鼻腔	做到		未做到
11. 吹尘，安装流量表、通气导管及湿化瓶，检查氧气装置是否漏气	做到		未做到
12. 将鼻导管与氧气表连接，打开流量表开关，调节氧流量	操作正确		未做到或操作错误
13. 将鼻导管蘸水湿化，同时检查是否有气泡产生	操作正确		未做到或操作错误
14. 将鼻导管轻轻插入患者鼻腔内约1cm	操作正确		未做到或操作错误
15. 将鼻导管环绕患者耳部并调节松紧度，妥善固定	操作正确		未做到或操作错误
16. 记录给氧开始时间、流量及方式并签名，挂"四防牌"	做到		未做到
17. 健康教育：吸氧过程中注意防火、防震、防热、防油；勿自行摘除鼻导管或调节氧流量；保持氧气管道通畅	3项做到	1~2项做到	3项均未做到
18. 整理床单位，询问患者需求	做到		未做到
19. 处理用物，洗手，取口罩	做到		未做到
20. 给氧期间巡视：观察病情、给氧效果，询问需求	2项均做到	任1项未做到	2项均未做到
21. 备齐用物，携至患者床旁，核对床号、姓名，核对腕带与口述一致	做到且洗手法正确		未做到或洗手方法错误
22. 评估患者缺氧改善情况，向患者解释	做到		未做到
23. 取下鼻导管，清洁患者面部	操作正确		未做到或操作错误
24. 关闭流量表开关，关闭氧气筒总阀，打开流量表开关放尽余氧	操作正确		未做到或操作错误
25. 卸下湿化瓶、通气导管、氧流量表	做到		未做到
26. 协助患者取安全舒适体位，整理床单位，询问患者需求	做到		未做到

续表

氧气筒鼻导管氧气吸入的操作步骤及评分指引			
27. 所有用物按院感要求分类预处理，氧气筒上悬挂"空"或"满"标志	做到		未做到
30. 洗手且正确	做到		未做到
31. 正确记录（停氧时间、用氧效果、签名）	做到		未做到
整体评价			
32. 面带微笑，注重人文关怀	做到		未做到
33. 使用尊称与患者交流	做到		未做到
34. 操作流畅，技术熟练，未给患者造成伤害	做到		未做到
理论提问			
35. 正确回答考官提问	做到		未做到
百分比分数计算评分	得分 ÷70（本站得分）×100×25%（本站权重）=本站得分		

【相关知识】

慢性阻塞性肺疾病（COPD）的氧疗规范

在我国慢性阻塞性肺疾病（COPD）的诊治规范中，对稳定期及急性加重期COPD患者的氧疗进行了详细规定。

（1）稳定期患者：氧疗指征：①静息时，$PaO_2 \leq 55mmHg$ 或 $SaO_2 < 88\%$，有或无高碳酸血症。② $56mmHg \leq PaO_2 < 60mmHg$，$SaO_2 < 89\%$ 伴下述之一：继发红细胞增多（血细胞比容 >55%）；肺动脉高压（平均肺动脉 ≥25mmHg）；右心功能不全导致水肿。

氧疗方法一般采用鼻导管吸氧，氧流量为 1.0 ～ 2.0L/min，吸氧时间 >15h/d，使患者在静息状态下，达到 $PaO_2 \geq 60mmHg$ 和（或）使 SaO_2 升至90%以上。

（2）急性加重期患者：氧疗是COPD住院患者的基础治疗。无严重并发症的患者氧疗后易达到满意的氧合水平（$PaO_2 \geq 60mmHg$ 或脉搏血氧饱和度 $SpO_2 \geq 90\%$），应予控制性低浓度氧疗，避免 PaO_2 骤然大幅升高引起呼吸抑制导致 CO_2 潴留及呼吸性酸中毒。施行氧疗30分钟后，须复查动脉血气以了解氧疗效果。

考站五　健康教育

【考生指引】

1. 考核情境

王某，女，40岁，诊断慢性阻塞性肺疾病，住院6天，咳嗽、咳痰、气促明显缓解。血气分析：酸碱度（pH）7.43，动脉血氧分压（PaO_2）96mmHg，二氧化碳分压（$PaCO_2$）45mmHg，碳酸氢根 25mmol/L，动脉血氧饱和度（SaO_2）96%。遵医嘱于明日出院，患者不清楚出院后的调护事项，请对患者进行出院前健康教育。

2. 考生任务

请对患者进行出院的健康教育。

3. 考核时间

10分钟（读题2分钟，考核8分钟）。

【考官指引】

1. 考核目的

考查考生正确进行慢性阻塞性肺疾病出院健康教育的能力。

2. 场景与用物设置

（1）场景：病床1张，考官2位，标准化病人1位。

（2）用物：病历夹1个，患者信息单（考官用）2份，患者信息单（考生用）1份，白纸1张，笔3支。

3. 监考与评分注意事项

（1）请根据慢性阻塞性肺疾病的出院健康教育评分指引中的评分标准进行评分。

（2）若考生经标准化病人提醒能准确回答，可酌情给分。

（3）考核时间结束时，务必请考生停止考核。

【考核内容评分指引】

慢性阻塞性肺疾病的出院健康教育评分指引			
评分项目	2分	1分	0分
健康教育前评估			
1. 评估患者需求	做到		未做到
2. 评估患者对呼吸功能锻炼的了解情况	做到		未做到
3. 评估患者对慢性阻塞性肺疾病相关诱发因素预防措施的掌握情况	做到		未做到
健康教育			
4. 保持室内空气新鲜，温度适宜，定时开窗通风	做到		未做到
5. 注意保暖，根据天气变化及时增减衣物，避免受凉感冒	做到		未做到
6. 养成良好的生活习惯，保证充足的睡眠，戒烟	做到		未做到
7. 选择空气清新、安静的环境，进行步行、慢跑、气功、八段锦、太极拳等体育锻炼，锻炼以不感到疲劳为宜。在潮湿、大风、严寒天气时，应避免室外活动	完全做到且正确	部分做到且正确	均未做到或错误
8. 保持心情舒畅，及时排解不良情绪	做到		未做到
9. 饮食宜选择清淡易消化、高热量、高蛋白、高维生素的食物，避免油腻、辛辣、易产气的食物。多饮水保持大便通畅	完全做到且正确	部分做到且正确	均未做到或错误
10. 遵医嘱按时按量服药，说明药物作用及服药注意事项	做到		未做到
11. 定期复诊，如有不适及时就诊	做到		未做到

续表

慢性阻塞性肺疾病的出院健康教育评分指引			
12. 指导缩唇呼吸锻炼：①闭嘴经鼻吸气，缩唇（吹口哨样）缓慢呼气，同时收缩腹部。②控制吸气与呼气时间比为1∶2或1∶3。③缩唇程度与呼气流量，以能使距口唇15～20cm处，与口唇等高水平的蜡烛火焰随气流倾斜又不至于熄灭为宜	完全做到且正确	部分做到且正确	均未做到或错误
13. 指导膈式或腹式呼吸锻炼：①取立位、平卧位或半卧位，两手分别放于前胸部和上腹部。②用鼻缓慢吸气，使膈肌最大程度下降，松弛腹肌，凸出腹部，置于腹部的手能感到腹部向上抬起。③经口呼气时，收缩腹肌，松弛膈肌，膈肌随腹腔内压增加而上抬，推动肺部气体排出，手感到腹部下降。④示范在腹部放置小枕头、杂志或书本来帮助训练腹式呼吸。如果吸气时物体上升，则证明是腹式呼吸	完全做到且正确	部分做到且正确	均未做到或错误
14. 指导患者缩唇呼吸和腹式呼吸每天可训练3～4次，每次重复8～10次。如在练习过程中出现任何不适症状，应暂停练习	做到		未做到
15. 指导患者按上述步骤和要求进行膈式、腹式呼吸功能锻炼	做到		未做到
评价健康教育的效果			
16. 评估患者对慢性阻塞性肺疾病诱因的掌握情况	做到		未做到
17. 观察患者缩唇呼吸锻炼膈式、腹式呼吸功能锻炼是否正确，指出错误之处，并予以指导纠正	做到		未做到
沟通与关爱			
18. 面带微笑，使用尊称与患者交流，及时回答患者的疑问	做到		未做到
19. 给患者慢性阻塞性肺疾病健康教育内容的相关载体：宣传单、宣传册、视频或记录单等	做到		未做到
理论提问			
20. 正确回答考官提问	正确		未提出或错误
百分比分数计算评分	得分÷40（本站得分）×100×10%（本站权重）＝本站得分		

【相关知识】

长期家庭氧疗的COPD患者及家属的指导

（1）向患者及其家属讲解家庭氧疗的目的和必要性，长期家庭氧疗可纠正患者缺氧，防止或纠正肺动脉高压的形成，减少心力衰竭的发生，减少发病次数，减轻病情，缩短住院天数，提高生存率和生存质量。

（2）指导患者采用经鼻导管吸入氧气，氧流量1.5～2.5L/min，吸氧持续时间不应少于15h/d，包括睡眠时间。

（3）注意安全，供氧装置周围严禁烟火，远离热源，防止氧气燃烧爆炸。

（4）氧疗装置定期更换、清洁、消毒。

第三节　原发性高血压

高血压是以动脉血压持续升高为特征的心血管综合征，可分为原发性高血压和继发性高血压。高血压是最常见的慢性病之一，也是心脑血管疾病最主要的危险因素，可导致脑卒中、心力衰竭及慢性肾病等主要并发症。本节主要考查护理评估、病情诊断与护理问题、护理措施、微量泵的使用、健康教育等内容。

考站一　护理评估

【考生指引】

1. 考核情境

王某，女，40岁，汉族。患者因反复头晕头痛10年，偶伴气短、胸闷1个月，双下肢水肿5天收治入院。如果你是责任护士，请接待新患者，进行护理评估。

2. 考生任务

（1）结合所学知识有条理地收集患者的病情资料。

（2）根据病情进行专科身体评估。

（3）根据病情提出需进一步检查或化验的项目。

3. 考核时间

12分钟（读题2分钟，考核10分钟）。

【考官指引】

1. 考核目的

（1）考查考生正确采集病史的能力。

（2）考查考生针对性身体评估的能力。

（3）考查考生评判性思维能力。

（4）考查考生沟通能力。

2. 场景与用物设置

（1）场景：病床1张，标准化病人1位，考官2位。

（2）用物：治疗盘1个，听诊器及血压计各1副，体温计1支，身高体重秤1台，手腕带1个，患者信息单（考生用）1份，患者信息单（标准化病人用）1份，患者信息单（考官用）2份，笔3支，白纸数张。

3. 监考与评分注意事项

（1）根据原发性高血压的护理评估评分指引对考生进行客观的评价。

（2）若考生需经标准化病人提示后才做出正确回答，可酌情给分。

（3）考生提出需进行相关实验室检查，请考官做出相应回答。

（4）考核时间一旦结束，务必请考生终止本站考核，进入下一考站。

【考核内容评分指引】

原发性高血压的护理评估评分指引			
评分项目	2分	1分	0分
素质要求			
1. 仪表大方，举止端庄，态度和蔼	做到		未做到
2. 称呼、自我介绍（姓名与职责）	做到		未做到
现病史			
3. 询问患者姓名、就诊号、年龄（患者复述一致）	2项均做到	任1项未做到	2项未做到
4. 评估耳鸣、胸闷出现的时间	2项均做到	任1项未做到	2项未做到
5. 评估既往最高血压、用药和自测血压情况	2项均做到	任1项未做到	2项均未做到
6. 评估本次发病的诊治经过：有无采取缓解措施及其效果	做到		未做到
7. 评估身体其他不适的症状	做到		未做到
8. 评估有无直立性低血压的表现	做到		未做到
9. 本次发病的诊疗经过：有无采取治疗措施及其效果	做到		未做到
10. 饮食情况	做到		未做到
11. 睡眠情况	做到		未做到
12. 大便的色、质、量、味	4项均做到	2～3项做到	小于2项做到
13. 小便的色、质、量、味	4项均做到	2～3项做到	小于2项做到
14. 患者对疾病的认识、心理状态	2项均做到	任1项未做到	2项均未做到
既往史、家族史、过敏史、个人生活史、一般资料			
15. 既往史	做到		未做到
16. 家族史	做到		未做到
17. 过敏史	2项均做到	任1项未做到	2项均未做到
18. 个人生活史：烟酒等不良嗜好、疫区旅居史、作息、活动等情况。烟酒需进一步评估年限、摄入量、有无戒除的情况	3项及以上均做到	任1项未做到	3项以下未做到
19. 一般资料：联系电话和地址、付费方式、社会支持等	4项均做到	2～3项做到	小于2项做到
身体评估			
20. 评估生命体征并记录，尤其是血压	检查全面且方法正确	检查不全面	未做到或方法错误

续表

原发性高血压护理评估评分指引			
21. 测量身高、体重并记录	检查全面	检查不全面	未检查
22. 评估一般状态如体位、发育与营养状况等	检查全面	检查不全面	未检查
23. 评估站立位血压，与平卧位对比	检查全面且方法正确	检查不全面	未做到或方法错误
24. 询问视力情况	检查全面且方法正确	检查不全面	未做到或方法错误
25. 评估双下肢动脉搏动及末梢循环	检查全面	检查不全面	未检查
26. 评估有无并发症体征：下肢水肿、肢体麻木或感觉与运动功能障碍等	检查全面且方法正确	检查不全面	未检查或方法错误
需进一步评估的检查项目			
27. 提出需测量血糖、血脂	2 项均做到	任 1 项未做到	2 项均未做到
28. 提出需测量尿蛋白、肾功能（肌酐、尿素氮、肾小球滤过）	2 项均做到	任 1 项未做到	2 项均未做到
29. 提出需评估动态血压、心电图	2 项均做到	任 1 项未做到	2 项均未做到
30. 提出需评估心脏超声、颈动脉彩超	2 项均做到	任 1 项未做到	2 项均未做到
沟通技巧			
31. 使用尊称称呼患者	做到		未做到
32. 面带微笑，与患者有眼神交流	做到		未做到
33. 全神贯注，用心聆听患者的回答	做到		未做到
34. 以开放式的问句进行沟通	全程使用开放式问句 4 次以上	全程使用开放式问句 4 次以下	全程均未使用开放式问句
35. 资料采集过程流畅，具有逻辑性	做到		未做到
百分比分数计算评分	得分 ÷70（本站得分）×100×25%（本站权重）＝考站得分		

【标准化病人指引】

病情资料	
基本信息	王某，女，40 岁，汉族，因反复头晕头痛 10 年，偶伴气短、胸闷 1 个月，双下肢水肿 5 天加重收治入院
现病史	10 年前开始无明显诱因出现头晕头痛，到当地医院就诊，测血压 180/95mmHg，诊断为高血压，予贝那普利、络活喜降压治疗，自诉有症状时服药，好转时停药，血压波动较大，但未常规测量血压。近 1 个月来时有气短、胸闷，5 天前出现双下肢水肿，症状明显加重且起床时头晕尤其明显，服药后未缓解。平素食欲佳，饮食偏咸，小便泡沫较多，颜色和量正常，大便每天 1 次，性状正常。自诉高血压已多年，睡眠良好
既往病史	否认冠心病、高血压及糖尿病等病史
家族病史	否认家族病史
过敏史	否认药物、食物过敏史
个人生活史	饮食：食欲佳
	睡眠：睡眠正常
	二便：大便每天 1 次，小便泡沫较多，颜色和量正常

续表

病情资料		
个人生活史	月经史：经量适中，色暗红，周期规律	
	婚育史：已婚，孕1产1，顺产	
	嗜好：无	
	疫区旅居史：无	
	作息：不规律	
一般资料	文化程度：大专	
	心理社会：焦虑，担心疾病的预后，社会支持良好	
身体评估	生命体征：T 37℃，P 86次/分，R 25次/分，BP 144/75mmHg	
	体格检查：神志清楚，精神可，发育正常，体形偏胖，身高156cm，体重60kg，T 36.6℃，P 81次/分，R 18次/分，BP 185/100mmHg，站立位血压160/95mmHg，老花眼但未佩戴眼镜。心律齐，心音正常，各瓣膜区未闻及杂音。脐周听诊未闻及血管杂音。双下肢水肿，足背动脉搏动正常	
辅助检查	①实验室检查：空腹血糖6.3mmol/L，总胆固醇6.6mmol/L，甘油三酯2.6mmol/L，低密度脂蛋白胆固醇4.75mmol/L，尿蛋白（++），尿素8.9mmol/L，肌酐140.0mmol/L。②心电图：部分导联ST-T改变。③超声心动图：EF56%，左心室稍增厚。④颈动脉超声：双侧颈动脉内–中膜不均匀增厚斑块	

【相关知识】

1. 直立性低血压的诊断标准

直立性低血压是血压过低的一种特殊情况，是指在体位变化时，如从卧位、坐位或蹲位突然站立（直立位）时，发生的血压突然过度下降（收缩压/舒张压下降>20/10mmHg以上，或下降大于原来血压的30%以上），同时伴有头晕或晕厥等脑供血不足的症状。

2. 常用血液检查的正常参考值

空腹血糖3.90～6.10mmol/L；总胆固醇3.0～5.70mmol/L，甘油三酯0～2.25mmol/L，低密度脂蛋白胆固醇2.6～4.1mmol/L，高密度脂蛋白胆固醇1.03～1.55mmol/L；尿素2.9～8.2mmol/L，肌酐44.0～133.0mmol/L。

3. 24小时动态血压监测

动态血压监测（ABPM）是由血压仪根据设置时间定时测量血压，一般每15～30分钟自动测量一次，连续24小时或更长时间。

4. 与高血压发病有关的因素

遗传、饮食、精神刺激、吸烟及其他因素。

考站二　病情诊断与护理问题

【考生指引】

1. 考核情境

王某，女，40岁，汉族。患者反复头晕头痛10年，偶伴气短、胸闷1个月，双下肢水肿 5 天。门诊测 T 36.6℃，P 81 次 / 分，R 18 次 / 分，BP 180/99mmHg，由患者女儿陪同入院。如果你是责任护士，请根据第一考站采集的资料，陈述病史，进行疾病诊断，提出 3 个主要的护理问题。

2. 考生任务

（1）根据第一考站采集的病情资料，概括患者主诉。

（2）陈述该患者的现病史、既往病史、家族病史、药物食物过敏史、个人生活史、一般资料、身体评估、辅助检查结果。

（3）说出疾病诊断以及诊断依据。

（4）提出 3 个主要的护理问题，并说出诊断依据。

3. 考核时间

5 分钟（读题 2 分钟，考核 3 分钟）。

【考官指引】

1. 考核目的

（1）考查学生正确概括主诉的能力。

（2）考查学生有条理地陈述病例的能力。

（3）考查学生正确进行疾病诊断的能力。

（4）考查学生正确概括护理诊断 / 问题的能力。

2. 场景与用物设置

（1）场景：病床 1 张，考官 2 位，标准化病人 1 位。

（2）用物：患者信息单（考生用）1 份，患者信息单（考官用）2 份，笔 3 支，白纸数张。

3. 监考与评分注意事项

（1）根据原发性高血压的疾病诊断、护理问题评分指引对考生进行客观的评价。

（2）考核时间一旦结束，务必请考生终止本站考核，进入下一考站。

【考核内容评分指引】

原发性高血压的疾病诊断、的护理问题分析评分指引			
评分项目	2分	1分	0分
概括主诉			
1. 正确概括患者主诉（反复头晕头痛 10 年，偶伴气短、胸闷 1 个月，双下肢水肿 5 天）	做到		未做到
陈述病史			
2. 有条理地叙述现病史	做到		未做到
3. 正确叙述既往史	做到		未做到
4. 正确叙述家族史	做到		未做到
5. 正确叙述过敏史	做到		未做到

续表

原发性高血压的疾病诊断、护理问题分析评分指引			
6. 正确叙述个人生活史	做到		未做到
7. 正确叙述一般资料	做到		未做到
8. 正确叙述身体评估资料：生命体征、身高、体重、心脏听诊、血管检查、下肢水肿	4～6项做到	1～3项做到	6项均未做到或错误
疾病诊断			
9. 西医病名诊断（原发性高血压）	完全正确	部分正确	完全错误
10. 诊断依据（临床表现、血压值、危险因素及靶器官受损情况）	内容完整且正确	内容不全	内容错误
护理诊断/问题			
11. 头痛：与血压升高有关（判断依据：患者头痛，血压升高）	正确	部分正确	未提出或错误
12. 有受伤的危险（判断依据：患者头晕头痛10年，偶伴胸闷、气短1个月，双下肢水肿5天，晨起明显，服药后未缓解，直立性低血压）	正确	部分正确	未提出或错误
13. 体液过多：与双下肢水肿有关（主诉双下肢水肿5天）	13、14任1条完全正确	13、14任1条部分正确	13、14均未提出或完全错误
14. 潜在并发症：高血压急症（判断依据：该患者属高血压2级，高危）			
理论提问			
15. 正确回答考官问题	做到		未做到
沟通技巧			
16. 面带微笑，使用尊称与患者交流	做到		未做到
17. 全神贯注，用心聆听患者的回答	做到		未做到
18. 以开放式的问句进行沟通	做到		未做到
19. 资料采集过程流畅，具有条理性	做到		未做到
百分比分数计算评分	得分 ÷38（本站得分）×100×20%（本站权重）= 本站得分		

【相关知识】

1. 高血压分级标准

①高血压1级：收缩压140～159mmHg和（或）舒张压90～99mmHg。②高血压2级：收缩压160～179mmHg和（或）舒张压100～109mmHg。③高血压3级：收缩压≥180mmHg和（或）舒张压≥110mmHg。

2. 心血管风险分层标准

项目	血压水平（mmHg）		
	1级	2级	3级
无危险因素	低危	中危	高危
1～2个危险因素	中危	中危	很高危
≥3个危险因素或靶器官损害	高危	高危	很高危
伴临床疾患	很高危	很高危	很高危

3. 高血压急症

高血压急症指原发性或继发性高血压患者，在某些诱因作用下，血压突然显著升高（一般超过 180/120mmHg），同时伴有进行性心、脑、肾等重要靶器官功能不全的表现。高血压急症包括高血压脑病、颅内出血（脑出血和蛛网膜下腔出血）、脑梗死、急性心力衰竭、急性冠状动脉综合征、主动脉夹层动脉瘤、急性肾小球肾炎等。

考站三　护理措施

【考生指引】

1. 考核情境

　　王某，女，40 岁，汉族。患者反复头晕头痛 10 年，偶伴气短、胸闷 1 个月，双下肢水肿 5 天。门诊测 T 36.6℃，P 81 次 / 分，R 18 次 / 分，BP 180/99mmHg。请根据考站二提出的护理问题，列出观察要点，制订护理目标及措施。

2. 考生任务

列出该患者的观察要点，制订护理目标及措施，解决护理问题。

3. 考核时间

15 分钟（读题 2 分钟，考核 13 分钟）。

【考官指引】

1. 考核目的

（1）考查考生观察原发性高血压患者的能力。

（2）考查考生正确制订护理目标及措施的能力。

2. 场景与用物设置

（1）场景：病床 1 张，考官 2 位，标准化病人 1 位。

（2）用物患者信息单（考生用）1 份，患者信息单（考官用）2 份，笔 3 支，白纸数张。

3. 监考与评分注意事项

（1）根据原发性高血压的护理措施评分指引对考生进行客观的评价。

（2）考核时间一旦结束，务必请考生终止本站考核，进入下一考站。

【考核内容评分指引】

原发性高血压的护理措施评分指引			
评分项目	2分	1分	0分
病情观察			
1. 高血压发生（性质、时间、与活动的关系），血压变化与体位的关系	完全做到	部分做到	均未做到
2. 密切观察患者血压波动情况，最高、最低血压，脉压差	完全做到	部分做到	均未做到

原发性高血压的护理措施评分指引			
3.定时巡视，观察患者的情绪变化、生命体征、睡眠质量	完全做到	部分做到	均未做到
护理问题			
4.头痛：与血压升高有关（判断依据：患者有头痛症状，测血压升高）	提及		未提及或错误
护理目标			
5.自诉头痛减轻或缓解，感觉舒适	提及		未提及或错误
护理措施			
6.安置患者绝对卧床休息，头偏向一侧	做到		未做到
7.保持呼吸道通畅，给氧	做到		未做到
8.迅速建立静脉通路	做到		未做到
护理问题			
9.潜在并发症：高血压急症（判断依据：该患者属高血压2级，高危）	做到		未做到
护理目标			
10.患者未发生并发症	提及		未提及或错误
护理措施			
11.连接心电监护，设置报警参数，严密监测血压	完全做到	部分做到	均未做到
12.遵医嘱给予镇静、降压药物，首选硝普钠	完全做到	部分做到	均未做到
13.安抚患者情绪	完全做到	部分做到	均未做到
护理问题			
14.体液过多	提及		未提及或错误
护理目标			
15.患者双下肢水肿减轻	提及		未提及或错误
护理措施			
16.每2小时更换体位	完全做到	部分做到	均未做到
17.将水肿肢体抬高	完全做到	部分做到	均未做到
18.不在患肢注射或静脉点滴	完全做到	部分做到	均未做到
19.穿宽松的衣物	正确叙述		未叙述或错误
理论提问			
20.正确回答考官提问	做到		未做到
百分比分数计算评分	得分÷40（本站总分）×100 ×20%（本站权重）=本站得分		

【相关知识】

1. 高血压急症靶器官损害的临床表现

靶器官损	临床表现
急性脑卒中	脑梗死：失语，面舌瘫，偏身感觉障碍，肢体偏瘫，意识障碍，癫痫样发作。脑出血：头痛，喷射性呕吐，可伴有不同程度意识障碍、偏瘫、失语，动态起病，常进行性加重。蛛网膜下腔出血：剧烈头痛、恶心、呕吐，颈背部疼痛，意识障碍，抽搐，偏瘫，失语，脑膜刺激征阳性
急性心力衰竭	呼吸困难、发绀、咳粉红色泡沫样痰等，查体可见肺部啰音、心脏扩大、心率增快、奔马律等
急性冠脉综合征	急性胸痛、胸闷；放射性肩背痛、咽部紧缩感、烦躁、出汗、心悸、心电图有缺血表现；心肌梗死患者可出现心肌损伤标记物阳性
急性主动脉夹层	撕裂样疼痛，波及血管范围不同可有相应的临床表现，如伴有周围动脉搏动的消失，可出现少尿、无尿
高血压脑病	急性发作剧烈头痛、恶心及呕吐，意识障碍（意识模糊、嗜睡甚至昏迷），常见进展性视网膜病变
子痫前期和子痫	孕妇在妊娠20周到分娩后第1周之间血压升高、蛋白尿或水肿，伴有头痛、视物模糊、上腹不适、恶心等症状，子痫患者发生抽搐甚至昏迷

2. 非药物治疗

健康的生活方式可以预防或延迟高血压的发生，也可降低血压，提高降压药物的疗效，降低心血管风险，适用于各级高血压患者。主要措施包括：①控制体重。②减少食物中钠盐的摄入量，并增加钾盐的摄入量。③减少脂肪摄入，戒烟，限酒。④适当运动。⑤减少精神压力，保持心理平衡。

考站四　护理技术——微量泵的使用

【考生指引】

1. 考核情境

王某，女，40岁，汉族。患者住院第2天外出检查过程中头晕明显，呕吐1次，为胃内容物，测血压203/107mmHg。身高153cm，体重63kg。请执行医嘱：5%葡萄糖溶液50mL+硝普钠50mg，以2mL/h泵入。

2. 考生任务

（1）进行微量泵泵入。

（2）执行过程中所有核对须以行动展现。

（3）执行微量泵泵入后给予患者相关护理指导。

3. 考核时间

7分钟（读题1分钟，考核6分钟）。

【考官指引】

1. 考核目的

（1）考查考生按照正确的操作步骤对患者实施微量泵泵入的能力。

（2）考查考生正确使用微量泵泵入的能力。

2. 场景与用物设置

（1）场景：病床 1 张，标准化病人 1 位（已留置好静脉通道，输液中），考官 2 位。

（2）用物：微量泵 1 个，输液架 1 个，治疗盘 1 个，弯盘 1 个，刚配置好的硝普钠输液袋，避光输液袋 1 个，避光输液器 1 个，碘伏 1 瓶，无菌棉签 1 包，速干手消毒液 1 瓶，给药治疗单 1 份，患者信息单（考生用）1 份，患者信息单（考官用）2 份，速干手消毒液 1 瓶。

3. 监考与评分注意事项

（1）请根据微量泵的操作步骤及评分指引对考生进行客观的评价。

（2）考核时间一旦结束，务必请考生终止本站考核，进入下一考站。

【考核内容评分指引】

微量泵的操作步骤及评分指引			
评分项目	完全做到（2分）	部分做到（1分）	未做到（0分）
核对医嘱			
1. 核对临时医嘱：患者姓名、床号、药物名称、剂量、给药途径、给药时间	核对完整且正确		未核对或错误
评估			
2. 自我介绍（姓名与职责），向患者解释操作目的、过程及配合方法	2 项均做到	任 1 项未做到	2 项均未做到
3. 询问患者姓名、床号、年龄，核对腕带与口述一致	4 项做到	任 2 项未做到	均未做到
4. 评估患者病情、心理情况	2 项均做到	任 1 项未做到	2 项均未做到
5. 患者准备：交代患者使其了解操作目的，愿意配合	2 项均做到	任 1 项未做到	2 项均未做到
6. 护士准备：衣着整洁，修剪指甲，洗手，戴口罩	4 项均做到	任 2 项未做到	4 项均未做到
7. 检查硝普钠输液袋（已按医嘱配置好）如标签、性状、失效期	2 项均做到	任 1 项未做到	2 项均未做到
8. 给硝普钠输液袋套上避光输液袋，插上避光输液器	2 项均做到	任 1 项未做到	2 项均未做到
9. 检查微量泵的性能，将微量泵固定在输液架上	完全做到且洗手方法正确	部分做到	未做到或洗手方法错误
10. 遵医嘱调节微量泵的用药速度	检查正确		未检查或错误
11. 物品准备齐全，摆放有序合理，检查棉签、碘伏有效期及包装完整性	操作正确		操作错误

微量泵的操作步骤及评分指引			
执行微量泵操作			
12. 携用物至床旁，再次询问患者姓名、年龄，核对腕带（口述）	2 项均做到	任 1 项未做到	2 项均未做到
13. 核对：药物名称、剂量、给药途径、给药时间	4 项均核对		任 1 项未核对
14. 以无菌技术进行排气，检查无气泡	操作正确且输液器内无空气		输液器内有空气或违反无菌原则
15. 打开微量泵门栓，将输液器按要求卡入仓门内部卡槽内，关门	操作正确		操作错误
16. 按下开关键，启动仪器	操作正确		操作错误
17. 长按"输液器选择键"，选择"避光输液器"	操作正确		操作错误
18. 按下"选择"键，选择设置输液总量，将微量泵下方旋钮调节至 500mL	操作正确		操作错误
19. 选择设置"流速"（mL/h）	操作正确		操作错误
20. 必要时按下"清零"键，清除已输液量	操作正确		操作错误
21. 再次核对，连接患者静脉通路	2 项均正确	1 项正确	未核对或错误
22. 打开输液器上的调节器，按下"启动"键	操作正确		操作错误
23. 开始输液，观察通畅情况，交代注意事项	操作正确		操作错误
24. 严密监测血压，观察效果，记录	操作正确		操作错误
25. 及时观察与处理报警（处理报警时先按下"消警"键，针对原因处理后再按"启动"键）	操作正确		操作错误
26. 输液结束后停用微量泵：按下"暂停"键，关调节器，打开仓门，取出输液皮条，按下"开关"键关机	操作正确		操作错误
27. 留置针封管（口述）	叙述正确		未叙述
操作后处理			
28. 整理床单元及用物，并将废物分类处理	做到，并将废弃物分类置处		未做到或废弃物分类错误
29. 洗手、记录	做到		未做到
30. 微量泵终末处理：酒精擦拭清洁后充电备用	做到		未做到
31. 操作过程流畅，技术熟练	做到		未做到
32. 正确记录	做到		未做到
整体评价			
33. 面带微笑，注重人文关怀	做到		未做到
34. 使用尊称与患者交流	做到		未做到
35. 操作流畅，技术熟练，未给患者造成伤害	做到		未做到
理论提问			
36. 正确回答考官问题	做到		未做到

续表

微量泵的操作步骤及评分指引	
百分比分数计算评分	得分÷72（本站得分）×100×25%（本站权重）=本站得分

【相关知识】

运动指导

定期的体育锻炼可增加能量消耗，降低血压，改善糖代谢等。建议每周进行3～5次、每次30分钟的有氧运动，如步行、慢跑、骑车、游泳和跳舞等。运动强度建议中等强度，可选用以下方法判断：①主观感觉：运动过程中心率加快，微微出汗，自我感觉有点累。②客观表现：运动过程中呼吸频率加快、微微喘，可以与人交谈，但是不能唱歌。③步行速度：每分钟120步左右。④运动中的心率：心率=170-年龄。⑤运动后：在休息约10分钟内，锻炼所引起的呼吸频率增加应明显缓解，心率也恢复到正常或接近正常，否则应考虑运动强度过大。

考站五 健康教育

【考生指引】

1. 考核情境

王某，女，40岁，汉族。患者反复头晕头痛10年，偶伴气短、胸闷1个月，双下肢水肿5天。门诊以原发性高血压收入院，住院7天，医嘱明日出院。患者和家属诉不知道回去后需注意哪些问题，请针对该患者进行出院前健康教育。

2. 考生任务

请对患者进行出院健康教育。

3. 考核时间

7分钟（读题2分钟，考核5分钟）。

【考官指引】

1. 考核目的

考查学生针对性健康教育的能力。

2. 场景与用物设置

（1）场景：病床1张，标准化病人1位，考官2位。

（2）用物：药物2盒（贝那普利1盒、络活喜1盒），电子血压计1台，病历夹1个，患者信息单（考生用）1份，患者信息单（考官用）2份，笔3支，白纸1张。

3. 监考与评分注意事项

（1）根据原发性高血压的出院健康教育评分指引对考生进行客观的评价。

（2）考核时间一旦结束，务必请考生终止本站考核，进入下一考站。

【考核内容评分指引】

原发性高血压的出院健康教育评分指引			
评分项目	2分	1分	0分
健康教育前评估			
1. 评估患者及家属需求	做到		未做到
2. 评估患者及家属对坚持用药重要性的认识（维持降压效果，减少血压波动，防止并发症）	做到		未做到
3. 评估患者及家属对用药知识的掌握情况（药名、剂量、用法、注意事项等）	做到		未做到
4. 评估患者及家属对电子血压计测量方法的掌握程度	做到		未做到
用药指导			
5. 讲解长期药物治疗的目的和重要性	做到		未做到
6. 告知药名、剂量、用法	做到		未做到
7. 告知药物的作用和不良反应、注意事项	做到		未做到
评价健康教育的效果			
8. 询问患者或家属对用药知识的掌握程度（如复述）	做到		未做到
9. 观察患者是否能正确使用电子血压计	做到		未做到
沟通与关爱			
10. 使用尊称称呼患者	做到		未做到
11. 面带微笑，与患者有眼神交流	做到		未做到
12. 及时回答患者的疑问	做到		未做到
13. 给患者发放健康教育内容的相关载体：宣传单、宣传册、视频或记录单等	做到		未做到
理论提问			
14. 正确回答考官问题	正确		未提出或错误
百分比分数计算评分	得分 ÷28（本站得分）×100×10%（本站权重）＝本站得分		

【相关知识】

1. 常用降压药的种类

常用降压药包括利尿剂、血管紧张素转换酶抑制剂、血管紧张素Ⅱ受体拮抗剂、钙通道阻滞剂、β受体阻滞剂。

（1）利尿剂：主要通过排钠，降低细胞外容量，减轻外周血管阻力发挥降压作用。

（2）血管紧张素转化酶抑制剂：通过抑制血管紧张素转化酶阻断肾素－血管紧张素系统而发挥降压作用。

（3）血管紧张素Ⅱ受体拮抗剂：通过阻断血管紧张素Ⅱ受体发挥降压作用，降压起效缓慢，但持久而平稳。

（4）钙通道阻滞剂：主要通过阻断血管平滑肌细胞上的钙离子通道，发挥扩张血管、降低血压的作用。

（5）β受体阻滞剂：主要通过抑制过度激活的交感神经活性、抑制心肌收缩力、减慢心率而发挥降压作用，降压起效较迅速、强力。

2. 降压药物应用原则

使用降压药物应遵循以下4项原则：

（1）小剂量。

（2）优先选择长效制剂。

（3）联合用药。

（4）个体化。

第四节　痔　疮

痔是直肠末端黏膜下和肛管皮下的静脉丛发生扩大、曲张所形成的柔软静脉团，以便血、脱出、肿痛为主要表现。痔病又称痔疮，男女老幼皆可发病。本节主要考查护理评估、病情诊断与护理问题、护理措施、换药技术、健康教育等内容。

考站一　护理评估

【考生指引】

1. 考核情境

王某，女，40岁。患者自诉2年前因进食辛辣之品后出现便时肛内肿物脱出，可自行回纳，伴少许擦血，血色鲜红，无肛门疼痛，未予治疗。一个月前患者进食辛辣燥热之品后出现便时肿物脱出，需手托回纳，伴便时滴血，血色鲜红，量少，无肛门疼痛，门诊以痔疮收入院。如果你是责任护士，请接待新患者，进行护理评估。

2. 考生任务

（1）结合所学知识有条理地收集患者的病情资料。

（2）根据病情进行专科身体评估。

（3）根据病情提出需进一步检查或化验的项目。

3. 考核时间

12分钟（读题2分钟，考核10分钟）。

【考官指引】

1. 考核目的

（1）考查考生正确采集病史的能力。

（2）考查考生针对性身体评估的能力。

（3）考查考生评判性思维能力。

（4）考查考生沟通能力。

2. 场景与用物设置

（1）场景：病床1张，考官2位，标准化病人1位。

（2）用物：治疗盘1个，体温计1支，听诊器及血压计各1副，身高体重秤1台，腕带1个，速干手消毒液1瓶，患者信息单（考官用）2份，患者信息单（考生用）1份，笔3支，白纸数张。

3. 监考与评分注意事项

（1）根据痔疮的护理评估评分指引对考生进行客观的评价。

（2）若考生需经标准化病人提示后才做出正确回答，可酌情给分。

（3）考生提出需进行相关实验室检查，请考官做出相应回答。

（4）考核时间一旦结束，务必请考生终止本站考核，进入下一考站。

【考核内容评分指引】

痔疮的护理评估评分指引			
评分项目	完全做到（2分）	部分做到（1分）	未做到（0分）
素质要求			
1. 仪表大方，举止端庄，态度和蔼	做到		未做到
2. 称呼、自我介绍（姓名与职责）	做到		未做到
现病史			
3. 询问患者姓名、年龄、就诊号，测量生命体征	2项均做到	任1项未做到	2项均未做到
4. 排便时肛内肿物脱出的时间及诱因	2项均做到	任1项未做到	2项均未做到
5. 便血发生的时间及诱因	2项均做到	任1项未做到	2项均未做到
6. 排便时长	做到		未做到
7. 有无腹痛和腹胀	做到		未做到
8. 有无腹泻和便秘	做到		未做到
9. 本次发病的诊治经过：有无采取药物治疗或其他措施及其效果	2项均做到	任1项未做到	2项均未做到
10. 饮食习惯	做到		未做到
11. 小便情况	做到		未做到

续表

痔疮的护理评估评分指引			
12. 睡眠情况	做到		未做到
13. 对疾病的认识	做到		未做到
14. 心理状态	做到		未做到
既往史、家族史、过敏史、个人生活史、一般资料			
15. 既往史	做到		未做到
16. 家族史	做到		未做到
17. 食物、药物过敏史	2 项均做到	任 1 项未做到	2 项均未做到
18. 个人生活史：烟酒等不良嗜好、疫区旅居史、作息、活动等情况。烟酒需进一步评估年限、摄入量、有无戒除的情况	3 项均做到	任 1 项未做到	3 项均未做到
19. 一般资料：付费方式、联系地址和电话、社会支持等	4 项均做到	2 ~ 3 项做到	小于 2 项做到
身体评估			
20. 观察腹部外观、胃肠型及蠕动波	检查全面且方法正确	检查不全面	未做到或方法错误
21. 听肠鸣音	检查全面	检查不全面	未检查
22. 叩诊腹部，有无移动性浊音	检查全面	检查不全面	未检查
23. 触诊腹部有无包块，有无压痛、反跳痛	检查全面且方法正确	检查不全面	未做到或方法错误
24. 测量身高、体重并记录	检查全面且方法正确	检查不全面	未做到或方法错误
需进一步评估的检查项目			
25. 提出需要做肛门视诊和直肠指诊，查大便常规和隐血	2 项均做到	任 1 项未做到	2 项未做到
沟通技巧			
26. 面带微笑，使用尊称与患者交流	做到		未做到
27. 全神贯注，用心聆听患者的回答	做到		未做到
28. 以开放式的问句进行沟通	做到		未做到
29. 资料采集过程流畅，具有条理性	全程使用开放式问句 4 次以上	全程使用开放式问句 4 次以下	全程均未使用开放式问句
百分比分数计算评分	得分 ÷ 58（本站得分）× 100 × 25%（本站权重）= 考站得分		

【标准化病人指引】

病情资料	
基本信息	王某，女，40 岁，因便时肛内肿物脱出可自行回纳 2 年，1 个月前便时肛内肿物脱出加重不可自行回纳收治入院
现病史	患者 2 年前因进食辛辣之品后出现便时肛内肿物脱出，可自行回纳，伴少许擦血，血色鲜红，无肛门疼痛，未予治疗。一个月前患者因进食辛辣燥热之品后出现便时肿物脱出，需手托回纳，伴便时滴血，血色鲜红，量少，无肛门疼痛

续表

病情资料		
既往病史	否认既往重大疾病史	
家族病史	否认家族病史	
过敏史	否认药物、食物过敏史	
个人生活史	饮食：食欲不佳	
	睡眠：睡眠正常	
	二便：大便时肛内肿物脱出，需手托回纳，伴便时滴血，血色鲜红，量少，无肛门疼痛，小便正常	
	月经史：经量适中，色暗红，周期规律	
	婚育史：已婚，孕2产2，顺产	
	嗜好：否认烟酒等不良嗜好，无疫区旅居史	
	疫区旅居史：无	
	作息：规律	
一般资料	文化程度：大专	
	心理社会：焦虑，担心疾病的预后，社会支持良好	
身体评估	生命体征：T 36.5℃，P 80次/分，R 20次/分，BP 120/75mmHg，身高170cm，体重50kg	
	体格检查：神志清楚，腹部外观正常，未见胃肠型及蠕动波，肠鸣音正常，移动性浊音（-），腹软，全腹无压痛反跳痛，肛门周围有团样块肿物，周围皮肤无湿疹	
辅助检查	实验室检查均正常	

【相关知识】

痔疮的病因病机

痔疮的病因为外感、情志内伤、劳倦过度、饮食不节、大便失调、泻痢日久、妇女妊娠等；病位在肛门直肠；病机为脏腑功能失调，气血湿热瘀滞。本病的发病基础为脏腑本虚、气血亏损，而情志内伤、劳倦过度、饮食不节、大便失调、泻痢日久、妇女妊娠以及风、湿、燥、热四气相结合等多为发病的诱因，导致脏腑阴阳失调，气血运行不畅，经络受阻，燥热内生，热与血相搏，结滞不散而成。临床常见风伤肠络、湿热下注、气滞血瘀、脾虚气陷四证。

考站二 病情诊断与护理问题

【考生指引】

1. 考核情境

王某，女，40岁，因便时肛内肿物脱出可自行回纳2年，1个月前便时肛内肿物脱出加重不可自行回纳收治入院。一个月前患者进食辛辣燥热之品后出现便时肿物脱出，需手托回纳，伴便时滴血，血色鲜红，量少，无肛门疼痛，门诊以痔疮收入院。测 T 36.5℃，P 80 次 / 分，R 20 次 / 分，BP 120/75mmHg。如果你是责任护士，请根据第一考站采集的资料，陈述病史，进行疾病诊断，提出 3 个主要的护理问题。

2. 考生任务

（1）根据第一考站采集的病情资料，概括患者主诉。

（2）陈述该患者的现病史、既往病史、家族病史、药物食物过敏史、个人生活史、一般资料、身体评估、辅助检查结果。

（3）说出疾病诊断以及诊断依据。

（4）提出 3 个主要的护理问题，并说出诊断依据。

3. 考核时间

7 分钟（读题 1 分钟，考核 6 分钟）。

【考官指引】

1. 考核目的

（1）考查考生准确概括主诉的能力。

（2）考查考生有条理地陈述病例的能力。

（3）考查考生正确进行疾病诊断的能力。

（4）考查考生正确提出护理问题的能力。

2. 场景与用物设置

（1）场景：病床 1 张，考官 2 位，标准化病人 1 位。

（2）用物：患者信息单（考官用）2 份，患者信息单（考生用）1 份，白纸数张，笔 3 支。

3. 监考与评分注意事项

（1）根据痔疮的疾病诊断、护理诊断 / 问题评分指引对考生进行客观的评价。

（2）考核时间一旦结束，务必请考生终止本站考核，进入下一考站。

【考核内容评分指引】

痔疮的疾病诊断、护理诊断 / 问题评分指引			
评分项目	完全做到（2分）	部分做到（1分）	未做到（0分）
概括主诉			
1. 正确概括患者主诉	做到		未做到
陈述病史			
2. 有条理地叙述现病史	做到		未做到
3. 正确叙述既往史	做到		未做到
4. 正确叙述家族史	做到		未做到
5. 正确叙述过敏史	做到		未做到
6. 正确叙述个人生活史	做到		未做到

续表

痔疮的疾病诊断、护理诊断 / 问题评分指引			
7. 正确叙述心理社会状况	做到		未做到
8. 正确叙述一般资料	做到		未做到
9. 正确叙述身体评估资料：生命体征、身高、体重及腹部视诊、触诊、叩诊、听诊检查	做到		未做到
疾病诊断			
9. 西医病名诊断（内痔Ⅲ期）	正确	部分正确	未提出或错误
10. 诊断依据（临床表现、相关检查）	说明内容完整且正确	说明内容不全	说明内容错误
护理诊断 / 问题			
11. 焦虑：与疾病本身有关	正确	部分正确	未提出或错误
12. 知识缺乏：缺乏疾病相关知识	正确	部分正确	未提出或错误
13. 疲乏：与气虚有关	正确	部分正确	未提出或错误
理论提问			
14. 正确回答考官问题	做到		未做到
临证思维			
15. 辨病辨证思路清晰	做到		未做到
16. 护理问题正确排序	做到		未做到
百分比分数计算评分	得分 ÷32（本站得分）×100×20%（本站权重）= 本站得分		

【相关知识】

内痔的鉴别

（1）直肠癌：直肠癌多见于中老年人，近年来有向年轻化发展的趋势。早期无明显症状，进展期可表现为粪便中夹杂有脓血、黏液、大便紊乱等。直肠癌在直肠指诊时质地较硬，而内痔的质地很软，根据两者的硬度不同可以初步鉴别。

（2）外痔：其发生部位与内痔不同，外痔位于齿状线以下，以疼痛、肿块为主要症状，肛门周围可见大小不等的皮赘。

（3）直肠息肉或腺瘤：直肠息肉脱出常被误诊为外痔或痔核脱出，息肉与外痔皮赘不同，息肉一般为圆形、实质性、有蒂、可活动，且一般无压痛。在息肉和腺瘤没有脱出时，需要直肠指检和镜检进行区分。

（4）直肠脱垂：直肠脱垂的脱出物呈环形或螺旋状，表面光滑，无静脉曲张，一般无出血。

考站三　护理措施

【考生指引】

1. 考核情境

王某，女，40岁，因便时肛内肿物脱出可自行回纳2年，1个月前便时肛内肿物脱出加重不可自行回纳，以内痔Ⅲ期收治入院。一个月前患者进食辛辣燥热之品后出现便时肿物脱出，需手托回纳，伴便时滴血，血色鲜红，量少，无肛门疼痛，定于入院第3日在腰麻下行痔疮切除术。现患者十分焦虑，请对患者叙述术前和术后的护理要点并进行相关指导。

2. 考生任务

（1）请叙述该患者的心理护理要点。

（2）请叙述术前肠道准备的要点。

（3）请叙述术后护理要点。

3. 考核时间

15分钟（读题2分钟，考核13分钟）。

【考官指引】

1. 考核目的

（1）考查考生对术前给予患者护理要点的能力。

（2）考查考生对患者进行心理评估的能力。

（3）考查考生对术后给予患者护理要点的能力。

2. 场景与用物设置

（1）场景：病床1张，考官2位，标准化病人1位。

（2）用物：患者信息单（考官用）2份，患者信息单（考生用）1份，白纸数张，笔3支。

3. 监考与评分注意事项

（1）请根据痔疮的护理措施评分指引进行评分。

（2）考核时间一旦结束，务必请考生终止本站考核，进入下一考站。

【考核内容评分指引】

<table>
<tr><td colspan="4" align="center">痔疮的护理措施评分指引</td></tr>
<tr><td align="center">评分项目</td><td align="center">完全做到（2分）</td><td align="center">部分做到（1分）</td><td align="center">未做到（0分）</td></tr>
<tr><td colspan="4" align="center">术前护理</td></tr>
<tr><td>1. 评估患者的心理状况，向患者及其家属介绍疾病诊治相关进展，树立战胜疾病的信心</td><td align="center">正确叙述</td><td></td><td align="center">未叙述或错误</td></tr>
<tr><td>2. 通过图片、模型等向患者解释疾病相关知识和术后可能出现的情况及处理方法</td><td align="center">正确叙述</td><td></td><td align="center">未叙述或错误</td></tr>
<tr><td>3. 介绍术后恢复较好的患者与其交流，以增加治疗疾病的信心</td><td align="center">正确叙述</td><td></td><td align="center">未叙述或错误</td></tr>
<tr><td>4. 术前3日起进少渣半流质饮食</td><td align="center">正确叙述</td><td></td><td align="center">未叙述或错误</td></tr>
<tr><td>5. 术前1~2日起进无渣流质饮食</td><td align="center">正确叙述</td><td></td><td align="center">未叙述或错误</td></tr>
</table>

续表

痔疮的护理措施评分指引			
6. 术前晚灌肠，进行肠道清洁	正确叙述		未叙述或错误
7. 肠道术前准备	正确叙述		未叙述或错误
8. 术日晨测量体温、备好手术资料并于手术时做好交接	正确叙述		未叙述或错误
术后护理			
9. 密切观察患者生命体征的变化	正确叙述		未叙述或错误
10. 观察伤口有无渗血渗液，并及时更换	正确叙述		未叙述或错误
11. 指导患者便后及时清洗，保持局部清洁、干燥	正确叙述		未叙述或错误
12. 换药时严格执行无菌操作，防止继发感染	正确叙述		未叙述或错误
13. 术后 5～10 天内不宜过多活动，避免久蹲久站、便时努厕，以防继发性出血	正确叙述		未叙述或错误
14. 便后进行中药熏洗，温度控制在 43～46℃，每次 15 分钟，以利于温经止血	正确叙述		未叙述或错误
15. 饮食宜进食补益气血的食物，如山药、红枣、党参粥、黄芪粥等	正确叙述		未叙述或错误
理论提问			
16. 正确回答考官提问	正确叙述		未叙述或错误
百分比分数计算评分	得分 ÷32（本站得分）×100×20%（本站权重）= 本站得分		

【相关知识】

1. 内痔是根据痔从肛管向外脱出的程度进行分级

（1）Ⅰ级痔：痔大便时出血，有隆起，没有脱出。

（2）Ⅱ级痔：排便时有痔赘脱出，便后可以自行复位，可伴出血。

（3）Ⅲ级痔：用力（排便或久站、咳嗽、劳累或负重）时有痔赘脱出，需手动复位，可伴出血。

（4）Ⅳ级痔：长期痔赘脱出，手动复位无效，可伴出血。

2. 术前准备的目的

可以去除肠腔的粪便及尽可能减少肠腔内细菌，防止术后腹胀和切口感染。一旦准备不足，肠道清洁不彻底，肠道内的清洁残留液体及粪便残渣等会对手术的操作及术后伤口的缝合产生重大的影响。

考站四 护理技术——换药技术

【考生指引】

1. 考核情境

王某，女，40 岁，内痔Ⅲ期，行痔疮切除术后。如果你是责任护士，请遵医嘱给予患者进行换药技术。

2. 考生任务

（1）进行换药技术。

（2）执行过程中所有核对须以行动展现。

（3）执行换药技术后给予患者相关护理指导。

3. 考核时间

13 分钟（读题 1 分钟，考核 12 分钟）。

【考官指引】

1. 考核目的

（1）考查考生正确执行换药技术的能力。

（2）考查考生正确遵循无菌原则的能力。

2. 场景与用物设置

（1）场景：病床 1 张，标准化病人 1 位，考官 2 位。

（2）用物：治疗盘、换药碗各 1 个，碘伏，生理盐水，无菌橡胶手套，胶布，无菌纱布块，凡士林纱布块或痔疮膏等各种湿性敷料，速干手消毒液 1 瓶，患者信息单（考官用）2 份，患者信息单（考生用）1 份，笔 3 支，白纸数张。

3. 监考与评分注意事项

（1）请根据换药技术的操作步骤及评分指引进行评分。

（2）考核时间一旦结束，务必请考生终止本站考核，进入下一考站。

【考核内容评分指引】

换药技术的操作步骤及评分指引			
评分项目	完全做到（2 分）	部分做到（1 分）	未做到（0 分）
核对医嘱			
1. 核对临时医嘱：患者姓名、床号、操作项目	核对完整且正确		未核对或错误
评估			
2. 自我介绍（姓名与职责），向患者解释操作目的	2 项均做到	任 1 项未做到	2 项均未做到
3. 询问患者姓名、床号、年龄，核对腕带与口述一致	2 项均做到	任 1 项未做到	2 项均未做到
4. 评估（伤口情况、心理、病室环境）	做到		未做到
准备			
5. 患者准备：交代患者做好个人准备（如排尿），使之了解换药技术目的、过程及注意事项，其愿意配合操作，取舒适体位	完全正确	部分正确	均未做到
6. 物品准备：用物齐全，摆放有序合理，检查用物有效期及包装完整性，检查性能完好	完全正确	部分正确	均未做到

换药技术的操作步骤及评分指引			
实施			
7. 携用物至患者床边, 再次核对患者姓名、床号及年龄, 核对腕带与口述一致	完全正确		均未做到
8. 拉上床帘, 保护患者隐私	完全正确		均未做到
9. 协助患者取合适体位	完全正确		均未做到
10. 充分暴露伤口, 铺好治疗巾	完全正确		均未做到
11. 注意遮盖和保暖	完全正确		未做到
12. 用手揭开胶布及外层敷料	完全正确		未做到
13. 洗手或手消毒	完全正确		未做到
14. 沿伤口纵轴方向用镊子揭去内层敷料	完全正确		未做到
15. 再次评估伤口（形状、感染或污染情况、周围皮肤情况等）	完全正确	部分正确	均未做到
16. 清洗伤口, 用两把镊子夹取碘伏棉球环形或Z字形擦拭伤口周围皮肤3次, 消毒范围为创缘2cm	完全正确	部分正确	均未做到
17. 用生理盐水涡流式冲洗或生理盐水棉球擦拭伤口直至清洁, 用干棉球擦干	完全正确	部分正确	均未做到
18. 根据伤口情况选择敷料（生理盐水垫、凡士林纱布、痔疮膏等）, 酌情加盖外层敷料	完全正确	部分正确	均未做到
19. 妥善包扎、固定	完全正确		未做到
20. 整理床单元, 协助患者取舒适体位, 垃圾分类处理	完全正确		未做到
21. 健康教育: 分别针对病情和操作正确而简要地给出指导	做到		未做到
22. 洗手记录	做到且洗手法正确		未做到或洗手方法错误
整体评价			
23. 面带微笑, 注重人文关怀	做到		未做到
24. 使用尊称与患者交流	做到		未做到
25. 操作流畅, 技术熟练, 未给患者造成伤害	做到		未做到
理论提问			
26. 正确回答考官问题	做到		未做到
百分比分数计算评分	得分 ÷52（本站得分）×100×25%（本站权重）=本站得分		

【相关知识】

换药技术的适应证

（1）手术后无菌的伤口, 如无特殊反应, 3～5天后第一次换药; 如切口情况良好, 张力不大, 可酌情拆除部分或全部缝线; 张力大的伤口, 一般在术后7～9天拆线。

（2）感染伤口，分泌物较多，应每天换药1次。

（3）新鲜肉芽创面，隔1～2天换药1次。

（4）严重感染或置引流的伤口及粪瘘等，应根据其引流量的多少决定换药的次数。

（5）烟卷引流伤口，每月换药1～2次，并在术后12～24小时转动烟卷，并适时拔除引流。橡皮膜引流，常在术后48小时内拔除。

（6）橡皮管引流伤口术后2～3天换药，引流3～7天更换或拔除。

考站五　健康教育

【考生指引】

1. 考核情境

王某，女，40岁，内痔Ⅲ期，住院8天，行痔疮切除术后恢复良好，患者今日出院。如果你是责任护士，请对患者进行出院前健康教育。

2. 考生任务

请对患者进行出院前健康教育。

3. 考核时间

5分钟（读题1分钟，考核4分钟）。

【考官指引】

1. 考核目的

考查考生正确进行痔疮患者出院健康教育能力。

2. 场景与用物设置

（1）场景：病床1张，考官2位，标准化病人1位。

（2）用物：病历夹1个，患者信息单（考官用）2份，患者信息单（考生用）1份，白纸1张，笔3支。

3. 监考与评分注意事项

（1）根据痔疮的出院健康教育评分指引对考生进行客观的评价。

（2）考核时间一旦结束，务必请考生终止本站考核，进入下一考站。

【考核内容评分指引】

痔疮的出院健康教育评分指引			
评分项目	完全做到（2分）	部分做到（1分）	未做到（0分）
健康教育前评估			
1. 评估患者及家属要求	做到		未做到
2. 评估患者及家属对饮食、运动等方面知识的了解程度	做到		未做到

续表

痔疮的出院健康教育评分指引			
健康教育			
3. 指导做好个人清洁卫生	做到		未做到
4. 穿衣以柔软、宽松、舒适为原则	做到		未做到
5. 多食新鲜蔬菜水果，以及富含营养、益气补血的食物	做到		未做到
6. 忌辛辣刺激性饮食，忌烟酒	做到		未做到
7. 保持心情愉悦，注意休息，避免熬夜	做到		未做到
8. 保持肛门清洁，坚持每晚热水或中药坐浴	做到		未做到
9. 养成定时排便的习惯，避免排便时间过长	做到		未做到
10. 忌久坐、久蹲厕所、负重远行；避免肛门局部刺激，便纸宜柔软	做到		未做到
11. 适当进行锻炼，可指导患者进行肛提肌运动，对于改善肛门局部血液循环，锻炼肛门括约肌功能有积极的作用	做到		未做到
评价健康教育的效果			
12. 观察患者肛提肌运动锻炼是否正确，指出错误之处，并予以指导纠正	做到		未做到
沟通与关爱			
13. 使用尊称称呼患者	做到		未做到
14. 面带微笑，与患者有眼神交流	做到		未做到
15. 及时回答患者的疑问	做到		未做到
理论提问			
16. 正确回答考官问题	正确叙述		未叙述或错误
百分比分数计算评分	得分÷32（本站得分）×100×10%（本站权重）＝本站得分		

【相关知识】

1. 肛门功能锻炼

（1）肛门运动锻炼是指患者先行收缩肛门 5 秒，再舒张 5 秒，如此持续 5 分钟。每天进行 3～5 次，可以促进局部血液循环。

（2）提肛运动是指用意念有意识地向上收提肛门，每天进行 1～2 次锻炼，每次提肛 30 下，有活血化瘀、锻炼肛门括约肌和提升中气的作用。

（3）肛门收缩运动在排便前、排便中和排便后这段时间里，约用 5 分钟的时间主动收缩和舒张肛门括约肌，可起到改善局部血液循环、增强肛门括约肌功能的作用。

2. 内痔的家庭护理

养成良好的生活、饮食习惯，形成规律排便，避免用力排便，适当润滑肛门，加强提肛运动和肛门收缩功能锻炼以及进行日常的自我病情监测等。

第五节　糖尿病

糖尿病是由遗传和环境因素相互作用而引起的一组以慢性高血糖为特征的代谢异常综合征。中医称之为消渴，认为其是由于先天禀赋不足，复因饮食不节、情志失调等导致机体阴虚燥热，出现以多饮、多食、多尿、形体消瘦为主要临床表现的病证。本节主要考查病史采集、糖尿病专科身体评估、疾病诊断与护理诊断，以及糖尿病患者的饮食指导、运动指导、皮下注射胰岛素、健康教育等内容。

考站一　护理评估

【考生指引】

1. 考核情境

王某，女，40岁。患者因多食易饥、头晕、消瘦持续3个月入院，测 T 36.5℃，P 80 次/分，R 20 次/分，BP 120/75mmHg，由其家属陪同入院。如果你是门诊护士，请接待新患者，进行护理评估。

2. 考生任务

（1）请结合所学知识有条理地采集病史资料。

（2）请根据病情有选择地进行身体评估。

（3）请根据病情提出需要进一步评估的检查项目。

3. 考核时间

12 分钟（读题 2 分钟，考核 10 分钟）。

【考官指引】

1. 考核目的

（1）考查考生正确采集病史的能力。

（2）考查考生有条理地问现症的能力。

（3）考查考生进行针对性身体评估的能力。

（4）考查考生的评判性思维能力。

2. 场景与用物设置

（1）场景：病床 1 张，标准化病人 1 位，考官 2 位。

（2）用物：治疗盘 1 个，叩诊锤 1 个，棉签若干，身高体重秤 1 台，腕带 1 个，挂号单 1 张，患者信息单（考生用）1 份，患者信息单（考官用）2 份，笔 1 支，白纸数张。

3. 监考与评分注意事项

（1）请根据糖尿病的护理评估评分指引进行评分。

（2）考生如在标准化病人提醒下能准确回答，可酌情给分。

（3）考生提出查血糖、葡萄糖耐量试验、糖化血红蛋白时，若没有标准化病人，请考官做出相应回答。

（4）考核时间结束时，务必请考生停止本站考核，进入下一场考核，不可拖延时间。

【考核内容评分指引】

<table>
<tr><td colspan="4" align="center">糖尿病的护理评估评分指引</td></tr>
<tr><td align="center">评分项目</td><td align="center">完全做到（2分）</td><td align="center">部分做到（1分）</td><td align="center">未做到（0分）</td></tr>
<tr><td colspan="4" align="center">素质要求</td></tr>
<tr><td>1. 仪表大方，举止端庄，态度和蔼</td><td>做到</td><td></td><td>未做到</td></tr>
<tr><td>2. 称呼、自我介绍（姓名与职责），向患者解释沟通目的</td><td>2项均做到</td><td>任1项未做到</td><td>2项均未做到</td></tr>
<tr><td colspan="4" align="center">现病史</td></tr>
<tr><td>3. 评估多食易饥出现的时间及诱因</td><td>做到</td><td></td><td>未做到</td></tr>
<tr><td>4. 评估饮食习惯与方式、种类</td><td>做到</td><td></td><td>未做到</td></tr>
<tr><td>5. 评估头晕（是否低血糖）出现的时间及诱因（伴随症状）</td><td>做到</td><td></td><td>未做到</td></tr>
<tr><td>6. 评估消瘦出现的原因及诱因（体重的变化）</td><td>做到</td><td></td><td>未做到</td></tr>
<tr><td>7. 评估有无身体其他不适</td><td>做到</td><td></td><td>未做到</td></tr>
<tr><td>8. 评估本次发病的诊治经过：有无采取药物治疗或其他措施及其效果（经治疗后有无效果）</td><td>2项均做到</td><td>任1项未做到</td><td>2项均未做到</td></tr>
<tr><td>9. 评估饮水情况</td><td>做到</td><td></td><td>未做到</td></tr>
<tr><td>10. 评估二便情况，二便的色、质、味、量</td><td>2项均做到</td><td>任1项未做到</td><td>2项均未做到</td></tr>
<tr><td>11. 评估睡眠情况</td><td>做到</td><td></td><td>未做到</td></tr>
<tr><td>12. 评估对疾病的认识</td><td>做到</td><td></td><td>未做到</td></tr>
<tr><td>13. 评估心理状态</td><td>做到</td><td></td><td>未做到</td></tr>
<tr><td colspan="4" align="center">既往史、家族史、过敏史、个人生活史、一般资料</td></tr>
<tr><td>14. 评估既往史</td><td>做到</td><td></td><td>未做到</td></tr>
<tr><td>15. 评估家族史</td><td>做到</td><td></td><td>未做到</td></tr>
<tr><td>16. 评估药物、食物过敏史</td><td>2项均做到</td><td>任1项未做到</td><td>2项均未做到</td></tr>
<tr><td>17. 评估个人史：烟酒嗜好、作息规律情况、活动。有烟酒嗜好者需进一步评估年限、有无戒除</td><td>3项均做到</td><td>任1项未做到</td><td>3项均未做到</td></tr>
<tr><td>18. 评估一般资料：付费方式、联系地址和电话、社会支持等</td><td>4项均做到</td><td>2～3项做到</td><td>小于2项做到</td></tr>
<tr><td colspan="4" align="center">身体评估</td></tr>
<tr><td>19. 观察嘴唇、指甲、面部、四肢等色泽</td><td>检查全面且方法正确</td><td>检查不全面</td><td>未做到或方法错误</td></tr>
</table>

续表

糖尿病的护理评估评分指引			
20. 测量身高体重并记录	检查全面	检查不全面	未检查
需进一步评估的检查项目			
21. 提出需要查空腹血糖、餐后 2 小时血糖、糖化血红蛋白、葡萄糖耐量实验	做到		未做到
沟通技巧			
22. 使用尊称称呼患者	做到		未做到
23. 面带微笑，与患者有眼神交流	做到		未做到
24. 全神贯注，用心聆听患者的回答	做到		未做到
25. 以开放式的问句进行沟通	全程使用开放式问句 4 次以上	全程使用开放式问句 4 次以下	全程均未使用开放式问句
26. 资料采集过程流畅，具有逻辑性	做到		未做到
百分比分数计算评分	得分 ÷ 52（本站得分）× 100 × 25%（本站权重）= 考站得分		

【标准化病人指引】

病情资料	
基本信息	王某，女，40 岁，因"多食易饥、头晕、消瘦持续 3 个月"收治入院
现病史	疲乏无力，头晕，多食易饥，口渴多饮，每日饮水量约 3000mL，小便量多清稀，大便硬结，3 ~ 5 日 1 次，入睡困难，易醒
既往病史	否认既往重大疾病史
家族病史	否认家族病史
过敏史	否认药物、食物过敏史
个人生活史	饮食：多食易饥
	睡眠：入睡困难，易醒
	二便：小便量多清稀，大便硬结
	月经史：经量适中，色暗红，周期规律
	婚育史：已婚，孕 2 产 2，顺产
	嗜好：否认烟酒等不良嗜好，无疫区旅居史
	疫区旅居史：无
	作息：规律
一般资料	文化程度：大专
	心理社会：焦虑，担心疾病的预后，社会支持良好
身体评估	生命体征：T 36.5℃，P 80 次分，R 20 次 / 分，BP 120/75mmHg，身高 170cm，体重 50kg
	体格检查：ABCD 检查正常，皮温觉实验和压力觉实验呈阴性
辅助检查	空腹血糖 9.7mmol/L，餐后 2 小时血糖 19.6mmol/L，OGTT 试验后 2 小时血糖 14.3mmol/L，糖化血红蛋白 7.4%，尿糖 (+++)

【相关知识】

葡萄糖耐量试验

当血糖值高于正常范围而又未达到糖尿病的诊断标准时，须进行口服葡萄糖耐量试验（oral glucose tolerance test，OGTT）。

具体方法：OGTT应在无摄入任何热量8小时后，清晨空腹进行，试验当日先空腹取血测血糖后，将75g无水葡萄糖（儿童为1.75g/kg，总量不超过75g）溶于250～300mL水中，协助患者于5～10分钟内饮完。从服糖第一口开始计时，于空腹和服葡萄糖水后0.5小时、1小时、2小时、3小时，分别在前臂采血测血糖。

注意事项：嘱患者试验前禁食8～10小时，试验过程中禁烟、酒、咖啡和茶，不做剧烈运动；试验前3～7天停服利尿药、避孕药等可能影响OGTT的药物，且前3天每天饮食需含碳水化合物至少150g，试验日晨禁止注射胰岛素。

考站二　病情诊断与护理问题

【考生指引】

1. 考核情境

王某，女，40岁。患者因多食易饥、头晕、消瘦持续3个月由门诊收治入院，现疲乏无力，头晕，多食易饥，口渴多饮，每日饮水量约3000mL，小便量多清稀，大便硬结，3～5日1次，入睡困难，易醒。测T 36.5℃，P 80次/分，R 20次/分，BP 120/75mmHg。无皮肤发绀。如果你是门诊护士，请结合考站一的评估结果，概括主诉，陈述病史，进行疾病诊断，提出3个主要的护理问题。

2. 考生任务

（1）请概括患者主诉。

（2）请根据考站一的评估结果，陈述该患者的现病史（包括目前主要症状）、既往史、家族史、过敏史、个人生活史、一般资料、身体评估结果。

（3）请说出疾病诊断及诊断依据。

（4）请提出3个主要的护理问题，并说出判断依据。

3. 考核时间

7分钟（读题1分钟，考核6分钟）。

【考官指引】

1. 考核目的

（1）考查考生正确概括主诉的能力。

（2）考查考生有条理地陈述病例的能力。

（3）考查考生正确进行疾病诊断的能力。

（4）考查考生正确概括护理问题的能力。

2. 场景与用物设置

（1）场景：病床1张，考官2位，标准化病人1位。

（2）用物：患者信息单（考生用）1份，患者信息单（考官用）2份，笔1支，白纸数张。

3. 监考与评分注意事项

（1）请根据糖尿病的疾病诊断、护理问题评分指引进行评分。

（2）考核时间结束时，务必请考生停止本站考核，进入下一场考核，不可拖延时间。

【考核内容评分指引】

<table>
<tr><td colspan="4">糖尿病的疾病诊断、护理问题评分指引</td></tr>
<tr><td>评分项目</td><td>完全做到（2分）</td><td>部分做到（1分）</td><td>未做到（0分）</td></tr>
<tr><td colspan="4">概括主诉</td></tr>
<tr><td>1. 正确概括患者主诉（多食易饥、头晕、消瘦持续3个月）</td><td>做到</td><td></td><td>未做到</td></tr>
<tr><td colspan="4">陈述病史</td></tr>
<tr><td>2. 有条理地叙述现病史</td><td>做到</td><td></td><td>未做到</td></tr>
<tr><td>3. 正确叙述既往史</td><td>做到</td><td></td><td>未做到</td></tr>
<tr><td>4. 正确叙述家族史</td><td>做到</td><td></td><td>未做到</td></tr>
<tr><td>5. 正确叙述过敏史</td><td>做到</td><td></td><td>未做到</td></tr>
<tr><td>6. 正确叙述个人生活史</td><td>做到</td><td></td><td>未做到</td></tr>
<tr><td>7. 正确叙述一般资料</td><td>做到</td><td></td><td>未做到</td></tr>
<tr><td>8. 正确叙述身体评估资料：生命体征、身高、体重</td><td>做到</td><td></td><td>未做到</td></tr>
<tr><td colspan="4">疾病诊断</td></tr>
<tr><td>9. 西医病名诊断（1型糖尿病）</td><td>正确</td><td>部分正确</td><td>未提出或错误</td></tr>
<tr><td>10. 诊断依据（临床表现、现病史、相关检查）</td><td>说明内容完整且正确</td><td>说明内容不全</td><td>说明内容错误</td></tr>
<tr><td colspan="4">护理诊断／问题</td></tr>
<tr><td>11. 营养失调：低于机体需要量</td><td>正确</td><td>部分正确</td><td>未提出或错误</td></tr>
<tr><td>12. 知识缺乏：缺乏疾病相关知识</td><td>正确</td><td>部分正确</td><td>未提出或错误</td></tr>
<tr><td>13. 焦虑：与疾病预后有关</td><td>正确</td><td>部分正确</td><td>未提出或错误</td></tr>
<tr><td>14. 潜在并发症：低血糖</td><td>正确</td><td>部分正确</td><td>未提出或错误</td></tr>
<tr><td colspan="4">理论提问</td></tr>
<tr><td>15. 正确回答考官问题</td><td>做到</td><td></td><td>未做到</td></tr>
<tr><td colspan="4">沟通技巧</td></tr>
<tr><td>16. 辨病辨证思路清晰</td><td>做到</td><td></td><td>未做到</td></tr>
<tr><td>17. 护理问题正确排序</td><td>做到</td><td></td><td>未做到</td></tr>
<tr><td>百分比分数计算评分</td><td colspan="3">得分 ÷34（本站得分）×100×20%（本站权重）＝本站得分</td></tr>
</table>

【相关知识】

糖尿病患者如何食用水果

水果含有大量的糖、维生素、膳食纤维和矿物质，平时可作为次正餐间的加餐，但是如果病情控制不满意，血糖偏高则暂不能进食水果。吃水果时应计算其热量，在吃主食时扣除，以保证总热量不变。水果不宜每餐都吃，不宜多吃，应该在两餐之间吃，尽量选择柚子、桃、梨、菠萝、杨梅、樱桃等含糖量低的水果，这些水果含有果胶，可延缓葡萄糖的吸收。此外，西瓜的碳水化合物含量低，可适量食用。

考站三　护理措施

【考生指引】

1. 考核情境

王某，女，40岁，身高170cm，体重50kg，1型糖尿病，因多食易饥头晕、消瘦3个月收治入院，住院第10天，查空腹血糖8.6mmol/L，餐后2小时血糖18.6mmol/L，尿糖（++）。请对患者进行饮食指导、运动指导。

2. 考生任务

请叙述该患者现阶段的对症护理。

3. 考核时间

15分钟（读题2分钟，考核13分钟）。

【考官指引】

1. 考核目的

考查考生对糖尿病患者对症护理的能力。

2. 场景与用物设置

（1）场景：病床1张，考官2位，标准化病人1位。

（2）用物：患者信息单（考生用）1份，患者信息单（考官用）2份，笔1支，白纸数张。

3. 监考与评分注意事项

（1）请根据糖尿病的护理措施评分指引进行评分。

（2）考核时间结束时，请考生停止本站考核，进入下一场考核，不可拖延时间。

【考核内容评分指引】

糖尿病的护理措施评分指引			
评分项目	完全做到（2分）	部分做到（1分）	未做到（0分）
病情观察			
1. 观察体重、尿量的变化，每周测体重一次，每天记录24小时液体出入量	完全做到	部分做到	均未做到
2. 注意观察患者病情变化，定时监测血糖，如患者出现厌食、恶心、呕吐、头痛、呼吸深快有烂苹果味，可能为糖尿病酮症酸中毒，应及时报告医生	完全做到	部分做到	均未做到
3. 观察患者口腔及皮肤情况，尤其是足部皮肤情况	完全做到	部分做到	均未做到
护理问题			
4. 营养失调：低于机体需要量	提及		未提及或错误
护理目标			
5. 患者营养状态有所恢复，体重增加	提及		未提及或错误
护理措施			
6. 饮食宜进瘦肉、猪肝、蛋类、鸡、乳类等高蛋白食物，以增加营养	完全做到	部分做到	均未做到
7. 血糖控制后，可以吃些水果，如梨、苹果、菠萝，每日不超过100g，平时可用黄瓜、番茄代水果	完全做到	部分做到	均未做到
8. 严格控制饮食，主食应根据体重及劳动量而定，进食规定饮食量，不可擅自增加米、面、主食	完全做到	部分做到	均未做到
护理问题			
9. 知识缺乏：缺乏疾病相关知识	提及		未提及或错误
护理目标			
10. 患者能描述糖尿病的症状及治疗方案，合理控制饮食	提及		未提及或错误
护理措施			
11. 向患者讲解饮食控制对本病的影响，使其能自觉控制饮食	完全做到	部分做到	均未做到
12. 教会患者计算每日摄入总热量、三餐分配及膳食结构	完全做到	部分做到	均未做到
13. 教会患者如何选择适当的运动方式，确定运动强度，确保运动安全等	完全做到	部分做到	均未做到
14. 指导患者怎样预防和紧急处理低血糖	完全做到	部分做到	均未做到
护理问题			
15. 焦虑	提及		未提及或错误
护理目标			
16. 患者情绪稳定，配合治疗	提及		未提及或错误

续表

糖尿病的护理措施评分指引			
护理措施			
17.向患者讲解疾病相关知识，使其对疾病有正确认识，提高治疗信心	完全做到	部分做到	均未做到
18.耐心患者解释，控制血、尿糖要持之以恒，便可减少多种并发症，消除其不良情绪	完全做到	部分做到	均未做到
19.劝导患者戒躁戒怒，切勿忧虑、紧张过度，以免影响治疗效果	完全做到	部分做到	均未做到
百分比分数计算评分	得分 ÷38（本站得分）×100×20%（本站权重）=本站得分		

【相关知识】

糖尿病饮食治疗的目的

（1）纠正代谢紊乱。

（2）减轻胰岛素 β 细胞负荷。

（3）防止并发症。

（4）提高生活质量，改善整体健康水平。

（5）对于儿童、少年患者，妊娠期或哺乳期女性，以及成年、老年糖尿病患者，应满足其在特定时期的营养需要。

（6）对于无法经口进食或进食不足超过 7 天的高血糖患者（包含应激性高血糖），为满足疾病代谢需要，必要时可通过合理的肠外营养或肠内营养治疗，以改善临床结局。

考站四　护理技术——皮下注射技术

【考生指引】

1.考核情境

王某，女，40 岁，1 型糖尿病，身高 170cm，体重 50kg，住院第 15 天，查空腹血糖 12.1mmol/L。如果你是责任护士，请遵医嘱给予门冬胰岛素 8U 三餐前 15 分钟皮下注射。

2.考生任务

（1）执行皮下注射操作。

（2）执行注射后给予患者相关护理指导。

3.考核时间

13 分钟（读题 1 分钟，考核 12 分钟）。

【考官指引】

1. 考核目的

（1）考查考生正确执行皮下注射的能力。

（2）考查考生正确执行三查八对和遵循无菌技术操作原则的能力。

2. 场景与用物设置

（1）场景：病床1张，标准化病人1位，考官2位。

（2）用物：治疗盘1个，胰岛素笔1支，75%乙醇溶液1瓶，棉签1包，弯盘1个，速干手消毒液1瓶，注射单1张，患者信息单（考生用）1份，患者信息单（考官用）2份。

3. 监考与评分注意事项

（1）请根据皮下注射的操作步骤及评分指引进行评分。

（2）考生如在标准化病人的提醒下能准确回答，可酌情给分。

（3）考核时间结束时，务必请考生停止本站考核，进入下一站考核，不可拖延时间。

（4）操作过程中如三查八对错误，违反无菌原则，均为0分。

（5）考生核对医嘱时，如提出需要双人核对，请考官配合。

【考核内容评分指引】

皮下注射的操作步骤及评分指引			
评分项目	完全做到（2分）	部分做到（1分）	未做到（0分）
核对医嘱			
1.核对临时医嘱：患者姓名、床号、操作名称、药物名称、剂量、注射途径、注射时间	核对完整且正确		未核对或错误
评估			
2.自我介绍（姓名与职责），向患者解释操作目的、过程及配合方法（是否已备好饭菜或食物）	2项均做到	任1项未做到	2项均未做到
3.询问患者姓名、床号、年龄，核对腕带与口述一致	4项均做到	任2项未做到	均未做到
4.评估患者病情，治疗情况，用药史；局部皮肤情况	4项均做到	任2项未做到	均未做到
5.患者准备：交代患者做好个人准备（如排尿），解释皮下注射的目的、过程及注意事项，其愿意配合操作，取舒适体位	3项均做到	任1项未做到	3项均未做到
6.护士准备：衣着整洁，洗手戴口罩	做到		未做到
7.物品准备：用物齐全，摆放有序合理，检查用物有效期及包装完整性，检查性能完好	准备齐全	用物缺少3项以内且有检查	用物缺少4项及以上或未检查
执行皮下注射操作			
8.再次核对患者姓名、床号及年龄	3项均做到	任1项未做到	3项均未做到
9.选择正确注射部位（下腹部），评估该部位是否有硬块、疤痕等	做到		未做到

皮下注射的操作步骤及评分指引			
10. 消毒注射部位皮肤，直径大于5cm，等待约30秒以上	做到		未做到
11. 连接针头，并排气，再调所需注射单位（8U）	做到		未做到
12. 取棉签，再次核对	做到		未做到
13. 穿刺：绷紧注射部位的皮肤，右手持胰岛素笔，与皮肤成90°角垂直进针	做到		未做到
14. 注射药物：松开左手，右手固定胰岛素笔，左手按压胰岛素笔使药物缓慢注入，注意观察患者的反应	做到		未做到
15. 胰岛素注射完毕后，需10～15秒后再拔针，用干棉签轻压针眼，按压10～15秒	做到		未做到
16. 操作后核对：再次核对患者姓名、床号、药物名称、剂量、注射途径、注射时间	做到		未做到
17. 整理床单元，垃圾分类处理	做到		未做到
18. 健康教育：分别针对病情和操作正确而简要地给出指导	做到		未做到
19. 洗手，记录	做到		未做到
评价			
20. 操作过程流畅，技术熟练，未给患者造成伤害	做到		未做到
沟通技巧			
21. 使用尊称称呼患者	做到		未做到
22. 面带微笑，与患者有眼神交流	做到		未做到
理论提问			
23. 正确回答考官问题	做到		未做到
百分比分数计算评分	得分 ÷46（本站得分）×100×25%（本站权重）=本站得分		

【相关知识】

胰岛素的使用注意事项

（1）胰岛素的制剂类型和种类，注射技术和部位、患者反应的差异性、胰岛素抗体形成等均可影响胰岛素的起效时间、作用强度和维持时间。

（2）从动物胰岛素改为人胰岛素或胰岛素类似物时，发生低血糖的风险增加，应加强观察。

（3）部分1型糖尿病患者在治疗后一段时间内病情部分或完全缓解，胰岛素剂量可减少或完全停用，称为"糖尿病蜜月期"，一般持续数周或数月，此期应密切关注血糖。

（4）采用强化治疗方案者，可能出现早晨空腹血糖高。其原因之一是"黎明现象"，即夜间血糖控制良好，仅黎明短时间内出现高血糖，可能由清晨皮质醇、生长激素等胰岛素拮抗激素增多所致，出现黎明现象者应该增加睡前胰岛素的用量；另一个原因是"索莫吉反应"，即夜间低血糖未被发现，体内胰岛素拮抗激素分泌增加，进而出现反跳性高血糖，出现索莫吉反应者应减少睡前胰岛素的用量或改变剂型，并在睡前适量加餐。综上，夜间多次（0、3、6时）血糖测定有助于鉴别晨起高血糖的原因。

（5）采用强化治疗时，低血糖发生率增加，应注意避免诱因，及早识别和处理。

考站五　健康教育

【考生指引】

1. 考核情境

王某，女，40岁，身高170cm，体重50kg，1型糖尿病，住院20天，血糖控制平稳，今日查餐后2小时血糖8.4mmol/L，尿糖（＋）。患者今日出院，如果你是责任护士，请针对该患者进行健康指导。

2. 考生任务

请对患者进行出院前健康教育。

3. 考核时间

5分钟（读题1分钟，考核4分钟）。

【考官指引】

1. 考核目的

考查考生对患者实施健康教育能力。

2. 场景与用物设置

（1）场景：病床1张，标准化病人1位，考官2位。

（2）用物：病历夹1个，出院小结1份，患者信息单（考生用）1份，患者信息单（考官用）2份，笔1支，白纸1张。

3. 监考与评分注意事项

（1）请根据糖尿病的健康教育评分指引进行评分。

（2）考生如在标准化病人的提醒下能准确回答，可酌情给分。

（3）考核时间结束时，务必请考生停止考核。

【考核内容评分指引】

糖尿病的健康教育评分指引			
评分项目	完全做到（2分）	部分做到（1分）	未做到（0分）
健康教育			
1. 评估患者及家属需求	正确叙述		未叙述或错误
2. 评估患者及家属对饮食、运动等方面的认知程度	正确叙述		未叙述或错误
3. 指导患者药低糖饮食，多吃低碳水化合物、低脂肪、适量蛋白质和高纤维的食物，如冬瓜、玉米、豆制品等	正确叙述		未叙述或错误
4. 多食富含维生素 C 和 B 族维生素的食物	正确叙述		未叙述或错误
5. 多食富含钙、硒的食物，如虾皮、海带、芝麻等	正确叙述		未叙述或错误
6. 忌高糖饮食，忌烟酒	正确叙述		未叙述或错误
7. 控制运动时间：在饭后1小时进行运动，不少于30分钟（根据身体情况来决定）	正确叙述		未叙述或错误
8. 选择运动种类：以有氧运动为主，如散步、慢跑、快走、太极拳、易筋经等	正确叙述		未叙述或错误
9. 控制运动周期：不可间隔时间过长，每周运动天数不少于5天	正确叙述		未叙述或错误
10. 保持心情愉悦，排解不良情绪	正确叙述		未叙述或错误
11. 定期监测血糖：如出现心慌、出汗以及有明显饥饿感等低血糖反应时，应立即喝糖水和进食，防止低血糖的发生	正确叙述		未叙述或错误
12. 注意卫生，保持皮肤清洁，注意观察皮肤有无感染征象	正确叙述		未叙述或错误
13. 保护皮肤：每晚40℃以下温水洗脚并用柔软性强的毛巾将脚擦干，避免用力以防止损伤皮肤，穿透气性好的袜或棉袜，穿合脚、透性好的鞋，以免受伤	正确叙述		未叙述或错误
沟通与关爱			
16. 使用尊称称呼患者	做到		未做到
17. 面带微笑，与患者有眼神交流	做到		未做到
18. 及时回答患者的疑问	做到		未做到
理论提问			
19. 正确回答考官问题	正确叙述		未叙述或错误
百分比分数计算评分	得分 ÷38（本站得分）×100×10%（本站权重）＝本站得分		

【相关知识】

糖尿病足的严重程度 Wagner 分级

糖尿病足是糖尿病患者因下肢远端神经异常和不同程度的血管病变导致的足部感染、溃疡和（或）深层组织破坏的一种疾病，属于治疗比较困难的糖尿病慢性并发症。Wagner

分级法根据皮肤损伤的深度、感染及坏疽的有无，将糖尿病足分为6个等级：

0级：是指有发生足溃疡的危险因素，目前无溃疡。

1级：是指表面溃疡，临床上无感染。

2级：是指较深的溃疡，可深及肌腱、骨骼或关节囊，常合并软组织炎，无脓肿或骨的感染。

3级：是指深度感染，伴有骨髓炎、脓肿或肌腱炎。

4级：是指局限性坏疽。

5级：是指全足坏疽或至少行膝下截肢的坏疽。

第六节　急性胰腺炎

急性胰腺炎是多种病因导致胰酶在胰腺内被激活后引起胰腺组织自身消化、水肿、出血，甚至坏死的化学性炎症。临床主要表现为急性上腹痛，发热，恶心，呕吐，血和尿淀粉酶增高等。本病可见于任何年龄，但以青壮年居多。90%的患者为轻症患者，重症可继发感染、腹膜炎、休克，甚至发展为多器官功能衰竭等全身并发症，病死率高达15%。本节主要考查急性胰腺炎患者的护理评估、疾病诊断与护理诊断、胃肠减压操作要点、出院健康教育等内容。

考站一　护理评估

【考生指引】

1.考核情境

王某，女，40岁，因上腹部持续性刀割样疼痛，向腰背部放射，伴恶心，呕吐，自觉发冷，前来我院急诊科就诊。如果你是责任护士，请接待新患者，进行护理评估。

2.考生任务

（1）结合所学知识有条理地收集患者的病情资料。

（2）根据病情进行专科身体评估。

（3）根据病情提出需进一步检查或化验的项目。

3.考核时间

12分钟（读题2分钟，考核10分钟）。

【考官指引】

1. 考核目的

（1）考查考生正确采集病史的能力。

（2）考查考生针对性身体评估的能力。

（3）考查考生评判性思维能力。

（4）考查考生沟通能力。

2. 场景与用物设置

（1）场景：病床1张，考官2位，标准化病人1位。

（2）用物：治疗盘1个，软尺1卷，身高体重秤1台，挂号单1张，腕带1个，速干手消毒液1瓶，患者信息单（标准化病人用）1份，患者信息单（考官用）2份，患者信息单（考生用）1份，笔3支，白纸数张。

3. 监考与评分注意事项

（1）根据急性胰腺炎的护理评估评分指引对考生进行客观的评价。

（2）若考生需经标准化病人提示后才做出正确回答，可酌情给分。

（3）考生提出需检查呕吐物的色、质、量、味，以及腹部体征等项目时，请考官做出相应回答。

（4）考核时间一旦结束，务必请考生终止本站考核，进入下一考站。

【考核内容评分指引】

急性胰腺炎的护理评估评分指引			
评分项目	2分	1分	0分
素质要求			
1. 仪表大方，举止端庄，态度和蔼	做到		未做到
2. 称呼、自我介绍（姓名与职责）	做到		未做到
现病史			
3. 有效识别患者身份，测量生命体征	做到		未做到
4. 腹部疼痛的性质及位置	2项均做到	任1项未做到	2项均未做到
5. 出现腹部疼痛的时间	做到		未做到
6. 出现腹部疼痛的原因及诱因	2项均做到	任1项未做到	2项均未做到
7. 腹痛的轻重程度（数字疼痛评分）	做到		未做到
8. 恶心、呕吐的次数，呕吐物的色、质、量	做到		未做到
9. 有无寒战、汗出	做到		未做到
10. 有无身体其他不适	做到		未做到
11. 本次发病的诊治经过：有无采取药物治疗或其他措施及其效果	2项均做到	任1项未做到	2项均未做到

续表

急性胰腺炎的护理评估评分指引			
12. 二便的色、质、量、味	做到		未做到
13. 睡眠、饮食情况	2项均做到	任1项未做到	2项均未做到
14. 患者对疾病的认识	做到		未做到
15. 心理状态	做到		未做到
既往史、家族史、过敏史、月经孕产史、个人生活史、一般资料			
16. 既往史	做到		未做到
17. 家族史	做到		未做到
18. 过敏史	做到		未做到
19. 输血史	做到		未做到
20. 月经孕产史	做到		未做到
21. 个人生活史：烟酒等不良嗜好、疫区旅居史、作息、活动等情况，烟酒需进一步评估年限、摄入量、有无戒除的情况	3项及以上均做到	任1项未做到	3项以下未做到
22. 一般资料：联系电话和地址、付费方式、社会支持等	4项均做到	2～3项做到	小于2项做到
身体评估			
23. 观察患者的精神状态、面容，有无发热、黄疸等	检查全面且方法正确	检查不全面	未做到或方法错误
24. 视诊腹部外形、胃肠型及蠕动波，有无皮下出血	检查全面且方法正确	检查不全面	未做到或方法错误
25. 听诊肠鸣音	检查全面且方法正确	检查不全面	未做到或方法错误
26. 叩诊腹部，检查有无移动性浊音	检查全面且方法正确	检查不全面	未做到或方法错误
27. 触诊腹壁的紧张度，有无压痛与反跳痛	检查全面且方法正确	检查不全面	未做到或方法错误
28. 测量身高及体重并记录	做到		未做到
需进一步检查、化验的项目			
29. 血常规、血淀粉酶测定	做到		未做到
30. CT检查	做到		未做到
沟通技巧			
31. 面带微笑，使用尊称与患者交流	做到		未做到
32. 全神贯注，用心聆听患者的回答	做到		未做到
33. 以开放式的问句进行沟通	做到		未做到
34. 资料采集过程流畅，具有逻辑性	做到		未做到
百分比分数计算评分	得分÷68（本站得分）×100×25%（本站权重）＝考站得分		

【标准化病人指引】

病情资料	
基本信息	王某，女，40岁，因上腹部持续性刀割样疼痛，向腰背部放射，伴恶心、呕吐8小时，自觉发冷1小时，前来我院急诊科就诊

续表

病情资料	
现病史	患者 8 小时前饮酒后突发上腹部持续性刀割样疼痛，向腰背部放射，伴恶心，呕吐胃内容物 7～8 次，呕吐物为胃内容物，无鲜血及咖啡样物，呕吐后腹痛无缓解，无腹泻，1 小时前自觉发冷，无汗出
既往病史	既往体健，否认高血压、冠心病、糖尿病、肝炎、结核病史
家族病史	否认家族病史
过敏史	否认药物、食物过敏史
个人生活史	饮食：食欲差
	睡眠：睡眠间断，易醒
	二便：正常
	月经史：经量适中，色暗红，周期规律。刻下不在生理期
	婚育史：已婚，孕 3 产 1 人流 2，剖宫产
	嗜好：有大量饮酒史 6 年，否认抽烟史
	疫区旅居史：无
	作息：每日运动 40 分钟
一般资料	文化程度：本科
	心理社会：恐惧，担心疾病的预后，社会支持良好
身体评估	生命体征：T 38.5℃，P 92 次 / 分，R 34 次 / 分，BP 130/90mmHg，身高 160cm，体重 54kg
	神志清楚，痛苦面容，呼吸急促，双肺呼吸音清，未闻及干湿啰音。心律齐。腹部平坦，中上腹部明显压痛，有轻微反跳痛，无肌紧张，墨菲征（－），肝脾肋下未及，肝浊音界存在，移动性浊音（－），肠鸣音 2～3 次 / 分
辅助检查	①血淀粉酶 588U/L，脂肪酶 350U/L。②白细胞计数 10×10^9/L。③ CT：胰腺弥漫性增大，密度不均匀，胰周少量积液

【相关知识】

1. 引起急性腹痛的常见病因

急性腹痛多由腹腔脏器的急性炎症，扭转或破裂，空腔脏器梗阻或扩张，腹腔内血管阻塞等引起。

2. 急性胰腺炎的诊断标准

需符合以下 3 个特征中的 2 个：

（1）急性持续、严重的上腹部疼痛，常向背部放射。

（2）血清脂肪酶活性（或淀粉酶活性）至少大于正常值上限的 3 倍。

（3）增强 CT、MRI（相对较少使用）或腹部超声发现有急性胰腺炎的特征性改变。

3. 急性胰腺炎淀粉酶测定的临床意义

（1）血清淀粉酶超过正常值的 3 倍即可确诊为本病。

（2）淀粉酶升高的程度虽然和胰腺的损伤程度不一定相关，但其升高的程度越大，则患胰腺炎的可能性就越大。

（3）尿淀粉酶在急性胰腺炎时，12～24小时开始增高，下降比血清淀粉酶慢。

考站二　病情诊断与护理问题

【考生指引】

1. 考核情境

　　王某，女，40岁，8小时前饮酒后突发上腹部持续性刀割样疼痛，向腰背部放射，伴恶心，呕吐胃内容物7～8次，呕吐物无鲜血及咖啡样物。测T 38.5℃，P 92次/分，R 34次/分，BP 130/90mmHg。如果你是责任护士，请根据第一考站采集的资料，陈述病史，进行疾病诊断，提出3个主要的护理问题。

2. 考生任务

（1）根据第一考站采集的病情资料，概括患者主诉。

（2）陈述该患者的现病史、既往病史、家族病史、药物食物过敏史、个人生活史、一般资料、身体评估、辅助检查结果。

（3）说出疾病诊断以及诊断依据。

（4）提出3个主要的护理问题，并说出诊断依据。

3. 考核时间

5分钟（读题1分钟，考核4分钟）。

【考官指引】

1. 考核目的

（1）考查考生准确概括主诉的能力。

（2）考查考生有条理地陈述病例的能力。

（3）考查考生正确进行疾病诊断的能力。

（4）考查考生正确提出护理问题的能力。

2. 场景与用物设置

（1）场景：病床1张，考官2位，标准化病人1位。

（2）用物：患者信息单（考官用）2份，患者信息单（考生用）1份，白纸数张，笔3支。

3. 监考与评分注意事项

（1）根据急性胰腺炎的疾病诊断、护理问题评分指引对考生进行客观的评价。

（2）考核时间一旦结束，务必请考生终止本站考核，进入下一考站。

【考核内容评分指引】

急性胰腺炎的疾病诊断、护理问题评分指引			
评分项目	2分	1分	0分
概括主诉			
1. 正确概括患者主诉	做到		未做到
陈述病史			
2. 有条理地叙述现病史	做到		未做到
3. 正确叙述既往病史	做到		未做到
4. 正确叙述家族病史、输血史	做到		未做到
5. 正确叙述过敏史、用药史	做到		未做到
6. 正确叙述个人生活史	做到		未做到
7. 正确叙述一般资料	做到		未做到
8. 正确叙述身体评估资料：生命体征、身高、体重、神志、面容及腹部视诊、触诊、叩诊、听诊	7～9项均叙述正确	任3～6项均叙述正确	任3项均未叙述或均错误
9. 辅助检查：①血常规。②血淀粉酶测定。③CT	3项做到	部分做到	未做到
疾病诊断			
10. 西医病名诊断（急性胰腺炎）	正确	部分正确	未提出或错误
11. 诊断依据（临床表现、现病史、体格检查、辅助检查）	说明内容完整且正确	说明内容不全	说明内容错误
护理问题			
12. 急性疼痛：与胰腺及其周围组织炎症、水肿或出血坏死有关	正确	部分正确	未提出或错误
13. 体温过高：与胰腺自身炎症有关	正确	部分正确	未提出或错误
14. 潜在并发症：低血容量性休克	正确	部分正确	未提出或错误
理论提问			
15. 正确回答考官问题	做到		未做到
临床思维			
16. 疾病诊断思路清晰	做到		未做到
17. 护理问题正确排序	做到		未做到
百分比分数计算评分	得分÷34（本站得分）×100×20%（本站权重）=本站得分		

【相关知识】

急性胰腺炎的并发症

全身并发症如肺损害、肝损害、脑损害等，以及局部并发症如坏死、出血、假性囊肿、蜂窝织炎、脓肿、假性动脉瘤等。

考站三 护理措施

【考生指引】

1. 考核情境

　　王某，女，40岁，因"饮酒后突发上腹部持续性刀割样疼痛8小时"以急性胰腺炎收治入院，现患者神志清楚，痛苦面容，疼痛向腰背部放射，伴恶心，呕吐胃内容物7～8次，呕吐物无鲜血及咖啡样物，T 38.5℃，P 92次/分，R 34次/分，BP 130/90mmHg。请根据考站二提出的护理问题，列出观察要点、制订护理目标及措施。

2. 考生任务

列出该患者的观察要点，制订护理目标及措施，解决护理问题。

3. 考核时间

15分钟（读题2分钟，考核13分钟）。

【考官指引】

1. 考核目的

（1）考查考生观察急性胰腺炎患者的能力。

（2）考查考生正确制订护理目标及措施的能力。

（3）考查考生对急性胰腺炎抢救要点的掌握情况及配合意识。

2. 场景与用物设置

（1）场景：病床1张，考官2位，标准化病人1位。

（2）用物：患者信息单（考官用）2份，患者信息单（考生用）1份，白纸数张，笔1支。

3. 监考与评分注意事项

（1）根据急性胰腺炎的护理措施评分指引对考生进行客观的评价。

（2）考核时间一旦结束，务必请考生终止本站考核，进入下一考站。

【考核内容评分指引】

急性胰腺炎的护理措施评分指引			
评分项目	2分	1分	0分
病情观察			
1.腹痛情况：性质、程度、频率	3项均叙述正确	任1项未叙述	3项均未叙述或均错误
2.观察生命体征、血氧饱和度	2项均叙述正确	任1项未叙述	2项均未叙述或均错误

续表

急性胰腺炎的护理措施评分指引			
3. 恶心呕吐情况：呕吐物的色、质、量、味、频率	4～5项均叙述正确	1～3项均叙述正确	5项均未叙述或均错误
4. 观察神志，肢温及皮肤黏膜的色泽，二便色、质、量、味的变化	3项均叙述正确	任1项未叙述或错误	3项均未叙述或均错误
护理问题			
4. 急性疼痛	提及		未提及或错误
护理目标			
5. 患者自诉疼痛缓解或消失	提及		未提及或错误
护理措施			
6. 绝对卧床休息，减轻胰腺的负担	叙述正确		未叙述或错误
7. 协助患者取弯腰、前倾坐位或屈膝侧卧位，以缓解疼痛	正确采取指导方法		未叙述或指导方法错误
8. 禁食和胃肠减压，观察和记录引流液的色、质、量	叙述正确		未叙述或错误
9. 讲解疼痛的原因，指导减轻疼痛的方法，分散患者注意力，使其精神放松，如听广播、听音乐等	叙述正确		未叙述或错误
10. 腹痛剧烈者，可遵医嘱给予哌替啶等止痛药，注意监测用药前、后患者疼痛有无减轻，疼痛的性质和特点有无改变	叙述正确		未叙述或错误
护理问题			
11. 体温过高	提及		未提及或错误
护理目标			
12. 患者体温降至正常	提及		未提及或错误
护理措施			
13. 严密监测生命体征，至少每4小时测量一次	叙述正确		未叙述或错误
14. 如有汗出及时擦干汗液，更换汗湿衣物	叙述正确		未叙述或错误
15. 口腔护理：可用金银花漱口液、淡盐水、银花甘草液等漱口	叙述正确		未叙述或错误
16. 加强营养支持：及时补充水分及电解质	叙述正确		未叙述或错误
护理问题			
17. 潜在并发症：低血容量性休克	提及		未提及或错误
护理目标			
18. 患者未出现血容量不足	提及		未提及或错误
护理措施			
19. 注意有无脉搏细速、呼吸急促、尿量减少等低血容量休克的表现	叙述正确		未叙述或错误
20. 准确记录24小时出入量	叙述正确	部分叙述正确	未叙述或错误
21. 定时留取标本，监测血、尿淀粉酶及血糖、电解质的变化，做好动脉血气分析的测定	叙述正确	部分叙述正确	未叙述或错误
22. 维持有效血容量：迅速建立有效静脉通路，遵医嘱补充液体及电解质，禁食患者每天的液体入量常需在3000mL以上	叙述正确	部分叙述正确	未叙述或错误
百分比分数计算评分	得分÷44（本站得分）×100×20%（本站权重）=本站得分		

【相关知识】

1. 重病急性胰腺炎（SAP）的临床症状、体征及相应的病理生理改变

临床症状及体征	病理生理改变
低血压、休克	大量炎性渗出，严重炎症反应及出血
全腹膨隆、张力较高，广泛压痛及反跳痛。移动性浊音阳性，肠鸣音少而弱，甚至消失	肠麻痹，腹膜炎，腹腔间隔室综合征
呼吸困难	肺间质水肿，成人呼吸窘迫综合征，胸腔积液；严重肠麻痹及胸膜炎
黄疸加深	胆总管下端梗阻；肝损伤
少尿、无尿	休克，肾功能不全
体温持续升高或不降	严重炎症反应及感染
Grey-Turner 征，Cullen 征	胰腺出血及严重炎症反应
腹壁水肿	严重腹膜炎
上消化道出血	应激性溃疡
臀部红斑，躯干、下肢散在多发结节样脂肪坏死	脂膜炎
意识障碍，精神失常	胰性脑病

2. 反映病理生理变化的实验室检测指标

检测指标	病理生理变化
白细胞↑	炎症或感染
C 反应蛋白 >150mg/L	提示胰腺组织坏死
血糖（无糖尿病史）>11.2mmol/L	胰岛素释放减少，胰高血糖素释放增加，胰腺坏死
TB、AST、ALT ↑	胆道梗阻，肝损伤
白蛋白↓	大量炎性渗出，肝损伤
尿素氮、肌酐↑	休克，肾功能不全
血氧分压↓	成人呼吸窘迫综合征
血钙 <2mmol/L	Ca^{2+} 内流入腺泡细胞、胰腺坏死
甘油三酯↑	既是急性胰腺炎的病因，也可能是其后果
血钠、钾、pH 异常	肾功能受损，内环境紊乱

考站四　护理技术——胃肠减压术

【考生指引】

1. 考核情境

　　王某，女，40 岁。诊断：急性胰腺炎。目前患者仍感上腹部持续性刀割样疼痛，向腰背部放射。请执行医嘱：胃肠减压。

2. 考生任务

（1）进行胃肠减压治疗。

（2）执行过程中所有核对须以叙述或行动展现。

（3）执行过程及结束后给予患者相关说明与护理指导。

3. 考核时间

9 分钟（读题 1 分钟，考核 8 分钟）。

【考官指引】

1. 考核目的

（1）考查考生正确置入胃管的能力。

（2）考查考生正确使用负压装置的能力。

（3）考查考生在执行过程中对患者给予关怀和尊重的能力。

2. 场景与用物设置

（1）场景：病床 1 张，考官 2 位，标准化病人 1 位。

（2）用物：治疗车 1 个，治疗盘 1 个，治疗巾 1 块，治疗碗 1 个，手套 1 副，胃肠减压器 1 套，一次性胃管 1 根，注射器 1 个，纱布块数包，石蜡油 1 瓶，棉签 1 包，胶布 1 卷，听诊器 1 副，温开水 1 杯，水杯 1 个，导管标签 1 张，电筒 1 个，速干手消毒液 1 瓶，患者信息单（考官用）2 份，患者信息单（考生用）1 份，笔 3 支，白纸数张。

3. 监考与评分注意事项

（1）请根据胃肠减压的操作步骤及评分指引对考生进行客观的评价。

（2）考核时间一旦结束，务必请考生终止本站考核，进入下一考站。

【考核内容评分指引】

胃肠减压的操作步骤及评分指引			
评分项目	2 分	1 分	0 分
核对医嘱			
1. 核对患者姓名、床号、操作项目	核对完整且正确		未核对或错误
准备			
2. 患者准备：叮嘱患者做好个人准备（如排便），使之了解胃肠减压的目的，愿意配合	2 项均做到	任 1 项未做到	2 项均未做到
3. 护士准备：衣着整洁，修剪指甲，洗手，戴口罩	做到		未做到
4. 物品准备：物品摆放有序，检查用物有效期及包装完整性	准备齐全	用物缺少 2 项以内且有检查	用物缺少 3 项及以上或未检查
评估			
5. 自我介绍（姓名与职责），向患者解释操作目的	2 项均做到	任 1 项未做到	2 项均未做到
6. 询问患者姓名、床号、年龄，核对腕带与口述一致	2 项均做到	任 1 项未做到	2 项均未做到

续表

胃肠减压的操作步骤及评分指引			
7. 患者有无插胃管禁忌证，鼻腔情况（有无炎症、鼻黏膜损伤、鼻中隔偏曲），吞咽功能	3 项均做到	任 1 项未做到	3 项均未做到
8. 病室环境，保护患者隐私	做到		未做到
实施			
9. 携用物至患者床旁，再次核对患者姓名、床号、年龄，核对腕带与叙述一致	做到		未做到
10. 协助患者取半卧位，颌下铺治疗巾，放置弯盘	做到		未做到
11. 清洁鼻腔，再次观察鼻腔情况	做到		未做到
12. 戴手套，测量胃管长度，润滑胃管前端	3 项均做到	任 1 项未做到	3 项均未做到
13. 一手持纱布托胃管，另一手持胃管前端沿一侧鼻孔轻轻插入，至咽喉部（14～15cm）时，嘱患者做吞咽动作，同时迅速将胃管插入，插入不畅时应检查胃管是否盘在口中	完全做到且插管方法正确	部分做到且插管方法正确	未做到或插管方法错误
14. 插管过程中如患者出现呛咳、呼吸困难、发绀等情况，表示误入气管，应立即拔出	做到		未做到
15. 检查胃管是否在胃内：①胃管末端接注射器抽吸，有胃液抽出。②置听诊器于胃部，用注射器快速注入空气，听到气过水声。③将胃管置于水中，当患者呼气时，无气体逸出	使用任一种方法且方法正确		未做到或方法错误
16. 连接负压装置，妥善固定	方法正确		未做到或方法错误
17. 脱手套，贴标签，贴置管标记（备注置管日期、时间等）	做到	部分做到	未做到
18. 观察引流物的量、颜色、性状	做到		未做到
19. 告知注意事项	做到	部分做到	未做到
20. 协助患者取舒适卧位，整理床单位	完全正确	部分正确	未做到或错误
21. 用物按院感要求分类预处理	做到		未做到
22. 洗手，脱口罩	做到		未做到
23. 记录插管时间、引流量、颜色、性状及患者反应	做到		未做到
整体评价			
24. 面带微笑，注重人文关怀	做到		未做到
25. 使用尊称与患者交流	做到		未做到
26. 操作流畅，技术熟练，未给患者造成伤害	做到		未做到
理论提问			
27. 正确回答考官问题	做到		未做到
百分比分数计算评分	得分 ÷54（本站得分）×100×25%（本站权重）＝本站得分		

【相关知识】

1. 重症胰腺炎的治疗

重症胰腺炎需用综合性措施积极抢救，除轻症的治疗措施外，还应采取的措施是：

（1）监护：转入重症监护病房（ICU）进行病情监测。

（2）维持水、电解质平衡：积极补充液体和电解质，维持有效循环血容量。伴有休克者，应给予白蛋白、鲜血或血浆代用品。

（3）营养支持：早期一般采用全胃肠外营养（TPN），如无肠梗阻，应尽早过渡到肠内营养（EN），以增强肠道黏膜屏障。

（4）抗感染治疗：重症患者常规使用抗生素，以预防胰腺坏死并发感染，选用对肠道移位细菌敏感且对胰腺有较好渗透性的抗生素，常用药物有氧氟沙星、环丙沙星、克林霉素、甲硝唑及头孢菌素类等。

（5）减少胰液分泌：生长抑素具有抑制胰液和胰酶分泌，抑制胰酶合成的作用，尤以生长抑素和生长抑素的类似物奥曲肽疗效较好。生长抑素剂量为 $250 \sim 500 \mu g/h$，奥曲肽为 $25 \sim 50 \mu g/h$，持续静滴，疗程 $3 \sim 7$ 天。

（6）抑制胰酶活性：仅用于重症胰腺炎的早期，常用药物有抑肽酶 20 万～50 万 U/d，分 2 次溶于葡萄糖液静滴，加贝酯 $100 \sim 300mg$ 溶于 $500 \sim 1500mL$ 葡萄糖盐水，每小时 2.5mg/kg，静滴。

2. 外科手术治疗胰腺炎的目的

解除腹腔压力，对坏死的胰腺组织及周围进行清除，对腹腔进行冲洗，然后放置引流至胰腺和腹腔，可有效改善患者症状，提高生活质量，减少术后并发症，改善预后等。

考站五　健康教育

【考生指引】

1. 考核情境

王某，女，40岁，诊断为急性胰腺炎，经治疗体温正常，血淀粉酶及脂肪酶值恢复正常，遵医嘱于明日出院。患者希望了解出院后的调护事项，请对患者进行出院前健康教育。

2. 考生任务

请对患者进行出院前健康教育。

3. 考核时间

7分钟（读题2分钟，考核5分钟）。

【考官指引】

1. 考核目的

考查考生正确进行急性胰腺炎出院健康教育的能力。

2. 场景与用物设置

（1）场景：病床1张，考官2位，标准化病人1位。

（2）用物：病历夹1个，患者信息单（考官用）2份，患者信息单（考生用）1份，白纸1张，笔3支。

3. 监考与评分注意事项

（1）根据急性胰腺炎的出院健康教育评分指引对考生进行客观的评价。

（2）考核时间一旦结束，务必请考生终止本站考核，进入下一考站。

【考核内容评分指引】

急性胰腺炎的出院健康教育评分指引			
评分项目	2分	1分	0分
健康教育前评估			
1. 评估患者健康需求	做到		未做到
2. 评估患者对急性胰腺炎可能出现的症状及严重性的了解情况	做到		未做到
3. 评估患者对急性胰腺炎相关的诱发因素预防措施的掌握情况	做到		未做到
健康教育			
4. 保证充足睡眠和规律的有氧运动，根据体力适当活动，劳逸结合，避免过度劳累	完全做到且正确	部分做到且正确	均未做到或错误
5. 保持心情舒畅，及时排解不良情绪	做到		未做到
6. 指导患者平时养成规律进食的习惯，从少量低脂、低糖饮食开始，逐渐恢复到正常饮食	完全做到且正确	部分做到且正确	均未做到或错误
7. 禁止暴饮暴食，忌高脂肪、高蛋白、刺激性食物，戒烟酒，防止复发	完全做到且正确	部分做到且正确	均未做到或错误
8. 避免诱发因素：向患者讲解胰腺炎与胆道病史、病毒病史等诱发因素的关系及易复发的特性，如有胆道疾病应积极治疗	完全做到且正确	部分做到且正确	均未做到或错误
9. 指导服药的时间、方式、剂量，说明药物作用及服药注意事项	完全做到且正确	部分做到且正确	均未做到或错误
10. 说明定期医院复诊的重要性，如有不适及时就诊	做到		未做到
评价健康教育的效果			
11. 评估患者对急性胰腺炎诱因中饮食相关因素的掌握情况	做到		未做到
沟通与关爱			
12. 面带微笑，使用尊称与患者交流，及时回答患者的疑问	做到		未做到
13. 给患者急性胰腺炎健康教育内容的相关载体：宣传单、宣传册、视频或记录单等	做到		未做到
理论提问			
14. 正确回答考官问题	正确		未提出或错误
百分比分数计算评分	得分÷28（本站得分）×100×10%（本站权重）=本站得分		

【相关知识】

1. 胰腺炎的中药治疗

中药对急性胰腺炎有一定疗效，主要有柴胡、黄连、枳实、厚朴、木香、白芍、芒硝、大黄等，随症加减。

2. 胰腺炎的预后

轻症者预后良好，常在 1 周内恢复，不留后遗症。重症者病情重而凶险，预后差，病死率在 20% ～ 40%。如患者年龄大，有低血压、低清蛋白血症、低氧血症、低血钙及各种并发症则预后较差。

第七节 胸部损伤

　　胸部损伤主要包括各种类型的胸壁损伤、裂伤、肋骨及胸骨骨折、气胸、血胸、肺挫伤、气管及主支气管损伤、心脏损伤、膈肌损伤、创伤性窒息等，平时或战时均可发生。因胸部面积占人体体表面积的比例较大，可因车祸、挤压伤、摔伤和锐器伤等各种外力因素导致损伤，约占全身创伤的 1/4，严重的胸部损伤可能造成胸腔内重要脏器损伤而危及生命。本节主要考查病史采集、胸外科专科身体评估、疾病诊断与护理诊断、病情观察、胸腔闭式引流瓶更换、胸部损伤患者出院前健康教育等内容。

考站一　护理评估

【考生指引】

1. 考核情境

　　王某，女，40 岁，因"汽车撞伤致右胸部疼痛半小时"来医院急诊。患者受伤后神志尚清，感胸闷、气促、呼吸困难。入院后给予患者吸氧，半坐卧位处置。如果你是责任护士，请接待新患者，进行护理评估。

2. 考生任务

（1）结合所学知识有条理地收集患者的病情资料。
（2）根据病情进行专科身体评估。
（3）根据病情提出需进一步检查或化验的项目。

3. 考核时间

15 分钟（读题 2 分钟，考核 13 分钟）。

【考官指引】

1. 考核目的

（1）考查考生根据病情正确采集病史的能力。

（2）考查考生对病情针对性进行身体评估的能力。

（3）考查考生对病情的评判性思维能力及应急处置能力。

2. 场景与用物设置

（1）场景：病床1张，考官2位，标准化病人1位。

（2）用物：治疗盘1个，体温计1支，听诊器及血压计各1副，身高体重秤1台，腕带1个，速干手消毒液1瓶，患者信息单（标准化病人用）1份，患者信息单（考官用）2份，患者信息单（考生用）1份，笔3支，白纸数张。

3. 监考与评分注意事项

（1）根据胸部损伤的护理评估评分指引对考生进行客观的评价。

（2）若考生需经标准化病人提示后才做出正确回答，可酌情给分。

（3）考生提出需进行相关实验室检查，请考官做出相应回答。

（4）考核时间一旦结束，务必请考生终止本站考核，进入下一考站。

【考核内容评分指引】

胸部损伤的护理评估评分指引			
评分项目	2分	1分	0分
素质要求			
1. 仪表大方，举止端庄，态度和蔼	做到		未做到
2. 自我介绍（姓名与职责）、称呼，向患者解释沟通目的	2项均做到	任1项未做到	2项均未做到
现病史			
3. 询问患者姓名、年龄、性别，核对挂号单与口述一致	2项均做到	任1项未做到	2项均未做到
4. 询问患者外伤发生的时间与经过	2项均做到	任1项未做到	2项均未做到
5. 外力因素大小（询问患者车祸时撞击的位置）	2项均做到	任1项未做到	2项均未做到
6. 受伤部位及疼痛性质	做到		未做到
7. 患者胸痛的具体部位、疼痛性质、程度、诱因、（如呼吸、挤压加剧）	做到		未做到
8. 患者胸痛的持续时间	做到		未做到
9. 患者胸痛的疼痛程度	做到		未做到
10. 患者胸痛的诱因（如呼吸、咳嗽、挤压加剧）	做到		未做到
11. 患者胸闷、呼吸困难的临床特征（起病缓急与持续时间，是吸气困难、呼气困难还是吸气、呼气均困难，是否与活动和体位的改变存在关系）	2项均做到	任1项未做到	2项均未做到

胸部损伤的护理评估评分指引			
12. 患者是否有咳嗽、咳痰	做到		未做到
13. 患者是否有咯血	做到		未做到
14. 患者是否有恶心、呕吐、肠胃不适感	做到		未做到
15. 有无开放性伤口	做到		未做到
16. 当时撞击后初步的处理情况			
17. 大便的色、质、量、味	4 项均做到	2～3 项做到	小于 2 项做到
18. 小便的色、质、量、味	4 项均做到	2～3 项做到	小于 2 项做到
19. 患者对疾病的认识、心理状态	2 项均做到	任 1 项未做到	2 项均未做到
既往史、家族史、过敏史、手术史、输血史、个人生活史、一般资料			
20. 有无胸部手术史	做到		未做到
21. 有无家族史	做到		未做到
22. 有无过敏史	做到		未做到
23. 有无用药史	做到		未做到
24. 有无手术史	做到		未做到
25. 有无输血史	做到		未做到
26. 个人生活史：烟酒等不良嗜好、疫区旅居史、作息、活动等情况	做到		未做到
27. 了解登记一般资料：付费方式、联系地址和电话、社会支持等	4 项均做到	2～3 项做到	小于 2 项做到
身体评估			
28. 检查患者精神和意识状态，有无意识障碍	检查全面且方法正确	检查不全面	未做到或方法错误
29. 视诊胸廓外形、肋间隙、呼吸运动、颈静脉充盈情况	检查全面且方法正确	检查不全面	未做到或方法错误
30. 检查患者皮肤是否有发绀、冷汗（手脚皮肤发凉，大汗淋漓）等休克症状	检查全面且方法正确	检查不全面	未做到或方法错误
31. 触诊胸廓扩张度、胸廓挤压痛和骨擦音	检查全面且方法正确	检查不全面	未做到或方法错误
32. 检查双侧触觉语颤，呼吸顺畅度，有无"捻发音"（颈部、胸部、上腹）	检查全面且方法正确	检查不全面	未做到或方法错误
33. 浅触诊全腹、肝脾，检查四肢活动度	检查全面且方法正确	检查不全面	未做到或方法错误
34. 叩诊心脏相对浊音界	检查全面且方法正确	检查不全面	未做到或方法错误
35. 叩诊双侧肺尖、双侧前胸和侧胸	检查全面且方法正确	检查不全面	未做到或方法错误
36. 听诊双侧肺尖、双侧前胸和侧胸	检查全面且方法正确	检查不全面	未做到或方法错误
需进一步检查项目			
37. 胸部 X 线检查	做到		未做到
38. 胸部 CT 检查	做到		未做到
沟通技巧			
39. 面带微笑，使用尊称与患者交流	做到		未做到

续表

胸部损伤的护理评估评分指引				
40. 全神贯注，用心聆听患者的回答	做到			未做到
41. 以开放式的问句进行沟通	做到			未做到
42. 资料采集过程流畅，具有条理性	做到			未做到
百分比分数计算评分	得分÷84（本站得分）×100×25%（本站权重）= 考站得分			

【标准化病人指引】

病情资料		
基本信息	王某，女，40岁，因汽车撞伤致右侧胸部疼痛半小时，受伤后出现胸痛、气促、呼吸困难、等症状收治入院	
现病史	患者神志清楚，精神软，烦躁不安，口唇发绀，吸气与呼气均感呼吸困难，无咯血，无恶心、呕吐，无其他开放性伤口，无昏迷史	
既往病史	既往体健	
家族病史	否认家族病史	
过敏史	否认药物、食物过敏史	
个人生活史	饮食：食欲佳	
	睡眠：睡眠可	
	二便：大便2日一行，小便量少，色黄	
	月经史：经量适中，色暗红，周期规律	
	婚育史：已婚，孕2产2，顺产	
	嗜好：无不良嗜好	
	疫区旅居史：无	
	作息：规律	
一般资料	文化程度：大专	
	心理社会：焦虑，担心疾病的预后，社会支持良好	
身体评估	生命体征：T 36.5℃，P 113次/分，R 26次/分，BP 95/50mmHg。身高158cm，体重60kg	
	体格检查：神志清醒，对答切题，双侧瞳孔等大等圆，对光反射灵敏。胸廓挤压试验阳性。右侧胸壁塌陷软化，吸气时向内凹陷，呼气时向外突出，气管偏向左侧，右胸叩诊呈鼓音，听诊呼吸音减弱。腹部平软正常，无压痛及反跳痛，无腹肌紧张，肠鸣音正常，移动性浊音呈阴性，脊柱、四肢无畸形及活动障碍	
辅助检查	①胸部X线检查：右侧胸廓饱满，纵隔左移，双肺纹理正常，肺组织内未见明显病变，右侧胸膜腔积气，肺压缩50%，右肋膈角变钝。②肋骨三维重建CT检查：右侧第5、6肋骨折断，骨折外侧段移位不明显。③心电图检查：无异常	

【相关知识】

1. 开放性气胸的临床表现及体征

临床表现为明显呼吸困难，鼻翼煽动，口唇发绀，颈静脉怒张，纵隔扑动，严重者可发生休克。

体征：患侧可见胸壁伤口，颈静脉怒张，心脏、气管向健侧移位；颈部和胸部皮下可触及捻发音；呼吸时可闻及气体进出胸腔伤口发出吸吮样"嘶嘶"声，称为胸部吸吮伤口；患侧胸部叩诊呈鼓音，听诊呼吸音减弱或消失。

2. 开放性气胸急救处理要点

一旦发生开放性气胸，应立即迅速将开放性气胸变为闭合性气胸，并赢得挽救生命的时间，迅速转送至医院进行救治。

考站二　病情诊断与护理问题

【考生指引】

1. 考核情境

王某，女，40岁，因"汽车撞伤致右胸部疼痛半小时"来医院急诊。患者受伤后神志尚清，感胸闷、气促、呼吸困难。测 T 36.5℃，P 113 次 / 分，R 26 次 / 分，BP 95/50mmHg。如果你是责任护士，请根据第一考站采集的资料，陈述病史，进行疾病诊断，提出 3 个主要的护理问题。

2. 考生任务

（1）根据第一考站采集的病情资料，概括患者主诉。

（2）陈述该患者的现病史、既往病史、家族病史、药物食物过敏史、个人生活史、一般资料、身体评估、辅助检查结果。

（3）说出疾病诊断以及诊断依据。

（4）提出 3 个主要的护理问题，并说出诊断依据。

3. 考核时间

7分钟（读题2分钟，考核5分钟）。

【考官指引】

1. 考核目的

（1）考查考生准确概括主诉的能力。

（2）考查考生有条理地陈述病例的能力。

（3）考查考生正确进行疾病诊断的能力。

（4）考查考生正确提出护理问题的能力。

2. 场景与用物设置

（1）场景：病床1张，考官2位，标准化病人1位。

（2）用物：患者信息单（考官用）2份，患者信息单（考生用）1份，白纸数张，笔3支。

3. 监考与评分注意事项

（1）根据胸部损伤的疾病诊断、护理问题评分指引对考生进行客观的评价。

（2）考核时间一旦结束，务必请考生终止本站考核，进入下一考站。

【考核内容评分指引】

胸部损伤的疾病诊断、护理问题评分指引			
评分项目	2分	1分	0分
概括主诉			
1. 正确概况患者主诉（车祸撞击致右侧胸痛，胸闷，气促，呼吸困难30分钟）	做到		未做到
陈述病史			
2. 有条理地叙述现病史	做到		未做到
3. 正确叙述既往史、外伤史（否认胸部手术史）	做到		未做到
4. 正确叙述过敏史、手术史、输血史	做到		未做到
5. 正确叙述个人生活史	做到		未做到
6. 正确叙述一般资料	做到		未做到
7. 叙述正确的身体评估资料（气管位置，胸部视诊、触诊、叩诊、听诊情况）	做到		未做到
疾病诊断			
8. 西医病名诊断（血气胸，右侧第5、6肋骨骨折）	正确	部分正确	未提出或错误
9. 诊断依据（发病原因、临床表现、体格检查结果、胸部X线，CT检查结果）	说明内容完整且正确	说明内容不全	说明内容错误
10. 如考生答出血气胸，请进一步提问气胸的类型（闭合性气胸）	说明内容完整且正确	说明内容不全	说明内容错误
护理诊断/问题			
11. 气体交换障碍：与胸部损伤、疼痛、胸廓活动受限或肺萎缩有关（判断依据：患者吸气与呼气均感呼吸困难）	正确	部分正确	未提出或错误
12. 急性疼痛：与组织损伤、肋骨骨折有关（判断依据：患者右侧胸痛）	正确	部分正确	未提出或错误
13. 潜在并发症：低血容量性休克（判断依据：患者血胸）	正确	部分正确	未提出或错误
理论提问			
14. 正确回答考官提出的病情相关问题	做到		未做到
临床思维			
15. 疾病诊断思路清晰	做到		未做到
16. 护理问题正确排序回答	做到		未做到
百分比分数计算评分	得分÷32（本站得分）×100×20%（本站权重）=本站得分		

考站三　护理措施

【考生指引】

1. 考核情境

王某，女，40岁。患者因车祸外伤致血气胸，右侧第5、6肋骨骨折，急诊入院后立即行胸腔闭式引流术，于右锁骨中线第3肋间隙和右侧腋中线第8肋间各置胸腔引流管1根，引出较多气体和少量血性液体，患者症状明显改善。给予静脉补液，抗炎对症处理，胸带外固定。现患者术后第1天，请根据考站二提出的护理问题，列出观察要点，制订护理目标及措施。

2. 考生任务

列出该患者的观察要点，制订护理目标及措施，解决护理问题。

3. 考核时间

12分钟（读题2分钟，考核10分钟）。

【考官指引】

1. 考核目的

（1）考查考生观察胸部损伤胸腔闭式引流患者的能力。

（2）考查考生正确制订护理目标及措施的能力。

2. 场景与用物设置

（1）场景：病床1张，考官2位，标准化病人1位。

（2）用物：患者信息单（考官用）2份，患者信息单（考生用）1份，白纸数张，笔3支。

3. 监考与评分注意事项

（1）根据胸部损伤胸腔闭式引流术后的护理措施评分指引对考生进行客观的评价。

（2）考核时间一旦结束，务必请考生终止本站考核，进入下一考站。

【考核内容评分指引】

胸部损伤胸腔闭式引流术后的护理措施评分指引			
评分项目	2分	1分	0分
病情观察			
1. 密切观察患者神志、生命体征的变化，给予心电监护、血氧饱和度监测并详细记录	完全做到	部分做到	均未做到
2. 观察伤口有无渗血、渗液并通知医生及时处理	完全做到	部分做到	均未做到
3. 辅料外渗应及时通知医生并更换敷料			

续表

胸部损伤胸腔闭式引流术后的护理措施评分指引			
4. 观察置管期间患者有无胸闷、气喘，皮下气肿、呼吸困难等症状，如有特殊情况及时通知医生	完全做到	部分做到	均未做到
呼吸道管理			
5. 根据病情给予吸氧，观察血氧饱和度变化并记录	完全做到	部分做到	均未做到
6. 密切观察呼吸形态、频率及呼吸音变化	完全做到	部分做到	均未做到
7. 若生命体征平稳，可取半卧位，以利呼吸	完全做到	部分做到	均未做到
8. 协助患者叩背、咳嗽，教会其深呼吸和有效咳嗽的方法，以清除呼吸道分泌物，多饮水	完全做到	部分做到	均未做到
胸腔闭式引流的护理：妥善固定和标识			
9. 引流瓶及管道位置适当，固定合理，防止滑脱	完全做到	部分做到	均未做到
10. 若患者躁动、不合作，应采取预防保护措施，或遵医嘱应用镇静、镇痛剂，并做好观察和记录	完全做到	部分做到	均未做到
11. 在近胸腔出口处10cm胸管上粘贴管道标识，注明名称、刻度、置管时间，记录清晰	完全做到	部分做到	均未做到
12. 在胸腔引流瓶左上角做标记（本次更换胸腔引流瓶的时间）	完全做到	部分做到	均未做到
胸腔闭式引流的护理：观察和记录			
13. 观察水柱波动异常情况（正常为 4～6cm，咳嗽时有无气泡溢出。若水柱无波动，提示引流管不畅；若水柱波动幅度过大，则提示存在肺不张的可能）	完全做到	部分做到	均未做到
14. 观察和记录引流液的色、质、量及胸管的通畅性；记录每小时引流量，若出血量为每小时200mL，而且连续 2～3 小时，血液颜色为亮红色或暗红色，提示有活动性出血，及时汇报医生，积极配合处理	完全做到	部分做到	均未做到
胸腔闭室引流的护理：保持管道连接紧密，密闭性好			
15. 用凡士林纱布严密覆盖胸壁引流管周围	完全做到	部分做到	均未做到
16. 随时检查引流装置是否密闭、引流管是否滑脱	完全做到	部分做到	均未做到
17. 保持水封瓶长管直立浸没水中 3～4cm	完全做到	部分做到	均未做到
18. 搬运或外出检查或更换引流瓶时，使用两把血管钳双重对夹近胸腔出口处胸管，防止空气进入	完全做到	部分做到	均未做到
19. 放松止血钳时，先将引流瓶安置低于胸壁引流口平面的位置	完全做到	部分做到	均未做到
胸腔闭式引流的护理：有效引流			
20. 体位：取半卧位并经常改变体位，依靠重力引流；病情允许，可下床活动，活动量不可过大	完全做到	部分做到	均未做到
21. 保持引流管直立位；任何体位时，引流瓶应低于胸腔引流管口处60～100cm	完全做到	部分做到	均未做到
22. 定时挤压胸腔引流管，防止管道堵塞、折曲和受压	完全做到	部分做到	均未做到
23. 鼓励患者咳嗽和深呼吸，以便胸腔内气体和液体排出，促进肺扩张	完全做到	部分做到	均未做到

续表

胸部损伤胸腔闭式引流术后的护理措施评分指引			
胸腔闭室引流的护理：防止感染			
24. 确保引流装置无菌	完全做到	部分做到	均未做到
25. 保持胸腔引流瓶口处辅料清洁干燥，一旦渗液，应及时更换	完全做到	部分做到	均未做到
26. 引流瓶应低于胸腔引流口平面，防止瓶内液体逆流入胸膜腔引发感染	完全做到	部分做到	均未做到
27. 根据引流液性质及引流量更换引流瓶（脓液 3 天更换，血性液体 5 天更换，气体 7 天更换）；引流液总量达到 1000mL 需立即更换，更换时必须严格无菌技术操作规程	完全做到	部分做到	均未做到
并发症的护理			
28. 肺部感染和胸腔感内感染：应密切观察体温变化及痰液性状；如患者出现畏寒、高热或咳脓痰等感染征象，及时通知医师并进行处理	提及		未提及或错误
29. 切口感染：保持切口敷料的清洁、干燥，一旦污染需及时更换；同时观察切口有无红肿热痛等炎症表现，若出现异常，及时报告医师并采取抗感染措施	提及		未提及或错误
理论提问			
30. 详细回答考官提问	提及		未提及或错误
百分比分数计算评分	得分 ÷60（本站得分）×100×20%（本站权重）= 本站得分		

【相关知识】

肋骨骨折的处理原则

肋骨骨折的处理原则为有效镇痛、处理肋骨骨折、肺部物理治疗和早期活动。

（1）有效镇痛：有效镇痛能增加连枷胸患者的肺活量、潮气量、功能残气量、肺顺应性和血氧分压，降低气道阻力和软化胸壁的反常呼吸。

（2）处理肋骨骨折：①闭合性单处肋骨骨折：采用弹性胸带固定，也可用于胸背部、胸侧壁多根多处肋骨骨折但胸壁软化范围小、反常呼吸运动不严重者。②闭合性多根多处肋骨骨折：可在患侧胸壁放置牵引支架，行牵引固定，或用厚棉垫加压包扎。③开放性肋骨骨折：胸壁伤口需彻底清创，用不锈钢钢丝对肋骨断端行内固定术。肋骨骨折致胸膜穿破者，需做胸腔闭式引流术。

（3）肺部物理治疗：可保持气道清洁，预防肺不张、肺部感染，加速肺功能的恢复。

（4）早期活动：在做好有效镇痛和物理治疗的基础上，指导患者进行床上肢体功能锻炼，并促进患者早日下床活动。

考站四 护理技术——更换胸腔闭式引流瓶

【考生指引】

1. 考核情境

王某，女，40岁。患者因车祸外伤致血气胸，右侧第5、6肋骨骨折。胸腔闭式引流术后第4天拔除排气胸引管。现术后第7天，排液胸引管在位通畅，水柱波动3～4cm，引流出血性液体100mL。请执行医嘱：更换胸腔闭式引流瓶。

2. 考生任务

（1）更换胸腔闭式引流瓶。

（2）执行过程中所有核对须以叙述或者行动展现。

（3）执行后给予患者相关健康指导。

3. 考核时间

10分钟（读题1分钟，考核9分钟）。

【考官指引】

1. 考核目的

（1）考查考生遵循无菌原则、按照正确的方法更换胸腔闭式引流瓶的能力。

（2）考查考生在胸腔闭式引流瓶更换过程中对患者给予关怀和尊重的能力。

2. 场景与用物设置

（1）场景：病床1张，考官2位，标准化病人1位（有胸腔引流管接引流瓶）。

（2）用物：病历夹1个，治疗车1辆，治疗盘1个，胸腔引流管接引流瓶1个，生理盐水500mL，治疗巾1片，弯盘1个，碘伏棉签1盒，血管钳2把，普通手套2副，速干手消毒液1瓶，签字笔及记号笔，患者信息单（考生用）1份，患者信息单（考官用）2份。

3. 监考与评分注意事项

（1）请根据更换胸腔闭式引流瓶的操作步骤及评分指引进行评分。

（2）考核时间结束时，务必请考生停止本站考核，进入下一站考核，不可拖延时间。

【考核内容评分指引】

更换胸腔闭式引流瓶的操作步骤及评分指引			
评分项目	2分	1分	0分
核对医嘱			
1. 双人核对医嘱，核对信息：患者姓名、床号、操作项目	核对完整且正确		未核对或错误
评估			
2. 自我介绍，向患者解释操作目的及原理	2项均做到	任1项未做到	2项均未做到

续表

更换胸腔闭式引流瓶的操作步骤及评分指引			
3. 询问患者姓名、床号、年龄，核对腕带并复述	2项均做到	任1项未做到	2项均未做到
4. 评估患者意识、目前状态、疼痛程度、呼吸情况及合作程度	4～6项均做到	1～3项做到	6项未做到
5. 观察引流液的量、色、质	做到		未做到
6. 观察引流瓶长管内水柱波动（正常值为4～6cm），咳嗽时是否有气泡，伤口敷料是否干燥，是否有渗出液，有无皮下气肿	4项均做到	任1项未做到	4项未做到
7. 检查患者胸管上管道标识，检查管道的刻度	做到		未做到
8. 评估室内环境（清洁、安静、光线充足、温湿度适宜、屏风遮挡）	做到		未做到
准备			
9. 患者准备：向患者解释使其了解更换引流瓶的操作过程及注意事项，并愿意配合操作	2项均做到	任1项未做到	2项均未做到
10. 护士准备：衣帽着装整洁，修剪指甲，洗手，戴口罩	完全做到且洗手方法正确	部分做到	未做到或洗手方法错误
11. 物品准备：用物齐全，摆放整齐有序合理，检查所有用物有效期及包装完整性	做到	用物缺少3项以内且有检查	用物缺少4项及以上或未检查
实施			
12. 携用物至床旁，再次核对患者姓名、床号及年龄，核对腕带并复述	3项均做到	任1项未做到	3项均未做到
13. 打开无菌胸腔引流瓶包装，倒入无菌生理盐水500mL，使长管埋于水下3～4cm，在胸引流瓶平液面水平处做好液量标识，刻度清晰	操作正确		操作错误
14. 在胸腔引流瓶左上角做好管道标记（本次更换胸腔引流瓶的时间、执行人）	做到		未做到
15. 在胸管与胸腔引流瓶连接管的衔接处铺上治疗巾，嘱其暂保持姿势不动	操作正确		未做到
16. 用两把止血钳双重交叉夹闭胸管	操作正确		未做到
17. 戴手套，分离胸管和闭式引流瓶连接管，碘伏棉签消毒引流瓶连接口2遍	操作正确		未做到
18. 连接新的胸腔闭式引流管的长管	操作正确		未做到
19. 松开止血钳	做到		未做到
20. 观察引流管是否通畅，观察引流液的颜色、性质、量，密切观察患者反应	做到		未做到
21. 将引流瓶放于安全处，保持引流瓶低于胸腔60～100cm，固定引流瓶	操作正确		未做到

续表

更换胸腔闭式引流瓶的操作步骤及评分指引			
22. 操作后核对患者床号、姓名、年龄，口述与腕带一致	做到		未做到
23. 脱手套，快消洗手	2项均做到	任1项未做到	2项均未做到
24. 协助患者取舒适体位，整理床单位及用物，并将废物按院感要求分类处理	做到		未做到
25. 交代注意事项：翻身活动时避免牵拉、反折而发生意外脱管，意外脱出后处理措施并及时与护士联系	2项做到		2项均未做到
26. 洗手	做到		未做到
27. 正确记录（引流液的颜色、性质、量及患者的表情）	做到		未做到
整体评价			
28. 面带微笑，注重人文关怀	做到		未做到
29. 使用尊称与患者交流	做到		未做到
30. 操作流畅，技术熟练，未给患者造成伤害	做到		未做到
理论提问			
31. 正确回答考官问题	做到		未做到
百分比分数计算评分	得分÷62（本站得分）×100×25%（本站权重）=本站得分		

【相关知识】

血胸的临床表现

（1）症状：血胸的症状与出血量相关。①少量血胸：可无明显症状。②中量血胸和大量血胸：患者可能会出现低血容量性休克，临床上表现为血压下降、面色苍白、脉搏细速、四肢湿冷、末梢血管血运不良等，同时可伴有呼吸急促等胸腔积液的表现。血胸患者还可能多并发感染，表现为寒战、高热、疲乏和出汗等全身表现。

（2）体征：患侧胸部肋间隙饱满，气管向健侧移位，叩诊呈浊音，呼吸音减弱或消失等。

考站五　健康教育

【考生指引】

1. 考核情境

王某，女，40岁。患者因车祸外伤致血气胸，左侧第5、6肋骨骨折，血气胸行胸腔闭式引流，肋骨骨折予胸带外固定后，患者症状明显缓解，胸腔闭式引流通畅，无感染发生。现术后第10天，胸部X线片显示肺已膨胀，胸引流拔除，患者未诉不适，遵医嘱于明日出院。患者不清楚出院后的调护事项，请对患者进行出院前健康教育。

2. 考生任务

请对患者进行出院的健康教育。

3. 考核时间

7分钟（读题2分钟，考核5分钟）。

【考官指引】

1. 考核目的

考查考生对胸部损伤患者进行出院前健康教育的能力。

2. 场景与用物设置

（1）场景：病床1张，考官2位，标准化病人1位。

（2）用物：病历夹1个，患者信息单（考生用）1份，患者信息单（考官用）2份，笔3支，白纸1张。

3. 监考与评分注意事项

（1）请根据胸部损伤患者的出院健康教育评分指引进行评分。

（2）考生回答若是经由标准化病人提醒才答对，可酌情给分。

（3）考核时间结束时，务必请考生停止考核。

【考核内容评分指引】

胸部损伤患者的出院健康教育评分指引			
评分项目	2分	1分	0分
健康教育前评估			
1. 评估患者生活、自理能力方面的需求	做到		未做到
2. 评估患者对呼吸功能锻炼的掌握情况（深呼吸和有效咳嗽、咳痰）	做到		未做到
3. 评估患者对肢体功能锻炼的掌握情况	做到		未做到
4. 评估患者对出院后日常行动方式的了解情况	做到		未做到
5. 评估患者对后期复诊的掌握情况	做到		未做到
指导功能锻炼			
6. 呼吸功能锻炼：指导其咳嗽、咳痰时，用双手按压患侧胸壁，以减轻疼痛。出院后继续坚持腹式深呼吸和有效咳嗽	做到		未做到
7. 肢体功能锻炼：指导患者尽早开展患侧肩关节功能锻炼，注意循序渐进	做到		未做到
指导生活方式			
8. 指导患者加强营养：①进食营养丰富的食物，多食新鲜蔬菜水果，保持大便通畅。②忌食辛辣刺激、生冷、油腻食物。③多饮水，避免痰液黏稠	做到		未做到
9. 指导患者合理休息，适当活动：①出院后1个月内不宜参加剧烈的体育活动，可进行易筋经、八段锦等。②活动时需戴好肋骨固定带。③后期复查骨折完全愈合后，则可逐渐加大活动运动量	做到		未做到
指导心理调节及复诊			
10. 指导患者自我调节情绪，说明情志的重要性	做到		未做到

续表

胸部损伤患者的出院健康教育评分指引			
11. 指导患者术后 3 个月复查胸部 X 线, 以了解骨折愈合情况并说明定期医院复诊的重要性	做到		未做到
评价健康教育的效果			
12. 评估患者对健康教育内容的掌握情况	做到		未做到
沟通与关爱			
13. 使用尊称称呼患者	做到		未做到
14. 面带微笑, 与患者有眼神交流	做到		未做到
15. 及时回答患者的疑问	做到		未做到
理论提问			
16. 正确回答考官问题	正确		未提出或错误
百分比分数计算评分	得分 ÷32（本站得分）×100×10%（本站权重）= 本站得分		

【相关知识】

1. 循序渐进的患侧肩关节功能锻炼

（1）屈伸五指：术后患肢三角巾悬吊固定的患者患侧用力握拳，持续 6 秒，然后用力伸五指，持续 6 秒，连续 20 下，每天 3 ～ 4 次。

（2）前屈上举：术侧上臂靠近胸壁屈肘 90° 练习上举动作，每天被动锻炼 3 次，每个动作持续 20 秒。

（3）外旋：术侧上臂靠近胸壁屈肘 90° 练习外旋动作，每天被动锻炼 1 次，每个动作持续 20 秒。

2. 指导患者进行深呼吸

（1）腹式呼吸：患者一般取仰卧位或半卧位，两膝轻轻弯曲，以使腹肌松弛。一手放在胸骨柄部，以感觉胸部的起伏，另一手放在脐部，以感觉腹部的隆起程度，在呼气时用力向上向内推压，帮助腹肌收缩。深吸气时腹部徐徐凸隆至不能再吸入气体，憋气约 2 秒，然后缩唇慢呼气至腹部凹陷，呼气时间是吸气时间的 2 倍。

（2）随意呵欠运动：是最简单的深呼吸运动。若每 5 ～ 10 分钟故意呵欠 1 次，使持续吸气约 5 秒，即能维持适当水平的功能残气量。

（3）膈肌呼吸：护士双手放于患者腹部肋弓之下，同时嘱患者用鼻吸气，吸气时腹部向外膨起，顶住护士双手，屏气 1 ～ 2 秒，使肺泡安全张开，呼气时嘱患者用口缓慢呼气。

第四章 急救 OSCE 案例汇编 ▷▷▷▷

第一节 急性心肌梗死

急性心肌梗死（acute myocardial infarction，AMI）是指因冠状动脉供血急剧减少或中断，使心肌严重而持久性缺血所致的局部心肌急性坏死。AMI 是心脏功能受损可能危及生命的急性病症，属于急性冠脉综合征范畴。本节主要考查病史采集、心肌梗死专科身体评估、疾病诊断与护理问题、心肺复苏、转运等内容。

考站一 护理评估

【考生指引】

1. 考核情境

王某，女，40 岁。患者因突发左侧胸部闷痛半小时，由 120 急诊送入院。测 T 36.5℃，P 80 次 / 分，R 20 次 / 分，BP 90/50mmHg，由其家属陪同入院。如果你是门诊护士，请接待新患者，进行护理评估。

2. 考生任务

（1）请结合所学知识有条理地采集病情资料。

（2）请根据病情有选择地进行身体评估。

（3）请根据病情提出需要进一步评估的检查化验项目。

3. 考核时间

12 分钟（读题 2 分钟，考核 10 分钟）。

【考官指引】

1. 考核目的

（1）考查考生正确采集病史的能力。

（2）考查考生有条理地问现症的能力。

（3）考查考生进行针对性身体评估的能力。

（4）考查考生的评判性思维能力。

2. 场景与用物设置

（1）场景：病床 1 张，标准化病人 1 位，考官 2 位。

（2）用物：治疗盘1个，叩诊锤1个，棉签1包，手电筒1个，听诊器1个，Glasgow昏迷评分量表1份，身高、体重秤1台，手腕带1个，挂号单1张，患者信息单（考生用）1份，患者信息单（考官用）2份，笔3支，白纸数张。

3. 监考与评分注意事项

（1）请根据急性心肌梗死的护理评估指引进行评分。

（2）考生回答若是经由标准化病人提示才答对，可酌情给分。

（3）考生提出查心电图、抽血、心脏彩超时，若没有标准化病人，请考官做出相应回答。

（4）考核时间结束时，务必请考生停止本站考核，进入下一场考核，不可拖延时间。

【考核内容评分指引】

急性心肌梗死的护理评估评分指引			
评分项目	完全做到（2分）	部分做到（1分）	未做到（0分）
素质要求			
1.仪表大方，举止端庄，态度和蔼	做到		未做到
2.称呼、自我介绍（姓名与职责），向患者解释沟通目的	2项均做到	任1项未做到	2项均未做到
现病史			
3.询问患者姓名、性别、年龄，核对挂号单与口述一致	2项均做到	任1项做到	2项均未做到
病史评估（FAST评分）			
4.F（面部表情）A（肌力）S（言语）T（发病时间），神志AVPU（快速判断清醒程度）	做到		未做到
5.评估左侧胸部闷痛出现的时间	做到		未做到
6.评估左侧胸部闷痛出现的原因及诱因	做到		未做到
7.评估有无身体其他不适	做到		未做到
8.评估本次发病的诊治经过：有无采取药物治疗或其他措施及其效果	2项均做到	任1项做到	2项均未做到
9.评估二便情况	做到		未做到
10.评估睡眠情况	做到		未做到
11.评估对疾病的认识	做到		未做到
12.评估心理状态	做到		未做到
既往史、家族史、过敏史、个人生活史、一般资料			
13.评估既往史	做到		未做到
14.评估家族史	做到		未做到
15.评估过敏史	做到		未做到
16.评估个人史：烟酒嗜好、作息规律、活动	3项均做到	任1项做到	3项均未做到

护理评估评分指引			
17. 评估一般资料：付费方式、联系地址和电话、社会支持等	4 项均做到	2～3 项做到	小于 2 项做到
身体评估			
18. 判断患者意识状态（使用量表评估）	检查全面且方法正确	检查不全面	未做到或方法错误
19. 评估气道通畅情况	检查全面且方法正确	检查不全面	未做到或方法错误
20. 检查胸廓是否对称，听诊肺部	检查全面且方法正确	检查不全面	未做到或方法错误
21. 检查肢温，末梢循环情况	检查全面且方法正确	检查不全面	未做到或方法错误
22. 检查四肢肌力、感觉	检查全面且方法正确	检查不全面	未做到或方法错误
23. 检查双侧瞳孔情况	检查全面且方法正确	检查不全面	未做到或方法错误
需进一步评估的检查项目			
24. 提出需要进行血常规、肌钙蛋白、肌红蛋白、肌酸激酶同工酶（CK–MB）、心电图、心脏彩超	做到		未做到
沟通技巧			
25. 使用尊称称呼患者	做到		未做到
26. 面带微笑，与患者有眼神交流	做到		未做到
27. 全神贯注，用心聆听患者的回答	做到		未做到
28. 以开放式的问句进行沟通	全程使用开放式问句 4 次以上	全程使用开放式问句 4 次以下	全程均未使用开放式问句
29. 资料采集过程流畅，具有逻辑性	做到		未做到
百分比分数计算评分	得分 ÷58（本站得分）×100×25%（本站权重）= 考站得分		

【标准化病人指引】

病情资料		
现病史	王某，女，40 岁，因突发左侧胸部闷痛半小时就诊	
既往病史	冠心病病史	
家族病史	否认家族病史	
过敏史	否认药物、食物过敏史	
个人生活史	饮食：食欲正常	
	睡眠：正常	
	二便：正常	

续表

病情资料		
个人生活史	月经史：经量适中，色暗红，周期规律。	
	婚育史：已婚，孕3产1人流2，剖宫产	
	嗜好：有大量饮酒史6年，否认抽烟史	
	疫区旅居史：无	
	作息：正常	
一般资料	文化程度：本科	
	心理社会：恐惧，担心疾病的预后，社会支持良好	
身体评估	生命体征：T 36.5℃，P 80次/分，R 20次/分，BP 90/50mmHg，身高160cm，体重54kg	
	口腔、鼻腔黏膜完好无破损，气道通畅。胸廓起伏对称，节律和深度正常，肺部听诊清音。四肢肢温、血运、肌力正常。双侧瞳孔等大等圆，对光反射灵敏。FAST评估正常，AVPU评分为清醒患者	
辅助检查	肌钙蛋白38μg/L，CK-MB 160U/L	

【相关知识】

急性心肌梗死和心绞痛的鉴别

急性心肌梗死与心绞痛同样存在心前区疼痛的表现，但诱因、持续时间以及服用硝酸甘油后的效果不同。

疾病	诱因	持续时间	应用硝酸甘油后表现	辅助检查
急性心肌梗死	常于安静时起病	通常超过30分钟，可伴有心律失常、心力衰竭、休克	含服后症状不能缓解	心电图有典型的动态演变过程
心绞痛	体力劳动、情绪激动时可即时起病	通常持续数分钟至10分钟，多不超过30分钟	常于含服后数分钟内症状缓解	发作时心电图仅有短暂心脏缺血改变

考站二　病情诊断与护理问题

【考生指引】

1. 考核情境

王某，女，40岁。患者因突发左侧胸部闷痛半小时，由120急诊送入院。测T 36.5℃，P 80次/分，R 20次/分，BP 90/50mmHg，由其家属陪同入院。如果你是门诊护士，请结合第一考站的评估结果，概括主诉，陈述病史，进行疾病诊断，提出护理问题。

2. 考生任务

（1）请概括患者主诉。

（2）请根据第一站评估结果，陈述该患者的现病史（包括目前主要症状）、既往史、家族史、过敏史、个人生活史、一般资料、身体评估结果。

（3）请说出疾病诊断以及诊断依据。

（4）请提出3个主要的护理问题，并说出判断依据。

3. 考核时间

7分钟（读题1分钟，考核6分钟）。

【考官指引】

1. 考核目的

（1）考查考生正确概括主诉的能力。

（2）考查考生有条理地陈述病例的能力。

（3）考查考生正确进行疾病诊断的能力。

（4）考查考生正确概括护理问题的能力。

2. 场景与用物设置

（1）场景：病床1张，考官2位，标准化病人1位。

（2）用物：患者信息单（考生用）1份，患者信息单（考官用）2份，笔3支，白纸数张。

3. 监考与评分注意事项

（1）请根据急性心肌梗死的疾病诊断、护理问题评分指引进行评分。

（2）考核时间结束时，务必请考生停止本站考核，进入下一场考核，不可拖延时间。

【考核内容评分指引】

急性心肌梗死的疾病诊断、护理问题评分指引			
评分项目	完全做到（2分）	部分做到（1分）	未做到（0分）
概括主诉			
1. 正确概括患者主诉（突发左侧胸部闷痛半小时）	做到		未做到
陈述病史			
2. 有条理地叙述现病史	做到		未做到
3. 正确叙述既往史	做到		未做到
4. 正确叙述家族史	做到		未做到
5. 正确叙述过敏史	做到		未做到
6. 正确叙述个人生活史	做到		未做到
7. 正确叙述一般资料	做到		未做到
8. 正确叙述身体评估资料：生命体征、身高、体重	做到		未做到
疾病诊断			
9. 西医病名诊断（急性心肌梗死）	正确	部分正确	未提出或错误
10. 诊断依据（临床表现、现病史、相关检查）	说明内容完整且正确	说明内容不全	说明内容错误
护理诊断／问题			
11. 急性疼痛：与心肌缺血、坏死有关	正确	部分正确	未提出或错误

续表

急性心肌梗死的疾病诊断、护理问题评分指引			
12.焦虑恐惧：与胸痛产生濒死感有关	正确	部分正确	未提出或错误
13.潜在并发症：心律失常	正确	部分正确	未提出或错误
理论提问			
14.正确回答考官问题	做到		未做到
沟通技巧			
15.辨病辨证思路清晰	做到		未做到
16.护理问题正确排序	做到		未做到
百分比分数计算评分	得分 ÷32（本站得分）× 100×20%（本站权重）= 本站得分		

【相关知识】

急性心肌梗死的诱发因素

（1）晨起6时至12时交感神经活性增加，机体应激反应增强，心肌收缩力、心率、血压增高，冠状动脉张力增高。

（2）饱餐特别是进食多量高脂饮食后，血脂增高，血黏度增高。

（3）重体力活动、用力排便、情绪过分激动、寒冷刺激、血压急剧升高等这些因素会导致心脏负荷明显加重，使心排血量骤降，心肌需氧量猛增，冠状动脉灌注量锐减，从而诱发急性心肌梗死。

（4）休克、脱水、出血、外科手术或严重心律失常。

考站三　护理措施

【考生指引】

1.考核情境

王某，女，40岁，因突发左侧胸部闷痛半小时就诊。患者突发意识不清，两眼上翻，呼之不应，请为患者进行急救措施。

2.考生任务

请处理该患者现阶段的急救措施。

3.考核时间

8分钟（读题2分钟，考核6分钟）。

【考官指引】

1.考核目的

考查考生对患者采取急救措施的能力。

2. 场景与用物设置

（1）场景：病床1张，考官2位，标准化病人1位。

（2）用物：一次性面罩1个，无菌纱布块2包，手电筒1个，弯盘1个，患者信息单（考生用）1份，患者信息单（考官用）2份，笔3支，白纸数张。

3. 监考与评分注意事项

（1）请根据心肺复苏的操作步骤及评分指引进行评分。

（2）考核时间结束时，务必请考生停止本站考核，进入下一场考核，不可拖延时间。

【考核内容评分指引】

心肺复苏的操作步骤及评分指引			
评分项目	完全做到（2分）	部分做到（1分）	未做到（0分）
请考生听指令进行单人心肺复苏			
1. 判断患者意识	做到		未做到
2. 判断呼吸、大动脉搏动	做到		未做到
3. 立即呼叫医生	做到		未做到
4. 嘱同事携带除颤仪过来抢救	做到		未做到
5. 除颤：除颤的位置、能量选择正确，擦拭皮肤，涂导电糊，呼叫旁人离开，放电方式正确	做到		未做到
6. 按压位置	做到		未做到
7. 按压姿势	做到		未做到
8. 心肺复苏：按压频率、胸廓回弹、按压深度	做到		未做到
9. 判断异物	做到		未做到
10. 气道开放手法	做到		未做到
11. 面罩通气：通气方法、通气效果	做到		未做到
12. 判断复苏成功，取复苏体位	做到		未做到
13. 6小时内补写抢救记录	做到		未做到
14. 整理用物，垃圾分类处理	做到		未做到
评价			
15. 操作过程流畅，技术熟练，心肺复苏成功	做到		未做到
理论提问			
16. 正确回答考官提问	正确叙述		未叙述或错误
百分比分数计算评分	得分÷32（本站得分）×100×20%（本站权重）＝本站得分		

【相关知识】

1. 手控除颤仪电极板安放的位置

一种为前后位，即一块电极板放在左背部肩胛下区；另一块放在胸骨左缘第3～4肋间水平，该部位适用于择期电复律。另一种是最常用的左右位（常用于紧急电除颤），即前电极板放在胸骨外缘上部、右侧锁骨下方（中心位于锁骨中线与第2肋交点）；外侧电极板放在左下胸、乳头左侧、电极板中心在腋前线上。两块电极板之间的距离不应小于10cm，以防止电流通过皮肤短路。

2. 使用除颤仪后需要注意的问题

使用除颤仪后需继续观察心率、心律、呼吸、血压、面色、局部皮肤、活动及有无栓塞表现，随时做好记录，病情稳定后返回病房；术前抗凝治疗者，术后仍需给药，并监测凝血功能；卧床休息1～2天，给予高热量、高维生素、易消化饮食，保持大便通畅；房颤复律后，继续服用药物维持，并观察药效及不良反应；健康指导，告知患者避免诱发因素，如过度劳累、情绪激动等，防止复发。

考站四　护理技术——耳穴压豆

【考生指引】

1. 考核情境

王某，女，40岁，因突发左侧胸部闷痛半小时就诊。患者现病情平稳，但睡眠不好，请遵医嘱为患者行耳穴压豆治疗，帮助患者改善睡眠。

2. 考生任务

（1）请向考官说出耳穴压豆选穴及依据。

（2）请运用耳穴压豆法帮助患者改善睡眠。

3. 考核时间

10分钟（读题2分钟，考核8分钟）。

【考官指引】

1. 考核目的

（1）考查考生根据病情正确选择耳穴的能力。

（2）考查考生正确执行耳穴压豆操作的能力。

2. 场景与用物设置

（1）场景：病床1张，标准化病人1位，考官2位。

（2）用物：病历夹1个，治疗车1辆，治疗盘1个，耳穴贴(王不留行籽、胶布)1板，止血钳1把，75%乙醇棉球缸1个，探棒1根，弯盘1个，耳穴模型1个，速干手消毒液1瓶，患者信息单（考生用）1份，患者信息单（考官用）2份。

3. 监考与评分注意事项

（1）请根据耳穴压豆的操作步骤及评分指引进行评分。

（2）考生回答若是经由标准化病人提醒才答对，可酌情给分。

（3）考核时间结束时，务必请考生停止本站考核，进入下一站考核，不可拖延时间。

【考核内容评分指引】

耳穴压豆的操作步骤及评分指引			
评分项目	完全做到（2分）	部分做到（1分）	未做到（0分）
核对医嘱			
1. 核对临时医嘱：患者姓名、床号、操作名称	核对完整且正确		未核对或错误
评估			
2. 自我介绍（姓名与职责），向患者解释操作目的	2项均做到	任1项未做到	2项均未做到
3. 询问患者姓名、床号、年龄，核对腕带信息与口述一致	2项均做到	任1项未做到	2项均未做到
4. 评估（病情、禁忌证、耳部皮肤、疼痛耐受度、药物过敏史、心理、病室环境）	7项均做到	3～6项做到	2项以下做到
准备			
5. 患者准备：交代患者做好个人准备（如排尿），使之了解耳穴压豆的作用、操作方法，其愿意配合操作	3项均做到	任1项未做到	3项均未做到
6. 物品准备：用物齐全，摆放有序合理，检查用物有效期及包装完整性	准备齐全	用物缺少3项以内且有检查	用物缺少4项及以上或未检查
实施			
7. 携用物至患者床边，再次核对患者姓名、床号及年龄，核对腕带信息与口述一致	3项均做到	任1项未做到	3项均未做到
8. 取舒适体位，充分暴露耳部皮肤	做到		未做到
9. 再次检查操作部位的皮肤	做到		未做到
10. 向患者说明定位取穴的感觉	做到		未做到
11. 一手持耳轮后上方，一手持探棒在选穴区找敏感穴位	做到		未做到
12. 同时询问患者有无酸、麻、胀、痛等得气的感觉	做到		未做到
13. 定位取穴：神门、心、皮质下、肾、交感	定位准确		未做到
14. 用止血钳夹住药贴，贴于选好的穴位上，穴位准确且牢固	做到		未做到
15. 按压手法正确	方法正确		未做到
16. 观察局部皮肤有无红肿、过敏	做到		未做到
17. 观察患者有无酸、麻、胀、痛等得气的感觉	做到		未做到
18. 教会患者按压耳穴的方法	做到		未做到
19. 取舒适体位，整理床单位	做到		未做到
20. 交代注意事项	做到		未做到
21. 健康教育：分别针对病情和正确操作简要地给出指导	2项均做到	任1项未做到	2项均未做到
22. 洗手且方法正确	做到		未做到
23. 正确记录	做到		未做到

续表

耳穴压豆的操作步骤及评分指引			
评价			
24.操作过程流畅，技术熟练，未给患者造成伤害	做到		未做到
沟通技巧			
25.使用尊称称呼患者	做到		未做到
26.面带微笑，与患者有眼神交流	做到		未做到
理论提问			
27.正确回答考官问题	做到		未做到
百分比分数计算评分	得分 ÷54（本站得分）×100×25%（本站权重）=本站得分		

【相关知识】

耳穴压豆治疗失眠的主穴及选择依据

耳穴压豆治疗失眠的主穴有神门、皮质下、交感、心、肾。其中神门是调节大脑皮层兴奋与抑制的要穴，可调节大脑皮层功能，起到益气、养血安神的作用。皮质下是调节大脑皮质功能的要穴，能补髓益脑、止痛安神，主治失眠多梦等。交感穴具有舒筋活络、宁心安神之作用。心主神明，心藏神，取心穴能宁心安神、调和营血、清泄心火，故能治疗失眠多梦、健忘等症。肾主骨，生髓，脑为髓之海，取肾穴可补脑益心神，以交通心肾，阴阳上下互为制约，脏腑功能得以平衡。以上诸穴合用，可起到运行气血、调整脏腑功能的作用，从而使气血调畅，经气通顺，脏腑安宁，达到改善人体免疫功能，安神助眠的功效。

考站五　健康教育

【考生指引】

1. 考核情境

王某，女，40岁，因突发左侧胸部闷痛半小时就诊。患者现病情平稳，遵医嘱转运至介入室进行治疗，如果你是责任护士，请针对该患者进行转运。

2. 考生任务

请对患者进行转运。

3. 考核时间

5分钟（读题1分钟，考核4分钟）。

【考官指引】

1. 考核目的

考查考生对患者进行转运的能力。

2. 场景与用物设置

（1）场景：病床1张，标准化病人1位，考官2位。

（2）用物：病历夹1个，转运交接单1份，患者信息单（考生用）1份，患者信息单（考官用）2份，笔3支，白纸1张。

3. 监考与评分注意事项

（1）请根据心肌梗死的转运评分指引进行评分。

（2）考生回答若是经由标准化病人提醒才答对，可酌情给分。

（3）考核时间结束时，务必请考生停止考核。

【考核内容评分指引】

心肌梗死的转运评分指引			
评分项目	完全做到（2分）	部分做到（1分）	未做到（0分）
转运			
1. 评估患者及家属需求	做到		未做到
2. 评估患者及家属对可诱发心肌梗死的疾病了解情况	做到		未做到
3. 评估患者及家属对心肌梗死可能出现的症状及严重性的了解情况	做到		未做到
4. 转运前评估患者病情及自觉症状，生命体征	做到		未做到
5. 转运前告知患者并签字，运送时护士站在头侧	做到		未做到
6. 按照患者病情携带相应转运物品：病历、药品、转运箱、抢救器械	做到		未做到
7. 转运途中密切观察患者生命体征、病情变化	做到		未做到
8. 交班（口述）：患者诊断、检查化验结果、治疗用物、后续关注要点	做到		未做到
9. 整理转运用物	做到		未做到
沟通与关爱			
10. 使用尊称称呼患者，与患者有眼神交流，面带微笑，及时回答患者的疑问	做到		未做到
11. 与交接护士交接详细	做到		未做到
理论提问			
12. 正确回答考官问题	正确叙述		未叙述或错误
百分比分数计算评分	得分÷24（本站得分）×100×10%（本站权重）＝本站得分		

【相关知识】

1. 急性心肌梗死的抢救原则

（1）进行心电监护。

（2）解除疼痛。

（3）再灌注心肌。

（4）消除心律失常。

（5）控制休克。

（6）治疗心力衰竭。

2. 急性心肌梗死的主要护理措施

（1）绝对卧床休息1周，护士或家属协助一切日常活动，尽量减少患者的体力活动；保持大便通畅，切勿用力排便。

（2）保持环境安静，减少探视，防止不良刺激，解除焦虑。

（3）严密监测心电图、血压和呼吸的变化5～7日，发现心律失常，特别是室性期前收缩和室颤，要立即报告。发生心搏骤停，应争分夺秒进行心肺复苏，并迅速报告医师进行抢救。

（4）尽快有效地控制胸痛，保持情绪稳定。

（5）记录24小时出入水量，防止血容量过多诱发心力衰竭，过少发生脱水，造成血黏度增高或低血容量休克。

（6）急性期给予高流量氧气吸入，改善心、脑、肾等重要器官的缺氧症状。

（7）注意保暖及做好皮肤护理。

第二节　肝硬化合并消化道大出血

肝硬化是一种由不同病因引起的慢性进行性弥漫性肝病。病理特点为广泛的肝细胞变性坏死、再生结节形成、纤维组织增生，正常肝小叶结构破坏和假小叶形成。临床早期症状不明显，后期主要表现为肝功能损害和门静脉高压，可有多系统受累，晚期常出现消化道出血、感染、肝性脑病等严重并发症。上消化道大出血一般在数小时内失血量超过1000mL或循环血容量的20%，常伴有血容量减少而引起急性周围循环衰竭，严重者可导致失血性休克而危及患者生命。本节主要考查病史采集、肝硬化专科身体评估、疾病诊断与护理诊断、护理措施、上消化道大出血抢救配合及护理要点、肝性脑病的灌肠要点，以及肝硬化患者出院健康教育等内容。

考站一　护理评估

【考生指引】

1. 考核情境

王某，女，40岁，农民。患者因腹胀、乏力、食欲不振20天，黑便2个月，今晨突然呕出鲜红色血液约400mL，前来我院急诊。患者神情焦虑，诉担心自己状况。测 T 36.1℃，P 120 次 / 分，R 23 次 / 分，BP 86/54mmHg。如果你是责任护士，请接待新患者，进行护理评估。

2. 考生任务

（1）请结合所学知识有条理地采集病史。

（2）请根据病情有选择地进行身体评估。

（3）请根据病情提出需进一步评估的检查项目。

3. 考核时间

12 分钟（读题 2 分钟，考核 10 分钟）。

【考官指引】

1. 考核目的

（1）考查考生正确采集病史的能力。

（2）考查考生进行针对性身体评估的能力。

（3）考查考生评判性思维能力。

2. 场景与用物设置

（1）场景：病床 1 张，标准化病人 1 位，考官 2 位。

（2）用物：治疗盘 1 个，软尺 1 卷，身高体重秤 1 台，挂号单 1 张，患者信息单（考生用）1 份，患者信息单（标准化病人用）1 份，患者信息单（考官用）2 份，笔 1 支，白纸数张。

3. 监考与评分注意事项

（1）请根据肝硬化合并消化道大出血的护理评估评分指引进行评分。

（2）考生回答若是经由标准化病人提醒才答对，可酌情给分。

（3）考生提出需检查意识状态、皮肤和黏膜情况、营养状况、腹部体征等项目时，若没有标准化病人，请考官做出相应回答。

（4）考核时间结束时，务必请考生停止本站考核，进入下一站考核，不可拖延时间。

【考核内容评分指引】

肝硬化合并消化道大出血的护理评估评分指引			
评分项目	完全做到（2分）	部分做到（1分）	未做到（0分）
素质要求			
1. 仪表大方，举止端庄，态度和蔼	做到		未做到
2. 称呼、自我介绍（姓名与职责），向患者解释沟通目的	2 项均做到	任 1 项未做到	2 项均未做到
现病史			
3. 询问患者姓名、性别、年龄，核对挂号单与口述一致	2 项均做到	任 1 项未做到	2 项均未做到

续表

肝硬化合并消化道大出血的护理评估评分指引			
4. 评估呕血的量与颜色、大便的量与颜色、呕血黑便的诱因	3～5项均做到	1～2项未做到	5项均未做到
5. 评估食欲、进食量、食物种类、饮食习惯及爱好	4项均做到	1～2项未做到	3～4项未做到
6. 评估有无恶心、呕吐、腹胀、腹痛的症状	3～4项均做到	1～2项未做到	4项未做到
7. 评估有无水肿	做到		未做到
8. 评估近期体重变化	做到		未做到
9. 评估身体其他不适症状	做到		未做到
10. 评估本次发病的诊治经过：有无采取缓解措施及其效果	做到		未做到
11. 评估日常活动量及活动耐力	做到		未做到
12. 评估睡眠情况	做到		未做到
13. 评估患者对疾病的认识及性格特点、心理状态，有无精神、情绪等异常	2项均做到	任1项未做到	2项均未做到
既往史、家族史、过敏史、个人生活史、一般资料			
14. 评估既往史：肝炎、胆道疾病、寄生虫感染、输血史、长期接触化学毒物等	做到		未做到
15. 评估家族史	做到		未做到
16. 评估药物（肝损害药）服用史	做到		未做到
17. 评估药物、食物过敏史	3项均做到	任1项未做到	3项均未做到
18. 评估个人生活史：烟酒嗜好（烟酒的量和持续时间）、作息规律	2项均做到	任1项未做到	2项均未做到
19. 评估一般资料：付费方式、联系地址与电话、社会支持等	4项均做到	2～3项做到	小于2项做到
身体评估			
20. 判断意识状态：精神状态和定向力（人物、时间、地点）	检查全面且方法正确	检查不全面	未做到或方法错误
21. 评估有无肝病面容、皮肤黄染、毛发干枯、脱发	检查全面且方法正确	检查不全面	未做到或方法错误
22. 评估有无蜘蛛痣、肝掌、出血点	检查全面且方法正确	检查不全面	未做到或方法错误
23. 评估营养状况：皮肤、毛发、肌肉、皮褶厚度	检查全面且方法正确	检查不全面	未做到或方法错误
24. 评估水肿程度、性质	检查全面且方法正确	检查不全面	未做到或方法错误
25. 评估腹壁静脉是否显露及血流方向	检查全面且方法正确	检查不全面	未做到或方法错误
26. 评估腹水征：是否膨隆、腹部紧张度、移动性浊音	检查全面且方法正确	检查不全面	未做到或方法错误
27. 评估腹膜刺激征	检查全面且方法正确	检查不全面	未做到或方法错误
28. 检查肝脾的大小、质地、表面情况及压痛	检查全面且方法正确	检查不全面	未做到或方法错误
29. 检查肝颈静脉回流征	检查全面且方法正确	检查不全面	未做到或方法错误
30. 询问或测量身高、体重	检查全面且方法正确	检查不全面	未做到或方法错误

续表

肝硬化合并消化道大出血的护理评估评分指引			
需进一步评估的检查项目			
31. 提出需做血生化检查：肝功能检查、血氨、血常规、输血血型	做到		未做到
32. 提出查肝炎系列	做到		未做到
33. 提出做内镜或钡餐造影检查食管-胃底静脉曲张	做到		未做到
34. 提出做B超或CT等影像学检查：查门静脉高压征象、腹水	做到		未做到
沟通技巧			
35. 使用尊称称呼患者	做到		未做到
36. 面带微笑，与患者有眼神交流	做到		未做到
37. 全神贯注，用心聆听患者的回答	做到		未做到
38. 以开放式的问句进行沟通	全程使用开放式问句4次以上	全程使用开放式问句4次以下	全程均未使用开放式问句
39. 资料采集过程流畅，具有逻辑性	做到		未做到
百分比分数计算评分	得分÷78（本站得分）×100×25%（本站权重）＝考站得分		

【相关知识】

1. 肝硬化的流行病学

肝硬化是常见疾病，世界各国的年发病率为（25～400）/10万，患者以青壮年男性多见，35～50岁为发病高发年龄，出现并发症时死亡率高。据国外报道，慢性肝病和肝硬化在总人口死因中位居第12位，在25～44岁年龄组死因位居第7位，在45～64岁年龄组死因中位居第5位。

2. 肝硬化的临床表现

肝硬化的病程发展通常比较缓慢，可隐伏3～5年或更长时间。临床上根据是否出现腹水、上消化道出血或肝性脑病等并发症，其可分为代偿期和失代偿期。

（1）代偿期肝硬化：早期无症状或症状轻，以乏力、食欲不振、低热为主要表现，可伴有腹胀、恶心、厌油腻、上腹隐痛及腹泻等，症状多呈间歇性，常因劳累或伴发病而出现，休息或治疗后可缓解。患者营养状况一般或消瘦，肝轻度大，质地偏硬，可有轻度压痛、脾轻至中度大，肝功能多在正常范围或轻度异常。

（2）失代偿期肝硬化：主要为肝功能减退和门静脉高压所致的全身多系统症状和体征。肝功能减退的临床表现为：①全身症状和体征：一般状况较差，疲倦、乏力、精神不振；营养状况较差，消瘦、面色灰暗黝黑（肝病面容）、皮肤巩膜黄染、皮肤干枯粗糙、水肿、舌炎、口角炎等；部分患者有不规则发热，常与病情活动感染有关。②消化系统症状：食欲减退为最常见症状，进食后上腹饱胀，有时伴恶心、呕吐，稍进油腻肉食即易引起腹泻。上诉症状的出现与胃肠道淤血水肿、消化吸收功能紊乱和肠道菌群失调等因素有关。

常见腹胀不适,可能与低钾血症、胃肠胀气、肝脾肿大和腹水有关。可有腹痛、肝区隐痛,常与肝大累及包膜有关,脾大、脾周围炎可引起左上腹疼痛。肝细胞有进行性或广泛性坏死时可出现黄疸,是肝功能严重减退的表现。③出血和贫血:由于肝合成凝血因子减少、脾功能亢进和毛细血管脆性增加,导致凝血功能障碍,常出现鼻出血、牙龈出血、皮肤紫癜和胃肠出血等,女性常有月经过多。由于营养不良(缺乏铁、叶酸和维生素 B_{12} 等)、肠道吸收障碍、脂肪代谢紊乱、胃肠道失血和脾功能亢进等因素,患者可有不同程度的贫血。④内分泌失调:雌激素增多、雄激素和糖皮质激素减少,男性患者常有性功能减退、不育、乳房发育、毛发脱落等,女性患者可有月经失调、闭经、不孕症等;部分患者出现蜘蛛痣,主要分布在面颈部、上胸、肩背和上肢等上腔静脉引流区域;手掌大小鱼际和指端腹侧部位皮肤发红称为肝掌;糖尿病患病率增加,肝功能严重减退时易发生低血糖。

门静脉高压的三大临床表现是脾大、侧支循环的建立和开放、腹水。其中重要的侧支循环建立和开放的表现有食管下段和胃底静脉曲张、腹壁静脉曲张、痔静脉曲张。

3. 肝功能检查常用指标的参考值范围

(1)谷丙转氨酶 <40U/L(37℃)。

(2)谷草转氨酶 <40U/L(37℃)。

(3)白蛋白 / 球蛋白:1.5 ～ 2.5∶1。

4. 出血性及血栓性疾病常用的筛查检查

(1)凝血酶原时间(PT):11 ～ 14 秒。

(2)活化部分凝血活酶时间测定(APTT):30 ～ 45 秒。

(3)出血时间测定(BT):2.5 ～ 9.5 分钟。

5. 电解质和酸碱平衡紊乱

患者出现腹水和其他并发症后电解质紊乱趋于明显,常见的如:①低钠血症:长期低钠饮食致原发性低钠,长期利尿和大量放腹水等致钠丢失,抗利尿激素增多使水钠潴留超过钠潴留而致稀释性低钠。②低钾低氯血症与代谢性碱中毒:进食少、呕吐、腹泻、长期应用利尿药或高渗葡萄糖液、继发性醛固酮增多等可引起低钾低氯,而低钾低氯血症引致谢性碱中毒,诱发肝性脑病。

考站二 病情诊断与护理问题

【考生指引】

1. 考核情境

王某,女,40 岁,农民。患者因腹胀、乏力、食欲不振 20 天,黑便 2 个月,今晨突然呕出鲜红色血液约 400mL,前来我院急诊。患者神情焦虑,诉担心自己状况。测 T 36.1℃,P 120 次 / 分,R 23 次 / 分,BP 86/54mmHg。如果你是责任护士,请结合第一考站的评估结果,概括主诉,陈述病史,进行疾病诊断,提出护理问题。

2. 考生任务

（1）请概括患者主诉。

（2）请根据第一考站的评估结果，陈述该患者的现病史（包括目前主要症状）、既往史、家族史、过敏史、个人生活史、一般资料、身体评估结果。

（3）请说出疾病诊断以及诊断依据。

（4）请提出 4 个主要的护理问题，并说出判断依据。

3. 考核时间

5 分钟（读题 1 分钟，考核 4 分钟）。

【考官指引】

1. 考核目的

（1）考查考生正确概括主诉的能力。

（2）考查考生有条理地陈述病例的能力。

（3）考查考生正确进行疾病诊断的能力。

（4）考查考生正确概括护理问题的能力。

2. 场景与用物设置

（1）场景：病床 1 张，考官 2 位，标准化病人 1 位。

（2）用物：患者信息单（考生用）1 份，患者信息单（考官用）2 份，笔 1 支，白纸数张。

3. 监考与评分注意事项

（1）请根据肝硬化合并消化道大出血的疾病诊断、护理问题评分指引进行评分。

（2）考核时间结束时，务必请考生停止本站考核，进入下一站考核，不可拖延时间。

【考核内容评分指引】

肝硬化合并消化道大出血的疾病诊断、护理问题评分指引			
评分项目	完全做到（2 分）	部分做到（1 分）	未做到（0 分）
概括主诉			
1. 正确概括患者主诉（食欲不振 20 天，黑便 2 个月，今晨呕血 400mL）	做到		未做到
陈述病史			
2. 有条理地叙述现病史	做到		未做到
3. 正确叙述既往史	做到		未做到
4. 正确叙述家族史	做到		未做到
5. 正确叙述过敏史	做到		未做到
6. 正确叙述个人生活史	做到		未做到
7. 正确叙述一般资料	做到		未做到

续表

肝硬化合并消化道大出血的疾病诊断、护理问题评分指引			
8. 正确叙述身体评估资料：黄疸、腹水、腹壁静脉曲张、肝掌、蜘蛛痣等	做到		未做到
9. 正确叙述辅助检查结果（血常规、肝功能、凝血、胃镜等）	做到		未做到
疾病诊断			
10. 西医病名诊断（肝硬化失代偿期、食管 - 胃底静脉曲张破裂出血）	正确	部分正确	未提出或错误
11. 诊断依据、临床表现、血生化肝功能检查、胃镜检查结果	说明内容完整且正确	说明内容不全	说明内容错误
护理问题			
12. 血容量不足（判断依据：今晨突然呕出鲜红色血液约400mL）	正确	部分正确	未提出或错误
13. 活动无耐力：与失血性周围循环衰竭有关（判断依据：患者血压下降、心率增快）	正确	部分正确	未提出或错误
14. 营养失调：低于机体需要量（判断依据：患者食欲不振、腹胀、乏力）	正确	部分正确	未提出或错误
15. 潜在并发症：肝性脑病	正确	部分正确	未提出或错误
理论提问			
16. 正确回答考官问题	做到		未做到
沟通技巧			
17. 护理问题正确排序	做到		未做到
百分比分数计算评分	得分 ÷34（本站得分）×100×20%（本站权重）= 本站得分		

【相关知识】

1. 上消化道出血的临床表现

（1）临床表现取决于出血病变的性质、部位、失血量与速度，并与患者的年龄、出血前的全身状况如有无贫血及与心、肾、肝功能有关。

（2）呕血与黑便是上消化道出血的特征性表现。

（3）失血性周围循环衰竭上消化道大出血时，由于循环血容量急剧减少，静脉回心血量相应不足，导致心排血量降低，常发生急性周围循环衰竭，其程度因出血量大小和失血速度快慢而异。患者可出现头昏、心悸、乏力、出汗、口渴、晕厥等一系列组织缺血的表现。出血性休克早期体征有脉搏细数、脉压变小，血压可因机体代谢作用而正常甚至一时偏高，此时应特别注意血压波动，并予以及时抢救，否则血压将迅速下降。呈现休克状态时，患者表现为面色苍白，口唇发绀，呼吸急促，皮肤湿冷，呈灰白色或紫灰花斑，施压后褪色，经久不能恢复，体表静脉塌陷；精神萎靡、烦躁不安，重者反应迟钝、意识模糊；收缩压降至80mmHg以下，脉压小于25～30mmHg，心率加快至120次/分以上。休克时尿量减少，若补足血容量后仍少尿或无尿，应考虑并发急性肾损伤。上消化道大出血后还可出现贫血及血象变化、氮质血症、发热等症状。

2. 消化道出血的病因诊断

在上消化道大出血的众多病因中，常见病因及其特点为：

（1）消化性溃疡：多数患者有慢性、周期性、节律性上腹痛；出血以冬春季节多见；出血前可有饮食失调、劳累或精神紧张、受寒等诱因，且常有上腹痛加剧，出血后疼痛减轻或缓解。

（2）急性胃黏膜损伤：有服用阿司匹林、吲哚美辛、保泰松、糖皮质激素等损伤胃黏膜的药物史或酗酒史，有创伤、颅脑手术、休克、严重感染等应激状态。

（3）食管－胃底静脉曲张破裂出血：有病毒性肝炎、慢性酒精中毒、寄生虫感染等引起肝硬化的病因，且有肝硬化门静脉高压的临床表现；出血以突然呕出鲜红血液为特征，不易止血；大量出血引起失血性休克，可加重肝细胞坏死，诱发肝性脑病。

（4）胃癌：多发生在40岁以上的男性，有渐进性食欲不振、腹胀，上腹持续疼痛，进行性贫血，体重减轻，上腹部肿块，出血后上腹痛无明显缓解。另外，确诊为肝硬化的患者，其上消化道出血原因不一定是食管－胃底静脉曲张破裂，约有1/3的患者是由消化性溃疡、急性糜烂出血性胃炎、门脉高压性胃病或其他病变导致出血。

3. 肝硬化并发症

门静脉高压症、上消化道出血、自发性腹膜炎、肝肾综合征、肝肺综合征、肝性脑病及原发性肝癌等。

考站三　护理措施

【考生指引】

1. 考核情境

王某，女，40岁，汉族。患者于入院前1天出现呕血、黑便各1次，伴心慌头晕、出冷汗，前来我院急诊。经初步诊断患者为肝硬化失代偿期、食管－胃底静脉曲张破裂出血，需立即实施抢救。请做好抢救配合及护理。患者止血后状态平稳，医嘱行腹腔穿刺放腹水，请做好相应配合及护理。

2. 考生任务

（1）请叙述食管－胃底静脉曲张破裂出血的抢救配合及护理要点。

（2）请叙述腹腔穿刺放腹水的配合及护理要点。

3. 考核时间

15分钟（读题2分钟，考核13分钟）。

【考官指引】

1.考核目的

（1）考查考生对上消化道出血抢救要点的掌握情况和配合的意识。

（2）考查考生对三腔二囊管应用及护理要点的掌握情况。

（3）考查考生对腹腔穿刺放腹水的护理要点掌握情况。

2.场景与用物设置

（1）场景：病床1张，考官2位，标准化病人1位。

（2）用物：患者信息单（考生用）1份，患者信息单（考官用）2份，笔1支，白纸数张。

3.监考与评分注意事项

（1）请根据肝硬化的护理措施评分指引进行评分。

（2）考核时间结束时，务必请考生停止本站考核，进入下一站考核，不可拖延时间。

【考核内容评分指引】

肝硬化的护理措施评分指引			
评分项目	完全做到（2分）	部分做到（1分）	未做到（0分）
食管－胃底静脉曲张破裂出血的基本护理			
1.准备抢救用品，查血型配血	完全做到	部分做到	均未做到
2.协助患者平卧位，头偏向一侧，防止窒息或误吸	完全做到	部分做到	均未做到
3.嘱患者禁食，给予氧气吸入	完全做到	部分做到	均未做到
4.立即建立静脉通道	完全做到	部分做到	均未做到
5.配合医生迅速准确地输液、输血、使用止血药	完全做到	部分做到	均未做到
6.监测生命体征	完全做到	部分做到	均未做到
7.观察意识和精神状态	完全做到	部分做到	均未做到
8.观察皮肤和甲床色泽、皮肤温度、颈静脉充盈情况	完全做到	部分做到	均未做到
9.准确记录出入量，呕吐物的颜色、性质、量、味	完全做到	部分做到	均未做到
10.定期复查血常规、大便隐血、血尿素氮	完全做到	部分做到	均未做到
11.监测血清电解质和血气分析	完全做到	部分做到	均未做到
12.评估出血量，判断是否继续出血或再出血	完全做到	部分做到	均未做到
三腔二囊管的护理			
13.插管前仔细检查各管是否通畅、两囊无漏气，标记各管腔	完全做到	部分做到	均未做到
14.协助医生为患者做鼻腔、咽喉部局部麻醉后插管，插管至65cm时抽取胃液；检查管端确在胃内；抽出胃内积血	完全做到	部分做到	均未做到
15.先向胃囊注气150～200mL，测囊内压约50mmHg，封闭管口，缓慢外拉，使胃囊压迫胃底部曲张静脉；如未止血，继续向食管囊注气约100mL，测囊内压约40mmHg，压迫食管下段曲张静脉	完全做到	部分做到	均未做到

肝硬化的护理措施评分指引			
16. 管外端以绷带连接 0.5kg 沙袋，经牵引架持续牵引	完全做到	部分做到	均未做到
17. 将引流管连接负压吸引器或定时抽吸；观察出血是否停止，记录引流液的性状、颜色、量；经胃管冲洗胃腔，清除积血	完全做到	部分做到	均未做到
18. 置管期间定时测气囊内压力；定时充放气，气囊充气 12 ～ 24 小时应放松牵引，放气 15 ～ 30 分钟	完全做到	部分做到	均未做到
19. 置管期间定时做好鼻腔、口腔清洁；向患者解释治疗的目的和过程，多巡视、减轻焦虑	完全做到	部分做到	均未做到
20. 出血停止后放松牵引，放出囊内气体，保留管道继续观察 24 小时，未再出血时考虑拔管	完全做到	部分做到	均未做到
肝性脑病的护理			
21. 密切注意肝性脑病的早期征象	完全做到	部分做到	均未做到
22. 清除胃肠道积血，减少氨的吸收	完全做到	部分做到	均未做到
23. 避免快速利尿和大量放腹水	完全做到	部分做到	均未做到
24. 避免应用催眠镇静药、麻醉药等	完全做到	部分做到	均未做到
25. 防止和控制感染	完全做到	部分做到	均未做到
26. 保持大便通畅，防止便秘	完全做到	部分做到	均未做到
27. 腹水和水肿时慎用钠剂	完全做到	部分做到	均未做到
理论提问			
28. 正确回答考官提问	提及		未提及或错误
百分比分数计算评分	得分 ÷56（本站得分）×100×20%（本站权重）＝本站得分		

【相关知识】

1. 出血量的估计方法

详细询问呕血和（或）黑便的发生时间、次数、量及性状，以便估计出血量和速度。

（1）大便隐血试验阳性提示每天出血量 >5mL。

（2）出现黑便表明每天出血量在 50mL 以上。

（3）胃内积血量达 250mL 时可引起呕血。

（4）一次出血量在 400mL 以下时，可因组织液与脾贮血补充血容量而不出现全身症状。

（5）出血量超过 400mL，可出现头晕、心悸、乏力等症状。

（6）出血量超过 1000mL，临床即出现急性周围循环衰竭的表现，严重者引起失血性休克。

呕血与黑便的频度与数量虽有助于估计出血量，但因呕血与黑便分别混有胃内容物及粪便，且出血停止后仍有部分血液贮留在胃肠道内，故不能据此准确判断出入量。

2. 血管活性药物的应用

（1）血管加压素及其类似物：血管加压素为常用药物，其作用机制是使内脏血管收缩，从而减少门静脉血流量，降低门静脉及其侧支循环的压力，以控制食管－胃底静脉曲张的出血。用法：血管加压素0.2U/min持续静滴，根据治疗反应，可逐渐增加至0.4U/min。同时用硝酸甘油静滴或舌下含服，以减轻大剂量用血管加压素的不良反应，并且硝酸甘油有协同降低门静脉压力的作用。特利加压素是合成的血管加压素类似物，对全身血流动力学的影响较小，起始剂量为2mg/4h，出血停止后可改为每次1mg，每天2次，维持5天。

（2）生长抑素及其类似物：止血效果肯定，为近年治疗食管－胃底静脉曲张破裂出血的最常用药物。此类药能明显减少内脏血流量，研究表明奇静脉血流量明显减少，而其静脉血流量是食管－胃底静脉血流量的标志。临床使用的生长抑素十四肽，用法为首剂250μg缓慢静注，继以250μg/h持续静滴，由于此药半衰期短，应确保用药的持续性，如静脉滴注中断超过5分钟，应重新静注首剂250μg。奥曲肽是人工合成的八肽生长抑素类似物，常用首次100μg缓慢静注，继以25～50μg/h持续静滴。

考站四　护理技术——大量不保留灌肠、中药外敷

【考生指引】

1. 考核情境

王某，女，40岁，汉族。患者被诊断为肝硬化失代偿期，今晨查房时发现患者神情淡漠，出现扑翼样震颤。查血生化：血氨100μmol/L，谷丙转氨酶80U/L，谷草转氨酶92U/L，白蛋白/球蛋白＝25/35。患者3天来大便干结，不易排出。遵医嘱给予大量不保留灌肠。

2. 考生任务

（1）为患者进行大量不保留灌肠操作。
（2）请向考官说出灌肠的目的。
（3）执行过程及结束后给予患者相关说明与指导。

3. 考核时间

9分钟（读题1分钟，考核8分钟）。

【考官指引】

1. 考核目的

（1）考查考生正确判断病情的能力。
（2）考查考生选择恰当的灌肠液并正确灌肠的能力。
（3）考查考生在执行过程中对患者给予关怀和尊重的能力。

2. 场景与用物设置

（1）场景：病床 1 张，标准化病人 1 位，考官 2 位。

（2）用物：治疗车 1 辆，一次性使用灌肠袋 1 个，治疗巾 1 块，纸巾数张，薄膜手套 1 包，医嘱执行单 1 份，弯盘 1 个，水温计 1 支，速干手消毒液 1 瓶，灌肠液（生理盐水，另备肥皂水，供考生判断选择），输液架 1 个，患者信息单（考生用）1 份，患者信息单（考官用）2 份。

3. 监考与评分注意事项

（1）请根据大量不保留灌肠、中药外敷的操作步骤及评分指引进行评分。

（2）考生回答若是经由标准化病人提醒才答对，可酌情给分。

（3）考核时间结束时，务必请考生停止本站考核，进入下一站考核，不可拖延时间。

【考核内容评分指引】

大量不保留灌肠的操作步骤及评分指引			
评分项目	完全做到（2分）	部分做到（1分）	未做到（0分）
核对医嘱			
1. 核对临时医嘱：患者姓名、床号、操作项目	核对完整且正确		未核对或错误
评估			
2. 自我介绍（姓名与职责），向患者解释操作目的	2项均做到	任1项未做到	2项均未做到
3. 询问患者姓名、床号、年龄，核对腕带与口述一致	2项均做到	任1项未做到	2项均未做到
4. 评估患者有无灌肠禁忌证	做到		未做到
5. 评估病室环境，保护患者隐私	做到		未做到
准备			
6. 患者准备：交代患者做好个人准备，使之了解灌肠作用，其愿意配合	2项均做到	任1项未做到	2项均未做到
7. 护士准备：衣着整洁，修剪指甲，洗手，戴口罩	完全做到且洗手方法正确	部分做到	未做到或洗手方法错误
8. 物品准备：物品准备齐全，摆放有序合理，检查用物有效期及包装完整性	用物准备齐全	用物缺少3项以内且有检查	用物缺少4项及以上或未检查
9. 物品准备：选择生理盐水作为灌肠液，用量筒量取适量灌肠液，调水温至39～41℃	做到		未做到
实施			
10. 携用物至患者床旁，再次核对患者姓名、床号、年龄，核对腕带与叙述一致	3项均做到	任1项未做到	3项均未做到
11. 关闭门窗，屏风遮挡	操作正确		操作错误
12. 协助患者取左侧卧位，双膝屈曲，将裤脱至膝部，臀部移至床沿	做到		未做到

续表

大量不保留灌肠的操作步骤及评分指引			
13. 垫橡胶单及治疗巾，置弯盘于臀部旁，盖好被子，只暴露臀部	操作正确		操作错误
14. 止血钳夹住灌肠管，将灌肠溶液倒入灌肠筒，将灌肠筒挂于输液架上，桶内液面距肛门高度为 40～60cm	操作正确		操作错误
15. 戴手套，润滑肛管前端	操作正确		操作错误
16. 排尽肛管内气体，夹紧橡胶管	操作正确		操作错误
17. 左手垫卫生纸分开臀部，暴露肛门，嘱患者深呼吸，右手将肛管轻轻插直肠 7～10cm	做到		未做到
18. 固定肛管，松开血管钳，使溶液缓缓流入，观察灌肠袋内液面的下降情况及患者反应	做到		未做到
19. 待溶液即将灌完时，夹管	做到		未做到
20. 用卫生纸包裹肛管轻轻拔出，用手套包裹肛管前端放入医疗垃圾袋内，擦净肛门	2 项均做到	任 1 项未做到	2 项均未做到
21. 协助患者取舒适卧位，嘱其尽量保留 5～10 分钟后再排便，将便盆、卫生纸备于床旁椅上	做到		未做到
22. 记录时间，开窗通风	做到		未做到
23. 呼叫器置于床头，嘱患者如有不适感可按铃	2 项均做到	任 1 项未做到	2 项均未做到
24. 按消毒隔离规范进行终末处置	做到		未做到
25. 洗手，摘口罩	做到		未做到
评价			
26. 评价操作过程规范、流畅，达到目的	做到		未做到
27. 操作过程流畅，技术熟练，未给患者造成伤害	做到		未做到
沟通技巧			
28. 使用尊称称呼患者	做到		未做到
29. 面带微笑，与患者有眼神交流	做到		未做到
30. 主动关心患者的感受，觉察、接纳并安抚患者情绪	做到		未做到
31. 沟通时使用对方了解的语言，避免使用专业术语；语速和音调适合患者年龄和认知程度	做到		未做到
32. 注意聆听，对患者的问题及时回应，不打断对方的话；使用开放式问题鼓励患者表达	做到		未做到
33. 保护隐私	做到		未做到
理论提问			
34. 正确回答考官问题	做到		未做到
百分比分数计算评分	得分÷68（本站得分）×100×25%（本站权重）=本站得分		

中药外敷的操作步骤及评分指引			
评分项目	完全做到（2分）	部分做到（1分）	未做到（0分）
核对医嘱			
1. 核对临时医嘱：患者姓名、床号、操作项目	核对完整且正确		未核对或错误
评估			
2. 自我介绍（姓名与职责），向患者解释操作目的	2项均做到	任1项未做到	2项均未做到
3. 询问患者姓名、床号、年龄，核对腕带与口述一致	2项均做到	任1项未做到	2项均未做到
4. 评估患者病情；局部水肿的性质、程度；体质及外敷部位的皮肤情况	5项均做到	1～4项做到	5项均未做到
5. 评估病室环境	做到		未做到
准备			
6. 患者准备：交代患者做好个人准备（如排尿），使之了解操作过程，其愿意配合	2项均做到	任1项未做到	2项均未做到
7. 护士准备：衣着整洁，修剪指甲，洗手	完全做到且洗手方法正确	部分做到	未做到或洗手方法错误
8. 测量患者治疗部位周径，标记	做到	用物缺少3项以内且有检查	用物缺少4项及以上或未检查
9. 根据肢体肿胀部位和周径选择不同型号的布袋	做到		未做到
10. 将适量的中药装入小布袋（厚度以1cm为宜）	做到		未做到
11. 将盛有中药的小布袋放入外敷布袋中	做到		未做到
12. 物品准备：用物齐全，摆放合理有序	做到		未做到
实施			
13. 携用物至床旁，再次核对患者姓名、床号及年龄，核对腕带与口述一致	3项均做到	任1项未做到	3项均未做到
14. 拉上床帘，保护患者隐私	操作正确		操作错误
15. 协助患者取舒适体位	做到		未做到
16. 暴露治疗部位，注意保暖	操作正确		操作错误
17. 再次核对患者、部位后，再次检查布袋是否完好，放置患者治疗部位	操作正确		操作错误
18. 固定药袋	做到		未做到
19. 检查松紧度	做到		未做到
20. 协助患者取舒适体位	做到		未做到
21. 整理床单位	操作正确		操作错误
22. 健康教育：分别针对病情和操作正确而简要进行健康教育（①注意勿感外邪。②适当进食有利水作用的食物。③保持皮肤清洁。④治疗过程中如出现红疹、水疱瘙痒、疼痛等过敏现象，应立即停止治疗）	4项均做到	任1项未做到	4项均未做到
23. 终末处理	做到		未做到
24. 洗手	做到		未做到
25. 正确记录	2项均做到	任1项未做到	2项均未做到
评价			

续表

中药外敷的操作步骤及评分指引			
26. 操作过程规范、流畅	做到		未做到
27. 技术熟练，未给患者造成伤害	做到		未做到
沟通技巧			
28. 使用尊称称呼患者	做到		未做到
29. 面带微笑，与患者有眼神交流	做到		未做到
30. 主动关心患者的感受，觉察、接纳并安抚患者情绪	做到		未做到
31. 沟通时使用对方了解的语言，避免使用专业术语；语速和音调适合患者年龄和认知程度	做到		未做到
32. 注意聆听，对患者的问题及时回应，不打断对方的话；使用开放式问题鼓励患者表达	做到		未做到
33. 保护隐私	做到		未做到
理论提问			
34. 正确回答考官问题	做到		未做到
百分比分数计算评分	得分÷68（本站得分）×100×25%（本站权重）= 本站得分		

【相关知识】

1. 肝性脑病患者灌肠插管的深度

清洁灌肠肛管插入 7～10cm，保留灌肠肛管插入 10～15cm，而肛门 4～8cm 加直肠 12～15cm 的长度大于肛管插入的深度，药液正好灌在直肠内，当灌肠液达 150mL，直肠内压力为 7.3kPa 时，即产生便意，此时药液还未完全流入乙状结肠以上就随同大便排泄，影响疗效。插入肛门深 20～30cm 时，药液直接被灌注在直肠以上的结肠内，既避免了直接刺激直肠壁感受器，又利于药液与结肠黏膜充分接触，从而提高疗效。

2. 肝性脑病的临床表现

其因原有肝病的性质、肝细胞损害的严重程度及诱因不同而很不一致。一般根据意识障碍程度、神经系统体征和脑电图改变，将肝性脑病的临床过程分为 5 期。

（1）0 期（潜伏期）：又称轻微肝性脑病，患者仅在心理或智力考核时表现出轻微异常，无性格、行为异常，无神经系统病理征，脑电图正常。

（2）1 期（前驱期）：患者表现为焦虑、欣快激动、淡漠、睡眠倒错、健忘等轻度精神异常，可有扑翼样震颤。此期临床表现不明显，脑电图多数正常，易被忽视。

（3）2 期（昏迷前期）：患者表现为嗜睡、行为异常、言语不清、书写障碍及定向障碍，有腱反射亢进、肌张力增高、踝阵挛及巴宾斯基征阳性等神经体征。此期扑翼样震颤存在，脑电图有特异性异常。

（4）3 期（昏睡期）：昏睡，但可唤醒，醒时尚可应答，但常有神志不清和幻觉，各种神经体征持续存在或加重，肌张力增高，四肢被动运动常有抵抗，锥体束征阳性。扑翼样震颤仍可引出，脑电图明显异常。

（5）4 期（昏迷期）：昏迷，不能唤醒。浅昏迷时，对疼痛等强刺激尚有反应，腱反射和肌张力亢进；深昏迷时，各种腱反射消失，肌张力降低。由于患者不能合作，扑翼样震颤无法引出，脑电图明显异常。

考站五　健康教育

【考生指引】

1. 考核情境

王某，女，40 岁，汉族。患者因进食硬质食物后出现呕血、黑便各 1 次，伴心慌、头晕、出冷汗前来就诊。诊断：肝硬化失代偿期、食管 – 胃底静脉曲张破裂出血。患者经抢救出血停止，住院期间未再出血。住院期间，因患者饮食不当出现肝性脑病前驱期的表现，经治疗后患者意识清楚，血氨值恢复正常，但对本次出血及肝性脑病发病的主要诱因并不了解。患者明日出院，作为责任护士，请为患者及家属进行健康教育。

2. 考生任务

请对患者进行饮食方面的健康指导。

3. 考核时间

7 分钟（读题 2 分钟，考核 5 分钟）。

【考官指引】

1. 考核目的

考查考生根据病情指导患者正确饮食的能力。

2. 场景与用物设置

（1）场景：病床 1 张，标准化病人 1 位，患者家属 1 位，考官 2 位。

（2）用物：病历夹 1 个，患者信息单（考生用）1 份，患者信息单（考官用）2 份，笔 1 支，白纸 1 张。

3. 监考与评分注意事项

（1）请根据肝硬化的健康教育评分指引进行评分。

（2）考生如在标准化病人的提醒下能准确回答，可酌情给分。

（3）考核时间结束时，请考生停止考核。

【考核内容评分指引】

肝硬化的健康教育评分指引			
评分项目	完全做到（2分）	部分做到（1分）	未做到（0分）
健康教育前评估			
1. 评估患者需求	做到		未做到

续表

肝硬化的健康教育评分指引			
2. 评估患者对可诱发肝性脑病和上消化道出血的饮食因素的了解情况（植物蛋白和动物蛋白、坚硬粗糙的食物）	做到		未做到
3. 评估患者对肝性脑病和上消化道出血可能出现的症状及严重性的了解情况	做到		未做到
4. 评估患者对肝性脑病和上消化道出血饮食相关的诱发因素预防措施的掌握情况	做到		未做到
病情监测			
5. 当出现呕血、黑便时，应立即平卧，将头偏向一侧，将血及时吐出，勿下咽，同时马上至医院诊治	做到		未做到
6. 出现神志、性格行为改变，如异常兴奋、对答不准确、双上肢抖动或昏迷（呼之不应），可能出现肝性脑病	做到		未做到
饮食指导			
7. 活动性出血时禁食	做到		未做到
8. 进水量 1000mL/d 以内	做到		未做到
9. 优选植物蛋白，如豆制品	做到		未做到
10. 蛋白质摄入量为每天 1 ～ 1.5g/kg	做到		未做到
11. 血氨升高时减少蛋白质的摄入量	做到		未做到
12. 急性发病首日禁食蛋白	做到		未做到
13. 高热量饮食：每天 1200 ～ 1600kcal	做到		未做到
14. 限制脂肪的摄入量	做到		未做到
15. 避免粗糙、坚硬、刺激性食物	做到		未做到
16. 吃饭应细嚼慢咽	做到		未做到
17. 禁酒	做到		未做到
18. 进食新鲜水果、蔬菜等预防便秘	做到		未做到
评价健康教育的效果			
19. 评估患者及家属是否了解肝性脑病的早期表现，观察患者性格及行为等方面的改变	做到		未做到
沟通与关爱			
20. 使用尊称称呼患者	做到		未做到
21. 面带微笑，与患者有眼神交流	做到		未做到
22. 及时回答患者的疑问	做到		未做到
理论提问			
23. 正确回答考官问题	正确		未提出或错误
百分比分数计算评分	得分 ÷46（本站得分）×100×10%（本站权重）= 本站得分		

【相关知识】

1. 诱发肝性脑病的常见因素

上消化道大出血、高蛋白饮食、大量排钾利尿和放腹水、催眠镇静药和麻醉药、低血糖、便秘、尿毒症、感染、外科手术等。

2. 肝硬化患者的饮食原则

高热量、高蛋白质、高维生素、易消化饮食，严禁饮酒，适当摄入脂肪，动物脂肪不宜过多摄入，并根据病情变化及时调整。

3. 肝性脑病的预后

肝性脑病的预后主要取决于肝衰竭的程度。轻微肝性脑病患者经积极治疗多能好转。急性肝衰竭所导致的肝性脑病诱因常不明显，发病后很快昏迷甚至死亡。肝功能较好、分流术后及诱因明确且易消除者预后较好。有腹水、黄疸、出血倾向的患者多数肝功能差，预后亦差。爆发性肝衰竭所致的肝性脑病预后最差。

第三节　缺血性脑卒中

缺血性脑卒中，又称脑梗死，指各种原因引起的脑部血液供应障碍，使局部脑组织发生不可逆性损害，导致脑组织缺血、缺氧性坏死。本病发病率高、病死率高、致残率高，对人们的健康和生命造成严重威胁，给社会和家庭带来沉重负担。本节主要考查护理评估、病情诊断与护理问题、护理措施、口腔护理、热敏灸、健康教育等内容。

考站一　护理评估

【考生指引】

1. 考核情境

王某，女，40岁。患者因突发口齿不清伴右侧肢体乏力2小时，由120送入急诊科。如果你是责任护士，请接待新患者，进行护理评估。

2. 考生任务

（1）结合所学知识有条理地收集患者的病情资料。

（2）根据病情进行专科身体评估。

（3）根据病情提出需进一步检查或化验的项目。

3. 考核时间

12分钟（读题2分钟，考核10分钟）。

【考官指引】

1. 考核目的

（1）考查考生正确采集病史的能力。

（2）考查考生针对性身体评估的能力。

（3）考查考生评判性思维的能力。

（4）考查考生沟通的能力。

2. 场景与用物设置

（1）场景：病床1张，标准化病人1位，考官2位。

（2）用物：治疗盘1个，听诊器及血压计1副，体温计1支，身高体重秤1台，腕带1个，速干手消毒液1瓶，患者信息单（考生用）1份，患者信息单（标准化病人用）1份，患者信息单（考官用）2份，笔1支，白纸数张。

3. 监考与评分注意事项

（1）根据缺血性脑卒中的护理评估评分指引对考生进行客观的评价。

（2）若考生需经标准化病人提示后才做出正确回答，可酌情给分。

（3）考生提出需进行相关实验室检查，请考官做出相应回答。

（4）考核时间一旦结束，务必请考生终止本站考核，进入下一考站。

【考核内容评分指引】

缺血性脑卒中的护理评估评分指引			
评分项目	完全做到（2分）	部分做到（1分）	未做到（0分）
素质要求			
1. 仪表大方，举止端庄，态度和蔼	做到		未做到
2. 称呼、自我介绍（姓名与职责）	做到		未做到
现病史			
3. 询问患者姓名、就诊号、年龄（患者复述一致），为患者评估生命体征	2项均做到	任1项未做到	2项均未做到
4. 失语出现的时间、诱因	2项均做到	任1项未做到	2项均未做到
5. 失语的类型及持续时间	2项均做到	任1项未做到	2项均未做到
6. 肢体瘫痪的时间和诱因	2项均做到	任1项未做到	2项均未做到
7. 失语和肢体瘫痪症状是否加重	2项均做到	任1项未做到	2项均未做到
8. 有无先兆发作，若有则评估发作次数、表现	2项均做到	任1项未做到	2项均未做到
9. 是否出现肢体抽搐	做到		未做到
10. 是否出现恶心、呕吐	做到		未做到
11. 是否有大、小便失禁的情况	2项均做到	任1项未做到	2项均未做到
12. 有无其他身体不适的症状	做到		未做到
13. 本次发病的诊疗经过：有无采取治疗措施及其效果	做到		未做到
14. 饮食情况	做到		未做到
15. 睡眠情况	做到		未做到
16. 大便的色、质、量、味	4项均做到	2～3项做到	小于2项做到
17. 小便的色、质、量、味	4项均做到	2～3项做到	小于2项做到
18. 患者对疾病的认识、心理状态	2项均做到	任1项未做到	2项均未做到
既往史、家族史、过敏史、个人生活史、一般资料			
19. 既往史	做到		未做到

续表

缺血性脑卒中的护理评估评分指引			
20. 家族史	做到		未做到
21. 过敏史	做到		未做到
22. 月经史、孕产史	2 项均做到	任 1 项未做到	2 项均未做到
23. 个人生活史：烟酒等不良嗜好、疫区旅居史、作息、活动等情况。烟酒需进一步评估年限、摄入量、有无戒除的情况	4 项及以上均做到	任 1 项未做到	4 项以下未做到
24. 一般资料：联系电话和地址、付费方式、社会支持等	4 项均做到	2 ~ 3 项做到	小于 2 项做到
身体评估			
25. 做相关体格检查（A 气道、B 呼吸、C 循环、D 神经、肌力、巴宾斯基征、查多克征）	6 项均做到	任 1 项未做到	6 项均未做到
需进一步评估的检查项目			
26. 血常规、头颅 CT、心电图	3 项均做到	任 1 项未做到	3 项均未做到
沟通技巧			
27. 面带微笑，使用尊称与患者交流	做到		未做到
28. 全神贯注，用心聆听患者的回答	做到		未做到
29. 以开放式的问句进行沟通	做到		未做到
30. 资料采集过程流畅，具有条理性	全程使用开放式问句 4 次以上	全程使用开放式问句 4 次以下	全程均未使用开放式问句
百分比分数计算评分	得分 ÷60（本站得分）×100×25%（本站权重）= 考站得分		

【标准化病人指引】

病情资料		
基本信息	王某，女，40 岁，因"突发口齿不清伴右侧肢体乏力 2 小时"收治入院	
现病史	早上患者起床梳头发时发现右手抬不起，右脚走路无力，说话口齿欠清，左侧肌力正常，家属给患者喂服糖水数口，观察半小时症状未见改善	
既往病史	否认冠心病、糖尿病等病史	
家族病史	否认家族病史	
过敏史	否认药物、食物过敏史	
个人生活史	饮食：食欲不佳	
	睡眠：睡眠间断，易醒	
	二便：大便 2 日一行，小便量少，色黄	
	月经史：经量适中，色暗红，周期规律	
	婚育史：已婚，孕 3 产 3，顺产	
	嗜好：无	
	疫区旅居史：无	
	作息：每日散步 30 分钟	

续表

病情资料		
一般资料	文化程度：大专	
	心理社会：焦虑，担心疾病的预后，社会支持良好	
身体评估	生命体征：T 37℃，P 86 次 / 分，R 25 次 / 分，BP 144/75mmHg。身高 168cm，体重 65kg	
	体格检查：神志清楚，双肺呼吸音清。腹软，肠鸣音不活跃，肝脾无肿大。四肢无水肿，皮肤干燥。嗜睡，有自主睁眼，呼之可睁眼，患者说话口齿欠清，能够理解别人的话，对书写的文字可以理解。双瞳等大等圆，直径 3mm，对光反射存在。双侧额纹对称，右侧鼻唇沟浅，示齿、鼓腮、伸舌不配合。颈软，脑膜刺激征（－）。浅反射正常。右上肢可主动活动，但稍差。右下肢可抬高，但不对抗阻力，左侧肢体可见自主活动。四肢肌张力正常，右侧肢体腱反射（＋＋＋），左侧肢体腱反射（＋/－）。右侧巴宾斯基征、查多克征（＋），左侧巴宾斯基征、查多克征（－）。	
辅助检查	①实验室检查：血常规示红细胞计数 3.85×10^{12}/L，白细胞计数 8.35×10^9/L，血小板计数 167×10^9/L；凝血功能正常；血糖 7.1mmol/L；肾功能、肝功能、电解质均正常。②头颅 CT：脑内少许腔隙性梗死灶；左侧大脑中动脉高密度影像。③心电图检查：心房颤动	

【相关知识】

脑卒中的临床类型

根据起病形式和病程可分为以下临床类型：

（1）完全型：起病后 6 小时内病情达高峰，病情重，表现为一侧肢体完全瘫痪甚至昏迷，需与脑出血进行鉴别。

（2）进展型：发病后症状在 48 小时内逐渐进展或呈阶梯式加重。

（3）缓慢进展型：起病 2 周以后症状仍逐渐发展，多见于颈内动脉颅外段血栓形成，与全身或局部因素所致脑灌注减少有关，应注意与颅内肿瘤、硬膜下血肿进行鉴别。

（4）可逆性缺血性神经功能缺失：症状和体任持续时间超过 24 小时，但在 1 ～ 3 周内完全恢复，不留任何后遗症。其可能与缺血未导致不可逆的神经细胞损害，侧支循环代偿迅速而充分，发生的血栓不牢固，伴发的血管痉挛及时解除等有关。

考站二　病情诊断与护理问题

【考生指引】

1. 考核情境

王某，女，40 岁。患者因突发口齿不清伴右侧肢体乏力 2 小时，由 120 送入急诊科，家属陪同入院，神情焦虑，担心患者状况。测 T 36.6℃，P 81 次 / 分，R 18 次 / 分，BP 150/89mmHg。如果你是责任护士，请根据第一考站采集的资料，陈述病史，进行疾病诊断，提出 3 个主要的护理问题。

2. 考生任务

（1）概括患者主诉。

（2）根据第一考站的评估结果，陈述该患者的现病史（包括目前主要症状）、既往史、家族史、过敏史、个人生活史、一般资料、身体评估结果。

（3）说出疾病诊断以及诊断依据。

（4）提出 3 个主要的护理问题，并说出判断依据。

3. 考核时间

6 分钟（读题 1 分钟，考核 5 分钟）。

【考官指引】

1. 考核目的

（1）考查考生正确概括主诉的能力。

（2）考查考生有条理地陈述病例的能力。

（3）考查考生正确进行疾病诊断的能力。

（4）考查考生正确概括护理问题的能力。

2. 场景与用物设置

（1）场景：病床 1 张，考官 2 位，标准化病人 1 位。

（2）用物：患者信息单（考生用）1 份，患者信息单（考官用）2 份，笔 3 支，白纸数张。

3. 监考与评分注意事项

（1）根据缺血性脑卒中的疾病诊断、护理问题评分指引对考生进行客观的评价。

（2）考核时间一旦结束，务必请考生终止本站考核，进入下一考站。

【考核内容评分指引】

缺血性脑卒中的疾病诊断、护理问题评分指引			
评分项目	2分	1分	0分
概括主诉			
1. 正确概括患者主诉（突发口齿不清，伴右侧肢体乏力 2 小时）	做到		未做到
陈述病史			
2. 有条理地叙述现病史	做到		未做到
3. 正确叙述既往史	做到		未做到
4. 正确叙述家族史	做到		未做到
5. 正确叙述过敏史	做到		未做到
6. 正确叙述个人生活史	做到		未做到
7. 正确叙述一般资料	做到		未做到
8. 叙述正确的身体评估资料：生命体征、意识状态、瞳孔、失语类型、活动受限情况、病理反射、心脏听诊等	做到		未做到

续表

缺血性脑卒中疾病诊断、护理问题评分指引		
9.叙述正确的辅助检查结果及临床意义（CT、心电图）	做到		未做到
疾病诊断		
10.西医病名诊断：脑卒中（缺血性脑卒中）	完全正确	部分正确	完全错误
11.诊断依据（临床表现、头颅 CT 检查结果、心电图结果）	内容完整且正确	内容不全	内容错误
护理问题		
12.躯体活动障碍：与运动中枢受损致肢体乏力有关（判断依据：患者右侧肢体乏力）	正确	部分正确	未提出或错误
13.语言沟通障碍：与语言中枢损害有关（判断依据：患者口齿不清）	正确	部分正确	未提出或错误
14.焦虑：担心疾病情况有关（判断依据：焦虑）	正确	部分正确	未提出或错误
理论提问		
15.正确回答考官问题	做到		未做到
沟通技巧		
16.思路清晰	做到		未做到
17.护理问题正确排序	做到		未做到
百分比分数计算评分	得分 ÷34（本站得分）×100×20%（本站权重）=本站得分		

【相关知识】

1.心源性脑栓塞

心源性脑栓塞又称为心源性脑卒中，是由心脏栓子引起的脑栓塞，占脑梗死的15%～30%。随着诊疗技术水平的提高，越来越多的证据表明心源性栓子是脑梗死的重要病因。心源性脑栓塞常见的病因（即栓子的来源）有心房颤动、二尖瓣狭窄、人工心脏瓣膜、感染性心内膜炎、非感染性心内膜炎、急性心肌梗死、心房黏液瘤、左室壁动脉瘤、左室血栓形成、左心室衰竭。

2.心源性脑栓塞的特点

（1）临床表现及影像学表现与大动脉粥样硬化型相似。

（2）既往有多次及多个脑血管供应区的短暂性脑缺血发作或卒中病史，或全身性栓塞证据。

（3）辅助检查要求心电图、心脏超声或冠脉造影等证实至少有一种心源性栓子，或至少存在一种心源性疾病。

（4）心源性脑栓塞是发病最急的脑血管病，骤然发生的局灶性神经功能缺损症状和体征，常常在数秒或数分钟内达到高峰，常无征兆，症状较重。如果栓子来源未消除，脑栓塞可反复发作。

3. 脑卒中治疗原则

（1）超早期治疗：发病后力争于治疗时间段内选用最佳治疗方案。

（2）个体化治疗：根据患者年龄、病情轻重程度、临床类型及基础疾病等采取最适当的治疗。

（3）整体化治疗：采取病因治疗、对症治疗、支持治疗和康复治疗等综合措施，同时对高危因素进行预防性干预。重点是急性期的治疗。

考站三　护理措施

【考生指引】

1. 考核情境

　　王某，女，40岁。患者因突发口齿不清伴右侧肢体乏力2小时，由120送入急诊科，家属陪同入院，神情焦虑，担心患者状况。经初步诊断患者为缺血性脑卒中，请根据考站二提出的护理问题，列出观察要点，制订护理目标及措施。

2. 考生任务

列出该患者的观察要点，制订护理目标及措施，解决护理问题。

3. 考核时间

10分钟（读题2分钟，考核8分钟）。

【考官指引】

1. 考核目的

（1）考查考生观察缺血性脑卒中患者的能力。

（2）考查考生正确制订护理目标及措施的能力。

2. 场景与用物设置

（1）场景：病床1张，考官2位，标准化病人1位。

（2）用物：患者信息单（考生用）1份，患者信息单（考官用）2份，笔3支。

3. 监考与评分注意事项

（1）根据缺血性脑卒中的护理措施评分指引对考生进行客观的评价。

（2）考核时间一旦结束，务必请考生终止本站考核，进入下一考站。

【考核内容评分指引】

缺血性脑卒中的护理措施评分指引			
评分项目	2分	1分	0分
病情观察			
1. 严密观察生命体征、瞳孔、意识、头痛等情况	完全做到	部分做到	均未做到

续表

缺血性脑卒中的护理措施评分指引			
2. 密切观察言语、肌力等情况变化	完全做到	部分做到	均未做到
3. 准确记录 24 小时出入量，观察皮肤及二便的色、质、量	完全做到	部分做到	均未做到
护理问题			
4. 躯体活动障碍	提及		未提及或错误
护理目标			
5. 患者双侧肢体肌力达 5 级	提及		未提及或错误
护理措施			
6. 根据自理程度给予相应的协助，保持床单位整洁、干燥、无渣屑，减少对皮肤的机械性刺激，抬高患肢并协助被动运动	完全做到	部分做到	均未做到
7. 重点防跌倒和坠床，确保安全，呼叫器和经常使用的物品置于床头患者伸手可及处，地面保持干燥，防滑	完全做到	部分做到	均未做到
8. 训练前做好准备，如合适的衣着、管路的固定，训练过程中分布解释动作顺序，配合要求	完全做到	部分做到	均未做到
护理问题			
9. 语言沟通障碍	提及		未提及或错误
护理目标			
10. 患者语音功能逐渐恢复	提及		未提及或错误
护理措施			
11. 鼓励患者采取任何方式表达自己的需求，可借助手势、交流板等不同的表达方式	完全做到	部分做到	均未做到
12. 鼓励患者克服羞怯心理，大声说话，患者尝试和获得成功时给予肯定和表扬	完全做到	部分做到	均未做到
13. 循序渐进地训练，忌复杂化、多样化，避免产生疲劳感、注意力不集中，使其体会到成功的乐趣	完全做到	部分做到	均未做到
护理问题			
14. 焦虑	提及		未提及或错误
护理目标			
15. 患者意未出现焦虑	提及		未提及或错误
护理措施			
16. 保持病室环境安静，避免各种刺激，温度、湿度适宜	完全做到	部分做到	均未做到
17. 关心患者，让家属陪伴患者，讲解疾病相关知识	完全做到	部分做到	均未做到
18. 鼓励患者，介绍疾病成功的案例，树立患者信心	完全做到	部分做到	均未做到
百分比分数计算评分	得分 ÷36（本站得分）×100×20%（本站权重）= 本站得分		

【相关知识】

构音障碍

构音障碍是和发音相关的中枢神经、周围神经或肌肉疾病导致的一类言语障碍的总称。构音障碍为发音含糊不清而用词正确，与发音清楚但用词不正确的失语不同，是一种纯言语障碍，表现为发声困难，发音不清，声音、音调及语速异常。

构音障碍常由以下病变引起：下运动神经元病变导致发音费力和声音强弱不等，如面瘫时可产生唇音障碍，迷走神经喉返支单侧损害时表现为声音嘶哑，舌下神经病变使舌肌运动障碍，表现为舌音不清、言语含糊；上运动神经元病变时双侧皮质延髓束损害导致假性球麻痹，表现为说话带鼻音、声音嘶哑、言语缓慢不清晰，主要见于双侧多发脑梗死、肌萎缩侧索硬化、多发性硬化、进行性核上性麻痹；基底核病变时由于唇、舌等构音器官肌张力高、震颤及声带不能张开导致说话缓慢而含糊，声调低沉，发音单调，音节颤抖样融合，言语断节及口吃样重复，常见于帕金森病和肝豆状核变性；小脑蚓部的梗死或出血、小脑变性疾病使发音和构音器官肌内运动不协调，导致共济失调性构音障碍；肌肉本身病变如肌营养不良、重症肌无力、强直性肌病均可引起构音障碍。

考站四　护理技术——口腔护理、热敏灸

口腔护理

【考生指引】

1. 考核情境

王某，女，40岁。患者因突发口齿不清伴右侧肢体乏力2小时，由120送入急诊科。经诊断为缺血性脑卒中，超早期溶栓治疗后患者被送入普通病房。请执行医嘱：口腔护理。

2. 考生任务

（1）进行口腔护理。

（2）执行过程中所有核对须以行动展现。

（3）执行口腔护理后给予患者相关护理指导。

3. 考核时间

10分钟（读题2分钟，考核8分钟）。

【考官指引】

1. 考核目的

（1）考查考生按照正确的操作步骤对患者实施口腔护理的能力。

（2）考查考生正确擦洗牙齿的能力。

2. 场景与用物设置

（1）场景：病床1张，标准化病人1位，考官2位。

（2）用物：病历夹1个，治疗车1辆，治疗盘1个，笔1支，棉签1包，护理液1瓶，口杯1个（内置温开水及吸水管），手电筒1个，液状石蜡1瓶，速干手消毒液1瓶，酌情备口腔外用药、治疗巾，治疗碗内置弯血管钳、镊子及棉球（16个）、压舌板、弯盘、清洁纱布或纸巾，必要时备开口器，患者信息单（考生用）1份，患者信息单（考官用）2份。

3. 监考与评分注意事项

（1）请根据口腔护理的操作步骤及评分指引对考生进行客观的评价。

（2）考核时间一旦结束，务必请考生终止本站考核，进入下一考站。

【考核内容评分指引】

口腔护理的操作步骤及评分指引			
评分项目	2分	1分	0分
核对医嘱			
1. 核对临时医嘱：患者姓名、床号、操作项目	核对完整且正确		未核对或错误
评估			
2. 自我介绍（姓名与职责），向患者解释操作目的	2项均做到	任1项未做到	2项均未做到
3. 询问患者姓名、床号、年龄，核对腕带与口述一致	做到	任1项未做到	未做到
4. 患者有无活动性义齿、松动的牙齿	做到	任1项未做到	未做到
5. 口腔黏膜的情况	做到	任1项未做到	未做到
6. 测酸碱度	做到		未做到
准备			
7. 洗手，戴口罩	做到	任1项未做到	未做到
8. 备物齐全，放置合理，选择合适的口腔护理液	做到	任1项未做到	未做到
9. 清点棉球	做到	任1项未做到	未做到
实施			
10. 患者体位合理、舒适（头偏向一侧或侧卧）	做到		未做到
11. 颌下铺治疗巾	做到		未做到
12. 置弯盘	做到		未做到
13. 湿润嘴唇	做到		未做到
14. 漱口，指导正确的漱口方法	操作正确		操作错误
15. 擦拭嘴唇	做到		未做到
16. 检查口腔情况	做到		未做到
17. 用血管钳夹紧棉球，由内向外纵向擦洗对侧牙外侧面至门齿	做到		未做到
18. 擦洗近侧牙外侧面	做到		未做到
19. 擦洗对侧牙上内侧面	做到		未做到

续表

口腔护理的操作步骤及评分指引			
20. 擦洗上咬合面	做到		未做到
21. 擦洗下内侧面	做到		未做到
22. 擦洗下咬合面	做到		未做到
23. 擦洗颊部	做到		未做到
24. 同法擦洗近侧	做到		未做到
25. 内外横向擦洗上腭、舌面、舌下	做到		未做到
26. 漱口，擦拭	做到		未做到
27. 清点棉球数	做到		未做到
28. 撤巾，撤弯盘	做到		未做到
29. 再次检查口腔情况	做到		未做到
30. 酌情使用口腔黏膜外用药及唇膏	做到		未做到
31. 整理床单位，帮患者取舒适体位	做到		未做到
32. 操作过程中观察病情，询问患者有无不适	做到		未做到
33. 用物处理恰当	做到		未做到
34. 洗手，签名，记录	做到		未做到
整体评价			
35. 面带微笑，注重人文关怀	做到		未做到
36. 使用尊称与患者交流	做到		未做到
37. 操作流畅，技术熟练，未给患者造成伤害	做到		未做到
理论提问			
38. 正确回答考官问题	做到		未做到
百分比分数计算评分	得分 ÷76（本站得分）×100×25%（本站权重）= 本站得分		

热敏灸

【考生指引】

1. 考核情境

王某，女，40岁。患者因突发口齿不清伴右侧肢体乏力2小时，由120送入急诊科。经诊断为缺血性脑卒中，超早期溶栓治疗后患者被送入普通病房。请执行医嘱：热敏灸——曲池穴。

2. 考生任务

（1）进行热敏灸。

（2）执行过程中所有核对须以行动展现。

（3）执行热敏灸后给予患者相关护理指导。

3. 考核时间

10 分钟（读题 2 分钟，考核 8 分钟）。

【考官指引】

1. 考核目的

（1）考查考生按照正确的操作步骤对患者实施热敏灸的能力。

（2）考查考生正确施灸方法的能力。

2. 场景与用物设置

（1）场景：病床 1 张，标准化病人 1 位，考官 2 位。

（2）用物：病历夹 1 个，治疗车 1 辆，治疗盘 1 个，笔 1 支，棉签 1 包，护理液 1 瓶，口杯 1 个（内置温开水及吸水管），手电筒 1 个，液状石蜡 1 瓶，速干手消毒液 1 瓶，酌情备口腔外用药、治疗巾，治疗碗内置弯血管钳、镊子及棉球（16 个）、压舌板、弯盘、清洁纱布或纸巾，必要时备开口器，患者信息单（考生用）1 份，患者信息单（考官用）2 份。

3. 监考与评分注意事项

（1）请根据热敏灸的操作步骤及评分指引对考生进行客观的评价。

（2）考核时间一旦结束，务必请考生终止本站考核，进入下一考站。

【考核内容评分指引】

热敏灸的操作步骤及评分指引			
评分项目	2 分	1 分	0 分
核对医嘱			
1. 核对临时医嘱：患者姓名、床号、操作项目	核对完整且正确		未核对或错误
评估			
2. 自我介绍（姓名与职责），向患者解释操作目的	2 项均做到	任 1 项未做到	2 项均未做到
3. 询问患者姓名、床号、年龄，核对腕带与口述一致	做到	任 1 项未做到	未做到
4. 评估（病情、舌、脉、禁忌证、艾灸部位皮肤、疼痛耐受度、心理、病室环境）	做到	任 1 项未做到	未做到
准备			
5. 患者准备：交代患者做好个人准备（如排尿），使之了解艾灸过程，其愿意配合操作	做到	任 1 项未做到	未做到
6. 护士准备：衣着整洁，修剪指甲，洗手	做到	任 1 项未做到	未做到
7. 物品准备：用物齐全，摆放有序合理，检查用物有效期及包装完整性	做到	任 1 项未做到	未做到
实施			
8. 携用物至患者床边，再次核对患者姓名、床号及年龄，核对腕带与口述一致	做到		未做到
9. 拉上床帘，保护患者隐私	做到		未做到

续表

热敏灸的操作步骤及评分指引			
10. 协助患者取合适体位	做到		未做到
11. 暴露艾灸部位，铺大毛巾，注意保暖	做到		未做到
12. 再次检查操作部位的皮肤	操作正确		操作错误
13. 向患者说明定位取穴的感觉	做到		未做到
14. 定位取穴：曲池	做到		未做到
15. 点燃艾条，正确施灸	做到		未做到
16. 回旋灸：以温热局部气血，寻找热敏点	做到		未做到
17. 雀啄灸：进一步加强敏化，为局部经气激发，产生灸性感传基础	做到		未做到
18. 循经往返：激发经气，进一步寻找热敏点	做到		未做到
19. 温和灸：激发施灸部位的经气活动，产生灸性感传，至局部皮肤红晕为度	做到		未做到
20. 施灸中应及时将艾灰弹入弯盘，防止灼伤皮肤	做到		未做到
21. 观察与调整：及时询问患者有无不适，及时观察皮肤的颜色变化，及时调整艾灸的方法与距离	做到		未做到
22. 施灸完毕，立即将艾条插入小口瓶，灭火完全	做到		未做到
23. 用纱布清洁皮肤，协助患者恢复衣着，安置舒适体位	做到		未做到
24. 整理床单位	做到		未做到
25. 健康教育：分别针对病情和操作正确而简要地给出指导	做到		未做到
26. 终末处理：治疗盘、治疗碗、治疗车含氯消毒液擦拭，艾灰倒入黑色垃圾袋，纱布倒入黄色垃圾袋	做到		未做到
27. 洗手且方法正确	做到		未做到
28. 正确记录	做到		未做到
评价			
29. 面带微笑，注重人文关怀	做到		未做到
30. 使用尊称与患者交流	做到		未做到
31. 操作流畅，技术熟练，未给患者造成伤害	做到		未做到
理论提问			
32. 正确回答考官问题	做到		未做到
百分比分数计算评分	得分÷64（本站得分）×100×25%（本站权重）=本站得分		

【相关知识】

1. 热敏灸的操作要点

　　首先保持环境安静，室温保持恒定且温暖（24～30℃），准备所需艾条和合适的艾灸工具，协助患者摆好体位，充分暴露施灸探查部位。要求患者及操作者在施灸的全过程心情平静，聚精会神，放松全身肌肉，呼吸均匀，静下心来感受艾灸感传，以更好地提高灸效。

采用两步定位法，首先在疾病腧穴热敏化高发区进行粗定位，然后在高发区悬灸探查，对出现透热、传热、扩热等热敏灸感的部位进行细定位，即"辨敏取穴"，并记录。在热敏化腧穴之中选择最敏感的 1 ～ 2 个穴位进行操作，即"择优取穴"。

选择合适的艾灸手法，如施灸时反复回旋以加快激发经气，雀啄灸提升穴位热敏化出现的速度，温和灸带领经气传导，接力灸使经气传导延续，延长其距离以促进经气到达病所。

个体化施灸的时间，应以"敏消量足"作为衡量最佳灸量的标准。要注重因人而异的灸量灸感，对灸量把握的标准是以患者灸感消失的时间即达到消敏的时间，此时灸量饱和，为其最佳灸量，能充分发挥艾灸的最佳疗效。

2. 热敏灸的注意事项

（1）操作前应对患者进行宣教，向患者详细交代施灸方法及过程以克服对艾灸的恐惧、紧张。

（2）制订个体化施灸方案及选择能充分暴露探查部位又不会引起患者不适的体位。

（3）对一些特殊情况（过度饥饿或劳累、大量饮酒后等），或特殊人群（如婴幼儿、感觉障碍患者等），或特殊病证（大量咯血、急性脑血管出血性疾病等），或特殊部位（如孕妇的腰骶部及腹部、施灸部位皮肤破溃）不灸。

（4）叮嘱患者施灸后 2 小时内不适宜沐浴或施灸部位接触冷水，应注意保暖。

（5）艾灸后出现水疱时，小水疱可不予处理，使其自愈；大水疱应消毒后使用注射器吸出渗出液后消毒，然后敷料保护。

（6）施灸时应注意掸灰，防止艾灰掉落在患者皮肤或衣被上。治疗后将艾条充分熄灭，避免复燃。

考站五　健康教育

【考生指引】

1. 考核情境

王某，女，40 岁。患者因突发口齿不清伴右侧肢体乏力 2 小时，由 120 送入急诊科，家属陪同入院，神情焦虑，担心患者状况。经诊断患者为缺血性脑卒中，立即为患者安排超早期溶栓治疗后转入普通病房治疗 2 周后，患者状况平稳，意识清楚，言语障碍好转，医嘱明日出院。作为责任护士，请对患者进行出院前健康教育。

2. 考生任务

请对患者进行出院的健康教育。

3. 考核时间

8分钟（读题2分钟，考核6分钟）。

【考官指引】

1. 考核目的

考查考生正确进行缺血性脑卒中出院健康教育的能力。

2. 场景与用物设置

（1）场景：病床1张，标准化病人1位，患者家属1位，考官2位。

（2）用物：病历夹1个，患者信息单（考生用）1份，患者信息单（考官用）2份，笔3支，白纸1张。

3. 监考与评分注意事项

（1）根据缺血性脑卒中的出院健康教育评分指引对考生进行客观的评价。

（2）考核时间一旦结束，务必请考生终止本站考核，进入下一考站。

【考核内容评分指引】

缺血性脑卒中的出院健康教育评分指引			
评分项目	2分	1分	0分
健康教育前评估			
1. 评估患者及家属需求	做到		未做到
2. 评估患者及家属对可诱发脑梗死疾病的了解情况（高血压、糖尿病、高脂血症与房颤）	做到		未做到
3. 评估患者及家属对脑梗死可能出现的症状及严重性的了解情况	做到		未做到
4. 评估患者及家属对脑梗死高危因素的日常护理及预防措施	做到		未做到
病情监测			
5. 每天固定时间监测血压1次	做到		未做到
6. 按时测量血糖	做到		未做到
7. 定期到医院做检查	做到		未做到
饮食指导			
8. 低盐饮食（盐每天限制 <6g，不吃腌制食物）	做到		未做到
9. 限制脂肪摄入量，尤其减少动物脂肪（肉，内脏）	做到		未做到
10. 减少饱和脂肪酸的摄入	做到		未做到
11. 选择不饱和酸含量高的油烹饪	做到		未做到
12. 限制胆固醇摄入量	做到		未做到
13. 糖尿病饮食	做到		未做到
14. 适量补充蛋白	做到		未做到
15. 多食蔬菜、水果及富含纤维素的食物，预防便秘	做到		未做到
16. 饮水量充足	做到		未做到

续表

脑卒中的健康教育评分指引			
其他指导			
17. 遵医嘱规律服药（降糖、抗凝、抗心律失常药）	做到		未做到
18. 注意保暖，切勿着凉	做到		未做到
19. 保持心情舒畅	做到		未做到
20. 规律作息	做到		未做到
21. 增加室内外活动，适当运动	做到		未做到
评价健康教育的效果			
22. 评估患者及家属对诱发脑梗死发病高危因素的掌握情况（如家属复述）	做到		未做到
沟通与关爱			
23. 使用尊称称呼患者	做到		未做到
24. 面带微笑，与患者有眼神交流	做到		未做到
25. 及时回答患者的疑问	做到		未做到
26. 给患者及家属消化吸收健康教育内容的相关载体：宣传单、宣传册、视频，或记录单等	做到		未做到
理论提问			
27. 正确回答考官问题	正确		未回答或错误
百分比分数计算评分	得分 ÷54（本站得分）×100×10%（本站权重）= 本站得分		

【相关知识】

对于缺血性脑卒中，预防永远比治疗更有效。其危险因素分为不可干预和可干预两类：①不可干预因素：包括高龄、性别、种族、遗传因素及出生体重等。②可干预性因素：一直是脑卒中预防的主要内容，包括高血压、高血脂、吸烟、缺乏体育锻炼、腹型肥胖、心脏疾患、饮食和营养问题、酗酒、糖尿病和心理因素、无症状性颈动脉狭窄、睡眠呼吸紊乱、代谢综合征、高同型半胱氨酸血症等。

第四节 蛇咬伤

关于毒蛇咬伤，中医学认为：毒蛇咬伤后风邪入侵，经络阻塞则麻木微痛。风邪内动则吞咽不利，视物模糊。风入厥阴，则牙关紧闭，呼吸微弱，甚则死亡。蛇毒系风、火二毒，风者善行数变，火者生风动血，耗伤阴津。火毒炽盛，极易生风。火邪入侵，气血壅滞，迫血妄行，则患部肿胀、出血；热盛肉腐则肉溃烂；热入营血，则寒战高热、神昏谵语。以出血、疼痛、红肿、渗液、水疱或坏死等常见病证为例，本节主要考查运用四诊采集蛇咬伤的病情资料，进行脏腑辨证，提出护理问题分析，实施辨证施护、中药热熨治疗、健康教育等内容。

考站一　病情资料采集

【考生指引】

1.考核情境

　　王某，女，40岁，因右足被毒蛇咬伤致肿痛5小时就诊。现患者精神软，表情痛苦，右足部可见一清晰蛇咬伤牙痕，伤口轻度渗血，患肢高度肿胀、青紫、疼痛，肿痛上延至膝关节处，伴头晕眼花，复视，胸闷，恶心，纳少，夜寐欠安，小便量少，大便未解。如果你是急诊护士，请接待新患者，进行病情资料收集。

2.考生任务

（1）请运用中医四诊有条理地收集患者的病情资料。
（2）请根据病情需要进行专科身体评估。
（3）请根据病情提出需进一步检查或化验的项目。

3.考核时间

12分钟（读题1分钟，考核11分钟）。

【考官指引】

1.考核目的

（1）考查考生正确运用中医四诊采集病史的能力。
（2）考查考生针对性身体评估的能力。
（3）考查考生中医临床思维能力。
（4）考查考生沟通能力。

2.场景与用物设置

（1）场景：病床1张，诊疗桌1张，椅子2把，考官2位，标准化病人1位。
（2）用物：治疗盘1个，体温计1支，血压计1个，听诊器1个，纱布若干，压舌板1个，脉枕1个，速干手消毒液1瓶，挂号单1张，腕带1个，患者信息单（考官用）2份，患者信息单（考生用）1份，笔3支，白纸数张。

3.监考与评分注意事项

（1）请根据蛇咬伤的病情资料采集评分指引对考生进行客观的评价。
（2）若考生需经标准化病人提示后才做出正确回答，可酌情给分。
（3）考生提出观察舌象时，若标准化病人无法体现该病证型，请考官在考生观察后给出相应结果。
（4）考生提出诊脉时，若标准化病人无法体现该病证型，请考官在考生诊脉后给出相应结果。

（5）考生提出查血常规、血生化全套、大小便常规、心电图、腹部B超、胸片时，请考官做出相应回答。

（6）考核时间一旦结束，务必请考生终止本站考核，进入下一考站。

【考核内容评分指引】

蛇咬伤的病情资料采集评分指引			
评分项目	2分	1分	0分
素质要求			
1.仪表大方，举止端庄，态度和蔼	做到		未做到
2.称呼、自我介绍（姓名与职责），向患者解释沟通目的	2项均做到	任1项未做到	2项均未做到
现病史			
3.询问患者姓名、性别、年龄，核对挂号单与口述一致	2项均做到	任1项未做到	2项均未做到
4.为患者评估生命体征	做到		未做到
5.伤口局部肿胀、组织坏死、水疱的轻重程度	3项均做到	1～2项未做到	3项均未做到
6.蛇咬伤伤口疼痛的性质	做到		未做到
7.蛇咬伤伤口产生的时间	做到		未做到
8.蛇咬伤伤口肿胀的严重程度	做到		未做到
9.蛇咬伤伤口组织坏死、水疱加重的因素	做到		未做到
10.伤口肿胀的缓解因素	做到		未做到
11.蛇咬伤意识障碍的轻重程度	做到		未做到
12.有无呼吸困难及轻重程度	做到		未做到
13.有无恶心呕吐状况及轻重程度	做到		未做到
14.肢体蛇咬伤瘫痪分级情况	做到		未做到
15.肢体蛇咬伤溃疡分度情况	做到		未做到
16.蛇咬伤肿胀分度情况	做到		未做到
17.蛇咬伤肌力分级情况	做到		未做到
18.本次发病症状有无类似情况，评估本次发病的诊治的经过（有无采取肢体包扎及其效果）	2项均做到	任1项未做到	2项均未做到
19.有无其他身体不适、缓解因素	做到		未做到
20.食欲与口味	做到		未做到
21.睡眠情况	做到		未做到
22.大便的色、质、量、味	4项均做到	2～3项做到	小于2项做到
23.小便的色、质、量、味	4项均做到	2～3项做到	小于2项做到

蛇咬伤的病情资料采集评分指引			
既往史、家族史、过敏史、月经孕产史、个人生活史、一般资料			
24. 既往史	做到		未做到
25. 家族史	做到		未做到
26. 过敏史	做到		未做到
27. 月经史、孕产史	做到		未做到
28. 个人生活史：烟酒等不良嗜好、疫区旅居史、作息、活动等情况	4 项均做到	2 ~ 3 项做到	小于 2 项做到
29. 一般资料：职业、婚姻状况、联系电话和地址、付费方式、社会支持等	5 项均做到	3 ~ 4 项做到	小于 3 项做到
身体评估			
30. 评估神情、面色、形态	检查全面且方法正确	检查不全面	未做到或方法错误
31. 指导患者伸舌，观察舌象	检查全面且方法正确	检查不全面	未做到或方法错误
32. 指导患者伸手臂，评估脉象	检查全面且方法正确	检查不全面	未做到或方法错误
33. 查看蛇咬伤患肢伤口情况及肌力情况	检查全面且方法正确	检查不全面	未做到或方法错误
34. 做相关体格检查（A 气道、B 呼吸、C 循环、D 神经）	检查全面且方法正确	检查不全面	未做到或方法错误
需进一步评估的检查、检验项目			
35. 血常规、血生化、二便常规	做到		未做到
36. 胸片、心电图、腹部 B 超	做到		未做到
沟通技巧			
37. 面带微笑，使用尊称与患者交流	做到		未做到
38. 全神贯注，用心聆听患者的回答	做到		未做到
39. 以开放式的问句进行沟通	做到		未做到
40. 资料采集过程流畅，具有条理性	做到		未做到
百分比分数计算评分	得分 ÷80（本站得分）×100×25%（本站权重）= 考站得分		

【标准化病人指引】

病情资料		
基本信息	王某，女，40 岁，因 5 小时前不慎被蛇咬伤右足部，当时认出是蝮蛇，感局部伤口疼痛而就诊	
现病史	精神软，表情痛苦，右足部可见一清晰蛇咬伤牙痕，伤口轻度渗血，患肢高度肿胀、青紫、疼痛，肿痛上延至膝关节处，伴头晕眼花，复视，胸闷，恶心，无恶寒发热，无自汗盗汗	
既往病史	既往体健	
家族病史	否认家族病史	
过敏史	否认药物、食物过敏史	
个人生活史	饮食：纳少	
	睡眠：夜寐欠安	
	二便：大便未解，小便量少	
	月经史：经量适中，色暗红，痛经，周期尚规律	
	婚育史：已婚，孕 2 产 2，顺产	

续表

病情资料		
个人生活史	嗜好：否认烟酒等不良嗜好	
	疫区旅居史：无	
	作息：平日作息规律	
一般资料	文化程度：小学	
	心理社会：担心疾病的预后，社会支持良好	
身体评估	生命体征：T 36.2℃，P 80 次 / 分，R 22 次 / 分，BP 120/80mmHg	
	神情、面色、体态：患者神疲乏力，急性病容，两眼少神，体形偏瘦，步态正常	
	舌苔、脉象：舌质红，苔薄黄，脉弦	
	体格检查：口鼻腔黏膜完好无破损，气道通畅。胸廓起伏对称，呼吸节律稍快，肺部听诊清音。右足部可见一清晰蛇咬伤牙痕，伤口轻度渗血，高度肿胀伴青紫、疼痛，无破溃，患肢血运差。双侧瞳孔等大等圆，对光反射灵敏。四肢肌力正常	
辅助检查	①心肌酶谱：CK 43117.0U/L，CK–MB35U/L，HBDH 227U/L，LDH 377U/L。②心电图：窦性心动过速。③胸片：无异常	

【相关知识】

毒蛇咬伤的病理病因

蛇毒含有多种毒性蛋白质、多肽以及酶类，按毒蛇的性质及其对机体的作用可分为3类。

（1）血液毒素：主要影响血液及循环系统，对血细胞、血管内皮细胞及组织有明显的破坏作用，可引起溶血、出血、休克或心力衰竭等，常见于竹叶青、五步蛇咬伤。

（2）神经毒素：主要作用影响于神经系统，对中枢神经和神经肌肉节点有选择性毒性作用，引起肌肉麻痹和呼吸麻痹，常见于银环蛇、金环蛇咬伤。

（3）混合毒素：兼有神经毒素和血液毒素的作用，如眼镜蛇、蝮蛇的毒素。

考站二 病情诊断与护理问题

【考生指引】

1. 考核情境

王某，女，40岁，因5小时前不慎被蛇咬伤右足部，当时认出是蝮蛇，感局部伤口疼痛而就诊。现患者精神软，表情痛苦，右足部可见一清晰蛇咬伤牙痕，伤口轻度渗血，患肢高度肿胀、青紫、疼痛，肿痛上延至膝关节处，伴头晕眼花，复视，胸闷，恶心。T 36.2℃，P 80 次 / 分，R 22 次 / 分，BP 120/80mmHg。如果你是责任护士，请根据第一考站采集的病情资料，概括主诉，陈述病史，进行辨病、辨证分析，提出3个主要的护理问题。

2. 考生任务

（1）根据第一考站采集的病情资料概括患者主诉。

（2）陈述该患者的现病史、既往病史、家族病史、药物食物过敏史、个人生活史、一般资料、身体评估、辅助检查结果。

（3）进行辨病，提出辨病依据。

（4）进行辨证，提出辨证依据，并进行证候分析。

（5）提出 3 个主要的护理问题，并列出依据。

3. 考核时间

7 分钟（读题 1 分钟，考核 6 分钟）。

【考官指引】

1. 考核目的

（1）考查考生准确概括主诉的能力。

（2）考查考生有条理地陈述病例的能力。

（3）考查考生正确进行诊断、辨证、证候分析的能力。

（4）考查考生正确提出护理问题的能力。

2. 场景与用物设置

（1）场景：病床 1 张，考官 2 位，标准化病人 1 位。

（2）用物：患者信息单（考官用）2 份，患者信息单（考生用）1 份，白纸数张，笔 3 支。

3. 监考与评分注意事项

（1）请根据蛇咬伤的辨病、辨证与护理问题分析评分指引进行客观的评价。

（2）考核时间一旦结束，务必请考生终止本站考核，进入下一考站。

【考核内容评分指引】

蛇咬伤的辨病、辨证与护理问题分析评分指引			
评分项目	2分	1分	0分
概括主诉			
1.正确概括患者主诉（右足被毒蛇咬伤致肿痛 5 小时）	做到		未做到
陈述病史			
2.有条理地叙述现病史	做到		未做到
3.正确叙述既往史	做到		未做到
4.正确叙述家族史	做到		未做到
5.正确叙述过敏史	做到		未做到
6.正确叙述个人生活史及人群接触史	做到		未做到
7.正确叙述一般资料	做到		未做到
8.正确叙述身体评估资料：生命体征、神、色、ABCD 体格检查、舌、脉	做到		未做到

续表

蛇咬伤的辨病、辨证与护理问题分析评分指引			
9. 辅助检查：①心肌酶谱：CK 43117.0U/L，CK–MB 35U/L，HBDH 227U/L，LDH 377U/L。②心电图：窦性心动过速。③胸片：无异常	3项做到	部分做到	未做到
辨病分析			
10. 中医病名诊断（蛇咬伤）	正确	部分正确	未提出或错误
11. 西医病名诊断（毒蛇咬伤）	说明内容完整且正确	说明内容不全	说明内容错误
12. 诊断依据（临床表现、现病史、相关检查）	说明内容完整且正确	说明内容不全	说明内容错误
辨证分析			
13. 证候分型（风火毒证）	正确	部分正确	未提出或错误
14. 辨证依据（伤口剧痛，红肿明显，或有血疱、水疱、瘀斑，局部出现溃烂，头晕眼花，视物模糊，恶寒发热，大便干，小便短赤，严重者烦躁抽搐，神志模糊，舌红，苔黄，脉弦数）	正确	部分正确	未提出或错误
15. 证候分析：①热胜肉腐，则出现局部溃烂；风毒上扰则头晕眼花，视物模糊，邪正相争，则恶寒发热，热盛伤津，则大便干、小便短赤。②风火之毒入侵，局部经络阻塞，气血瘀滞，则红肿疼痛，或出现血疱、水疱、瘀斑。③风邪内闭，则烦躁抽搐，神志模糊。④舌质红、苔黄、脉弦数，为风火入侵之象	正确	部分正确	未提出或错误
护理问题			
16. 疼痛：与蛇咬伤的伤口有关	正确	部分正确	未提出或错误
17. 皮肤的完整性受损：与蛇咬伤有关，有感染的危险	正确	部分正确	未提出或错误
18. 出血：与蛇咬伤有关	正确	部分正确	未提出或错误
理论提问			
19. 正确回答考官问题	做到		未做到
临症思维			
20. 辨病辨证思路清晰	做到		未做到
21. 护理问题正确排序	做到		未做到
百分比分数计算评分	得分 ÷42（本站得分）×100×20%（本站权重）= 本站得分		

考站三　辨证施护

【考生指引】

1. 考核情境

王某，女，40岁，因蝮蛇咬伤致右足部可见一清晰蛇咬伤牙痕，伤口轻度渗血。心肌酶谱：CK 43117.0U/L，CK–MB 35U/L，HBDH 227U/L，LDH 377U/L。心电图：窦性心动过速。请根据考站二提出的护理问题，列出观察要点，制订护理目标及措施。

2. 考生任务

列出该患者的观察要点，制订护理目标及措施，解决护理问题。

3. 考核时间

10分钟（读题1分钟，考核9分钟）。

【考官指引】

1. 考核目的

（1）考查考生观察蛇咬伤患者的能力。

（2）考查考生正确制订护理目标及措施的能力。

2. 场景与用物设置

（1）场景：病床1张，考官2位，标准化病人1位。

（2）用物：患者信息单（考官用）2份，患者信息单（考生用）1份，白纸数张，笔3支。

3. 监考与评分注意事项

（1）请根据蛇咬伤的辨证施护评分指引对考生进行客观的评价。

（2）考核时间一旦结束，务必请考生终止本站考核，进入下一考站。

【考核内容评分指引】

蛇咬伤的辨证施护评分指引			
评分项目	2分	1分	0分
病情观察			
1. 严密观察神志、面色、生命体征、视物、呕吐等情况	完全做到	部分做到	均未做到
2. 密切观察伤口的大小、形态、出血量，有无毒牙残留；观察疼痛的性质，局部肿胀的范围、程度及蔓延趋势	完全做到	部分做到	均未做到
3. 观察食欲、口渴等症状，二便的色、质、量	完全做到	部分做到	均未做到
护理问题			
4. 疼痛	完全做到	部分做到	均未做到
护理目标			
5. 患者疼痛感缓解或消失	完全做到	部分做到	均未做到
护理措施			
6. 调节病室环境：温度18～22℃，湿度50%～60%，定时通风（禁止直接吹风），安静	完全做到	部分做到	均未做到

续表

蛇咬伤的辨证施护评分指引			
7. 卧床休息，患肢下垂放置，停止伤肢的活动。保持伤口清洁、干燥，避免伤口感染	完全做到	部分做到	均未做到
8. 伤口疼痛，可耳穴埋籽，取交感、神门、皮质下、敏感区，无效者遵医嘱给予镇静止痛剂	完全做到	部分做到	均未做到
9. 安慰患者，解释病情，列举毒蛇咬伤治愈康复的病例，使之消除紧张恐惧，增强治愈信心	完全做到	部分做到	均未做到
护理问题			
10. 皮肤完整性受损	完全做到	部分做到	均未做到
护理目标			
11. 患者皮肤伤口愈合	完全做到	部分做到	均未做到
护理措施			
12. 保持伤口清洁，防止结痂。随时清除痂皮，以利引流通畅	完全做到	部分做到	均未做到
13. 鼓励患者多饮糖开水、浓茶，夏天多饮西瓜水，亦可用半边莲、半枝莲、车前草煎汤代茶饮，以利排毒	完全做到	部分做到	均未做到
14. 每日用 1∶5000 高锰酸钾溶液或双花水反复进行冲洗，伤口周围用解蛇毒中成药研碎冷开水调涂，以防肿势继续扩散	完全做到	部分做到	均未做到
护理问题			
15. 出血	完全做到	部分做到	均未做到
护理目标			
16. 患者无出血发生	完全做到	部分做到	均未做到
护理措施			
17. 饮食宜清淡、易消化，多食新鲜蔬菜、水果等，保持大便通畅，防止蛇毒内结；忌食牛肉、羊肉、老鹅、公鸡、鲤鱼、海虾等辛辣刺激及海鲜发物	完全做到	部分做到	均未做到
18. 做好基础护理，调整生活必需品的摆放位置，方便患者取用	完全做到	部分做到	均未做到
19. 严密观察皮肤有无瘀斑水疱、肿势进展速度，如发现全身肌肉酸痛、尿血、便血、吐血、血压下降，应立即报告医师，积极配合治疗	完全做到	部分做到	均未做到
20. 伤处皮肤血疱应遵循无菌操作，放出积血，妥善包扎	完全做到	部分做到	均未做到
百分比分数计算评分	得分 ÷40（本站得分）×100×20%（本站权重）=本站得分		

【相关知识】

毒蛇咬伤的处理原则

（1）全身治疗：①抗蛇毒血清：有单价和多价 2 种，应尽早使用。对已明确毒蛇种类的咬伤首选针对性强的单价血清，如不能确定毒蛇的种类，则可选用多价抗蛇毒血清。使用前需进行过敏试验，阳性者需采用脱敏注射法。②解蛇毒中成药：临床上常用南通蛇药、上海蛇药或广州蛇药等，可口服亦可局部敷贴。一些新鲜草药，如半边莲、七叶一枝花、白花蛇舌草等也有解毒蛇作用。③其他治疗：使用破伤风抗毒素和抗生素防治感染；快速、大量静脉输液，或用呋塞米、甘露醇等利尿剂药，以加快蛇毒排出，减轻中毒症状；积极抗休克、改善出血倾向，或治疗心、肺、肾等功能障碍。

（2）局部处理：必须在伤口上方进行绑扎，以阻断毒素吸收；伤口局部进行抽吸、冲洗、清创，以促进毒素排出；伤口周围可用胰蛋白酶局部封闭，以破坏蛇毒。

考站四　护理技术——中药湿敷、皮内注射

中药湿敷

【考生指引】

1. 考核情境

王某，女，40岁。患者不慎被蝮蛇咬伤右足部，可见一清晰蛇咬伤牙痕，伤口轻度渗血，患肢高度肿胀、青紫、疼痛，肿痛上延至膝关节处。现测 T 37.5℃，请遵医嘱采用中药湿敷帮助患者清热解毒，止痛的效果。

2. 考生任务

（1）请向考官说出中药湿敷的部位、穴位及依据。

（2）正确完成护理技术——中药湿敷。

3. 考核时间

10分钟（读题2分钟，考核8分钟）。

【考官指引】

1. 考核目的

（1）考查考生根据病情正确选择中药湿敷部位与穴位的能力。

（2）考查考生正确进行中药湿敷操作的能力。

2. 场景与用物设置

（1）场景：病床1张，标准化病人1位，考官2位。

（2）用物：病历夹1个，治疗车1辆，治疗盘1个，速干消毒液1瓶，治疗巾1块，治疗碗1个，弯盘1个，棉签1包，无菌纱布块2包，中药制剂1包，对镊1套，必要时备中单、屏风、大毛巾，患者信息单（考生用）1份，患者信息单（考官用）2份。

3. 监考与评分注意事项

（1）请根据中药湿敷的操作步骤及评分指引进行评分。

（2）考生回答若是经由标准化病人提醒才答对，可酌情给分。

（3）考核时间结束时，务必请考生停止本站考核，进入下一站考核，不可拖延时间。

【考核内容评分指引】

中药湿敷的操作步骤及评分指引			
评分项目	完全做到（2分）	部分做到（1分）	未做到（0分）
核对医嘱			
1. 核对临时医嘱：患者姓名、床号、操作项目	核对完整且正确		未核对或错误
评估			
2. 自我介绍（姓名与职责），向患者解释操作目的	2项均做到	任1项未做到	2项均未做到
3. 询问患者姓名、床号、年龄，核对腕带与口述一致	2项均做到	任1项未做到	2项均未做到
4. 评估（病情、舌、脉、禁忌证、湿敷部位皮肤、疼痛耐受度、心理、病室环境）	8项均做到	任4～6项未做到	3项以下均未做到
准备			
5. 患者准备：交代患者做好个人准备（如排便），使之了解湿敷过程，其愿意配合操作	3项均做到	任1项未做到	3项均未做到
6. 物品准备：用物准备齐全，摆放有序合理，检查用物有效期及包装完整性	准备齐全	用物缺少3项以内且有检查	用物缺少4项及以上或未检查
实施			
7. 协助患者退去衣裤，患处铺治疗巾，用生理盐水棉球清洁皮肤并观察局部皮肤情况	做到		未做到
8. 将中药制剂均匀涂抹于患处或涂抹于纱布湿敷于患处，范围以超出患处2～4cm为宜	做到		未做到
9. 根据湿敷的位置、药物的性质，添加2～3次药液，必要时选择适当的敷料覆盖并固定	定位准确，手法正确		未做到
10. 湿敷过程中随时询问患者有无不适	定位准确，手法正确		未做到
11. 治疗结束后，取下弯盘、中单，协助患者穿好衣裤，整理床单位	做到		未做到
12. 整理用物回治疗室，清洁消毒、洗手	做到		未做到
13. 记录局部情况、效果、反应、湿敷时间，签名	做到		未做到
14. 健康教育：①湿敷前需清洁局部皮肤。②湿敷后需观察局部及全身的状况，若出现瘙痒、丘疹、水疱或局部肿胀等过敏现象，需停止用药，并将药物擦洗干净并报告医生，配合进行处理。③患处若有敷料，切不可强行撕脱	3项均做到	任1项做到	3项均未做到
15. 清理用物，归还原处，洗手且方法正确	2项均做到	任1项未做到	2项均未做到
16. 正确记录	做到		未做到

续表

中药湿敷的操作步骤及评分指引			
整体评价			
17. 面带微笑，注重人文关怀	做到		未做到
18. 使用尊称与患者交流	做到		未做到
19. 操作流畅，技术熟练，未给患者造成伤害	做到		未做到
理论提问			
20. 正确回答考官问题	做到		未做到
百分比分数计算评分	得分 ÷40（本站得分）×100×25%（本站权重）=本站得分		

皮内注射

【考生指引】

1. 考 生任务

（1）为患者进行蝮蛇血清皮试。

（2）请向考官说出蝮蛇血清皮试的目的。

（3）执行过程及结束后给予患者相关说明与指导。

2. 考核时间

9分钟（读题1分钟，考核8分钟）。

【考官指引】

1. 考核目的

（1）考查学生正确判断病情的能力。

（2）考查学生正确配置蝮蛇血清皮试药液的能力。

（3）考查学生在执行过程中对患者给予关怀和尊重的能力。

2. 场景与用物设置

（1）场景：病床1张，标准化病人1位，考官2位。

（2）用物：治疗车1辆，无菌盘内备抽吸好的皮试药液（抗蝮蛇毒血清6000U，每毫升30U抗蝮蛇毒血清皮试液1支），皮肤消毒液、棉签、治疗巾、弯盘、无菌纱布缸、砂轮、抢救盒各1份，患者信息单（考生用）1份，患者信息单（考官用）2份。

3. 监考与评分注意事项

（1）请根据皮内注射的操作步骤及评分指引进行评分。

（2）考生回答若是经由标准化病人的提醒才答对，可酌情给分。

（3）考核时间结束时，务必请考生停止本站考核，进入下一站考核，不可拖延时间。

【考核内容评分指引】

皮内注射的操作步骤及评分指引			
评分项目	完全做到（2分）	部分做到（1分）	未做到（0分）
核对医嘱			
1. 核对临时医嘱：患者姓名、床号、操作项目	核对完整且正确		未核对或错误
评估			
2. 自我介绍（姓名与职责），向患者解释操作目的	2项均做到	任1项未做到	2项均未做到
3. 询问患者姓名、床号、年龄，核对腕带与口述一致	2项均做到	任1项未做到	2项均未做到
4. 评估患者有无药物过敏史	做到		未做到
5. 评估病室环境，评估穿刺部位的皮肤情况	做到		未做到
准备			
6. 患者准备：交代患者皮试的目的、时间，其愿意配合	3项均做到	任1项未做到	3项均未做到
7. 护士准备：衣着整洁，修剪指甲，洗手，戴口罩	完全做到且洗手方法正确	部分做到	未做到或洗手方法错误
8. 准备齐全	用物缺少3项以内且有检查	用物缺少4项及以上或未检查	准备齐全
实施			
9. 携用物至患者床旁，再次核对患者姓名、床号、年龄，核对腕带与叙述一致	2项均做到		任1项均未做到
10. 协助患者暴露皮试部位皮肤	完全正确	部分正确	未做到或错误
11. 垫治疗巾，生理盐水消毒注射部位皮肤	完全正确	部分正确	未做到或错误
12. 操作前再次核对，排尽空气	完全正确	部分正确	未做到或错误
13. 左手拇指、食指绷紧局部皮肤	做到		未做到
14. 右手持注射器，针尖斜面向上，与皮肤成5°角，刺入针头，斜面完全进入皮内	做到		未做到
15. 一手拇指固定针栓，另一手推药液0.1mL，使局部形成一圆形隆起的皮丘	完全正确	部分正确	未做到或错误
16. 迅速拔针，询问患者反应，查对药瓶	完全正确	部分正确	未做到或错误
17. 记录时间	正确		未做到
18. 呼叫器置于床头，嘱患者如有不适感可按铃	做到		未做到
19. 两名护士观察结果，结果判断：①阴性：皮丘无改变，周围不红肿，无瘙痒等自觉症状。②阳性：局部皮丘隆起，出现红晕硬块，直径大于1cm，或红晕周围有伪足、瘙痒等症状，阳性严重者发生过敏性休克	完全正确	部分正确	未做到或错误
20. 洗手，摘口罩，记录	做到且洗手法正确		未做到或洗手方法错误
整体评价			
21. 面带微笑，注重人文关怀	做到		未做到

续表

皮内注射的操作步骤及评分指引			
22. 使用尊称与患者交流	做到		未做到
23. 操作流畅，技术熟练，未给患者造成伤害	做到		未做到
理论提问			
24. 正确回答考官问题	做到		未做到
百分比分数计算评分	得分 ÷48（本站得分）×100×25%（本站权重）=本站得分		

【相关知识】

毒蛇咬伤的急救护理

（1）急救护理：①伤肢绑扎：蛇咬伤后切忌奔跑，需伤肢制动，并放置低位，需立即用布带或止血带等在伤肢的近心端伤口上方进行绑扎，以阻断淋巴、静脉回流为度。每隔15～30分钟需松开1～2分钟，以免发生肢体循环障碍而引起坏死。②伤口排毒：现场需立即用大量清水或肥皂水清洗冲洗伤口及其周围皮肤，并挤出毒液。入院后需立即用0.05%高锰酸钾溶液或3%过氧化氢溶液反复冲洗伤口，清除残留的毒牙及污染物。伤口较深者，可进行切开或用三棱针扎刺伤口周围皮肤，再以拔火罐、吸乳器等抽吸促使毒液流出，并将肢体放在低位，以利于伤口渗液的引流。③局部冷敷：冷敷可以减轻疼痛，并减慢毒素吸收，降低毒素中酶的活性，可将伤肢浸入4～7℃冷水中，3～4小时后改用冰袋冷敷，这样持续24～36小时。④破坏毒素：根据伤口局部反应大小，用胰蛋白酶2000～5000U加入0.05%普鲁卡因进行局部环形封闭，能够降解蛇毒，也可用抗蛇毒药物外敷。

（2）伤口护理：将伤肢置于低垂位并制动，保持创面清洁和伤口引流通畅，注意观察伤口有无渗血、渗液等情况，有无继续坏死或脓性分泌物等。经彻底清创后，伤口可用1：5000高锰酸钾或高渗盐水溶液湿敷，以利于引流毒液和消肿。

（3）抗毒排毒：需迅速建立静脉通道，并遵医嘱尽早使用抗蛇毒血清、利尿药、快速大量输液等以中和毒素，促进毒素排出。补液时注意观察患者的心肺功能，以防快速、大量输液导致肺水肿；使用抗蛇毒血清时，密切观察患者有无畏寒、发热、胸闷、气促、腹痛不适、皮疹等过敏症状。

（4）营养支持：给予高能量、高蛋白、高维生素、易消化的食物，鼓励患者多饮水，忌烟酒、浓茶、咖啡、辛辣等刺激性物质，以免促进血液循环而加快毒素吸收。对于不能进食者需给予营养支持并做好相应的护理。病情观察时需密切监测生命体征、意识、面色、尿量及伤肢温度的变化等，一旦发生异常，需立即配合医生进行处理。

（5）心理护理：安慰患者，告知毒蛇咬伤的治疗方法及治疗效果，帮助患者树立战胜疾病的信心，以减轻恐惧。

考站五 健康教育

【考生指引】

1. 考核情境

　　王某，女，40 岁，因不慎被蝮蛇咬伤右足部，感局部伤口疼痛，为求进一步治疗就诊。患者住院 8 天，右足部牙痕消退，患肢无肿胀，无溃疡，无渗血，伤口有轻度青紫，头晕眼花、复视、胸闷、恶心等症状消失，二便正常，遵医嘱于明日出院。患者希望了解出院后的调护事项，请为患者做出院健康指导。

2. 考生任务

请对患者进行出院健康宣教。

3. 考核时间

5 分钟（读题 1 分钟，考核 4 分钟）。

【考官指引】

1. 考核目的

考查考生对毒蛇咬伤患者进行出院健康教育的能力。

2. 场景与用物设置

（1）场景：病床 1 张，标准化病人 1 位，考官 2 位。

（2）用物：病历夹 1 个，患者信息单（考生用）1 份，患者信息单（考官用）2 份，笔 1 支，白纸 1 张。

3. 监考与评分注意事项

（1）请根据蛇咬伤的出院健康指导评分指引对考生进行客观的评价。

（2）考生回答若是经由标准化病人的提醒才答对，可酌情给分。

（3）考核时间结束时，务必请考生停止考核。

【考核内容评分指引】

<table>
<tr><th colspan="4">蛇咬伤的出院健康指导评分指引</th></tr>
<tr><th>评分项目</th><th>2 分</th><th>1 分</th><th>0 分</th></tr>
<tr><td colspan="4" align="center">健康指导前评估</td></tr>
<tr><td>1. 评估患者需求，已具备的蛇毒咬伤预防知识与技能</td><td>做到</td><td></td><td>未做到</td></tr>
<tr><td colspan="4" align="center">健康教育</td></tr>
<tr><td>2. 生活起居方面：①避免晨间及晚上至深山，毒蛇分布区，尤其在夜间外出时要做好保护，穿厚长裤、长袜、鞋子、戴帽子，利用木棒、木棍和手电筒，"打草惊蛇"，以避免咬伤。②需改造环境，破坏毒蛇的栖息地，灭鼠灭蝗，以切断毒蛇的食物来源</td><td>做到</td><td></td><td>未做到</td></tr>
</table>

续表

蛇咬伤的出院健康指导评分指引			
3. 清晨或傍晚可以适当参加体育锻炼，增强体质，避免剧烈活动	做到		未做到
4. 饮食方面：饮食宜清淡、富含营养，禁食辛辣、刺激性食物，多喝温水	做到		未做到
5. 保持心情舒畅，及时排解不良情绪	做到		未做到
6. 定期门诊复查，不适随诊	做到		未做到
沟通与关爱			
7. 使用尊称称呼患者	做到		未做到
8. 面带微笑，与患者有眼神交流	做到		未做到
9. 及时回答患者的疑问	做到		未做到
10. 给患者发放健康教育相关载体：宣传单、宣传册、视频等	做到		未做到
理论提问			
11. 正确回答考官问题	正确		未提出或错误
百分比分数计算评分	得分 ÷56（本站得分）×100×10%（本站权重）＝本站得分		

第五节　暑　厥

暑厥又称"伤暑""中热""冒暑""痧证"等，是因夏季在高温或烈日下劳作，或处于气候炎热湿闷的环境，暑热或暑湿秽浊之邪卒中脏腑，热闭心神，或热盛津伤，引动肝风，或暑闭气机，以高热汗出或肤燥无汗，烦躁，口渴，神昏抽搐，或呕恶腹痛，头痛，为主要表现的时行热性病。其特点为起病急骤，传变迅速，最易耗气伤津，且多闭窍动风之变。本节主要考查运用四诊采集暑厥的病情资料，进行八纲辨证，提出护理问题分析，实施辨证施护、温水擦浴、健康指导等内容。

考站一　病情资料采集

【考生指引】

1. 考核情境

王某，女，40岁，工地工人，因户外高温工作致发热、头晕、头痛1小时就诊。现患者精神倦怠，两眼无神，面色潮红，口渴欲饮。如果你是门诊护士，请接待新患者，进行病情资料收集。

2. 考生任务

（1）请运用中医四诊有条理地收集患者的病情资料。

（2）请根据病情需要进行专科身体评估。

（3）请根据病情提出需进一步检查或化验的项目。

3. 考核时间

12分钟（读题2分钟，考核10分钟）。

【考官指引】

1. 考核目的

（1）考查考生正确运用中医四诊采集病史的能力。

（2）考查考生针对性身体评估的能力。

（3）考查考生中医临床思维能力。

（4）考查考生沟通能力。

2. 场景与用物设置

（1）场景：病床1张，诊疗桌1张，椅子2把，考官2位，标准化病人1位。

（2）用物：治疗盘1个，体温计1支，血压计1个，听诊器1个，纱布若干，压舌板1个，脉枕1个，速干手消毒液1瓶，挂号单1张，腕带1个，患者信息单（考官用）2份，患者信息单（考生用）1份，笔3支，白纸数张。

3. 监考与评分注意事项

（1）请根据暑厥的病情资料采集评分指引对考生进行客观的评价。

（2）若考生需经标准化病人提示后才做出正确回答，可酌情给分。

（3）考生提出观察舌象时，若标准化病人无法体现该病证型，请考官在考生观察后给出相应结果。

（4）考生提出诊脉时，若标准化病人无法体现该病证型，请考官在考生诊脉后给出相应结果。

（5）考生提出查血常规、电解质、心电图、头颅CT时，请考官做出相应回答。

（6）考核时间一旦结束，务必请考生终止本站考核，进入下一考站。

【考核内容评分指引】

暑厥的病情资料采集评分指引			
评分项目	2分	1分	0分
素质要求			
1. 仪表大方，举止端庄，态度和蔼	做到		未做到
2. 称呼、自我介绍（姓名与职责），向患者解释沟通目的	2项均做到	任1项未做到	2项均未做到
现病史			
3. 有效识别患者身份，测量生命体征	做到		未做到
4. 有无头晕、乏力状况及轻重程度	2项均做到	任1项未做到	2项均未做到
5. 头晕的性质	做到		未做到

暑厥的病情资料采集评分指引			
6. 头晕的持续时间	做到		未做到
7. 头晕的严重程度	做到		未做到
8. 头晕的加重因素	做到		未做到
9. 头晕的缓解因素	做到		未做到
10. 有无恶心、呕吐状况及轻重程度	2 项均做到	任 1 项未做到	2 项均未做到
11. 有无发热、恶寒或恶风	3 项均做到	任 1 项未做到	3 项均未做到
12. 发热、恶寒或恶风的轻重程度	2 项均做到	任 1 项未做到	2 项均未做到
13. 发热的诱因	做到		未做到
14. 汗出的部位、时间、量	3 项均做到	1 ~ 2 项未做到	3 项均未做到
15. 口渴欲饮的情况	做到		未做到
16. 心率增快的诱因	做到		未做到
17. 本次发病的诊疗经过：有无采取降温措施及其效果	做到		未做到
18. 有无其他身体不适	做到		未做到
19. 食欲、口味	2 项均做到	任 1 项未做到	2 项均未做到
20. 睡眠情况	做到		未做到
21. 大便的色、质、量、味	4 项均做到	2 ~ 3 项做到	小于 2 项做到
22. 小便的色、质、量、味	4 项均做到	2 ~ 3 项做到	小于 2 项做到
既往史、家族史、过敏史、月经孕产史、个人生活史、一般资料			
23. 既往史	做到		未做到
24. 家族史	做到		未做到
25. 过敏史	做到		未做到
26. 月经史、孕产史	做到		未做到
27. 个人生活史：烟酒等不良嗜好、疫区旅居史、作息、活动等情况	4 项均做到	2 ~ 3 项做到	小于 2 项做到
28. 一般资料：职业、婚姻状况、联系电话和地址、付费方式、社会支持等	5 项均做到	3 ~ 4 项做到	小于 3 项做到
身体评估			
29. 神情、面色、形态	3 项均做到	1 ~ 2 项未做到	3 项均未做到
30. 患者皮温及肌力情况	做到且方法正确		未做到或方法错误
31. 指导患者伸舌，观察舌象	做到且方法正确		未做到或方法错误
32. 指导患者伸手臂，评估脉象	做到且方法正确		未做到或方法错误
33. 做相关体格检查（A 气道、B 呼吸、C 循环、D 神经）	4 项均做到	2 ~ 3 项做到	小于 2 项做到
需进一步评估的检查项目			
34. 血常规、电解质	2 项均做到	任 1 项未做到	2 项均未做到
35. 头颅 CT、心电图	2 项均做到	任 1 项未做到	2 项均未做到

续表

暑厥的病情资料采集评分指引			
沟通技巧			
36. 面带微笑，使用尊称与患者交流	做到		未做到
37. 全神贯注，用心聆听患者的回答	做到		未做到
38. 以开放式的问句进行沟通	做到		未做到
39. 资料采集过程流畅，具有条理性	做到		未做到
40. 面带微笑，使用尊称与患者交流	做到		未做到
百分比分数计算评分	得分÷80（本站得分）×100×25%（本站权重）=考站得分		

【标准化病人指引】

病情资料	
基本信息	王某，女，40岁，因户外高温工作致发热、头晕、头痛1小时就诊
现病史	患者于上午9时开始在工地户外高温工作，11时左右突感发热，头晕头痛，口渴心慌，无恶风寒，后全身乏力，呕吐胃内容物一次，大量汗出。工友扶其在阴凉地方休息片刻，进少量水，稍缓解，1小时后遂来院就诊。现患者神志清楚，精神倦怠，头晕头痛，发热，口渴，喜冷饮，全身少量汗出
既往病史	否认既往重大疾病史
家族病史	否认家族病史
过敏史	否认药物、食物过敏史
个人生活史	饮食：纳差
	睡眠：夜寐安
	二便：大便未解，小便黄，量少，质清，二便均无特殊气味
	月经史：经量适中，色红，周期规律
	婚育史：已婚，孕2产2，顺产
	嗜好：否认烟酒等不良嗜好，无疫区旅居史
	疫区旅居史：无
	作息：作息规律，每日高强度户外工作8小时
一般资料	文化程度：大专
	心理社会：担心疾病的预后，社会支持良好
身体评估	生命体征：T 39.2℃，P 120次/分，R 28次/分，BP 120/80mmHg
	神情、面色、体态：精神倦怠，两眼无神，面赤气粗，体形匀称
	舌苔、脉象：舌质红，苔黄少津，脉沉数
	体格检查：口鼻腔黏膜完好无破损，气道通畅。胸廓起伏对称，呼吸节律快，肺部听诊清音。四肢肤温偏凉，血运正常，皮肤颜色正常，四肢肌力正常。双侧瞳孔等大等圆，对光反射灵敏
辅助检查	①血清钠120mmol/L，血清钾3.0mmol/L。②心电图：窦性心动过速。③头颅CT：无异常

【相关知识】

1. 切脉时间

每次诊脉，每手的诊脉时间一般应不少于 1 分钟，两手以 3 分钟左右为宜。难以在短时间候准的脉象，时间尚需延长。诊脉时需注意每次诊脉的时间至少应在五十动以上，即在指下感觉脉搏的跳动不少于 50 次，一则有利于仔细辨别脉象变化，再则切脉时初按和久按的指感有可能不同，且以稍久按的指感更为清晰可靠。

2. 舌象的生理差异

（1）年龄因素：儿童阴阳稚嫩，脾胃尚弱，生长发育很快，往往处于代谢旺盛而营养相对不足的状态，舌质纹理多细腻而淡嫩，舌苔偏少易剥落；老年人精气渐衰，脏腑功能渐弱，气血运行迟缓，舌色较暗红。

（2）个体因素：由于体质禀赋的差异，舌象可有不同，例如先天性裂纹舌、齿痕舌、地图舌等，肥胖之人舌多略大且质淡、形体偏瘦者多略瘦而质偏红等。这些情况舌象虽见异常，但一般无临床意义。

（3）性别因素：男女虽性别不同，但一般舌象无明显差异。女性经前期可以出现蕈状乳头充血而舌质偏红，或舌尖部的点刺增大，月经过后可恢复正常，属生理现象。

（4）气候因素：正常舌象会随不同季节而稍有变化。如夏季暑湿盛时，舌苔略黄而厚腻；秋季干燥，舌苔多薄而干；冬季严寒，舌常湿润。

考站二　病情诊断与护理问题

【考生指引】

1. 考核情境

王某，女，40 岁，因户外高温工作致发热、头晕、头痛 1 小时就诊。现患者精神倦怠，两眼无神，面色潮红，口渴欲饮。测 T 39.2℃，P 120 次 / 分，R 28 次 / 分，BP 120/80mmHg。如果你是责任护士，请根据第一考站采集的病情资料，概括主诉，陈述病史，进行辨病、辨证分析，提出 3 个主要的护理问题。

2. 考生任务

（1）根据第一考站采集的病情资料，概括患者主诉。

（2）陈述该患者的现病史、既往病史、家族病史、药物食物过敏史、个人生活史、一般资料、身体评估、辅助检查结果。

（3）进行辨病，提出辨病依据。

（4）进行辨证，提出辨证依据，并进行证候分析。

（5）提出 3 个主要的护理问题，并列出依据。

3. 考核时间

7分钟（读题1分钟，考核6分钟）。

【考官指引】

1. 考核目的

（1）考查考生准确概括主诉的能力。

（2）考查考生有条理地陈述病例的能力。

（3）考查考生正确进行诊断、辨证、证候分析的能力。

（4）考查考生正确提出护理问题的能力。

2. 场景与用物设置

（1）场景：病床1张，考官2位，标准化病人1位。

（2）用物：患者信息单（考官用）2份，患者信息单（考生用）1份，白纸数张，笔3支。

3. 监考与评分注意事项

（1）请根据暑厥的辨病、辨证与护理问题分析评分指引进行客观的评价。

（2）考核时间一旦结束，务必请考生终止本站考核，进入下一考站。

【考核内容评分指引】

暑厥的辨病、辨证与护理问题分析评分指引			
评分项目	2分	1分	0分
概括主诉			
1. 正确概括患者主诉	做到		未做到
陈述病史			
2. 有条理地叙述现病史	做到		未做到
3. 正确叙述既往史	做到		未做到
4. 正确叙述家族史	做到		未做到
5. 正确叙述过敏史	做到		未做到
6. 正确叙述个人生活史及人群接触史	做到		未做到
7. 正确叙述一般资料	做到		未做到
8. 正确叙述身体评估资料：生命体征、神、色、ABCD体格检查、舌、脉	5～7项做到	2～4项做到	2项以下未做到或错误
9. 辅助检查：①血常规。②电解质。③头颅CT。④心电图	4项做到	2～3项做到	2项以下未做到或错误
辨病分析			
10. 中医病名诊断（暑厥）	正确	部分正确	未提出或错误
11. 西医病名诊断（中暑）	说明内容完整且正确	说明内容不全	说明内容错误
12. 诊断依据（临床表现、现病史、相关检查）	说明内容完整且正确	说明内容不全	说明内容错误

续表

暑厥的辨病、辨证与护理问题分析评分指引			
辨证分析			
13. 证候分型（暑热内郁证或阳暑）	正确	部分正确	未提出或错误
14. 辨证依据（头晕及头痛，口渴多饮，汗多，体倦及四肢无力，面赤气粗，舌质红，苔黄少津，脉沉数）	正确	部分正确	未提出或错误
15. 证候分析：①患者因长期户外工作，暑入阳明伤暑，为感受暑、湿之邪，汗出过多，耗伤津气所致。②属性炎热，蒸腾津液，则恶热，汗多而口渴，尿黄。③暑病汗多，气随汗泄，故疲乏而脉沉数	说明内容完整且正确	说明内容不全	说明内容错误
护理问题			
16. 舒适度的改变（头昏头痛）：与暑湿之邪上犯清窍有关	正确	部分正确	未提出或错误
17. 体温升高：与暑热燔灼，直中心营有关	正确	部分正确	未提出或错误
18. 体液不足：与汗出过多，耗伤津液有关	正确	部分正确	未提出或错误
理论提问			
19. 正确回答考官问题	做到		未做到
沟通技巧			
20. 辨病辨证思路清晰	做到		未做到
21. 护理问题正确排序	做到		未做到
百分比分数计算评分	得分÷42（本站得分）×100×20%（本站权重）=本站得分		

【相关知识】

1. 中暑的分类

根据我国《职业性中暑诊断标准》，可将中暑分为先兆中暑、轻症中暑和重症中暑3级。重度中暑依照发病机制和临床表现分为热痉挛、热衰竭和热（日）射病3型。

2. 中暑的流行病学

本病主要流行于每年的6～10月，多见于冶炼工人，烈日、长时间高温环境中作业的人员。发病率国内无准确报道，美国17.6～26.5人/10万，沙漠国家250人/10万。热射病如不及时采取有效的抢救措施，可引起永久性脑损害或脏器功能衰竭，死亡率可达20%～80%。随着"温室效应"加剧，全球气温升高，中暑已成为不可忽视的公共卫生问题。2010年7月，"中暑"被列入了国家法定职业病目录。

3. 中暑的辨证要点

辨阴阳。发热，大量汗出，面色潮红，皮肤灼热，舌质红少津，脉洪数或沉数者为中暑阳证；神疲乏力，面色苍白，神昏肢厥，脉沉迟或脉微细欲绝者为中暑阴证。

4. 本病的病机

因为夏天温度比较高，人们的毛孔处于舒张状态，所以人体津液很容易通过毛孔以汗的形式外泄。在津液外泄的同时，气也会随着汗液流失。在中医的观念里，气是依附在津液上面的，津液是气的载体，津液在蒸发时也会带走一部分气，所以也会出现一些耗气的症状，比如乏力、懒言等。人体汗出过多，极易出现"气伤津耗"的征象，致使正气不足无以抗邪；或日受暑气之邪，夜露宿贪凉，导致腠理时开时阖，元府则虚，亦为发生中暑的病因之一。

考站三　辨证施护

【考生指引】

1.考核情境

王某，女，40岁，因户外高温工作致发热、头晕、头痛1小时就诊，以"暑厥"收治入院。如果你是责任护士，请根据考站二提出的护理问题，列出观察要点，制订护理目标及措施。

2.考生任务

列出该患者的观察要点，制订护理目标及措施，解决护理问题。

3.考核时间

15分钟（读题1分钟，考核14分钟）。

【考官指引】

1.考核目的

（1）考查考生观察暑厥患者的能力。

（2）考查考生正确制订护理目标及措施的能力。

2.场景与用物设置

（1）场景：病床1张，考官2位，标准化病人1位。

（2）用物：患者信息单（考官用）2份，患者信息单（考生用）1份，白纸数张，笔3支。

3.监考与评分注意事项

（1）请根据暑厥的辨证施护评分指引对考生进行客观的评价。

（2）考核时间一旦结束，务必请考生终止本站考核，进入下一考站。

【考核内容评分指引】

暑厥的辨证施护评分指引			
评分项目	2分	1分	0分
病情观察			
1.体温监测（每4小时测量一次，关注服药后或降温处理后体温的变化）	2项均正确叙述	任1项未叙述	2项均未叙述或均错误

暑厥的辨证施护评分指引			
2. 汗出情况（汗出热退则病退，汗出热不解则病进，大汗淋漓且口急渴则应向医生报告）	正确叙述		未叙述或错误
3. 头痛情况（若头痛剧烈，有脑膜炎可疑病史则立即隔离转科）	正确叙述		未叙述或错误
4. 脉象、心率、心律变化（若出现心慌、胸闷，应及时汇报处理）	3项均正确叙述	任1项未叙述或错误	3项均未叙述或均错误
5. 神志（警惕热极生风之象或神昏先兆）、面色	正确叙述		未叙述或错误
6. 呕吐有无改善，观察呕吐物的色、质、量、味的变化	正确叙述		未叙述或错误
7. 观察食欲、口渴、舌苔、脉象及二便色、质、量、味的变化的情况	8项均正确叙述	3～7项正确叙述	3项以下未叙述或均错误
护理问题			
8. 舒适度的改变（头昏头痛）	提及		未提及或错误
护理目标			
9. 患者自诉头昏头痛缓解或消失	提及		未提及或错误
护理措施			
10. 病室宜凉爽（温度18～22℃、湿度50%～60%），定时通风（禁直接吹风），安静，根据气候变化随时增减衣物	4项均正确叙述	2～3项正确叙述	2项以下未叙述或均错误
11. 静卧休息减少外出，避免劳累。用风油精涂搽内关、合谷、风池穴，以解头昏头痛	正确采取指导方法		未叙述或指导方法错误
12. 按摩缓解头痛：①拇指指腹用抹法自印堂至神庭按摩3分钟。②自攒竹至丝竹空按摩3分钟。③点按或按揉印堂、攒竹、鱼腰、丝竹空、太阳、头维、百会、风池、风府、天柱等穴，每穴按揉2分钟。④食指指腹叩全头部。⑤同时教会患者以上操作	正确采取或指导3种以上方法	正确采取或指导1～2种方法	未叙述或指导方法错误
13. 关注患者情绪，适时安慰，给予情绪疏导。鼓励患者精神放松，如阅读、听广播、听轻音乐等	正确采取或指导2种以上方法	正确采取或指导1种方法	未叙述或指导方法错误
护理问题			
14. 体温升高	提及		未提及或错误
护理目标			
15. 患者体温降至正常范围	提及		未提及或错误
护理措施			
16. 监测体温，如有汗出及时擦干汗液、更衣、避风	2项均正确叙述	任1项未叙述	2项均未叙述或均错误
17. 口腔护理：可用金银花漱口液、淡盐水、银花甘草液等漱口	正确叙述		未叙述或错误
18. 帮助患者树立信心；向患者介绍本疾病的发生、发展及转归，介绍成功康复案例	正确叙述		未叙述或错误

续表

暑厥的辨证施护评分指引			
护理问题			
19. 体液不足	提及		未提及或错误
护理目标			
20. 患者未发生脱水，皮肤弹性良好	提及		未提及或错误
护理措施			
21. 多饮电解质水，宜进食面条、汤羹、粥品，适当多食辛凉食物，如胡萝卜、冬瓜、鲜藕等新鲜蔬菜；忌肥甘、辛辣刺激、煎炸、油腻之品；忌生冷瓜果	3 项均正确叙述	任 1 项未叙述或错误	3 项均未叙述或均错误
22. 推荐食疗方，如食盐生姜汤、清暑扁豆粥、四色粥、绿豆汤	举例 3 味及以上食物	举例 1 ~ 2 味	未举例或错误
23. 中药煎煮指导：武火快煎，文火慢炖	正确叙述		未叙述或错误
百分比分数计算评分	得分 ÷ 46（本站得分）× 100 × 20%（本站权重）= 本站得分		

【相关知识】

1. 中暑的急救处理

快速降温是治疗的基础，降温速度决定患者的预后。

（1）脱离高温环境：迅速将患者抬到通风、阴凉、干爽的地方，使其平卧并解开衣扣，松开或脱去衣服，如衣服被汗水湿透应更换衣服。

（2）降温：患者头部可捂上冷毛巾，可用 50% 乙醇、白酒、冰水或冷水进行全身擦浴，然后用扇子或电扇吹风，加速散热。当体温降至 38℃以下时，要停止一切冷敷等强降温措施。

（3）补水：在补充水分时，可加入少量食盐或小苏打，亦可给一些清凉饮料。不宜短时间内补充大量水分，否则易引起呕吐、腹痛、恶心等症状。

（4）促醒：患者若已失去知觉，可指掐水沟、合谷等穴，使其苏醒。若呼吸停止，应立即实施人工呼吸。

（5）转送：对于重症中暑患者，必须立即送医院诊治。搬运患者时，应用担架运送，不可使患者步行，同时运送途中要注意，尽可能用冰袋敷于患者额头、肘窝及大腿根部，积极进行物理降温，以保护大脑、心、肺等重要脏器。

2. 中暑患者的病情观察要点

（1）降温效果的观察：①降温过程中应密切监测肛温，每 15 ~ 30 分钟测量一次，根据肛温变化调整降温措施。②观察末梢循环情况，以确定降温效果。如患者高热而四肢末梢厥冷、发绀，提示病情加重；经治疗后体温下降、四肢末梢转暖、发绀减轻或消失，则提示治疗有效。无论何种降温方法，只要体温降至肛温 38℃左右即可考虑终止降温。

（2）并发症的监测：①监测尿量、尿色、尿比重，以观察肾功能状况，深茶色尿和肌肉触痛往往提示横纹肌溶解。②密切监测血压、心率，有条件者可测量中心静脉压、肺动脉楔压、心排血量以及体外循环阻力指数等，防治休克，并且指导合理补液，以防止补液过量而引起肺水肿。降温时，血压应维持收缩压在90mmHg以上，注意有无心律失常出现，必要时应及时处理。③监测动脉血气、神志、瞳孔、脉搏、呼吸的变化。中暑高热患者，动脉血气结果应予校正。④严密监测凝血酶原时间、凝血活酶时间、血小板计数和纤维蛋白原，以防DIC的发生。⑤监测有无水、电解质失衡，及时发现由于补液过量引起的低钠血症。

（3）观察与高热同时存在的其他症状：如是否伴有寒战、大汗、咳嗽、呕吐、腹泻、出血等，以协助明确诊断。

3. 中药凉服

中药凉服是指将煎好的汤剂放凉至室温（20℃左右）服用。一般清凉祛暑之剂应凉服，本例患者是暑热阳明，中药凉服可以增强药物清降通利的功效。而解毒、清热的中药，尤其是夏天解暑的中药，则冷服效果更好。在我国南方，夏天经常服用的一些凉茶，实际上也属于中药。顾名思义，很多凉茶都是晾凉了喝，清凉更能解暑。

考站四　护理技术——温水擦浴

【考生指引】

1. 考核情境

王某，女，40岁，以"暑厥"收治入院。现患者精神倦怠，两眼无神，面赤气粗，口渴欲饮，四肢无力，头晕头痛，测得T 39.2℃。请遵医嘱采用温水擦浴帮助患者退热。

2. 考生任务

（1）说出温水擦浴的温度及部位。
（2）正确完成护理技术——温水擦浴。

3. 考核时间

10分钟（读题2分钟，考核8分钟）。

【考官指引】

1. 考核目的

（1）考查考生根据病情，正确选择温水擦浴部位与水温的能力。
（2）考查考生正确进行温水擦浴的能力。

2. 场景与用物设置

（1）场景：病床1张，考官2位，标准化病人1位。
（2）用物：病历夹1个，治疗车1辆，治疗盘1个，面盆（内盛32～34℃温水），小毛巾 2 块，浴巾 2 块，带套热水袋（内盛 60～70℃热水），带套冰袋（内装冰块）1 个，清洁衣裤 1 套，水温计 1 支，速干手消毒液 1 瓶，患者信息单（考生用）1 份，患者信息单（考官用）2 份。

3. 监考与评分注意事项

（1）请根据温水擦浴的操作步骤及评分指引进行客观的评价。

（2）考核时间一旦结束，务必请考生终止本站考核，进入下一考站。

【考核内容评分指引】

温水擦浴的操作步骤及评分指引			
评分项目	2 分	1 分	0 分
核对医嘱			
1. 核对临时医嘱：患者姓名、床号、操作项目	核对完整且正确		未核对或错误
评估			
2. 自我介绍（姓名与职责），向患者解释操作目的	2 项均做到	任 1 项未做到	2 项均未做到
3. 询问患者姓名、床号、年龄，核对腕带与口述一致	2 项均做到	任 1 项未做到	2 项均未做到
4. 评估（病室环境、病情、舌、脉、禁忌证、擦浴部位皮肤、疼痛耐受度、心理）	8 项均做到	4～7 项做到	4 项以下做到
准备			
5. 患者准备：做好个人准备（如排便），了解温水擦浴过程，其愿意配合操作	3 项均做到	任 1 项未做到	3 项均未做到
6. 物品准备：用物齐全，摆放有序合理，检查用物性能	准备齐全	用物缺少 3 项以内且有检查	用物缺少 4 项及以上或未检查
实施			
7. 携用物至患者床边，再次核对患者姓名、床号及年龄，核对腕带与口述一致	3 项均做到	任 1 项未做到	3 项均未做到
8. 拉上床帘，保护患者隐私	做到		未做到
9. 协助患者取合适体位，头顶放冰袋，足底放热水袋	做到		未做到
10. 协助患者脱上衣（先近侧，后远侧），盖浴巾，注意保暖	做到		未做到
11. 擦拭上肢：颈部外侧至手臂外侧至手背	部位准确，手法正确		未做到
12. 擦拭上肢：胸外侧至腋窝	部位准确，手法正确		未做到
13. 擦拭上肢：沿手臂内侧至肘窝至手心	部位准确，手法正确		未做到
14. 同法擦拭对侧	部位准确，手法正确		未做到
15. 协助患者更换上衣（先远侧后近侧）	做到		未做到
16. 协助患者脱裤子（先近侧，后远侧），盖浴巾，注意保暖	做到		未做到
17. 擦拭下肢：髂骨外侧至大腿外侧至踝关节外侧	部位准确，手法正确		未做到

续表

温水擦浴的操作步骤及评分指引			
18. 擦拭下肢：腹股沟沿大腿内侧至踝关节内侧	部位准确，手法正确		未做到
19. 擦拭下肢：臀下侧至大腿下侧至腘窝至足后跟	部位准确，手法正确		未做到
20. 同法进行对侧	部位准确，手法正确		未做到
21. 协助患者更换裤子（先远侧后近侧）	做到		未做到
22. 撤热水袋	做到		未做到
23. 整理床单位，合理安排体位	做到		未做到
24. 健康教育：①半小时后复测体温。②低于39℃撤冰袋	做到		未做到
25. 清理用物，归还原处，洗手	做到且洗手方法正确		未做到或洗手方法错误
26. 正确记录	做到		未做到
整体评价			
27. 面带微笑，注重人文关怀	做到		未做到
28. 使用尊称与患者交流	做到		未做到
29. 操作流畅，技术熟练，未给患者造成伤害	做到		未做到
理论提问			
30. 正确回答考官问题	做到		未做到
百分比分数计算评分	得分 ÷ 60（本站得分）× 100 × 25%（本站权重）= 本站得分		

【相关知识】

温水擦浴的注意事项

（1）忌擦胸前区、腹部、足心部位。这些部位对冷刺激较敏感，可引起反射性心率减慢、肠蠕动增强等不良反应。

（2）擦浴期间注意保持水的温度与清洁。

（3）擦浴全过程时间不宜过长，一般不超过20分钟。每个部位擦拭时间3～5分钟。

（4）在进行全身擦拭的过程中，应密切关注患者的反应。若有寒战、面色苍白、脉搏、呼吸异常，应立即停止擦浴，报告医生进行处理。

（5）擦浴过程中应尽量少暴露部位，防止着凉。

考站五　健康指导

【考生指引】

1. 考核情境

王某，女，40岁，因户外高温工作致发热、头晕、头痛1小时就诊。患者住院2天，体温恢复正常，发热、头晕、头痛等症状消失，现神志清楚，无明显不适，纳可，寐安，二便调，生命体征正常，舌淡红，苔薄白，脉和缓有力，遵医嘱于明日出院。患者希望了解出院后的调护事项，请对患者做出院健康指导。

2. 考生任务

为患者做出院健康指导。

3. 考核时间

5分钟（读题1分钟，考核4分钟）。

【考官指引】

1. 考核目的

考查考生正确进行暑厥患者出院健康指导的能力。

2. 场景与用物设置

（1）场景：病床1张，考官2位，标准化病人1位。

（2）用物：病历夹1个，患者信息单（考官用）2份，患者信息单（考生用）1份，白纸1张，笔3支。

3. 监考与评分注意事项

（1）请根据暑厥的出院健康指导评分指引对考生进行客观的评价。

（2）考核时间一旦结束，务必请考生终止本站考核，进入下一考站。

【考核内容评分指引】

暑厥的健康指导评分指引			
评分项目	完全做到（2分）	部分做到（1分）	未做到（0分）
健康指导前评估			
1. 评估患者需求，已具备的暑厥预防知识与技能	做到		未做到
健康指导			
2. 生活起居方面：避免正午时分或太阳直射时外出，外出时戴好帽子，穿浅色衣服，做好防晒工作，可随身携带一些防暑药品如十滴水、藿香正气水等	做到		未做到
3. 清晨或傍晚时可以适当参加体育锻炼，增强体质，避免剧烈活动	做到		未做到
4. 饮食方面：饮食宜清淡、富有营养，禁食辛辣、刺激性食物，多喝温水，多食用绿豆、木耳、莲子等解暑类食物	做到		未做到
5. 保持心情舒畅，及时排解不良情绪	做到		未做到
6. 定期门诊复查，不适随诊			
沟通与关爱			
7. 使用尊称称呼患者	做到		未做到
8. 面带微笑，与患者有眼神交流	做到		未做到

续表

暑厥的健康指导评分指引			
9. 及时回答患者的疑问	做到		未做到
10.给患者发放暑厥健康指导相关载体：宣传单、宣传册、视频等	做到		未做到
理论提问			
11. 正确回答考官问题	正确		未提出或错误
百分比分数计算评分	得分 ÷22（本站得分）×100×10%（本站权重）=本站得分		

【相关知识】

中暑是夏季的常见急性病，人长时间在烈日下曝晒或在高温环境下，汗腺功能发生衰竭，且体温调节中枢功能出现障碍，水电解质丢失，这会导致人体代谢失序，发生中暑。重症中暑患者若不及时接受有效治疗，会造成多器官功能受损，甚至会造成患者死亡。

处理：在到达现场之前，医护人员与现场人员电话联系，并指导现场人员先处理，将患者带离高温环境，使患者平卧，解松其衣物。同时，使用湿毛巾为患者擦拭身体，或用凉水喷洒，清理患者的口腔，保持口腔清洁，在患者的头部、腋下放置冰镇饮料，以快速降温。转运途中，持续监测患者的生命体征，并在患者双侧腋下、颈部、腹股沟处放置冰袋，快速建立静脉通路静滴生理盐水，同时用酒精擦拭身体，护理人员与急诊科人员取得联系，做好接诊准备。入院后，立即使用降温毯，每半小时测量一次体温，并对患者抢救各时间点的体温和神志情况进行观察和准确记录。保持患者的呼吸道顺畅，避免发生误吸，连续监测心率、呼吸频率、血压。完成抢救后，根据患者病情，将患者转送至病区或 ICU，并与相关护理人员做好交接。

第五章 层级护士 OSCE 案例汇编 ▷▷▷▷

///// N1 ~ N2 护士 /////

第一节 急性阑尾炎

阑尾炎是指由于各种原因导致阑尾管腔堵塞，或继发细菌感染而引起的炎症。阑尾炎分为急性和慢性两类，而急性阑尾炎是常见的外科急腹症之一。大部分患者临床症状较典型，常见临床表现为右下腹麦氏点压痛、反跳痛，同时伴恶心、呕吐。

急性阑尾炎可分为急性单纯性阑尾炎、急性化脓性阑尾炎、急性坏疽性阑尾炎，后两种类型可统称为进展型阑尾炎，易引发脓肿或穿孔，严重威胁患者生命安全。本病属于中医学"肠痈"范畴。本节主要考查病史采集、专科身体评估、疾病诊断与护理问题、导尿技术和铺麻醉床、健康宣教等内容，旨在提高护士的评判性思维和专科专病的护理能力。

考核目的

本节共设置 5 个考站，重点考核 N1 ~ N2 护士对急性阑尾炎患者病史采集、专科身体评估、护理问题分析、铺麻醉床及导尿操作技术、健康指导等内容的掌握情况，旨在N1 ~ N2 护士熟练掌握急性阑尾炎的综合护理及提高其与患者的沟通能力。

考站一 护理评估

【考生与考官指引】

1. 考核情境

王某，女，40岁，因腹痛、腹泻、呕吐20小时就诊。患者20小时前进食后出现上腹部疼痛，呈阵发性并伴有恶心、呕吐，呕吐物为胃内容物，伴有腹泻，腹泻、呕吐后腹痛无缓解，2小时前腹痛加重，由上腹部转移至右下腹，腹痛逐渐加重。测 T 36.5℃，P 80 次 / 分，R 20 次 / 分，BP 110/60mmHg，由其家属陪同入院。如果你是责任护士，请接待新患者，进行护理评估。

2. 考核时间

12分钟（读题2分钟，考核10分钟）。

3. 场景与用物设置

（1）场景：病床1张，标准化病人1位，考官2位。

（2）用物：腕带1个，挂号单1张，患者信息单（考生用）1份，患者信息单（考官用）2份，笔1支，白纸数张。

4. 监考与评分注意事项

（1）请根据急性阑尾炎的护理评估评分指引进行评分。

（2）考生回答若是经由标准化病人才答对，可酌情给分。

（3）考生提出需做X线检查时，若没有标准化病人，请考官做出相应回答。

（4）考核时间结束时，务必请考生停止本站考核，进入下一站考核，不可拖延时间。

【考核内容评分指引】

急性阑尾炎的护理评估评分指引			
评分项目	完全做到（2分）	部分做到（1分）	未做到（0分）
素质要求			
1. 仪表大方，举止端庄，态度和蔼	做到		未做到
2. 称呼、自我介绍（姓名与职责），向患者解释沟通目的	2项做到	任1项未做到	2项均未做到
现病史			
3. 询问患者姓名、就诊号、年龄（患者复述一致），为患者评估生命体征	2项均做到	任1项未做到	2项均未做到
4. 询问腹部疼痛的性质及位置	2项均做到	任1项未做到	2项均未做到
5. 评估出现腹部疼痛的时间	做到		未做到
6. 评估出现腹部疼痛的原因及诱因	做到		未做到
7. 评估有无腹胀和呕吐，若有呕吐，评估呕吐物的性质和量	做到		未做到
8. 评估本次发病的诊治经过：有无采取药物治疗或其他措施及其效果	做到		未做到
9. 评估二便情况	做到		未做到
10. 评估睡眠、饮食的情况	做到		未做到
11. 评估对疾病的认识	做到		未做到
12. 评估心理状态	做到		未做到
既往史、家族史、过敏史、个人生活史、一般资料			
13. 评估既往史	做到		未做到
14. 评估家族史	做到		未做到
15. 评估食物、药物过敏史	做到		未做到
16. 评估用药史	做到		未做到
17. 评估输血史	做到		未做到
18. 评估个人史：烟酒嗜好、作息规律、活动	3项均做到	任1项未做到	3项均未做到
19. 评估一般资料：付费方式、联系地址和电话、社会支持等	4项均做到	2～3项做到	小于2项做到

续表

急性阑尾炎的护理评估评分指引			
身体评估			
20. 视诊：皮肤颜色、呼吸运动、腹壁静脉有无曲张、有无胃肠型及蠕动波等	检查全面且方法正确	检查不全面	未做到或方法错误
21. 听诊：肠鸣音	检查全面且方法正确	检查不全面	未做到或方法错误
22. 叩诊：腹部、检查有无移动性浊音	检查全面且方法正确	检查不全面	未做到或方法错误
23. 触诊：腹壁紧张度、压痛与反跳痛、麦氏点压痛	检查全面且方法正确	检查不全面	未做到或方法错误
24. 询问或测量身高及体重并记录	检查全面且方法正确	检查不全面	未做到或方法错误
需进一步评估的检查项目			
25. 提出需要进行 X 线检查	做到		未做到
沟通技巧			
26. 使用尊称称呼患者	做到		未做到
27. 面带微笑，与患者有眼神交流	做到		未做到
28. 全神贯注，用心聆听患者的回答	做到		未做到
29. 以开放式的问句进行沟通	全程使用开放式问句4次以上	全程使用开放式问句4次以下	全程均未使用开放式问句
30. 资料采集过程流畅，具有逻辑性	做到		未做到
百分比分数计算评分	得分 ÷60（本站得分）×100×25%（本站权重）= 考站得分		

【标准化病人指引】

病情资料		
基本信息	王某，女，40 岁，因腹痛、腹泻、呕吐 20 小时就诊	
现病史	患者 20 小时前进食后出现上腹部疼痛，呈阵发性并伴有恶心、呕吐，呕吐物为胃内容物，伴有腹痛，腹泻、呕吐后腹痛无缓解，2 小时前腹痛加重，由上腹部转移至右下腹，腹痛逐渐加重	
既往病史	否认既往重大疾病史	
家族病史	否认家族病史	
过敏史	否认药物、食物过敏史	
个人生活史	饮食：平素饮食不规律，喜辛辣饮食	
	睡眠：正常	
	二便：正常	
	月经史：经量适中，色红，周期规律	
	婚育史：已婚，孕 2 产 2，顺产	
	嗜好：否认烟酒等不良嗜好，无疫区旅居史	
	疫区旅居史：无	
	作息：作息不规律	
一般资料	文化程度：大专	
	心理社会：担心疾病的预后，社会支持良好	

病情资料		
身体评估	生命体征：T 36.5℃，P 80 次 / 分，R 20 次 / 分，BP 110/60mmHg	
	体格检查：全腹压痛、反跳痛，腹肌紧张，肠鸣音消失，结肠充气试验、腰大肌试验、闭孔内肌试验阳性	
辅助检查	①白细胞计数 20×10^9/L。② X 线：盲肠及回肠末端扩张和气液平面	

【相关知识】

阑尾炎的分型

按照病程长短，阑尾炎可分为急性阑尾炎、慢性阑尾炎，其中急性阑尾炎可按照病理改变分为急性单纯性阑尾炎、急性化脓性阑尾炎、急性坏疽性阑尾炎。

考站二　病情诊断与护理问题

【考生与考官指引】

1. 考核情境

王某，女，40 岁，因腹痛、腹泻、呕吐 20 小时就诊。患者 20 小时前进食后出现上腹部疼痛，呈阵发性并伴有恶心、呕吐，呕吐物为胃内容物，伴有腹泻，腹泻、呕吐后腹痛无缓解，2 小时前腹痛加重，由上腹部转移至右下腹，腹痛逐渐加重，舌淡，苔白腻，脉弦紧。测 T 36.5℃，P 80 次 / 分，R 20 次 / 分，BP 110/60mmHg。如果你是责任护士，请结合第一考站的评估结果，陈述病史，进行疾病诊断，提出护理问题。

2. 考核时间

7 分钟（读题 1 分钟，考核 6 分钟）。

3. 场景与用物设置

（1）场景：病床 1 张，考官 2 位，标准化病人 1 位。

（2）用物：患者信息单（考生用）1 份，患者信息单（考官用）2 份，笔 1 支，白纸数张。

4. 监考与评分注意事项

（1）请根据急性阑尾炎的疾病诊断、护理问题评分指引进行评分。

（2）考核时间结束时，务必请考生停止本站考核，进入下一站考核，不可拖延时间。

【考核内容评分指引】

急性阑尾炎的疾病诊断、护理问题评分指引			
评分项目	完全做到（2分）	部分做到（1分）	未做到（0分）
概括主诉			
1.正确概括患者主诉（腹痛、腹泻、呕吐 20 小时）	做到		未做到

续表

急性阑尾炎的疾病诊断、护理问题评分指引			
陈述病史			
2. 有条理地叙述现病史	做到		未做到
3. 正确叙述既往史、外伤史	做到		未做到
4. 正确叙述家族史、输血史	做到		未做到
5. 正确叙述过敏史、用药史	做到		未做到
6. 正确叙述个人生活史	做到		未做到
7. 正确叙述一般资料	做到		未做到
8. 正确叙述身体评估资料：生命体征，腹部视诊、听诊、叩诊、触诊情况，身高、体重	7项做到	5～6项正确	7项未做到或错误
辨病分析			
9. 西医诊断（急性阑尾炎）、中医诊断（肠痈）	正确		未提出或错误
10. 诊断依据（临床表现、现病史、体格检查结果、辅助检查结果）	说明内容完整且正确	说明内容不全	说明内容错误
辨证分型			
11. 证候分型（气滞血瘀证）	正确	部分正确	未提出或错误
12. 辨证依据（恶心、呕吐是为气滞；右下腹疼痛、拒按为血瘀）	正确	部分正确	未提出或错误
13. 证候分析：①饮食不节、情志所伤，致湿邪内阻，败血浊气壅遏于阑门所致。②舌淡、苔白腻，脉弦紧为湿瘀阻滞之象	正确	部分正确	未提出或错误
护理诊断／问题			
14. 急性疼痛：与阑尾炎症刺激壁腹膜有关	正确	部分正确	未提出或错误
15. 焦虑：与起病急、担心手术有关	正确	部分正确	未提出或错误
16. 有体液不足的可能：与呕吐致体液大量丢失有关	正确	部分正确	未提出或错误
理论提问			
17. 正确回答考官问题	做到		未做到
沟通技巧			
18. 辨病辨证思路清晰	做到		未做到
19. 护理问题正确排序	做到		未做到
百分比分数计算评分	得分÷38（本站得分）×100×20%（本站权重）＝本站得分		

【相关知识】

1. 阑尾炎的相关体格检查

（1）结肠充气试验：患者仰卧位，检查者一手压迫左下腹降结肠区，另一手按压近端结肠，结肠内气体可传至盲肠和阑尾，引起右下腹疼痛者为阳性。

（2）腰大肌试验：患者左侧卧位，右大腿向后过伸，引起右下腹疼痛者为阳性，常提示阑尾位于腰大肌前方，为盲肠后位或腹膜后位。

（3）闭孔内肌试验：患者仰卧位，右髋和右膝均屈曲 90°，然后被动向内旋转，引起右下腹疼痛者为阳性，提示阑尾位置靠近闭孔内肌。

2. 阑尾炎的好发人群

20 ～ 30 岁的青壮年。

考站三　护理措施

【考生与考官指引】

1. 考核情境

王某，女，40 岁，因腹痛、腹泻、呕吐 20 小时就诊。患者 20 小时前进食后出现上腹部疼痛，呈阵发性并伴有恶心、呕吐，呕吐物为胃内容物，伴有腹泻，腹泻、呕吐后腹痛无缓解，2 小时前腹痛加重，由上腹部转移至右下腹，腹痛逐渐加重。门诊以"急性阑尾炎"收入住院，入院后完善术前准备，在全麻下行腹腔镜下阑尾切除术。安返病房后遵医嘱予补液抗炎支持治疗，请对患者进行术后护理指导。

2. 考核时间

8 分钟（读题 2 分钟，考核 6 分钟）。

3. 场景与用物设置

（1）场景：病床 1 张，考官 2 位，标准化病人 1 位。

（2）用物：患者信息单（考生用）1 份，患者信息单（考官用）2 份，笔 1 支，白纸数张。

4. 监考与评分注意事项

（1）请根据急性阑尾炎的护理措施评分指引进行评分。

（2）考核时间结束时，务必请考生停止本站考核，进入下一站考核，不可拖延时间。

【考核内容评分指引】

急性阑尾炎的护理措施评分指引			
评分项目	完全做到（2分）	部分做到（1分）	未做到（0分）
护理要点			
1. 术后严密观察患者的生命体征（体温、脉搏、呼吸、血压、血氧饱和度），并做好记录	完全做到	部分做到	均未做到
2. 密切观察疼痛、言语、肌力等情况变化	完全做到	部分做到	均未做到

续表

急性阑尾炎的护理措施评分指引			
3. 准确记录 24 小时出入量，观察皮肤及大小便的色、质、量	完全做到	部分做到	均未做到
4. 注意观察有无恶心、呕吐甚至呕血，一旦发现及时应急处理	完全做到	部分做到	均未做到
5. 观察腹部体征，有无腹痛、腹胀等	完全做到	部分做到	均未做到
6. 讲解术后疼痛的原因，指导患者使用镇痛泵或遵医嘱给予药物止痛	完全做到	部分做到	均未做到
7. 为了尽量缓解患者的痛苦，应结合患者腹痛的位置及腹痛的特点制订针对性的治疗计划	完全做到	部分做到	均未做到
8. 术后平卧 6 小时后，生命体征平稳后，可取半坐卧位，术后早期可在床上翻身，活动肢体，待麻醉反应消失后可下床活动，以促进肠蠕动恢复，减少肠粘连的发生	完全做到	部分做到	均未做到
9. 肠蠕动恢复前暂禁食，肛门排气后逐步恢复饮食，饮食宜规律，定时定量，避免暴饮暴食，不宜过饱，进食时需细嚼慢咽，主要以清淡易消化食物为主	完全做到	部分做到	均未做到
10. 避免进食辛辣、坚硬、油炸的食物诱发消化道出血	完全做到	部分做到	均未做到
11. 安抚关心患者，介绍成功病例，耐心向患者解释该病的治疗和预后方面的知识，树立患者战胜疾病的信心	完全做到	部分做到	均未做到
评价			
12. 面带微笑，与患者有眼神交流	做到		未做到
百分比分数计算评分	得分 ÷24（本站得分）×100×20%（本站权重）=本站得分		

【相关知识】

阑尾切除术后并发症
切口感染、粘连性肠梗阻、出血、粪瘘、阑尾残端炎等。

考站四　护理技术——留置导尿、铺麻醉床

考核情境
王某，女，40 岁。患者因腹痛、腹泻、呕吐 20 小时就诊，患者 20 小时前进食后出现上腹部疼痛，呈阵发性并伴有恶心、呕吐，呕吐物为胃内容物，伴有腹泻，腹泻、呕吐后腹痛无缓解，2 小时前腹痛加重，由上腹部转移至右下腹，腹痛逐渐加重。门诊以"急性阑尾炎"收入住院，入院后完善术前准备，在全麻下行腹腔镜下阑尾切除术，遵医嘱为患者进行导尿和铺麻醉床。

留置导尿技术

【考生与考官指引】

1. 实施要点

（1）评估：患者的年龄、生命体征、心理状况、生活自理能力、膀胱充盈度及会阴部皮肤黏膜情况。

（2）解释：向患者及其家属解释留置导尿的目的、用法、注意事项和配合要点。

2. 操作要点

（1）核对医嘱，做好准备。

（2）携用物至患者床旁，关闭门窗，为患者遮挡，协助患者做好准备。

（3）按无菌原则实施导尿操作。

（4）根据导尿管上注明的气囊容积，向气囊注入等量的无菌溶液，轻拉尿管有阻力感，即尿管固定于膀胱内。

（5）贴好标识并记录置管日期。

3. 指导患者

（1）向患者及其家属解释留置导尿的目的和护理方法，并鼓励其主动参与护理。

（2）向患者及其家属说明摄取足够的水分和进行适当的活动对预防泌尿道感染的重要性，每天尿量应维持在 2000mL 以上，达到自然冲洗尿道的作用，以减少尿道感染的机会，同时也可预防尿结石的形成。

（3）注意保持引流通畅，避免因导尿管受压、扭曲、堵塞等导致泌尿系统的感染。

（4）在离床活动时，应将导尿管尾端固定在大腿上，以防导尿管脱出。集尿袋不得超过膀胱高度并避免挤压，防止尿液反流，导致感染的发生。

4. 注意事项

（1）严格执行查对制度和无菌技术操作原则。

（2）在操作过程中注意保护患者的隐私，并采取适当的保暖措施，防止患者着凉。

（3）对膀胱高度膨胀且极度虚弱的患者，第一次放尿不得超过 1000mL。大量放尿可使腹腔内压急剧下降，血液大量滞留在腹腔内，导致血压下降而虚脱；另外膀胱内压突然降低，还可导致膀胱黏膜急剧充血，发生血尿。

（4）老年女性尿道口回缩，插管时应仔细观察、辨认，避免误入阴道。

（5）为女患者插尿管时，如导尿管误入阴道，应更换无菌导尿管，然后重新插管。

（6）为避免损伤尿道和导致泌尿系统的感染，必须掌握男性和女性尿道的解剖特点。

（7）气囊导尿管固定时要注意不能过度牵拉尿管，以防膨胀的气囊卡在尿道内口，压迫膀胱壁或尿道，导致黏膜组织的损伤。

5. 操作程序

（1）准备

①仪表端庄，衣帽整洁。

②双人核对医嘱，转抄执行单。

③评估并解释：评估：患者的年龄、病情、临床诊断、导尿目的、意识状态、生命体征、合作程度、心理状况生活自理能力、膀胱充盈度及会阴部皮肤黏膜情况。解释：向患者及其家属解释留置导尿的目的、方法、注意事项和配合要点。

④洗手，戴口罩。

⑤备物：治疗盘一次性中单、弯盘、无菌持物钳、一次性无菌导尿包、酌情备大浴巾和便盆、屏风，按医嘱备标本容器、标识卡。物品放置合理。

（2）实施

①检查所有操作用物。

②携用物至床旁，双向核查患者信息。

③患者体位合理、舒适，脱一侧裤腿，保暖。

④垫治疗巾，置弯盘。

⑤暴露会阴部，戴手套。

⑥擦洗外阴部。女性患者擦洗顺序：阴阜→大阴唇→小阴唇→尿道口→阴道至肛门周围，自外向内，由上而下。男性患者擦洗顺序：阴阜→阴茎→阴囊，另一手取无菌纱布包住阴茎将包皮后推露出尿道口，由内向后旋转擦拭尿道口、龟头、冠状沟。

⑦洗手。

⑧打开导尿包，戴手套。

⑨铺洞巾和备用无菌巾。

⑩检查尿管和气囊。

⑪润滑尿管前端并与引流袋连接。

⑫女性患者消毒顺序：尿道口→小阴唇→尿道口，自上而下，由内向外。男性患者：一手用无菌纱布包住阴茎将包皮后推露出尿道口，消毒尿道口、龟头、冠状沟，一手继续持无菌纱布固定阴茎并提起，使之与腹壁成60°角。

⑬女性患者插入尿管4～6cm，见尿再插入1～2cm；男性患者插入尿管20～22cm，见尿再插入5～7cm。

⑭注入适量无菌溶液于气囊内。

⑮轻拉尿管固定。

⑯擦净会阴部，脱手套，整理用物。

⑰撤巾、撤单，外固定引流袋，贴标识，挂防脱牌。

⑱观察尿液的色、质、量，根据病情夹闭尿管。

⑲整理床单位，患者体位舒适，酌情撤离环境。

⑳整理用物，分类处理，洗手，签名，做好记录。

6. 质量评价

（1）清 – 污观念、无菌观念强。

（2）动作轻巧、规范。

（3）与患者交流态度和蔼，注意保护隐私、保暖，人文关怀。

（4）完成时间15分钟。

【考核内容评分指引】

			技术操作要求	分值		实得分
				是	否	
			（一次性导尿包）导尿术操作评分标准（女）			
			科室　　姓名　　成绩　　考核者　　　　　　　　　　日期：　年　月　日			

项目		技术操作要求	分值		实得分
			是	否	
核查表	准备（6分）	仪表端庄（1分），衣帽整洁（1分）	2	0	
		双人核对医嘱、执行单	4	0	
	评估（10分）	双向核查（2分），解释操作目的、方法及配合指导（2分）	4	0	
		评估患者病情年龄（1分）、自理能力、合作情况（1分），膀胱充盈度（2分）及会阴部皮肤情况（2分）	6	0	
	操作前（6分）	洗手（1分），戴口罩（1分）	2	0	
		备齐用物，放置合理	4	0	
	操作过程（50分）	环境安静，关门窗，酌情屏风遮挡	2	0	
		携用物至床旁，双向核查患者信息	2	0	
		患者体位合理、舒适（1分），脱一侧裤腿，保暖（1分）	2	0	
		垫治疗巾（0.5分），置弯盘（0.5分）	1	0	
		暴露会阴部，戴手套	2	0	
		擦洗外阴部，顺序：阴阜→大阴唇→小阴唇→尿道口→阴道至肛门周围（一个部位2分）	10	0	
		洗手	1	0	
		打开导尿包，戴手套	2	0	
		铺洞巾（0.5分）和备用无菌巾（0.5分）	1	0	
		检查尿管（1分）和气囊（1分）	2	0	
		润滑尿管前端（1分）并与引流袋连接（1分）	2	0	
		消毒：尿道口→小阴唇→尿道口（一个部位2分）	6	0	
		插入尿管4～6cm（2分），见尿再插入1～2cm（2分）	4	0	
		注入适量无菌溶液于气囊内	2	0	
		轻拉尿管固定	2	0	
		擦净会阴部（1分），脱手套（0.5分），整理用物（0.5分）	2	0	
		撤巾（1分）、撤用物（1分）	2	0	
		外固定引流袋（1分），贴标识（0.5分），挂防脱牌（0.5分）	2	0	
		观察（1分），按病情夹闭尿管（1分）	2	0	
	操作后（8分）	整理床单位（1分），患者体位舒适（0.5分），酌情撤离环境（0.5分）	2	0	
		告知尿管留置期间注意事项	2	0	
		用物处理恰当	2	0	
		洗手（1分），签名，做好记录（1分）	2	0	

续表

项目		技术操作要求	分值		实得分
			是	否	
等级量表	评价（20分）	与患者交流态度和蔼，注意保护隐私、保暖，人文关怀，流程熟练	差　一般	较好　优秀	
			1　4	7　10	
		动作轻巧、规范、稳重，严格查对制度，清－污观念强、无菌观念强	差　一般	较好　优秀	
		完成时间15分钟，超时部分不计分			
总分100分					

铺麻醉床技术

【考生与考官指引】

1. 实施要点

评估：①评估环境是否符合操作要求。②评估床的性能。③评估患者的诊断、病情、手术和麻醉方式等。

2. 操作要点

（1）核对医嘱，做好准备。

（2）中线对齐，四角拉平，铺橡胶单和中单或一次性中单，套好棉絮，枕头四角充实且横立于床头正中。

3. 注意事项

（1）各层床单均中线对齐，四角折叠方正，床铺平整、清洁、舒适、美观。

（2）铺麻醉床时应全部换成清洁被服，以保证手术后患者舒适、安全。

（3）术后防止并发症及保护被褥不被血液或呕吐物污染。

4. 操作程序

（1）准备：①着装整齐。②洗手，戴口罩。③避开治疗与进餐时间。④备物：治疗车、一次性中单2块或橡胶单和中单、枕芯、枕套、棉胎、被套、大单、一次性刷床套、小畚箕、手消毒剂。

（2）实施：①携用物至床尾，评估床的部件。②移开床旁桌，移椅至床尾旁。③检查床垫或根据需要翻转床垫。④湿扫床垫，上缘紧靠床头。⑤铺大单，中线对齐，按正确顺序打开，四角拉平，折成斜角或直角平塞至床垫下。⑥根据患者手术麻醉情况和手术部位铺一次性中单或橡胶单和中单，两边塞于床垫下，整平，床中间中单压于床头中单下。⑦套被套，按正确顺序打开，套棉胎，系带，扇形叠好放置于方便患者搬运处。⑧套枕套，四角充实，横立于床头。⑨还原桌椅，整理用物，分类处理。⑩洗手。

5. 质量评价

（1）举止端庄，作风严谨。

（2）操作流程熟练，动作规范。

（3）注意节力原则。

（4）完成时间5分钟。

【考核内容评分指引】

铺麻醉床操作评分标准					
科室　　　姓名　　　成绩　　　考核者				日期：　年　月　日	
项目		技术操作要求	分值		实得分
			是	否	
核查表	准备（6分）	仪表端庄（1分）、衣帽整洁（1分）	2	0	
		核对医嘱	4	0	
	评估（10分）	评估环境（2分）、床的性能（2分）	4	0	
		了解患者的诊断（2分）、手术方式（2分）、麻醉方式（2分）	6	0	
	操作前（6分）	洗手（1分），戴口罩（1分）	2	0	
		备齐用物，放置合理	4	0	
	操作过程（50分）	携用物至床旁，评估床的部件	4	0	
		避开治疗与进餐时间	2	0	
		移桌椅	2	0	
		检查床垫或根据需要翻转床垫	2	0	
		湿扫床垫（2分），上缘紧靠床头（2分）	4	0	
		铺大单：中线对齐（2分），按正确顺序打开（2分），四角拉平（2分），折成斜角或直角平塞至床垫下（2分）	8	0	
		根据患者手术麻醉情况和手术部位铺橡胶单和中单或一次性中单（6分），铺平拉紧（2分）	8	0	
		各单应中线对齐，铺平、拉紧，防皱褶	4	0	
		套被套：按正确顺序打开（2分），棉胎上缘与被套被头上缘吻合平整（2分），四角充实（2分）	6	0	
		盖被三折上下对齐（2分），外侧齐床缘，便于患者术后被移至床上（2分）	4	0	
		套枕套：四角充实（2分），横立于床头（2分）	4	0	
		枕套开口端背门，使病室整齐、美观	2	0	
	操作后（8分）	还原桌椅（2分），整理用物（2分）	4	0	
		用物处理恰当	2	0	
		洗手	2	0	
等级量表	评价（20分）	举止端庄，作风严谨，注意节力原则	差	一般	较好	优秀
			1	4	7	10
		操作流程熟练，动作规范	1	4	7	10
		完成时间5分钟，超时部分不计分				

项目	技术操作要求	分值		实得分
		是	否	
总分100分				

考站五　健康教育

【考生与考官指引】

1. 考核情境

王某，女，40岁。患者因右下腹疼痛伴恶心呕吐1天就诊，门诊以"急性阑尾炎"收入住院，医嘱明日出院。患者对出院后的注意事项尚不熟悉，要求详细指导。如果你是责任护士，请对患者进行健康指导。

2. 考核时间

5分钟（读题1分钟，考核4分钟）。

3. 场景与用物设置

（1）场景：病床1张，标准化病人1位，考官2位。

（2）用物：病历夹，患者信息单（考生用）1份，患者信息单（考官用）2份，笔1支，白纸1张。

4. 监考与评分注意事项

（1）请根据急性阑尾炎的健康教育评分指引进行评分。

（2）考生回答若是经由标准化病人提醒才答对，可酌情给分。

（3）考核时间结束时，务必请考生停止考核。

【考核内容评分指引】

急性阑尾炎的健康教育评分指引			
评分项目	完全做到（2分）	部分做到（1分）	未做到（0分）
健康教育前评估			
1. 评估患者对急性阑尾炎病因的了解情况	做到		未做到
2. 评估患者对出院后生活方式的了解情况	做到		未做到
3. 评估患者出院后心理调节措施的掌握情况	做到		未做到
4. 评估患者对复诊知识的掌握情况	做到		未做到
健康教育			
5. 戒烟、戒酒	做到		未做到
6. 饮食宜清淡易消化，多吃新鲜水果和蔬菜，忌辛辣刺激性的食物	做到		未做到

续表

急性阑尾炎的健康教育评分指引			
7. 注意劳逸结合，保证充足的睡眠，避免过度劳累	做到		未做到
8. 适当参加体育锻炼，增强体质，避免剧烈活动	做到		未做到
9. 保持心情愉悦，避免情绪过度紧张，调节压力	做到		未做到
10. 说明定期医院复诊的重要性，如有不适及时就诊	做到		未做到
11. 评估患者对术后健康教育内容的掌握情况（如复述）	做到		未做到
沟通与关爱			
12. 使用尊称称呼患者	做到		未做到
13. 面带微笑，与患者有眼神交流	做到		未做到
14. 及时回答患者的疑问	做到		未做到
15. 给患者发放健康教育相关载体：宣传单、宣传册、视频等	做到		未做到
理论提问			
16. 正确回答考官问题	正确叙述		未叙述或错误
百分比分数计算评分	得分 ÷32（本站得分）×100×10%（本站权重）=本站得分		

【相关知识】

腹腔镜阑尾切除术

自1987年发明腹腔镜并应用于胆囊切除术以来，腹腔镜的用途不断得到开发，适应证不断增加。目前，不少地区已广泛开展腹腔镜阑尾切除术（laparoscopic appendectomy），一般用于单纯性阑尾炎、择期性阑尾炎。对阑尾炎诊断不肯定者，选用腹腔镜不仅可用于治疗，还可帮助诊断。但对于曾行下腹部手术、局部有粘连者，腹腔镜并不适用。行腹腔镜阑尾切除术的患者除了创伤和疼痛较少之外，炎性的阑尾可自套管中取出，完全不接触伤口，使伤口感染的机会降到最低，大大缩短了术后恢复时间，患者更乐于接受。手术治疗是急性阑尾炎的主要治疗手段。

自从1894年McBumey首次报道了阑尾切除术后，阑尾切除术已逐渐发展为治疗急性阑尾炎的标准术式。随着腹腔镜技术的不断发展，其在外科手术中的应用越来越广泛。腔镜阑尾切除术因具有创口小、术后恢复快等特点，目前已经广泛应用于临床。自从1983年Semm等实施首例腹腔镜阑尾切除术以来，经外科医师的广泛实践应用，其安全性和有效性得到了国内外学者的肯定。

常规腹腔镜阑尾切除术，通过腹腔镜可获得良好的术野，对腹腔进行全方位探查，可同时发挥良好的诊断和治疗作用。同时可快速找到阑尾，并将腹腔内残余脓液、脓苔去除彻底。但因操作困难和费用较高等原因，腹腔镜阑尾切除术在临床应用中仍有一定的局限性。因此，外科医生在实践中一直致力于能够减少手术创伤的同时使得手术操作更加方便快捷。

第二节 泄 泻

泄泻是指大便次数增多，粪质稀薄或甚如水样为主要临床表现的病症。泄者，泄漏之意，大便稀薄，时作时止，病势较缓；泻者，倾泻之意，大便如水倾注而直下，病势较急。故以大便溏薄势缓者为泄，大便清稀如水而直下者为泻。临床难以将两者截然分开，一般合而论之。泄泻为常见的脾胃肠道病证，一年四季均可发生，但以夏秋两季为多见。泄泻易反复发作，中医药治疗有较好的疗效。西医学的急慢性肠炎、胃肠功能紊乱、肠结核等消化系统疾病，以腹泻为主要表现者，均可参照本节辨证施护。

考核目的

本节共设置 5 个考站，重点考核 N1 ～ N2 护士对泄泻运用四诊评估病情、护理问题分析、泄泻的辨证施护、静脉采血和静脉留置针旨在 N1 ～ N2 护士熟练掌握泄泻的综合护理，锻炼中医临证思维、辨证施护能力。

考站一 护理评估

【考生与考官指引】

1. 考核情境

王某，女，40 岁，因反复腹泻、腹痛 6 月余加重 1 周就诊。现患者神志清楚，精神倦怠，测 T 36.5℃，P 80 次 / 分，R 20 次 / 分，BP 120/80mmHg。如果你是门诊护士，请接待新患者，进行病情资料采集。

2. 考核时间

12 分钟（读题 2 分钟，考核 10 分钟）。

3. 场景与用物设置

（1）场景：病床 1 张，诊疗桌 1 张，椅子 2 把，标准化病人 1 位，考官 2 位。

（2）用物：治疗盘 1 个，压舌板 1 个，脉枕 1 个（或脉诊仪 1 台），挂号单 1 张，患者信息单（考生用）1 份，患者信息单（考官用）2 份，笔 1 支，白纸数张。

4. 监考与评分注意事项

（1）请根据泄泻的病情资料采集评分指引进行评分。

（2）考生回答若是经由标准化病人才答对，可酌情给分。

（3）考生提出观察舌象时，若没有标准化病人，请考官做出相应回答。

（4）考生提出观察脉象时，若没有标准化病人，请考官利用脉诊仪考查考生脉诊方法，或者由考官扮演标准化病人并在考生诊脉后告知脉诊结果。

（5）考生提出查抽血化验时，请考官做出相应回答。

（6）考核时间结束时，务必请考生停止本站考核，进入下一站考核，不可拖延时间。

【考核内容评分指引】

泄泻的病情资料采集评分指引			
评分项目	完全做到（2分）	部分做到（1分）	未做到（0分）
素质要求			
1. 仪表大方，举止端庄，态度和蔼	做到		未做到
2. 称呼、自我介绍（姓名与职责），向患者解释沟通目的	2项均做到	任1项未做到	2项均未做到
现病史			
3. 询问患者姓名、就诊号、年龄（患者复述一致），为患者评估生命体征	2项均做到	任1项未做到	2项均未做到
4. 评估泄泻发生的时间	做到		未做到
5. 评估泄泻发生时其与饮食的关系	做到		未做到
6. 评估腹痛的部位及性质	做到		未做到
7. 评估腹痛的程度及持续时间	做到		未做到
8. 评估疼痛有无采取缓解措施及其效果	做到		未做到
9. 评估大便的颜色、量、性状、气味等	4项均做到	任1项未做到	4项均未做到
10. 评估本次发病的原因/诱因	做到		未做到
11. 评估有无恶寒或恶风	做到		未做到
12. 评估身体有无其他不适	做到		未做到
13. 评估睡眠情况	做到		未做到
14. 评估食欲与口味	做到		未做到
15. 评估小便情况	做到		未做到
16. 评估心理状态	做到		未做到
17. 评估工作性质	做到		未做到
既往史、家族史、过敏史、个人生活史、一般资料			
18. 评估既往史	做到		未做到
19. 评估家族史	做到		未做到
20. 评估药物、食物过敏史	做到		未做到
21. 评估个人史：烟酒嗜好、作息规律、活动	3项均做到	任1项未做到	3项均未做到
22. 评估一般资料：付费方式、文化水平、联系地址和电话、社会支持等	4项均做到	2~3项做到	小于2项做到
身体评估			
23. 评估神情、面色、形态	检查全面且方法正确	检查不全面	未做到或方法错误
24. 指导患者伸舌，观察舌象	检查全面且方法正确	检查不全面	未做到或方法错误
25. 指导患者伸手臂，观察脉象	检查全面且方法正确	检查不全面	未做到或方法错误
需进一步评估的检查项目			
26. 观察腹部外观、胃肠型及蠕动波	做到		未做到

续表

病情资料采集评分指引			
27. 听肠鸣音，触诊腹部有无包块，有无压痛反跳痛	做到		未做到
沟通技巧			
28. 使用尊称称呼患者	做到		未做到
29. 面带微笑，与患者有眼神交流	做到		未做到
30. 全神贯注，用心聆听患者的回答	做到		未做到
31. 以开放式的问句进行沟通	全程使用开放式问句4次以上	全程使用开放式问句4次以下	全程均未使用开放式问句
32. 资料采集过程流畅，具有逻辑性	做到		未做到
百分比分数计算评分	得分÷64（本站得分）×100×25%（本站权重）＝考站得分		

【标准化病人指引】

病情资料	
基本信息	王某，女，40岁，因反复腹泻、腹痛6月余加重1周就诊
现病史	患者6个多月前胸胁胀痛，腹满不适，医生曾予承气汤下之，遂转为腹泻，反复发作，发则肠鸣腹痛，痛则即泻，大便稀溏，无臭味。近1周来腹泻增多，日行3～5次，遂来就诊。现症：每逢情绪紧张即发生腹痛腹泻，大便稀溏，泻后痛缓，胸胁胀闷，伴四肢乏力，神疲倦怠，面色萎黄，纳欠佳，无里急后重，无血便
既往病史	否认既往重大疾病史
家族病史	否认家族病史
过敏史	否认药物、食物过敏史
个人生活史	饮食：正常
	睡眠：正常
	二便：正常
	月经史：经量适中，色红，周期规律
	婚育史：已婚，孕2产2，顺产
	嗜好：否认烟酒等不良嗜好，无疫区旅居史
	疫区旅居史：无
	作息：正常
一般资料	文化程度：大专
	心理社会：焦虑
身体评估	生命体征：T 36.5℃，P 80次/分，R 20次/分，BP 120/80mmHg
	舌苔脉象：舌质淡红，苔薄白，脉弦
	体格检查：腹部外观正常，未见胃肠型及蠕动波，肠鸣音5次/分，腹软，全腹无压痛反跳痛
辅助检查	①血常规：血红蛋白90g/L。②粪便常规：外观黏液少许脓样便

【相关知识】

泄泻的病因病机

泄泻的病因是多方面的，包括外感六淫、内伤饮食情志及脏腑虚损、功能失调。外邪之中寒暑湿热之邪皆可致病，其中湿邪最为重要；内伤中脾虚最为关键。泄泻病位在肠，主病之脏属脾，同时与肝肾有关。病理因素主要是湿，脾虚湿盛，肠道功能失司是导致泄泻发生的病机关键所在。

考站二　病情诊断与护理问题

【考生与考官指引】

1. 考核情境

王某，女，40岁，因反复腹泻、腹痛6月余加重1周就诊。现患者神志清楚，精神倦怠，测T 36.5℃，P 80次/分，R 20次/分，BP 120/80mmHg。如果你是门诊护士，请结合第一考站的评估结果，概括主诉，陈述病史，进行辨病、辨证分析，提出护理问题。

2. 考核时间

7分钟（读题1分钟，考核6分钟）。

3. 场景与用物设置

（1）场景：病床1张，考官2位，标准化病人1位。

（2）用物：患者信息单（考生用）1份，患者信息单（考官用）2份，笔1支，白纸数张。

4. 监考与评分注意事项

（1）请根据泄泻的辨病辨证与护理问题分析评分指引进行评分。

（2）考核时间结束时，务必请考生停止本站考核，进入下一站考核，不可拖延时间。

【考核内容评分指引】

泄泻的辨病辨证与护理问题分析评分指引			
评分项目	完全做到（2分）	部分做到（1分）	未做到（0分）
概括主诉			
1. 正确概况患者主诉（反复腹泻、腹痛6月余加重1周）	做到		未做到
陈述病史			
2. 有条理地叙述现病史	做到		未做到
3. 正确叙述既往史	做到		未做到
4. 正确叙述家族史	做到		未做到
5. 正确叙述过敏史	做到		未做到

续表

辨病辨证与护理问题分析评分指引			
6. 正确叙述个人生活史及人群接触史	2 项均做到	任 1 项未做到	2 项均未做到
7. 正确叙述一般资料	做到		未做到
8. 正确叙述身体评估资料：生命体征、神、色、腹部检查、舌、脉	4 ～ 6 项均做到	2 ～ 3 项未做到	6 项均未做到
辨病分析			
9. 中医病名诊断（泄泻）	正确	部分正确	未提出或错误
10. 西医病名诊断（腹泻）	说明内容完整且正确	说明内容不全	说明内容错误
11. 诊断依据（临床表现、现病史、相关检查）	正确		未提出或错误
辨证分型			
12. 证候分型（肝气郁滞证）	正确		未提出或错误
13. 辨证依据（腹痛肠鸣即泻，每因情志不畅而诱发，泻后痛缓，平素多有胸胁胀闷，嗳气食少，矢气频作，面色萎黄，舌质淡红，苔薄白，脉弦）	正确		未提出或错误
14. 证候分析：①情志不畅，肝郁乘脾，脾失健运，故腹痛泄泻。②肝失疏泄，气机不利，脾虚不运，故胸胁胀闷，嗳气食少。③舌质淡红，苔薄白，脉弦为肝气郁滞之象	说明内容完整且正确	说明内容不全	说明内容错误
护理诊断 / 问题			
15. 腹泻：与脾失健运有关	正确	部分正确	未提出或错误
16. 营养失调：低于机体需要量，与肝失疏泄有关	正确	部分正确	未提出或错误
17. 疲乏：与气血生化乏源有关	正确	部分正确	未提出或错误
理论提问			
18. 正确回答考官问题	做到		未做到
沟通技巧			
19. 辨病辨证思路清晰	做到		未做到
20. 护理问题正确排序	做到		未做到
百分比分数计算评分	得分 ÷40（本站得分）×100×20%（本站权重）＝本站得分		

【相关知识】

预防泄泻的措施

（1）注意饮水及饮食卫生，勤洗手，不要食用不洁、过期的食物。

（2）肠道容易受刺激的患者应注意周围环境的清洁。

（3）乳糖不耐受者应避免全脂牛奶。

（4）注意保暖，避免受凉。

考站三 护理措施

【考生与考官指引】

1. 考核情境

王某，女，40岁，已婚，市医保，因反复腹泻、腹痛6月余加重1周就诊。患者6个多月前胸胁胀痛，腹满不适，医生曾予承气汤下之，遂转为腹泻，反复发作，发则肠鸣腹痛，痛则即泻，大便稀溏，无臭味。近1周来患者腹泻增多，日行3～5次，遂来就诊。现症：每逢情绪紧张即发生腹痛腹泻，大便稀溏，泻后痛缓，胸胁胀闷，伴四肢乏力，神疲倦怠，面色萎黄，纳欠佳，无里急后重，无血便。舌质淡红，苔薄白，脉弦。测T 36.5℃，P 80次/分，R 20次/分，BP 120/80mmHg。查体：腹部外观正常，未见胃肠型及蠕动波，肠鸣音5次/分，腹软，全腹无压痛反跳痛。血常规：Hb 90g/L。粪便常规：外观黏液少许脓样便。目前治疗情况：中药汤剂口服。如果你是针灸科护士，请从观察、起居、饮食、用药、情志5个方面解决该患者的护理问题。

2. 考核时间

10分钟（读题1分钟，考核9分钟）。

3. 场景与用物设置

（1）场景：病床1张，考官2位，标准化病人1位。

（2）用物：患者信息单（考生用）1份，患者信息单（考官用）2份，笔1支，白纸数张。

4. 监考与评分注意事项

（1）请根据泄泻的辨证施护评分指引进行评分。

（2）考核时间结束时，务必请考生停止本站考核，进入下一站考核，不可拖延时间。

【考核内容评分指引】

泄泻的辨证施护评分指引			
评分项目	完全做到（2分）	部分做到（1分）	未做到（0分）
病情观察			
1. 观察泄泻发生的时间及其与饮食的关系	2项均正确叙述	任1项未叙述	2项均未叙述或错误
2. 观察大便的颜色、量、性状、气味等的变化	正确叙述		未叙述
3. 观察患者腹痛的部位、性质、程度及持续时间	正确叙述		未叙述
4. 观察患者的生命体征	正确叙述		未叙述

续表

泄泻的辨证施护评分指引			
5. 观察患者的睡眠时长、质量	正确叙述		未叙述
6. 观察患者的情绪变化	正确叙述		未叙述
7. 观察患者的舌象变化	正确叙述		未叙述
8. 观察患者的脉象变化	正确叙述		未叙述
9. 观察患者的二便变化	正确叙述		未叙述
生活起居			
10. 病室环境：调节病室环境，阳光充足（偏暖、干燥、定时通风、保持空气清新），根据气候变化随时增减衣物，防风寒、湿邪侵袭	3项正确叙述	1～2项正确叙述	3项均未叙述或错误
11. 生活有规律，避免劳累，注意劳逸结合；注意腹部保暖，避免受凉	2项正确叙述	任1项正确叙述	2项均未叙述或错误
12. 缓解泄泻和疼痛：①进行腹部热敷或热熨。②或艾灸中脘、内关、足三里等穴，每穴10～15分钟，每日1次	2项正确叙述	任1项正确叙述	2项均未叙述或错误
饮食护理			
13. 饮食原则：清淡、富营养、易消化	正确叙述		未叙述
14. 饮食宜忌：宜粗粮、蔬菜；忌肥甘厚味、生冷、寒凉；忌烟酒	3～4项正确叙述	1～2项正确叙述	4项均未叙述或错误
15. 推荐食物及食疗方：宜进食疏肝理气的食物，比如萝卜、陈皮、金橘饼等	举例3种及以上食物	举例1～2种食物	未举例或错误
16. 推荐食疗方：山药排骨汤、红枣莲子羹、党参粥等	举例3种及以上食疗方	举例1～2种食疗方	未举例或错误
用药护理			
17. 中药煎煮指导：武火快煎，文火慢煎	正确叙述		未叙述
18. 中药服法指导：温服	正确叙述		未叙述
19. 服药后观察：疼痛缓解情况及副作用并记录	正确叙述		未叙述
20. 服药后调护：静卧休息	正确叙述		未叙述
情志护理			
21. 情绪疏导：针对患者的紧张焦虑情绪，鼓励家属爱护和体贴患者，可指导患者运用安神静志法，让其闭目静心，全身放松，平静呼吸，或采取音乐疗法（如《二泉映月》《军港之夜》《春江花月夜》《假日的海滩》等）	采取或指导1种或及以上方法		未叙述
理论提问			
22. 正确回答考官提问	做到		未做到
百分比分数计算评分	得分÷44（本站得分）×100×20%（本站权重）＝本站得分		

考站四　护理技术——静脉采血、静脉留置针

考核情境

王某，女，40岁，因反复腹泻、腹痛6月余加重1周就诊。患者6个多月前胸胁胀痛，腹满不适，医生曾予承气汤下之，遂转为腹泻，反复发作，发则肠鸣腹痛，痛则即泻，大便稀溏，无臭味，近1周来腹泻增多。请为患者行静脉采血，开通外周静脉留置针通道。

静脉采血

【考生与考官指引】

1. 实施要点

（1）评估：患者的病情、治疗情况、意识状态、肢体活动能力；对血液标本采集的认知程度及合作程度；有无生理因素的影响，如吸烟、饮食、运动、情绪波动、妊娠、体位、饮酒、饮茶或咖啡等；需做的检查项目、采血量及是否需要特殊准备；静脉充盈度及管壁弹性，穿刺部位的皮肤状况如有无冻疮、炎症、水肿、结节、瘢痕、破损等。

（2）解释：向患者及其家属解释静脉血标本采集的目的、方法、临床意义、注意事项及配合要点。

2. 操作要点

（1）核对医嘱。

（2）协助患者做好准备，取舒适体位。

（3）选择患者适宜的穿刺部位，按照无菌技术原则进行穿刺。

（4）采集适量血液后，松止血带。

（5）按要求正确处理血标本。

3. 指导患者

（1）向患者或其家属说明采集血液标本的目的及配合要点。

（2）向患者解释空腹采血的意义，嘱其在采血前空腹。采血后，压迫止血的时间不宜过短。

（3）向患者或其家属说明如在采集标本前患者已使用抗生素，应向医护人员说明。

4. 注意事项

（1）严格执行查对制度及无菌技术操作原则。

（2）采血时间：根据不同的血液测定项目要求确定血标本采集时间。

（3）采血部位：输液患者采血应避免在输液的同侧上肢或下肢采血，如双上肢同时都在输液，可于下肢静脉采血，或者在滴注位置的上游采血。

（4）采血器械：采血用的试管必须干燥、清洁。

（5）采血操作：采血部位皮肤必须干燥，扎止血带不可过紧，时间不宜过长，切忌在同一处反复穿刺，多个检测项目同时采血时应遵循顺序要求，全血标本或需抗凝血的标本应上下摇匀 5～10 次，避免用力震荡。

（6）加强核对。

（7）及时送检。

（8）用物处置：采集标本所用的材料应安全处置。

5. 操作程序

（1）准备

①仪表端庄，衣帽整洁。

②双人核对医嘱，转抄执行单。

③评估：患者的病情、治疗情况、意识状态、肢体活动能力；对血液标本采集的认知程度及合作程度；有无生理因素的影响，如吸烟、饮食、运动、情绪波动、妊娠、体位、饮酒、饮茶或咖啡等；需做的检查项目、采血量及是否需要特殊准备；静脉充盈度及管壁弹性，穿刺部位的皮肤状况如有无冻疮、炎症、水肿、结节、瘢痕、破损等。

④洗手，戴口罩。

⑤备物：注射盘、检验申请单、条形码、棉签、皮肤消毒液、止血带、一次性垫巾、胶布、弯盘、一次性密闭式双向采血针及真空采血管，用物放置合理。

（2）实施

①环境安静，适合操作。

②携用物至床旁，双向核查患者信息。

③患者体位合理、舒适。

④告知患者此次采血的血量，嘱患者不用紧张。

⑤指导患者按压穿刺点的手法和按压时间。

⑥垫治疗巾。

⑦穿刺点上 6cm 处扎止血带。

⑧消毒穿刺处皮肤 >5cm，待干。

⑨操作前再次核对。

⑩一次性穿刺成功。

⑪用胶布固定针柄。

⑫依次采集血标本。

⑬按要求摇匀标本瓶。

⑭松止血带，松拳。

⑮迅速拔针，用干棉签按压穿刺点。

⑯再次核对并将血标本瓶立于试管架上。

⑰撤治疗巾。

⑱整理床单位，患者体位舒适。

⑲标本扫码及时送检。

⑳如空腹，嘱患者进食。

㉑用物处理恰当。

㉒洗手，签名，做好记录。

6. 质量评价

（1）与患者交流态度和蔼，注意保护隐私、保暖，人文关怀，流程熟练。

（2）动作轻巧、规范、稳重，严格查对制度，清－污观念强、无菌观念强。

【考核内容评分指引】

<table>
<tr><td colspan="7" align="center">静脉采血法操作评分标准</td></tr>
<tr><td colspan="2">科室　　　姓名　　　成绩　　　考核者</td><td colspan="3"></td><td colspan="2">日期：　年　月　日</td></tr>
<tr><td colspan="2" rowspan="2" align="center">项目</td><td rowspan="2" align="center">技术操作要求</td><td colspan="2" align="center">分值</td><td rowspan="2" align="center">实得分</td></tr>
<tr><td align="center">是</td><td align="center">否</td></tr>
<tr><td rowspan="2">准备
（6分）</td><td>仪表端庄，衣帽整洁</td><td>2</td><td>0</td><td></td></tr>
<tr><td>双人核对化验单、标本瓶、医嘱及条形码（各1分）</td><td>4</td><td>0</td><td></td></tr>
<tr><td rowspan="3">评估
（10分）</td><td>双向核查（2分），解释操作目的、方法及配合指导（2分）</td><td>4</td><td>0</td><td></td></tr>
<tr><td>了解患者病情，是否符合采血要求</td><td>2</td><td>0</td><td></td></tr>
<tr><td>评估穿刺部位皮肤（2分）及血管情况（2分）</td><td>4</td><td>0</td><td></td></tr>
<tr><td rowspan="2">操作前
（6分）</td><td>洗手（1分），戴口罩（1分）</td><td>2</td><td>0</td><td></td></tr>
<tr><td>备齐用物，放置合理</td><td>4</td><td>0</td><td></td></tr>
<tr><td rowspan="16">核查表</td><td rowspan="3">操作过程
（50分）</td><td>环境安静，适合操作</td><td>2</td><td>0</td><td></td></tr>
<tr><td>携用物至床旁，双向核查患者信息</td><td>4</td><td>0</td><td></td></tr>
<tr><td>患者体位合理、舒适</td><td>2</td><td>0</td><td></td></tr>
<tr><td rowspan="13">操作过程
（50分）</td><td>告知患者此次采血的血量（1分），嘱患者不用紧张（1分）</td><td>2</td><td>0</td><td></td></tr>
<tr><td>指导患者按压穿刺点的手法（1分）和按压时间（1分）</td><td>2</td><td>0</td><td></td></tr>
<tr><td>垫治疗巾</td><td>2</td><td>0</td><td></td></tr>
<tr><td>穿刺点上6cm处扎止血带</td><td>2</td><td>0</td><td></td></tr>
<tr><td>消毒穿刺处皮肤>5cm（2分），待干（2分）</td><td>4</td><td>0</td><td></td></tr>
<tr><td>操作前再次核对</td><td>2</td><td>0</td><td></td></tr>
<tr><td>一次性穿刺成功</td><td>6</td><td>0</td><td></td></tr>
<tr><td>用胶布固定针柄</td><td>2</td><td>0</td><td></td></tr>
<tr><td>依次采集血标本</td><td>4</td><td>0</td><td></td></tr>
<tr><td>按要求摇匀标本瓶</td><td>4</td><td>0</td><td></td></tr>
<tr><td>松止血带（2分），松拳（2分）</td><td>4</td><td>0</td><td></td></tr>
<tr><td>迅速拔针，用干棉签按压穿刺点</td><td>2</td><td>0</td><td></td></tr>
<tr><td>再次核对（2分）并将血标本瓶立于试管架上（2分）</td><td>4</td><td>0</td><td></td></tr>
<tr><td>撤治疗巾</td><td>2</td><td>0</td><td></td></tr>
</table>

续表

项目		技术操作要求	分值		实得分
			是	否	
核查表	操作后（8分）	整理床单位，患者体位舒适	2	0	
		标本扫码及时送检。如空腹，嘱患者进食	2	0	
		用物处理恰当	2	0	
		洗手（1分），签名，做好记录（1分）	2	0	
等级量表	评价（20分）	与患者交流态度和蔼，注意保护隐私、保暖，人文关怀，流程熟练	差	一般	
			1	4	
		动作轻巧、规范、稳重，严格查对制度，清－污观念强、无菌观念强。	差	一般	
			1	4	
		完成时间6分钟，超时部分不计分			
总分100分					

静脉留置针

【考生与考官指引】

1. 实施要点

（1）评估：患者的病情、治疗情况、意识状态、肢体活动能力；对静脉留置针的认知程度及合作程度；静脉充盈度及管壁弹性，穿刺部位的皮肤、血管情况及肢体活动度。

（2）解释：向患者及其家属解释使用外周静脉留置针的目的、方法、临床意义、注意事项及配合要点。

2. 操作要点

（1）核对医嘱。

（2）协助患者做好准备，取舒适体位。

（3）选择患者适宜的穿刺部位，按照无菌技术原则进行穿刺。

（4）按要求正确妥善固定。

3. 指导患者

（1）向患者解释使用外周静脉留置针目的和作用：使用留置针输液可以有效降低药物渗出的概率，有效保证合理用药的时间，减少穿刺次数，有利于保护患者血管并提升患者输液时的舒适度。

（2）告知患者注意事项：注意保护使用留置针的肢体，不输液时，也尽量避免肢体下垂姿势，以免由于重力作用造成回血堵塞导管；使用留置针进行输液和输液结束后，患者可进行适当的运动，但避免剧烈运动，如打球，提重物等；输液结束后，护士会用盐水冲洗导管中的药物给予正压来确保导管内没有血液，但在正常的压力下，封管后可能还会有少许血细胞进入导管内，如有深色回血至延长管，应立即上举手臂使延长管高于穿刺点；如患者需要淋浴，可在留置针外面包裹一层保鲜膜，防止进水，但不可将留有导管的部位长时间浸在水中。

4. 注意事项

（1）更换透明贴膜后，也要记录当时穿刺日期。

（2）静脉留置针保留时间可参照使用说明。

（3）每次输液前后应当检查患者穿刺部位及静脉走向有无红、肿，询问患者有关情况，发现异常时及时拔除导管，给予处理。

5. 操作程序

（1）准备

①仪表端庄，衣帽整洁。

②双人核对医嘱，转抄执行单。

③评估：患者的病情、治疗情况、意识状态、肢体活动能力；对静脉留置针的认知程度及合作程度；静脉充盈度及管壁弹性，穿刺部位的皮肤状况如有无冻疮、炎症、水肿、结节、瘢痕、破损等。

④洗手，戴口罩。

⑤备物：治疗盘、0.5%碘伏、棉签、透明敷贴、安全型外周静脉留置针、输液器、药液、弯盘、砂轮、输液卡、皮肤消毒液、止血带、一次性垫巾，用物放置合理。

（2）实施

①环境安静，适合操作。

②携用物至床旁，双向核查患者信息。

③患者体位合理、舒适。

④核对，挂瓶，排气。

⑤选择血管，于进针点上方10cm处扎压脉带。

⑥垫治疗巾。

⑦消毒，直径范围不少于8cm×8cm，充分待干。

⑧准备无菌透明敷料贴和胶布。

⑨操作前再次核对。

⑩取出留置针，根据留置针接口按要求连接输液器，再次排气，去除护针帽，左右转动针芯绷紧皮肤，以15°～30°角直刺静脉，见回血后降低角度至5°～10°，再进针2～3cm，将针芯后撤少许使针尖退至导管内。

⑪松开压脉带，打开调速器。

⑫持针翼座末端撤出针芯，直至安全保护装置激活并脱离导管座，将带保护装置的针芯丢弃在锐器盒内。

⑬以穿刺点为中心用无菌透明敷贴将导管座做封闭式固定，延长管"U"形固定，肝素帽高于导管尖端，记录日期并签名。

⑭根据病情和药物调速，填写输液卡，再次核对。

⑮整理床单元，患者体位舒适。

⑯操作熟练并穿刺成功，方法正确，无污染。

⑰用物处理恰当。

⑱洗手，签名，做好记录。

6. 质量评价

（1）与患者交流态度和蔼，注意保护隐私、保暖，人文关怀，流程熟练。

（2）动作轻巧、规范、稳重，严格查对制度，清 – 污观念强、无菌观念强。

【考核内容评分指引】

<table>
<tr><td colspan="7" style="text-align:center">静脉留置针操作评分标准</td></tr>
<tr><td colspan="2">科室　　　姓名　　　成绩　　　考核者</td><td colspan="5">日期：　　年　月　日</td></tr>
<tr><td colspan="2" rowspan="2">项目</td><td rowspan="2">技术操作要求</td><td colspan="2">分值</td><td rowspan="2">实得分</td></tr>
<tr><td>是</td><td>否</td></tr>
<tr><td rowspan="10">核查表</td><td rowspan="2">准备
（6分）</td><td>仪表端庄，衣帽整洁</td><td>2</td><td>0</td><td></td></tr>
<tr><td>交代患者做好个人准备（如排便），使之了解静脉留置针的作用，其愿意配合</td><td>4</td><td>0</td><td></td></tr>
<tr><td rowspan="3">评估
（10分）</td><td>双向核查（2分），解释操作目的、方法及配合指导（2分）</td><td>4</td><td>0</td><td></td></tr>
<tr><td>了解患者病情，评估患者有无禁忌证</td><td>2</td><td>0</td><td></td></tr>
<tr><td>评估穿刺部位皮肤（2分）及血管情况（2分）</td><td>4</td><td>0</td><td></td></tr>
<tr><td rowspan="2">操作前
（6分）</td><td>洗手（1分），戴口罩（1分）</td><td>2</td><td>0</td><td></td></tr>
<tr><td>备齐用物，放置合理</td><td>4</td><td>0</td><td></td></tr>
<tr><td rowspan="11">操作过程
（50分）</td><td>环境安静，适合操作</td><td>2</td><td>0</td><td></td></tr>
<tr><td>携用物至床旁，双向核查患者信息</td><td>4</td><td>0</td><td></td></tr>
<tr><td>患者体位合理、舒适</td><td>2</td><td>0</td><td></td></tr>
<tr><td>核对，挂瓶，排气</td><td>2</td><td>0</td><td></td></tr>
<tr><td>选择血管，于进针点上方10cm处扎压脉带</td><td>3</td><td>0</td><td></td></tr>
<tr><td>消毒，直径范围不少于8cm×8cm，充分待干</td><td>3</td><td>0</td><td></td></tr>
<tr><td>准备无菌透明敷料贴和胶布</td><td>2</td><td>0</td><td></td></tr>
<tr><td>取出留置针，根据留置针接口按要求连接输液器，再次排气，去除护针帽，左右转动针芯</td><td>4</td><td>0</td><td></td></tr>
<tr><td>绷紧皮肤，以15°～30°角直刺静脉，见回血后降低角度至5°～10°，再进针2～3cm，将针芯后撤少许使针尖退至导管内</td><td>2</td><td>0</td><td></td></tr>
<tr><td>松开压脉带，打开调速器</td><td>10</td><td>0</td><td></td></tr>
<tr><td rowspan="4">操作后
（8分）</td><td>持针翼座末端撤出针芯，直至安全保护装置激活并脱离导管座，将带保护装置的针芯丢弃在锐器盒内</td><td>2</td><td>0</td><td></td></tr>
<tr><td>以穿刺点为中心用无菌透明敷贴将导管座做封闭式固定，延长管"U"形固定，肝素帽高于导管尖端，记录日期并签名</td><td>5</td><td>0</td><td></td></tr>
<tr><td>根据病情和药物调速，填写输液卡，再次核对</td><td>4</td><td>0</td><td></td></tr>
<tr><td>整理床单元，患者体位舒适</td><td>2</td><td>0</td><td></td></tr>
</table>

续表

项目		技术操作要求	分值				实得分
			是		否		
核查表	操作后（8分）	操作熟练并穿刺成功，方法正确，无污染	2		0		
		用物处理恰当	2		0		
		洗手（1分），签名，做好记录（1分）	2		0		
等级量表	评价（20分）	与患者交流态度和蔼，注意保护隐私、保暖，人文关怀，流程熟练	差	一般	较好	优秀	
			1	4	7	10	
		动作轻巧、规范、稳重，严格查对制度，清－污观念强、无菌观念强	1	4	7	10	
		完成时间12分钟，超时部分不计分					
总分100分							

考站五　健康教育

【考生与考官指引】

1. 考核情境

　　王某，女，40岁，已婚，市医保，因反复腹泻、腹痛6月余加重1周就诊。现患者神志清楚，无明显不适，纳可，寐安，二便平，舌质淡红，苔薄白，脉弦。患者希望了解出院后的调护事项，请对患者进行出院前健康教育。

2. 考核时间

5分钟（读题1分钟，考核4分钟）。

3. 场景与用物设置

（1）场景：病床1张，标准化病人1位，考官2位。

（2）用物：病历夹1个，患者信息单（考生用）1份，患者信息单（考官用）2份，笔1支，白纸1张。

4. 监考与评分注意事项

（1）请根据泄泻的健康教育评分指引进行评分。

（2）考生回答若是经由标准化病人提醒才答对，可酌情给分。

（3）考核时间结束时，务必请考生停止考核。

【考核内容评分指引】

泄泻的健康教育评分指引			
评分项目	完全做到（2分）	部分做到（1分）	未做到（0分）
健康教育前评估			
1. 评估患者需求，已有的泄泻的预防相关知识与技能	做到		未做到

续表

泄泻的健康教育评分指引			
健康教育			
2. 慎起居，适寒温，防复感，根据气候变化增减衣服，盛夏不可贪凉，冬春注意防寒保暖	做到		未做到
3. 日常保健：①讲究个人卫生，饭前便后洗手，防止病从口入。②加强体育锻炼，增强脾胃运化功能，如打太极、易筋经、八段锦等	做到		未做到
4. 合理饮食：宜清淡，易消化，富营养；不可过食生冷或肥甘厚腻的食物；禁食不洁及腐败的食物	做到		未做到
5. 调畅情志，排解不良情绪	做到		未做到
6. 评价健康教育的效果：患者对日常保健要点的掌握情况	做到		未做到
沟通与关爱			
7. 使用尊称称呼患者	做到		未做到
8. 面带微笑，与患者有眼神交流	做到		未做到
9. 及时回答患者的疑问	做到		未做到
10. 给患者发放健康教育相关载体：宣传单、宣传册、视频等	做到		未做到
理论提问			
11. 正确回答考官问题	正确		未提出或错误
百分比分数计算评分	得分÷22（本站得分）×100×10%（本站权重）=本站得分		

N3 ～ N4 护士

第一节　褥　疮

　　褥疮是指身体局部组织长期受压，血液循环障碍，局部组织持续缺血、缺氧，营养缺乏，致使皮肤失去正常功能而引起的局限性组织破损和坏死，通常位于骨隆突处，由压力所致。褥疮是长期卧床患者或躯体移动障碍患者皮肤易出现的最严重问题，具有发病率高、病程发展快、难以治愈及治愈后易发的特点，一直是医疗和护理领域的难题，引起了医疗机构的广泛关注。

　　考核目的

　　本节共设置 5 个场景，重点考核 N3 ～ N4 护士对褥疮患者病史采集、专科身体评估、护理配合要点、危重患者翻身及换药技术及健康指导等内容的熟练掌握情况，旨在提高N3 ～ N4护士对褥疮的综合护理，以及正确施以护理措施的能力。

考站一　病情资料采集

【考生与考官指引】

1. 考核情境

王某，女，40 岁。患者于 1 年前中风后致左侧肢体偏瘫，长期卧床，骶尾部约 7cm×8cm 褥疮，受压部位皮肤破溃，有黄脓渗出液，异味，故来医院就诊。测 T 36.5℃，P 92 次 / 分，R 32 次 / 分，BP 90/50mmHg。入院后给予患者气垫床，侧卧位处置。如果你是接诊护士，请对患者进行病情资料采集。

2. 考核时间

15 分钟（读题 2 分钟，考核 13 分钟）。

3. 场景与用物设置

（1）场景：病床 1 张，标准化病人 1 位，考官 2 位。

（2）用物：治疗盘 1 个，听诊器 1 个，挂号单 1 张，患者信息单（考生用）1 份，患者信息单（考官用）2 份，笔 1 支，白纸数张。

4. 监考与评分注意事项

（1）请根据褥疮的病情资料采集评分指引进行评分。

（2）考生回答若是经由标准化病人才答对，可酌情给分。

（3）考生进行身体评估或抽血化验检查，若没有标准化病人，请考官做出相应回答。

（4）考核时间结束时，务必请考生停止本站考核，进入下一站考核，不可拖延时间。

【考核内容评分指引】

褥疮的病情资料采集评分指引			
评分项目	完全做到（2 分）	部分做到（1 分）	未做到（0 分）
素质要求			
1. 仪表大方，举止端庄，态度和蔼	做到		未做到
2. 称呼、自我介绍（姓名与职责），向患者解释沟通目的	2 项均做到	任 1 项未做到	2 项均未做到
现病史			
3. 询问患者姓名、就诊号、年龄（患者复述一致），为患者评估生命体征	2 项均做到	任 1 项做到	2 项均未做到
4. 询问患者褥疮的发生时间与经过	做到		未做到
5. 评估褥疮范围的大小	做到		未做到

续表

褥疮的病情资料采集评分指引			
6. 评估褥疮的部位及性质	做到		未做到
7. 评估患者受压的具体部位、疼痛性质、程度、持续时间	做到		未做到
8. 评估患者褥疮的临床特点（起病缓急与持续时间）	做到		未做到
9. 评估患者是否有其他不适，是否测量过血糖	2项均做到	任1项未做到	2项均未做到
10. 评估患者是否有咳嗽、咳痰	做到		未做到
11. 评估患者是否有恶心、呕吐	做到		未做到
12. 评估有无开放性伤口	做到		未做到
13. 评估初步的处理情况	做到		未做到
14. 评估心理状态：有无恐惧或焦虑	做到		未做到
既往史、家族史、过敏史、个人生活史、一般资料			
15. 评估既往史	做到		未做到
16. 评估家族史	做到		未做到
17. 评估过敏史	做到		未做到
18. 评估个人史：烟酒嗜好、作息规律、活动	3项均做到	任1项未做到	3项均未做到
19. 评估一般资料：付费方式、联系地址和电话、社会支持等	4项均做到	2～3项做到	小于2项做到
身体评估			
20. 检查患者精神和意识状态，评估有无意识障碍	检查全面且方法正确	检查不全面	未做到或方法错误
21. 检查患者皮肤是否有发绀	检查全面且方法正确	检查不全面	未做到或方法错误
22. 视诊全身皮肤情况，包括肩胛骨、骶尾部、足后跟	检查全面且方法正确	检查不全面	未做到或方法错误
23. 浅触诊全腹、肝脾，检查四肢活动度	检查全面且方法正确	检查不全面	未做到或方法错误
需进一步评估的检查项目			
24. 提出需要进行抽血化验的检查（空腹血糖、血常规、电解质等）	做到		未做到
沟通技巧			
25. 使用尊称称呼患者	做到		未做到
26. 面带微笑，与患者有眼神交流	做到		未做到
27. 全神贯注，用心聆听患者的回答	做到		未做到
28. 以开放式的问句进行沟通	全程使用开放式问句4次以上	全程使用开放式问句4次以下	全程均未使用开放式问句
29. 资料采集过程流畅，具有逻辑性	做到		未做到
百分比分数计算评分	得分÷58（本站得分）×100×25%（本站权重）=考站得分		

【标准化病人指引】

病情资料	
基本信息	王某，女，40岁，因骶尾部约 7cm×8cm 褥疮，受压部位皮肤破溃，有黄脓渗出液，异味而就诊
现病史	患者因于 1 年前中风后致左侧肢体偏瘫，长期卧床，骶尾部约 7cm×8cm 褥疮，受压部位皮肤破溃，有黄脓渗出液，异味，反复感染不得愈合
既往病史	1 年前脑梗
家族病史	否认家族病史
过敏史	否认药物、食物过敏史
个人生活史	饮食：平素饮食不规律，营养不良
	睡眠：睡眠不佳
	二便：大便量少，小便黄
	月经史：月经量少，色暗红，周期规律
	婚育史：已婚，孕 1 产 1，顺产
	嗜好：无
	疫区旅居史：无
	作息：不规律
一般资料	文化程度：初中
	心理社会：对生活失去信心
身体评估	生命体征：T 36.5℃，P 92 次 / 分，R 32 次 / 分，BP 90/50mmHg。身高 159cm，体重 47kg
	体格检查：神志清醒，对答切题。无发绀，双侧瞳孔等大等圆，对光反射灵敏。腹部平软，无压痛及反跳痛，肝脾肋下未触及，移动性浊音阴性，肠鸣音正常。左侧肢体活动受限，肌力 3 级
辅助检查	①白蛋白 25g/L，血红蛋白 90g/L。②心电图示窦性心律

【相关知识】

褥疮预防的新兴疗法

随着对褥疮研究的不断深入，目前提出有关褥疮预防的新兴疗法包括：

（1）控制微环境：选择支撑面时，应考虑其对微环境温度、湿度的控制能力，忌将加热装置（热水袋、电热毯等）直接置于皮肤表面或褥疮创面。

（2）使用预防性敷料：预防性敷料性质各异，需根据患者个体情况进行选择。选择时应考虑敷料控制微环境的能力，贴敷及去除的容易程度，能否定期反复打开以评估皮肤，能否形成符合贴敷的解剖部位以及是否具有合适的尺寸。如在经常受摩擦力与剪切力影响的骨隆突处可使用聚氨酯泡沫敷料预防褥疮。

（3）使用纺织面料：使用丝质面料或非棉质或棉类混纺面料以降低剪切力与摩擦力。

（4）采用肌肉电刺激：对于脊髓损伤的患者，可在褥疮易患部位采用电刺激以诱发间歇性强制肌肉收缩，从而降低褥疮的发生风险。

考站二 病情诊断与护理问题

【考生与考官指引】

1.考核情境

王某，女，40岁。患者因中风偏瘫致长期卧床，骶尾部约7cm×8cm褥疮，受压部位皮肤破溃，有黄脓渗出液，异味，故来医院就诊。测T 36.5℃，P 92次/分，R 32次/分，BP 90/50mmHg。入院后给予患者气垫床，侧卧位处置。如果你是责任护士，请结合第一考站的评估结果，概括主诉，陈述病史，进行辨病、辨证分析，提出护理问题。

2.考核时间

7分钟（读题2分钟，考核5分钟）。

3.场景与用物设置

（1）场景：病床1张，考官2位，标准化病人1位。

（2）用物：患者信息单（考生用）1份，患者信息单（考官用）2份，笔1支，白纸数张。

4.监考与评分注意事项

（1）请根据褥疮的辨病辨证与护理问题分析评分指引进行评分。

（2）考核时间结束时，务必请考生停止本站考核，进入下一场考核，不可拖延时间。

【考核内容评分指引】

褥疮的辨病辨证与护理问题分析评分指引			
评分项目	完全做到（2分）	部分做到（1分）	未做到（0分）
概括主诉			
1.正确概况患者主诉	做到		未做到
陈述病史			
2.有条理地叙述现病史	做到		未做到
3.正确叙述既往史、外伤史（否认手术史）	做到		未做到
4.正确叙述过敏史	做到		未做到
5.正确叙述个人生活史	做到		未做到
6.正确叙述一般资料	2项均做到	任1项未做到	2项均未做到
7.正确叙述身体评估资料：气管位置，胸部视诊、触诊、叩诊、听诊情况	做到		未做到
8.正确叙述身体评估资料：生命体征、神、色、褥疮部位，舌，脉	5～6项均做到	2～4项未做到	6项均未做到

褥疮的病情资料采集评分指引			
辨病分析			
9. 中医病名诊断（褥疮）	正确	部分正确	未提出或错误
10. 西医病名诊断（压力性损伤）	说明内容完整且正确	说明内容不全	说明内容错误
11. 诊断依据（发病原因、临床表现、体格检查结果、抽血化验检查结果）	说明内容完整且正确	说明内容不全	说明内容错误
辨证分析			
12. 证候分型（蕴毒腐溃证）	正确		未提出或错误
13. 辨证依据（患处皮肤溃烂，腐肉及脓水较多，或有恶臭，严重者溃烂可深及筋骨，四周漫肿；伴有发热或低热，口苦且干，形神萎靡，不思饮食等；舌质红苔少，脉细数）	正确		未提出或错误
14. 证候分析：久卧久病，致气机郁滞，郁久化热成毒，向内腐蚀筋骨，向外腐蚀肌肤，加之躯体局部连续长期受到压迫及摩擦，导致皮肉坏死，溃腐成疮，深至筋骨；热毒内蕴耗气伤阴，故可见发热或低热、口苦且干等症状；舌质红，苔少，脉细数为阴津耗伤之象	说明内容完整且正确	说明内容不全	说明内容错误
护理诊断/问题			
15. 皮肤完整性受损：皮肤溃烂与久蕴成毒、毒盛肉腐有关（判断依据：肢体活动受限）	正确	部分正确	未提出或错误
16. 自理能力缺陷：卧床不起与原发病有关（判断依据：患者左侧肢体偏瘫，长期受压，损伤筋膜层）	正确	部分正确	未提出或错误
17. 潜在并发症：败血症、肺部感染（诊断依据：患者长期卧床，受压部位溃烂）	正确	部分正确	未提出或错误
理论提问			
18. 正确回答考官问题	做到		未做到
沟通技巧			
19. 辨病辨证思路清晰	做到		未做到
20. 护理问题正确排序	做到		未做到
百分比分数计算评分	得分÷40（本站得分）×100×20%（本站权重）＝本站得分		

【相关知识】

1. 褥疮的易患部位

（1）仰卧位：好发于枕骨粗隆、肩胛部、肘部、脊椎体隆突处、骶尾部及足后跟部。

（2）侧卧位：好发于耳郭、肩峰、肋骨、肘部、髋部、膝关节内外侧及内外踝处。

（3）俯卧位：好发于面颊部、耳郭、肩部、女性乳房、男性生殖器、髂嵴、膝部及足尖处。

（4）坐位：好发于坐骨结节处。

2. 褥疮发生的原因

（1）力学因素：褥疮不仅由垂直压力引起，还可由摩擦力和剪切力引起，通常是2～3种力联合作用所致。

（2）局部潮湿或排泄物刺激。

（3）营养状况。

（4）年龄。

（5）体温升高。

（6）医疗器械使用不当。

（7）机体活动和感觉障碍。

（8）急性应激因素。

考站三　辨证施护

【考生与考官指引】

1. 考核情境

　　王某，女，40岁。患者因中风左侧肢体偏瘫致长期卧床，骶尾部约7cm×8cm褥疮，受压部位皮肤破溃，有黄脓渗出液，异味，故来医院就诊。入院后测T 36.5℃，P 92次/分，R 32次/分，BP 90/50mmHg。给予患者气垫床，目前侧卧位处置。现患者入院后第1天，如果你是责任护士，请从观察、起居、饮食、用药、情志5个方面解决该患者的护理问题。

2. 考核时间

12分钟（读题2分钟，考核10分钟）。

3. 场景与用物设置

（1）场景：病床1张，考官2位，标准化病人1位。

（2）用物：患者信息单（考生用）1份，患者信息单（考官用）2份，笔1支，白纸数张。

4. 监考与评分注意事项

（1）请根据褥疮的辨证施护评分指引进行评分。

（2）考核时间结束时，务必请考生停止本站考核，进入下一场考核，不可拖延时间。

【考核内容评分指引】

褥疮的辨证施护评分指引			
评分项目	完全做到（2分）	部分做到（1分）	未做到（0分）
病情观察			
1. 注意观察患者压力性损伤的部位、范围、深度和出血量	完全做到	部分做到	均未做到

褥疮的辨证施护评分指引			
2. 监测患者的生命体征、神志及白蛋白的变化等	完全做到	部分做到	均未做到
3. 评估患者褥疮的损伤期，进行针对性的护理，无需太多限制活动	完全做到	部分做到	均未做到
4. 若白蛋白＜28g/L，应减少活动，补充白蛋白	完全做到	部分做到	均未做到
护理问题			
5. 皮肤完整性受损	做到		未做到
护理目标			
6. 患者皮肤伤口愈合	做到		未做到
护理措施			
7. 严格按照褥疮的护理进行翻身，做好基础护理，协助做好各种生活护理	完全做到	部分做到	均未做到
8. 进食高维生素、高蛋白、清淡、易消化的食物	完全做到	部分做到	均未做到
9. 避免进食辛辣、坚硬、油炸的食物诱发消化道出血	完全做到	部分做到	均未做到
10. 保持床单位平整，衣着轻软、宽松；避免肢体的碰撞或外伤	完全做到	部分做到	均未做到
11. 注意有无身体其他部位的压疮	完全做到	部分做到	均未做到
12. 保持干燥清洁，定期查看血常规结果，避免发生全身感染	完全做到	部分做到	均未做到
13. 勤剪指甲，擦拭皮肤，大小便完后需做好护理，避免粪便浸润	完全做到	部分做到	均未做到
护理问题			
14. 焦虑	做到		未做到
护理目标			
15. 患者情绪稳定	做到		未做到
护理措施			
16. 通过交谈确定患者对疾病和未来生活方式的顾虑	完全做到	部分做到	均未做到
17. 安抚关心患者，介绍成功病例，耐心向患者解释该病的治疗和预后方面的知识	完全做到	部分做到	均未做到
18. 强化患者积极学习的信心	做到		未做到
19. 定时巡视病房，了解患者的需求	完全做到	部分做到	均未做到
护理问题			
20. 疼痛	做到		未做到
护理目标			
21. 患者疼痛感缓解或消失	做到		未做到
护理措施			
22. 关注患者受损皮肤的情况，定期进行换药，保持伤口清洁、干燥，避免伤口感染	完全做到	部分做到	均未做到

续表

褥疮的辨证施护评分指引			
23.伤口疼痛，可耳穴埋籽，取交感、神门、皮质下、敏感区，无效者遵医嘱给予镇静止痛剂	完全做到	部分做到	均未做到
24.安慰患者，解释病情，列举褥疮治愈康复的病例，使之消除紧张恐惧，增强治愈的信心	完全做到	部分做到	均未做到
百分比分数计算评分	得分÷48（本站得分）×100×20%（本站权重）＝本站得分		

【相关知识】

褥疮患者进行体位变换的方法

体位变换可间歇性解除压力或使压力再分布，避免局部组织长期受压，从而减轻受压程度。经常翻身是长期卧床患者最简单而有效的解除压力的方法。翻身频率需根据患者的组织耐受度、移动和活动能力、病情以及皮肤状况而定。一般每2小时翻身一次，必要时每30分钟翻身一次，变换体位时需掌握翻身技巧或借助辅助装置，避免推、拉等动作，避免皮肤受摩擦力和剪切力的作用。体位变换后需合理摆放体位。长期卧床的患者，可采用30°斜侧卧位，避免采用使压力加大的躺卧姿势，如90°侧卧位或半坐卧位。且在病情允许的情况下，床头抬高角度限制于30°内，避免身体下滑而形成剪切力。长期坐位的患者，除需注意维持其稳定性及全范围活动性外，还应注意保持合适的坐姿以减轻剪切力和压力对皮肤和软组织的作用。变换体位的同时，应评估患者皮肤情况，建立床头翻身记录卡。

考站四　护理技术——危重患者翻身、换药技术

考核情境

王某，女，40岁，因中风左侧肢体活动不利，偏瘫至长期卧床，骶尾部约7cm×8cm褥疮，受压部位皮肤破溃，有黄脓性渗出液，异味。请为患者行危重患者翻身与换药技术。

危重患者翻身

【考生与考官指引】

1.实施要点

（1）询问了解患者病情及配合能力。

（2）了解患者导管及局部皮肤情况。

（3）向患者及其家属解释，取得配合。

（4）评估床单元情况。

2. 操作要点

（1）核对患者信息，确认病床处于固定状态，酌情移床头桌、椅。

（2）将各种导管及输液装置安置妥当，将盖被折叠至床尾或一侧。

（3）双手交叉于胸腹前，帮助患者屈双腿，移肩、腰、臀及下肢于近侧，翻转至对侧。

（4）将一软枕放于患者背部支持身体，另一软枕放于两膝之间并使双膝呈自然弯曲状。

（5）整理床单位。

（6）记录翻身时间等，告知患者及其家属翻身的目的和方法，以取得配合。

3. 注意事项

（1）护士应注意节力原则，移动患者时动作应轻稳、协调一致，不可拖拉，以免擦伤皮肤。

（2）翻身时应注意为患者保暖并防止坠床。

（3）根据患者病情及皮肤受压情况，确定翻身间隔的时间，并做好交接班。

（4）若患者身上有各种导管或输液装置，应先将导管安置妥当，翻身后仔细检查导管是否有脱落、移位、扭曲、受压，以保持导管通畅。

（5）为手术患者翻身前应先检查伤口敷料是否潮湿或脱落，如已脱落或被分泌物浸湿，应先更换敷料并固定妥当后再行翻身，翻身后注意伤口不可受压。

4. 操作程序及评分方法

（1）准备

①着装整齐。

②评估：询问了解患者病情及配合能力，了解患者导管及局部皮肤情况，向患者及其家属解释，取得配合。

③调节室温。

④洗手，酌情戴口罩。

⑤备物：一次性床刷套1个、翻身卡1个、翻身枕2个。

（2）实施

①携用物到患者床旁，核对患者信息。

②确认病床处于固定状态，酌情移开床旁桌、椅，放下近侧床栏。

③将各种导管及输液装置安置妥当。

④将盖被折叠至床尾或一侧。

⑤将患者双手交叉放于胸腹部，两腿屈曲。

⑥将患者肩、腰、臀及下肢移于近侧。

⑦一手托肩，一手托膝，轻轻将患者转向对侧，使其背向护士（同时观察患者的神志、呼吸及面色）。

⑧将一枕头放于患者背部支撑身体，另一枕头放于患者双膝之间，使双膝处于功能位置。

⑨整理床单位，打上床栏。

⑩在翻身卡上记录。

⑪整理用物，分类处理。

⑫洗手。

5. 质量评价

（1）举止端庄，语言温和。

（2）关注患者舒适、保暖，动作轻柔。

（3）与患者交流用语规范、自然、针对性强。

（4）操作流程熟练，动作规范。

（5）完成时间5分钟。

【考核内容评分指引】

危重患者翻身操作评分标准					
科室　　姓名　　成绩　　考核者				日期：　年　月　日	
项目		技术操作要求	分值		实得分
			是	否	
核查表	准备（10分）	仪表端庄（2分），衣帽整洁（2分）	4	0	
		核对医嘱	4	0	
		评估床单元情况	2	0	
	评估（10分）	了解患者病情及配合能力	4	0	
		了解患者导管及局部皮肤情况	4	0	
		向患者及其家属解释，取得配合	2	0	
	操作前（10分）	洗手（3分），戴口罩（3分）	6	0	
		备齐用物，放置合理	4	0	
	操作过程（50分）	核对患者信息	4	0	
		确认病床处于固定状态	2	0	
		酌情移床头桌、椅	2	0	
		将各种导管及输液装置安置妥当	4	0	
		将盖被折叠至床尾或一侧	2	0	
		双手交叉于胸腹前（3分），帮助患者屈双腿（3分），移肩、腰、臀及下肢于近侧（3分），翻转至对侧（3分）	12	0	
		将一软枕放于患者背部支持身体，另一软枕放于两膝之间并使双膝呈自然弯曲状	4	0	
		必要时拉床栏	2	0	
		一手托肩，一手托膝部，轻轻将患者推向对侧，使其面向护士	4	0	

续表

项目		技术操作要求	分值				实得分
			是	否			
核查表	操作过程（50分）	动作协调，没有拖拉	4	0			
		注意应用节力原则	4	0			
		整理床单元，患者体位舒适	2	0			
		用物处理恰当	2	0			
		洗手（1分），记录（1分）	2	0			
等级量表	评价（20分）	与患者交流态度和蔼，注意保护隐私、保暖，人文关怀，流程熟练	差	一般	较好	优秀	
			1	4	7	10	
		动作轻巧、规范、稳重，严格查对制度，清–污观念强	差	一般	较好	优秀	
			1	4	7	10	
		完成时间5分钟，超时部分不计分					

换药技术

【考生与考官指引】

1. 实施要点

（1）评估患者：①评估患者的身体情况。②评估患者的伤口情况。③评估患者的合作程度。

（2）操作要点：①戴手套，揭去外层敷料。②沿伤口纵轴方向用镊子揭去内层敷料。③评估伤口（形状、组织形态、潜行、窦道、瘘管、分泌物性状、感染或污染情况、周围皮肤情况等）。④用两把镊子夹取碘伏棉球环形或Z字形擦拭伤口周围皮肤3次，避免拭入伤口内，消毒范围为创缘2cm。⑤清洁伤口由内向外消毒或擦拭伤口周围皮肤3次，感染或污染伤口由外向内消毒伤口周围皮肤3次。⑥根据渗出液情况选用合适的伤口清洗液。⑦根据伤口情况，采用外科清创、机械清创或自溶清创等清创方法。⑧最后用生理盐水涡流式冲洗或生理盐水棉球擦拭伤口直至清洁，用纱布擦干。⑨根据伤口情况酌情安放引流条和（或）使用湿性敷料。⑩酌情加盖外层敷料，妥善包扎、固定。

2. 指导患者

保持伤口的清洁、干燥，避免污染。

3. 注意事项

（1）严格执行无菌操作原则，清洁伤口消毒方向由内向外，污染伤口消毒方向由外向内。

（2）动作要轻柔，避免损伤正常组织。

（3）敷料潮湿时应及时更换。

（4）包扎伤口时要保持良好的血液循环，不可固定太紧。包扎肢体时应从肢体远端到近端，促进静脉血回流。

（5）熟悉各种湿性敷料的特点，根据伤口情况合理选择敷料。

4. 操作程序

（1）准备

①环境要求安全、舒适、清洁、安静，符合伤口换药求，私密性良好。酌情关门窗，拉床帘。

②核对医嘱。

③核对患者信息并解释。

④询问、了解患者身体状况，评估伤口情况。

⑤护士要求：着装整齐，洗手，戴口罩，帽子，必要时穿隔离衣戴手套。

⑥用物准备：治疗盘包1个（棉球、纱布、有齿镊、无齿镊），生理盐水，外科手套，刀片，凡士林纱布，敷料，胶布或绷带，碘伏等。

（2）实施

①携用物至床边，再次核对床号、姓名、腕带，与其交流，缓解其紧张情绪。

②帮助患者取合适体位，充分暴露伤口，注意遮盖与保暖，必要时使用屏风。

③敷料由上而下沿长轴揭下，以免伤口裂开或出血。敷料有脓液的一面向上，置于弯盘内。

④再次洗手或手消毒。

⑤沿伤口纵轴方向用镊子揭去内层敷料，再次评估伤口（形状、组织形态、潜行、窦道、瘘管、分泌物性状、感染或污染情况、周围皮肤情况等）。

⑥用两把镊子夹取碘伏棉球环形或Z字形擦拭伤口周围皮肤3次，避免拭入伤口内，消毒范围为创缘2cm。

⑦清洁伤口。一般伤口：左手持镊至换药碗中取碘伏或生理盐水棉球递至右手镊子，两把镊子不可碰撞，用右手镊子持棉球由内向外消毒或擦拭伤口3次。感染或污染伤口：左手持镊至换药碗中取碘伏棉球递至右手镊子中，用右手镊子持碘伏棉球由外向内消毒伤口周围皮肤3次，根据渗出液情况选用合适的伤口清洗液，有坏死组织的伤口根据伤口情况，采用外科清创或自溶清创等清除坏死组织后，用生理盐水涡流式冲洗或生理盐水棉球擦拭伤口直至清洁，用纱布擦干。

⑧根据伤口情况酌情安放使用湿性敷料。

⑨酌情加盖无菌敷料。

⑩妥善包扎、固定。

⑪整理床单位，协助患者取舒适体位，交代注意事项。

⑫整理用物，分类处理。

⑬洗手，取口罩，记录。

【考核内容评分指引】

<table>
<tr><td colspan="8" align="center">换药技术操作评分标准</td></tr>
<tr><td>科室</td><td>姓名</td><td>成绩</td><td colspan="2">考核者</td><td colspan="3">日期：　年　月　日</td></tr>
<tr><td colspan="2" rowspan="2" align="center">项目</td><td rowspan="2" align="center">技术操作要求</td><td colspan="4" align="center">分值</td><td rowspan="2">实得分</td></tr>
<tr><td colspan="2">是</td><td colspan="2">否</td></tr>
<tr><td rowspan="3">准备
（10分）</td><td>仪表端庄（2分），衣帽整洁（2分）</td><td>4</td><td colspan="2">0</td><td></td><td></td></tr>
<tr><td>核对医嘱</td><td>4</td><td colspan="2">0</td><td></td><td></td></tr>
<tr><td>评估床单位情况</td><td>2</td><td colspan="2">0</td><td></td><td></td></tr>
<tr><td rowspan="3">评估
（10分）</td><td>了解患者身体状况、评估伤口情况</td><td>4</td><td colspan="2">0</td><td></td><td></td></tr>
<tr><td>评估操作环境</td><td>4</td><td colspan="2">0</td><td></td><td></td></tr>
<tr><td>向患者及其家属解释，取得配合</td><td>2</td><td colspan="2">0</td><td></td><td></td></tr>
<tr><td rowspan="2">操作前
（10分）</td><td>洗手（3分），戴口罩（3分）</td><td>6</td><td colspan="2">0</td><td></td><td></td></tr>
<tr><td>备齐用物，放置合理</td><td>4</td><td colspan="2">0</td><td></td><td></td></tr>
<tr><td rowspan="15">核查表</td><td rowspan="15">操作
过程
（50分）</td><td>核对患者信息</td><td>2</td><td colspan="2">0</td><td></td><td></td></tr>
<tr><td>将各种导管及输液装置安置妥当</td><td>2</td><td colspan="2">0</td><td></td><td></td></tr>
<tr><td>将盖被折叠至床尾或一侧</td><td>2</td><td colspan="2">0</td><td></td><td></td></tr>
<tr><td>帮助患者取合适体位，充分暴露伤口，注意遮盖与保暖，必要时使用屏风</td><td>2</td><td colspan="2">0</td><td></td><td></td></tr>
<tr><td>敷料由上而下沿长轴揭下，以免伤口裂开或出血，敷料有脓液的一面向上，置弯盘内</td><td>4</td><td colspan="2">0</td><td></td><td></td></tr>
<tr><td>再次洗手或手消毒</td><td>2</td><td colspan="2">0</td><td></td><td></td></tr>
<tr><td>沿伤口纵轴方向用镊子揭去内层敷料，再次评估伤口（形状、组织形态、潜行、窦道、瘘管、分泌物性状、感染或污染情况、周围皮肤情况等）</td><td>6</td><td colspan="2">0</td><td></td><td></td></tr>
<tr><td>用两把镊子夹取碘伏棉球环形或Z字形擦拭伤口周围皮肤3次，避免拭入伤口内，消毒范围为创缘2cm</td><td>4</td><td colspan="2">0</td><td></td><td></td></tr>
<tr><td>清洁伤口：一般伤口：左手持镊至换药碗中取碘伏或生理盐水棉球递至右手镊子，两把镊子不可碰撞，右手镊子持棉球由内向外消毒或擦拭伤口3次。感染或污染伤口：左手持镊至换药碗中取碘伏棉球递至右手镊子中，右手镊子持碘伏棉球由外向内消毒伤口周围皮肤3次，根据渗出液情况选用合适的伤口清洗液，有坏死组织的伤口根据伤口情况，采用外科清创或自溶清创等清除坏死组织后，用生理盐水涡流式冲洗或生理盐水棉球擦拭伤口直至清洁，纱布擦干</td><td>16</td><td colspan="2">0</td><td></td><td></td></tr>
<tr><td>根据伤口情况酌情安放使用湿性敷料</td><td>2</td><td colspan="2">0</td><td></td><td></td></tr>
<tr><td>酌情加盖无菌敷料，妥善包扎、固定</td><td>2</td><td colspan="2">0</td><td></td><td></td></tr>
<tr><td>整理床单位，协助患者取舒适体位，交代注意事项</td><td>2</td><td colspan="2"></td><td></td><td></td></tr>
<tr><td>整理用物，分类处理，洗手，取口罩，记录</td><td>4</td><td colspan="2"></td><td></td><td></td></tr>
</table>

续表

项目		技术操作要求	分值				实得分
			是		否		
等级量表	评价（20分）	与患者交流态度和蔼，注意保护隐私、保暖，人文关怀，流程熟练	差	一般	较好	优秀	
			1	4	7	10	
		动作轻巧、规范、稳重，严格查对制度，无菌观念强	差	一般	较好	优秀	
			1	4	7	10	
		完成实际10分钟，超时部分不计时					

考站五　健康教育

【考生与考官指引】

1. 考核情境

王某，女，40岁，因中风左侧肢体活动不利，偏瘫至长期卧床，骶尾部约7cm×8cm褥疮，受压部位皮肤破溃，有黄脓性渗出液，异味，故来医院就诊。入院后给予患者气垫床、定时翻身、白蛋白静滴、伤口换药等针对性治疗，目前骶尾部已结痂，嘱其明日出院。请对患者进行健康指导。

2. 考核时间

7分钟（读题2分钟，考核5分钟）。

3. 场景与用物设置

（1）场景：病床1张，标准化病人1位，考官2位。

（2）用物：病历夹1个，患者信息单（考生用）1份，患者信息单（考官用）2份，笔1支，白纸1张。

4. 监考与评分注意事项

（1）请根据褥疮的健康教育评分指引进行评分。

（2）考生回答若是经由标准化病人提醒才答对，可酌情给分。

（3）考核时间结束时，务必请考生停止考核。

【考核内容评分指引】

褥疮的健康教育评分指引			
评分项目	完全做到（2分）	部分做到（1分）	未做到（0分）
健康教育前评估			
1. 评估患者需求	做到		未做到
2. 评估患者对生活自理的能力	做到		未做到

续表

褥疮的健康教育评分指引			
3. 评估患者对肢体功能锻炼的掌握情况	做到		未做到
4. 评估患者对出院后生活方式的了解情况	做到		未做到
5. 评估患者对复诊知识的掌握情况	做到		未做到
指导功能锻炼			
6. 肢体功能锻炼：嘱患者出院后继续坚持左侧肢体功能锻炼；指导其避免长时间卧床，受压一个部位；指导患者尽早开展循序渐进的功能锻炼，日常所需自己完成	做到		未做到
指导生活方式			
7. 指导患者加强营养：①进食营养丰富的食物，多食蔬菜、水果，保持大便通畅。②忌食辛辣刺激、生冷、油腻食物，以防助湿生痰。③多饮水	做到		未做到
8. 指导患者合理休息，适当活动：①避免长时间卧床，可下床进行一些简单操的锻炼。②发现长期受压部位有压制不褪色等情况，及时做好处理，必要时回院复诊	做到		未做到
指导心理调节及复诊			
9. 强调保持乐观的重要性，指导患者自我调节情绪	做到		未做到
10. 说明定期医院复诊的重要性，指导患者出院后3个月复诊，了解褥疮的恢复情况	做到		未做到
评价健康教育的效果			
11. 评估患者对健康教育内容的掌握情况（如复述）	做到		未做到
沟通与关爱			
12. 使用尊称称呼患者	做到		未做到
13. 面带微笑，与患者有眼神交流	做到		未做到
14. 及时回答患者的疑问	做到		未做到
15. 给患者发放健康教育相关载体：宣传单、宣传册、视频等	做到		未做到
理论提问			
16. 正确回答考官问题	正确		未提出或错误
百分比分数计算评分	得分 ÷32（本站得分）×100×10%（本站权重）=本站得分		

第二节　踝关节骨折

　　踝部骨折是最常见的关节内骨折，约占全身骨折的3.9%，青壮年最易发生。局部肿胀、压痛和功能障碍是关节损伤的主要临床表现，诊断时，首先应根据外伤史和临床症状以及 X 线、CT 检查显示的骨折类型，分析造成损伤的机制，因为不同方向的暴力虽可发生同样的骨折，但其整复和固定方法则不尽相同。本节主要考查病史采集、踝关节骨折专科身体评估、疾病诊断与护理诊断、护理要点、静脉留置针和肌内注射操作要点，以及踝关节骨折患者出院健康教育等内容。

考核目的

本节共设置 5 个场景，重点考核 N3 ～ N4 护士对踝关节骨折患者病史采集、专科身体评估、护理诊断、术前术后护理要点、静脉留置针通道和肌内注射操作技术、功能锻炼指导等内容，旨在提高 N3 ～ N4 护士对踝关节骨折患者的综合护理、评判性思维，以及对危急症的护理配合、应急能力。

考站一　护理评估

【考生与考官指引】

1. 考核情境

王某，女，40 岁，被电动车撞伤致右踝关节疼痛、肿胀，不能站立 1 小时，由其家属陪同入院。如果你是责任护士，请接待新患者，进行护理评估。

2. 考核时间

12 分钟（读题 2 分钟，考核 10 分钟）。

3. 场景与用物设置

（1）场景：病床 1 张，标准化病人 1 位，考官 2 位。

（2）用物：腕带 1 个，挂号单 1 张，患者信息单（考生用）1 份，患者信息单（考官用）2 份，笔 3 支，白纸数张。

4. 监考与评分注意事项

（1）请根据踝关节骨折的护理评估评分指引对考生进行客观的评价。

（2）若考生需经标准化病人提示后才做出正确回答，可酌情给分。

（3）考生提出需做 X 线、CT 检查时，请考官做出相应回答。

（4）考核时间一旦结束，务必请考生终止本站考核，进入下一考站。

【考核内容评分指引】

踝关节骨折的护理评估评分指引			
评分项目	2分	1分	0分
素质要求			
1. 仪表大方，举止端庄，态度和蔼	做到		未做到
2. 称呼、自我介绍（姓名与职责），向患者解释沟通目的	2项均做到	任1项未做到	2项均未做到
现病史			
3. 询问患者姓名、年龄、就诊号，测量生命体征	4项均做到	任1项未做到	4项均未做到

踝关节骨折的护理评估评分指引			
4. 疼痛、肿胀的原因	做到		未做到
5. 数字疼痛评分	做到		未做到
6. 疼痛的部位、性质、持续时间	3 项均做到	任 1 项未做到	3 项均未做到
7. 肢体活动情况	做到		未做到
8. 肢体末梢皮肤颜色、温度、感觉、血运情况	做到		未做到
9. 肢体肿胀的原因、程度	2 项均做到	任 1 项未做到	2 项均未做到
10. 皮下淤青情况	做到		未做到
11. 身体其他不适症状	做到		未做到
12. 本次受伤的诊治经过：有无采取缓解措施及其效果	做到		未做到
13. 睡眠、饮食、大小便情况	4 项均做到	任 1 项未做到	4 项均未做到
14. 对疾病的认识及心理状态，有无性格、精神、情绪等异常	做到	任 1 项未做到	均未做到
既往史、家族史、过敏史、疫区旅居史、个人生活史、一般资料			
15. 既往史	做到		未做到
16. 家族史	做到		未做到
17. 食物、药物过敏史	做到		未做到
18. 个人史：烟酒嗜好、作息规律、疫区旅居史、活动	4 项均做到	任 1 项未做到	4 项均未做到
19. 一般资料：付费方式、文化水平、联系地址和电话、社会支持等	4 项均做到	2 ～ 3 项做到	小于 2 项做到
身体评估			
20. 判断意识状态：精神状态和定向力（人物、时间、地点）	检查全面且方法正确	检查不全面	未做到或方法错误
21. ABCD 检查（A 气道、B 呼吸、C 循环、D 神经功能）	检查全面且方法正确	检查不全面	未做到或方法错误
22. 视诊肢体有无肿胀、青紫、畸形	检查全面且方法正确	检查不全面	未做到或方法错误
23. 触诊足背动脉搏动、足部感觉、肢体有无压痛及骨擦音	检查全面且方法正确	检查不全面	未做到或方法错误
24. 检查足部脚趾背后屈活动，叩诊肢体有无纵向叩击痛、活动障碍	检查全面且方法正确	检查不全面	未做到或方法错误
需进一步检查化验项目			
25. 提出需做血生化检查：血浆凝血酶原时间（PT）	做到		未做到
26. 提出做心电图及踝关节 X 线、CT 检查	做到		未做到
沟通技巧			
27. 面带微笑，使用尊称与患者交流	做到		未做到
28. 全神贯注，用心聆听患者的回答	做到		未做到
29. 以开放式的问句进行沟通	做到		未做到

续表

踝关节骨折的护理评估评分指引				
30.资料采集过程流畅，具有条理性	做到		未做到	
百分比分数计算评分	得分÷60（本站得分）×100×25%（本站权重）=考站得分			

【标准化病人指引】

病历资料	
基本信息	王某，女，40岁，因电动车撞伤致右踝关节疼痛、肿胀，不能站立1小时
现病史	患者1小时前被电动车撞伤致右踝关节疼痛、肿胀、活动受限、不能站立，内、外踝压痛明显
既往病史	既往体健
家族病史	否认家族病史
过敏史	否认药物、食物过敏史
个人生活史	饮食：平素饮食规律
	睡眠：睡眠正常
	二便：正常
	月经史：经量正常，色暗红，周期规律
	婚育史：已婚，孕1产1，顺产
	嗜好：无
	疫区旅居史：无
	作息：规律
一般资料	文化程度：大专
	心理社会：精神高度紧张，社会支持良好
身体评估	生命体征：T 36.7℃，P 106次/分，R 21次/分，BP 130/74mmHg。身高160cm，体重55kg
	体格检查：右踝外旋畸形，右内踝下方皮肤青紫肿胀明显，局部压痛明显，间接叩击痛呈阳性，可触足背动脉搏动及骨擦音，足趾活动正常，末梢血运良好，右踝关节活动障碍。双侧瞳孔等大等圆，对光反射灵敏。气道通畅，呼吸规律，频率稍快，双肺呼吸音清
辅助检查	①实验室检查：PT正常。②右踝CT检查：右三踝骨折

【相关知识】

发生并发症——肺栓塞的处理

（1）立即通知医生，患者需立即平卧，并保持安静，尽量减轻患者的疼痛、恐惧和焦虑，快速给氧，一般4～6L/min，保持气道通畅。

（2）止痛，哌替啶50～100mg，控制胸部剧烈疼痛，必要时重复。

（3）解除肺栓塞及冠状动脉反射性的痉挛，需使用阿托品0.5～1mg。

（4）建立静脉通道。

（5）溶栓、抗凝治疗。

（6）绝对卧床休息，一般需要绝对卧床休息 2～3 周，不可过度屈曲下肢，以免栓子脱落，造成再次栓塞。有效制动，急性脂肪栓塞溶栓后，下肢深静脉血栓松动极易脱落，不能做下肢用力的动作及下肢按摩。卧床期间所有的检查都需平车接送。

（7）安抚患者及家属，做好各项护理记录。

考站二　病情诊断与护理问题

【考生与考官指引】

1. 考核情境

王某，女，40 岁，因被电动车撞伤至右踝关节疼痛、肿胀，不能站立 1 小时而收入院。患者 1 小时前过马路时被电动车撞伤右踝关节，当即出现右踝关节剧烈疼痛伴关节活动受限，无法站立。患者右踝关节部位明显肿胀，活动受限，内、外踝压痛感明显。测 T 36.7℃，P 106 次 / 分，R 21 次 / 分，BP 130/74mmHg。如果你是责任护士，请根据第一考站采集的资料，陈述病史，进行疾病诊断，提出 3 个主要的护理问题。

2. 考核时间

5 分钟（读题 1 分钟，考核 4 分钟）。

3. 场景与用物设置

（1）场景：病床 1 张，考官 2 位，标准化病人 1 位。

（2）用物：患者信息单（考生用）1 份，患者信息单（考官用）2 份，笔 3 支，白纸数张。

4. 监考与评分注意事项

（1）根据踝关节骨折的疾病诊断、护理问题分析评分指引对考生进行客观的评价。

（2）考核时间一旦结束，务必请考生终止本站考核，进入下一考站。

【考核内容评分指引】

踝关节骨折的疾病诊断、护理问题分析评分指引			
评分项目	2 分	1 分	0 分
概括主诉			
1. 正确概括患者主诉	做到		未做到
陈述病史			
2. 有条理地叙述现病史	做到		未做到
3. 正确叙述既往史	做到		未做到
4. 正确叙述家族史	做到		未做到
5. 正确叙述过敏史	做到		未做到
6. 正确叙述个人生活史	做到		未做到

续表

踝关节骨折的疾病诊断、护理问题分析评分指引			
7. 正确叙述一般资料	做到		未做到
8. 正确叙述身体评估资料：生命体征、ABCD 体格检查、足背动脉搏动、足部感觉、足部脚趾背后屈活动检查等	5～8 项均做到	2～4 项未做到	8 项均未做到
9. 正确叙述辅助检查结果（PT、CT 检查等）	做到		未做到
疾病诊断			
10. 西医病名诊断（右三踝骨折）	正确	部分正确	未提出或错误
11. 诊断依据（临床表现、体格检查、心电图、CT 检查结果）	说明内容完整且正确	说明内容不全	说明内容错误
护理诊断 / 问题			
12. 急性疼痛：与患者创伤、骨折、受伤程度有关	正确	部分正确	未提出或错误
13. 躯体移动障碍：与受伤后肢体功能障碍和治疗限制有关	正确	部分正确	未提出或错误
14. 潜在并发症：有静脉血栓栓塞症（VTE）的风险，与患肢肿胀、制动、长期卧床有关	正确	部分正确	未提出或错误
15. 焦虑：与缺乏疾病相关知识担心愈合有关	正确	部分正确	未提出或错误
16. 有废用综合征的危险：与长期卧床及患肢制动，活动受限和减少有关	正确	部分正确	未提出或错误
理论提问			
17. 正确回答考官问题	做到		未做到
沟通技巧			
18. 疾病诊断思路清晰	做到		未做到
19. 护理问题正确排序	做到		未做到
百分比分数计算评分	得分 ÷38（本站得分）×100×20%（本站权重）= 本站得分		

【相关知识】

下肢深静脉血栓（DVT）的护理干预

（1）心理支持：下肢 DVT 引起的下肢肿胀、疼痛会给患者带来很大痛苦，影响生活和工作。护理人员应观察其心理变化，运用语言技巧进行疏导、安慰、解释、鼓励，讲解发生 DVT 的病因、危险因素及结果，讲解 DVT 的常见症状及术前训练、术后早期活动的重要性，解除患者的恐惧心理，以最佳的心理状态配合治疗护理。

（2）饮食护理：在饮食方面鼓励患者进高蛋白、高维生素饮食，多食新鲜水果蔬菜及富含粗纤维的食物，要多饮水，保持大便通畅，以免便秘时出现腹压增加，影响下肢静脉回流。避免使用富含维生素 K 的食物，以免影响抗凝药物的效果。

（3）体位护理：密切观察患肢情况，患者出现下肢肿胀、疼痛时，保证患者绝对卧床休息，保持患肢高于心脏水平面 20～30cm，以利于静脉血液回流，减轻患肢肿胀。患肢要避免挤压，并严格制动，严禁热敷、针刺和按摩等措施，以防栓子脱落形成肺栓塞。

（4）观察患肢反应：注意患肢皮温、颜色、足背动脉搏动等情况。在正常情况下，皮肤颜色呈淡红色，有光泽，富有弹性。一旦患肢出现疼痛、肿胀、潮红或发绀，应警惕包扎过紧或新血栓形成的可能。

（5）早期功能锻炼：在术后病情允许、患者耐受的情况下，应早期下床活动，配合加压包扎，促进静脉回流。对无条件下地的患者，临床上一般需要患肢制动一段时间，采取早期进行床上股四头肌、腓肠肌的等长收缩训练及踝关节屈伸运动，20～30次/组，每日2组，注意活动要循序渐进。高危人员可日常穿弹力袜，通过加速下肢血流速度促进淤血排空，通过压力促进肢体远端血液循环，防止血栓形成，达到预防目的。

（6）预防性使用抗凝、溶栓药物：术后预防血栓措施应在早期进行，用药期间应严密观察有无出血倾向，如皮肤有无瘀斑，口腔黏膜及消化道有无出血，伤口有无渗血渗液，穿刺点有无活动性血肿形成等。发现异常及时通知医生处理。

考站三　护理措施

【考生与考官指引】

1. 考核情境

王某，女，40岁。患者于1小时前过马路时被电动车撞伤右踝关节，当即出现右踝关节剧烈疼痛伴关节活动受限，无法站立，由家属一同送至入院。经初步检查，诊断患者为右踝关节骨折。现患者需择期手术治疗，请做好术前术后的配合及护理。

2. 考核时间

8分钟（读题2分钟，考核6分钟）。

3. 场景与用物设置

（1）场景：病床1张，考官2位，标准化病人1位。

（2）用物：患者信息单（考生用）1份，患者信息单（考官用）2份，笔3支，白纸数张。

4. 监考与评分注意事项

（1）根据踝关节骨折的护理措施评分指引对考生进行客观的评价。

（2）考核时间一旦结束，务必请考生终止本站考核，进入下一考站。

【考核内容评分指引】

踝关节骨折的护理措施评分指引			
评分项目	2分	1分	0分
护理要点			
1. 环境：①舒适安静，通风良好。②室内温度适宜	2项均正确叙述	任1项未叙述或错误	2项均未叙述或均错误

踝关节骨折的护理措施评分指引			
2. 活动与休息：①制订休息与功能锻炼计划，活动以不感疲劳为宜。②保持充足的睡眠	2项均正确叙述	任1项未叙述或错误	2项均未叙述或均错误
3. 饮食护理：①高热量、高蛋白、高维生素、高矿物质饮食。②多饮水。③增加高纤维食物的摄入，避免便秘。④避免刺激性食物的摄入	3～4项正确叙述	1～2项正确叙述	4项均未叙述或均错误
4. 病情观察：①体温、脉搏、心律、血压的变化。②患肢末梢循环。③患肢皮肤色泽与温度。④患者感觉。⑤患肢脚趾的活动程度	5项正确叙述	2～3项正确叙述	5项均未叙述或均错误
5. 用药护理：①指导患者正确用药，不可自行减量和停药。②及时观察药物的不良反应	2项均正确叙述	任1项未叙述或错误	2项均未叙述或均错误
6. 心理护理：①鼓励患者讲出自身感受（心理、生理等），给予针对性处理。②介绍疾病相关知识，讲解成功病例，鼓励患者有战胜疾病的信心。③家属24小时陪护，患者在前期角色的改变，自卑感比较强，应多给予语言的关心，鼓励患者把自己心里的想法讲述出来，得到有效的处理	3项正确叙述	1～2项正确叙述	3项均未叙述或均错误
术前护理			
7. 心理护理	正确叙述		未叙述或错误
8. 病情观察：密切观察生命体征、神志的变化并做好记录，必要时监测中心静脉压及记录24小时液体出入量	正确叙述		未叙述或错误
9. 疼痛部位护理：伤后局部早期冷敷，72小时后改为热敷；受伤肢体应妥善固定，抬高患肢；疼痛原因明确者，可根据医嘱使用止痛药	正确叙述		未叙述或错误
10. 维持有效血液循环：适当抬高患肢，促进静脉及淋巴液回流	正确叙述		未叙述或错误
11. 生活护理：给予患者生活上的照顾，满足患者基本的生活需要	正确叙述		未叙述或错误
12. 禁食8小时，禁水4小时	正确叙述		未叙述或错误
13. 术前皮肤准备	正确叙述		未叙述或错误
术后护理			
14. 搬运：注意保护患肢、切口，防止引流管脱出	正确叙述		未叙述或错误
15. 体位：四肢手术后，抬高患肢，以利于血液回流，减轻或预防肿胀	正确叙述		未叙述或错误
16. 病情观察：观察生命征及神志情况；患肢有无疼痛、肿胀、肢端麻木，检查局部皮肤的颜色、温度、活动度及感觉；观察切口外敷料的情况	正确叙述		未叙述或错误
17. 营养支持：选择营养丰富且易消化的食物，必要时可适当补液或输血	正确叙述		未叙述或错误
18. 制订康复训练计划	正确叙述		未叙述或错误
评价			
19. 面带微笑，与患者有眼神交流	做到		未做到
百分比分数计算评分	得分 ÷38（本站得分）×100×20%（本站权重）= 本站得分		

【相关知识】

1. 踝关节韧带损伤

踝关节韧带损伤分为部分断裂和完全性断裂两类，前者称为踝关节扭伤，后者发生踝关节的脱位或半脱位。三角韧带、下胫腓全部韧带或部分骨间膜同时损伤时，可出现下胫腓分离和距骨向外脱位。临床上以外踝的腓距前韧带损伤和下胫腓前韧带损伤为多见，三角韧带损伤常合并在踝关节骨折脱位中。

2. 治疗

（1）非手术治疗：早期局部冷敷、石膏固定、外用护踝，中医常采用外敷中药、艾灸、推拿等治疗。

（2）手术治疗：原则上均应行韧带修复术。并发有下胫腓关节分离的三角韧带断裂（多伴有外踝骨折）者，于手术的同时，用长螺钉将胫腓下关节固定。

3. 预后

如果耽误治疗，常会遗留踝关节不稳，引发踝关节频繁扭伤的现象，引起恶性循环。因不稳定造成的踝关节反复扭伤可造成关节软骨的损伤，重者可形成创伤性关节炎，严重者可引起关节僵硬和关节畸形。手术治疗可行韧带修复或重建手术，手术方式包括韧带原位的修复、加强，腓骨肌腱转位修复外侧韧带以及行自体或异体肌腱移植术重建外侧韧带。

考站四 护理技术——静脉留置针、肌内注射

考核情境

王某，女，40岁。患者于1小时前过马路时被电动车撞伤右踝关节，当即出现右踝关节剧烈疼痛伴关节活动受限，无法站立，经初步检查，诊断为右踝关节骨折。经主任及医生查房讨论需手术治疗及护理，因病情需要，遵医嘱给予静脉输液，需置入外周静脉留置针并肌内注射盐酸曲马多注射液100mg止痛。

静脉留置针

【考生与考官指引】

1. 实施要点

（1）评估：患者的病情、治疗情况、意识状态、肢体活动能力；对外周静脉留置针的认知程度及合作程度；静脉充盈度及管壁弹性，穿刺部位的皮肤、血管情况及肢体活动度。

（2）解释：向患者及其家属解释外周静脉留置针的目的、方法、临床意义、注意事项及配合要点。

2. 操作要点

（1）核对医嘱。

（2）协助患者做好准备，并取合适体位。

（3）根据患者情况选择适宜的穿刺部位，按照无菌技术原则进行穿刺。

（4）按要求正确妥善固定。

3. 指导患者

（1）向患者讲解使用外周静脉留置针目的和作用：使用留置针输液可以有效降低药物渗出的概率，有效保证合理用药的时间，减少穿刺次数，有利于保护患者血管并提升患者输液时的舒适度。

（2）告知患者注意事项：注意保护使用留置针的肢体，不输液时也尽量避免肢体下垂姿势，以免由于重力作用造成回血堵塞导管；输液结束后，护士会用生理盐水冲洗导管中的药物，给予正压来确保导管内没有血液，但在正常的压力下，封管后可能还会有少许血细胞进入导管内，如有深色回血至延长管，应立即上举手臂使延长管高于穿刺点。

4. 注意事项

（1）在更换透明贴膜后，需记录当时的穿刺日期。

（2）外周静脉留置针保留时间可参照使用说明。

（3）输液前后应当检查患者穿刺部位及静脉走向有无红、肿，热，痛症状，发现异常时及时拔除导管，给予处理。

5. 操作程序

（1）准备

①仪表端庄，衣帽整洁。

②双人核对医嘱，转抄执行单。

③评估：患者的病情、治疗情况、意识状态、肢体活动能力；对外周静脉留置针的认知程度及合作程度；静脉充盈度及管壁弹性，穿刺部位的皮肤状况如有无冻疮、炎症、水肿、结节、瘢痕、破损等。

④洗手，戴口罩。

⑤备物：治疗盘、0.5%碘伏、棉签、透明敷贴、安全型外周静脉留置针、输液器、速干手消毒液、药液、弯盘、砂轮、输液卡、皮肤消毒液、止血带、一次性垫巾，用物放置合理。

（2）实施

①环境安静，适合操作。

②携用物至床旁，双向核查患者信息。

③患者体位合理、舒适。

④核对，挂瓶，排气。

⑤选择血管，于进针点上方10cm处扎压脉带。

⑥垫治疗巾。

⑦消毒，直径范围不少于8cm×8cm，充分待干。

⑧准备无菌透明敷料贴和胶布。

⑨操作前再次核对。

⑩取出留置针，根据留置针接口按要求连接输液器，再次排气，去除护针帽，左右转动针芯绷紧皮肤，以 15°～30° 角直刺静脉，见回血后降低角度至 5°～10°，再进针 2～3cm，将针芯后撤少许使针尖退至导管内。

⑪松开压脉带，打开调速器。

⑫手持针翼座末端撤出针芯，直至安全保护装置激活并脱离导管座，将带保护装置的针芯丢弃在锐器盒内。

⑬以穿刺点为中心用无菌透明敷贴将导管座做封闭式固定，延长管成"U"形固定，记录置管日期并签名。

⑭根据病情和药物调整滴速，填写输液卡，再次核对。

⑮整理床单元，协助患者取舒适体位。

⑯操作熟练并穿刺成功，方法正确，无污染。

⑰用物处理恰当。

⑱洗手，签名，做好记录。

6. 质量评价

（1）清 - 污观念、无菌观念强。

（2）操作流畅，技术熟练，未给患者造成伤害。

（3）与患者交流态度和蔼，注意保护隐私及人文关怀。

（4）完成时间 8 分钟。

【考核内容评分指引】

静脉留置针操作评分标准					
科室　　　姓名　　　成绩　　　考核者				日期:　　年　月　日	
项目		技术操作要求	分值		实得分
			是	否	
核查表	准备（6分）	仪表端庄，衣帽整洁	2	0	
		交代患者做好个人准备（如排便），使之了解静脉留置针的作用，其愿意配合	4	0	
	评估（10分）	双向核查（2分），解释操作目的、方法及配合指导（2分）	4	0	
		了解患者病情，评估患者有无禁忌证	2	0	
		评估穿刺部位皮肤（2分）及血管情况（2分）	4	0	
	操作前（6分）	洗手（1分），戴口罩（1分）	2	0	
		备齐用物，放置合理	4	0	
	操作过程（50分）	环境安静，适合操作	2	0	
		携用物至床旁，双向核查患者信息	4	0	
		患者体位合理、舒适	2	0	
		核对，挂瓶，排气	2	0	

续表

项目		技术操作要求	分值		实得分
			是	否	
核查表	操作过程（50分）	选择血管，于进针点上方10cm处扎压脉带	3	0	
		消毒，直径范围不少于8cm×8cm，充分待干	3	0	
		准备无菌透明敷料贴和胶布	2	0	
		取出留置针，根据留置针接口按要求连接输液器，再次排气，去除护针帽，左右转动针芯	4	0	
		绷紧皮肤，以15°～30°角直刺静脉，见回血后降低角度至5°～10°，再进针2～3cm，将针芯后撤少许使针尖退至导管内	2	0	
		松开压脉带，打开调速器	10	0	
		持针翼座末端撤出针芯，直至安全保护装置激活并脱离导管座，将带保护装置的针芯丢弃在锐器盒内	2	0	
		以穿刺点为中心用无菌透明敷贴将导管座做封闭式固定，延长管"U"形固定，肝素帽高于导管尖端，记录日期并签名	5	0	
		根据病情和药物调速，填写输液卡，再次核对	4	0	
	操作后（8分）	整理床单元，协助患者取舒适体位	2	0	
		操作熟练并穿刺成功，方法正确，无污染	2	0	
		用物处理恰当	2	0	
		洗手（1分），签名，做好记录（1分）	2	0	

等级量表	评价（20分）		差	一般	较好	优秀	
		与患者交流态度和蔼，注意保护隐私、保暖，人文关怀，流程熟练	1	4	7	10	
		动作轻巧、规范、稳重，严格查对制度，清–污观念强、无菌观念强	1	4	7	10	
		完成时间12分钟，超时部分不计分					
总分100分							

肌内注射

【考生与考官指引】

1. 实施要点

（1）评估患者：询问、了解清楚患者的身体状况，向患者讲解执行目的并取得患者配合；评估患者局部皮肤情况。

（2）指导患者：如因长期多次注射出现局部硬结时，教会患者热敷、理疗等处理方法。

2. 注意事项

（1）严格执行查对制度和无菌操作原则。

（2）2种或2种以上药物同时注射时，应注意配伍禁忌。

（3）对2岁以下的婴幼儿不宜选用臀大肌注射，因其臀大肌尚未发育好，注射时有损伤坐骨神经的危险，最好选择股外侧肌、臀中肌和臀小肌注射。

（4）注射中若针头折断，应先稳定患者情绪，并嘱其保持原位不动，固定局部组织，以防断针移位，同时尽快用无菌血管钳夹住断端取出。如断端全部深埋于肌肉内，应速请外科医生处理。

（5）对需长期注射者，应交替更换注射部位，并选用细长针头，以避免或减少硬结的发生。

3. 操作程序

（1）准备

①仪表端庄，衣帽整洁。

②双人核对医嘱，转抄执行单。

③评估：患者的病情、治疗情况、用药史、过敏史；患者的意识状态、肢体活动能力、对用药的认知及合作程度；注射部位的皮肤及肌肉组织状况。

④洗手，戴口罩。

⑤用物：治疗盘、一次性2～5mL注射器、皮肤消毒液、棉签、无菌巾弯盘、无菌持物钳、无菌纱布缸、砂轮、速干手消毒液。

（2）实施

①两人核对所用药物。

②铺无菌盘。

③抽稀药液。

④环境安静，适合操作，遮挡患者。

⑤携用物至床旁，双向核查患者信息。

⑥患者体位合理、舒适。

⑦注射部位定位。

⑧消毒穿刺处皮肤 >5cm，待干。

⑨操作前再次核对。

⑩排尽空气。

⑪左手拇指、食指绷紧局部皮肤。

⑫右手持注射器，中指固定针栓。

⑬垂直进针，迅速刺入针梗的 2/3。

⑭固定针栓，抽吸无回血。

⑮缓慢推药。

⑯注射完毕，迅速拔针，用干棉签按压穿刺点。

⑰整理床单元，患者体位舒适，协助患者穿衣。

⑱观察注射后用药效果及不良反应。

⑲用物处理恰当。

⑳洗手，签名，做好记录。

4. 质量评价

（1）与患者交流态度和蔼，注意保护隐私、保暖，人文关怀，流程熟练。

（2）动作规范、稳重、轻巧，严格进行查对制度，清 – 污观念、无菌观念强。

（3）完成时间 6 分钟。

【考核内容评分指引】

<table>
<tr><td colspan="7" align="center">肌内注射法操作评分标准</td></tr>
<tr><td colspan="2">科室   姓名   成绩   考核者</td><td colspan="5">日期：   年   月   日</td></tr>
<tr><td colspan="2" rowspan="2" align="center">项目</td><td rowspan="2" align="center">技术操作要求</td><td colspan="2" align="center">分值</td><td rowspan="2" align="center">实得分</td></tr>
<tr><td align="center">是</td><td align="center">否</td></tr>
<tr><td rowspan="16" align="center">核查表</td><td rowspan="2" align="center">准备
（6分）</td><td>仪表端庄（1分），衣帽整洁（1分）</td><td align="center">2</td><td align="center">0</td><td></td></tr>
<tr><td>双人核对医嘱、执行单</td><td align="center">4</td><td align="center">0</td><td></td></tr>
<tr><td rowspan="3" align="center">评估
（10分）</td><td>双向核查（2分），解释操作目的、方法及配合指导（2分）</td><td align="center">4</td><td align="center">0</td><td></td></tr>
<tr><td>了解患者病情（1分），询问用药史（1分）、过敏史（1分）</td><td align="center">3</td><td align="center">0</td><td></td></tr>
<tr><td>评估注射部位的皮肤情况</td><td align="center">3</td><td align="center">0</td><td></td></tr>
<tr><td rowspan="2" align="center">操作前
（6分）</td><td>洗手（1分），戴口罩（1分）</td><td align="center">2</td><td align="center">0</td><td></td></tr>
<tr><td>备齐用物，放置合理</td><td align="center">4</td><td align="center">0</td><td></td></tr>
<tr><td rowspan="6" align="center">操作过程
（50分）</td><td>两人核对所用药物</td><td align="center">4</td><td align="center">0</td><td></td></tr>
<tr><td>铺无菌盘</td><td align="center">4</td><td align="center">0</td><td></td></tr>
<tr><td>抽稀药液</td><td align="center">4</td><td align="center">0</td><td></td></tr>
<tr><td>环境安静，适合操作，遮挡患者</td><td align="center">2</td><td align="center">0</td><td></td></tr>
<tr><td>携用物至床旁，双向核查患者信息</td><td align="center">2</td><td align="center">0</td><td></td></tr>
<tr><td>患者体位合理、舒适</td><td align="center">2</td><td align="center">0</td><td></td></tr>
<tr><td rowspan="10" align="center">操作过程
（50分）</td><td>注射部位定位</td><td align="center">4</td><td align="center">0</td><td></td></tr>
<tr><td>消毒穿刺处皮肤 >5cm（2分），待干（2分）</td><td align="center">4</td><td align="center">0</td><td></td></tr>
<tr><td>操作前再次核对</td><td align="center">4</td><td align="center">0</td><td></td></tr>
<tr><td>排尽空气</td><td align="center">4</td><td align="center">0</td><td></td></tr>
<tr><td>左手绷紧局部皮肤</td><td align="center">2</td><td align="center">0</td><td></td></tr>
<tr><td>右手持注射器</td><td align="center">2</td><td align="center">0</td><td></td></tr>
<tr><td>垂直进针（2分），迅速刺入针梗的2/3（2分）</td><td align="center">4</td><td align="center">0</td><td></td></tr>
<tr><td>固定针栓（2分），抽吸无回血（2分）</td><td align="center">4</td><td align="center">0</td><td></td></tr>
<tr><td>缓慢推药</td><td align="center">2</td><td align="center">0</td><td></td></tr>
<tr><td>注射完毕，迅速拔针（1分），用干棉签按压穿刺点（1分）</td><td align="center">2</td><td align="center">0</td><td></td></tr>
<tr><td rowspan="4" align="center">操作后
（8分）</td><td>整理床单元，患者体位舒适，协助患者穿衣</td><td align="center">2</td><td align="center">0</td><td></td></tr>
<tr><td>观察注射后疗效及不良反应</td><td align="center">2</td><td align="center">0</td><td></td></tr>
<tr><td>用物处理恰当</td><td align="center">2</td><td align="center">0</td><td></td></tr>
<tr><td>洗手（1分），签名，做好记录（1分）</td><td align="center">2</td><td align="center">0</td><td></td></tr>
</table>

续表

项目		技术操作要求	分值				实得分
			是		否		
等级量表	评价（20分）	与患者交流态度和蔼，注意保护隐私、保暖，人文关怀，流程熟练	差	一般	较好	优秀	
			1	4	7	10	
		动作轻巧、稳重、规范，严格查对制度，清－污观念、无菌观念强	差	一般	较好	优秀	
			1	4	7	10	
		完成时间6分钟，超时部分不计分					
总分100分							

【相关知识】

1. 静脉炎的分级

分级：①0级：没有症状。②1级：输液部位发红，伴有或不伴有疼痛。③2级：输液部位出现疼痛，伴有发红或红肿。④3级：包括2级，形成条索状物，并可触摸到条索状的静脉。⑤4级：包括3级，可触及的条索状静脉长度大于2.5cm或有脓液流出。

2. 静脉炎的种类及原因分析

（1）机械性静脉炎：①导管留置固定不良，导管与穿刺点摩擦；导管置于关节部位，过度或不适合活动。②留置导管的材料过硬。③过大的导管型号/细小静脉。④在穿刺过程中，送管时绷皮技术不好或送导管速度过快。⑤微粒物质，如玻璃碎屑、棉花、沉淀物无法吸收。

（2）细菌性静脉炎：由于感染所致，如操作者洗手不彻底，无菌技术、观念不强，穿刺技术不当，敷料污染或潮湿。

（3）化学性静脉炎：由药物稀释不足、液体酸碱度过高、溶质的浓度过高，留置的时间过长，消毒剂未干即进行穿刺，输注刺激性药物后没有进行充分冲管等原因引起。

（4）血栓性静脉炎：由静脉内形成血栓所致，如反复穿刺、穿刺不当损伤静脉内膜形成血栓，封管技术不当等导致血栓形成。

（5）拔针后静脉炎：由感染所致，如老年人皮肤、组织松弛，拔针后不能马上愈合，拔针后伤口没有及时处理造成感染。

2. 如何预防静脉炎

（1）机械性静脉炎：选择柔软的留置导管，并避开关节部位穿刺。除常规的置管贴膜固定留置针外，患者在输液后可用弹力绷带固定留置针，以减少移动；输液的肢体必要时用夹板固定。

（2）细菌性静脉炎：操作前充分洗手，穿刺部位消毒彻底，消毒范围≥8cm，严格无菌技术操作。穿刺点无菌敷料每天更换，并保持敷料清洁、干燥。

（3）化学性静脉炎：静脉穿刺时尽量选用较粗大的静脉以确保有足够的血液稀释，输注刺激性强的药物时可将滴注速度适当减慢，每次输注后充分冲管。

考站五　健康教育

【考生与考官指引】

1. 考核情境

王某，女，40岁。患者于1小前过马路时被电动车撞伤右踝关节，当即出现右踝关节剧烈疼痛伴关节活动受限，无法站立，由120送到急诊，诊断为右踝关节骨折。经手术治疗及护理，患者现状态平稳，遵医嘱于明日出院。患者对出院后肢体功能锻炼的注意事项尚不了解，如果你是责任护士，请对患者进行出院健康教育。

2. 考核时间

5分钟（读题1分钟，考核4分钟）。

3. 场景与用物设置

（1）场景：病床1张，标准化病人1位，考官2位。

（2）用物：病历夹1个，患者信息单（考生用）1份，患者信息单（考官用）2份，笔3支，白纸1张。

4. 监考与评分注意事项

（1）根据踝关节骨折的出院健康教育评分指引对考生进行客观的评价。

（2）考核时间一旦结束，务必请考生终止本站考核，进入下一考站。

【考核内容评分指引】

踝关节骨折的健康教育评分指引			
评分项目	2分	1分	0分
健康教育前评估			
1. 患者健康需求	做到		未做到
2. 患者对出院后肢体功能锻炼的了解情况	做到		未做到
3. 患者对踝关节骨折并发症的症状及严重性的了解情况	做到		未做到
病情监测			
4. 定期随访，注意伤口有无红、肿、热、痛现象，术后约2周伤口可拆线	做到		未做到
5. 进行外固定（小夹板、石膏、外固定器等）的患者在固定后第1、2、4周复查X线片	做到		未做到
6. 观察肢体的肿胀、末梢血运、感觉变化	做到		未做到
7. 若出现疼痛、麻木、苍白、发凉、青紫等情况，及时复诊	做到		未做到
指导功能锻炼			
8. 术后即可以进行踝泵运动和股四头肌等长收缩训练	做到		未做到

续表

踝关节骨折的健康教育评分指引			
9. 术后4周左右复查X线片，如果骨折达到临床初步愈合标准，可以拆除石膏进行踝关节及膝关节的屈伸功能锻炼	做到		未做到
10. 6周左右可以进行下地负重训练，注意应逐渐增加下肢负重力量，循序渐进，不可操之过急	做到		未做到
饮食指导			
11. 富含营养：高热量、高蛋白、高维生素、高钙饮食	做到		未做到
12. 多饮水，多吃粗纤维食物	做到		未做到
13. 忌辛辣刺激性食物	做到		未做到
家庭支持			
14. 鼓励家属主动关心患者并督促患者进行功能锻炼	做到		未做到
15. 卧床时需要注意压疮的预防，平时要注意床铺的清洁、干燥，定时翻身	做到		未做到
评价健康教育效果			
16. 评估患者及家属对右踝骨折功能锻炼的掌握情况（如复述）	做到		未做到
沟通与关爱			
17. 使用尊称称呼患者	做到		未做到
18. 面带微笑，与患者有眼神交流	做到		未做到
19. 及时回答患者的疑问	做到		未做到
20. 给患者发放健康教育相关载体：宣传单、宣传册、视频等	做到		未做到
理论提问			
21. 正确回答考官问题	正确		未提出或错误
百分比分数计算评分	得分 ÷42（本站得分）×100×10%（本站权重）＝本站得分		

【相关知识】

踝关节骨折术后注意事项

踝关节骨折，制动时间较久，易遗留关节功能障碍，因此在不影响骨折稳定的情况下，应尽早开始由小到大、持之以恒的功能锻炼，以防止和减轻关节的并发症。下肢远端骨折愈合较慢，除后期注意服用益气养血、培补肝肾类药以促使骨折愈合外，还应注意固定的有效性，且不宜去除过早，以免影响骨折的顺利愈合。

///// N5 护士 /////

第一节　休　克

休克（shock）是机体受到强烈的致病因素侵袭后，因有效循环血量骤减、组织灌注不足引起的以微循环障碍、细胞代谢紊乱和功能受损为特征的综合征。

考核目的

本节共设置 5 个考站，重点考核 N5 护士对休克患者病史采集、专科身体评估、疾病诊断与护理诊断、治疗配合护理要点及心肺复苏、心电监护、留置导尿、心电图操作技术、紧急抢救处理、针对性健康指导等内容的掌握情况，宗旨在提升 N5 护士对休克患者评判性思维、综合护理能力与对危急症的观察、抢救配合能力。

考站一　病情资料采集

【考生与考官指引】

1. 考核情境

王某，男，40 岁，因车祸腹部受到撞击致左上腹疼痛 1 小时由 120 急诊送入院。现患者呼吸浅快，面色苍白，皮肤湿冷。如果你是急诊护士，请接待新患者，进行护理评估。

2. 考核时间

15 分钟（读题 2 分钟，考核 13 分钟）。

3. 场景与用物设置

（1）场景：病床 1 张，标准化病人 1 位，患者家属 1 位，考官 2 位。

（2）用物：治疗盘 1 个，生命体征测量用物 1 套（包含 Glasgow 昏迷评定量表 1 份、手电筒 1 个、棉签 1 袋），血糖仪 1 个，听诊器 1 个，挂号单 1 张，速干手消毒液 1 瓶，患者信息单（考生用）1 份，患者信息单（标准化病人用）1 份，患者信息单（考官用）2 份，笔 1 支，白纸数张。

4. 监考与评分注意事项

（1）请根据休克的护理评估评分指引对考生进行客观的评价。

（2）若考生需经标准化病人提示后才做出正确回答，可酌情给分。

（3）考生提出需检查意识、瞳孔反射、眼球运动、视力障碍、面部表情、肢体运动和感觉障碍、浅反射、深反射、病理反射、脑膜刺激征、失语类型等项目时，若没有标准化病人，请考官做出相应回答。

（4）考核时间结束时，务必请考生停止本站考核，进入下一站考站。

【考核内容评分指引】

休克的护理评估评分指引			
评分项目	2分	1分	0分
素质要求			
1.仪表大方，举止端庄，态度和蔼	做到		未做到
2.称呼、自我介绍（姓名与职责），向患者解释沟通目的	2项均做到	任1项未做到	2项均未做到
现病史			
3.询问患者姓名、年龄、就诊号，测量生命体征	2项做到	任1项未做到	2项均未做到
4.询问患者受伤时间与经过	2项均做到	任1项未做到	2项均未做到
5.评估受伤部位及性质	2项均做到	任1项未做到	2项均未做到
6.评估患者有无胸闷胸痛	2项均做到	任1项未做到	2项均未做到
7.评估患者腹痛的部位、持续时间及与活动体位的关系	做到		未做到
8.评估患者是否有恶心、呕吐	做到		未做到
9.评估是否出现腹肌紧张、压痛	做到		未做到
10.评估有无开放性伤口	做到		未做到
11.评估初步的处理情况	做到		未做到
12.评估心理状态：有无恐惧或焦虑	做到		未做到
既往史、家族史、过敏史、个人生活史、一般资料			
13.评估既往史	做到		未做到
14.评估手术史	做到		未做到
15.评估家族史	做到		未做到
16.评估药物、食物过敏史	2项均做到	任1项未做到	2项均未做到
17.评估个人生活史：烟酒嗜好、疫区旅居史、饮食习惯、作息规律、体育锻炼、性格等	6项做到	任1项未做到	3项及以上均未做到
18.评估一般资料：付费方式、联系地址与电话、社会支持等	4项均做到	2～3项做到	小于2项做到
身体评估			
19.检查患者精神和意识状态，评估有无意识障碍	检查全面且方法正确	检查不全面	未做到或方法错误
20.检查患者皮肤是否有发绀、冷汗（手脚皮肤发凉、大汗淋漓）等休克症状	检查全面且方法正确	检查不全面	未做到或方法错误
21.视诊腹部外形	检查全面且方法正确	检查不全面	未做到或方法错误
22.触诊全腹，检查四肢活动度	检查全面且方法正确	检查不全面	未做到或方法错误
23.叩诊：腹部、移动性浊音	检查全面且方法正确	检查不全面	未做到或方法错误
24.听诊：肠鸣音	检查全面且方法正确	检查不全面	未做到或方法错误
需进一步评估的检查项目			
25.提出做腹部CT检查	做到		未做到

续表

休克的护理评估评分指引			
26. 提出做血生化、血气分析检查	做到		未做到
沟通技巧			
27. 面带微笑，使用尊称与患者交流	做到		未做到
28. 全神贯注，用心聆听患者的回答	做到		未做到
29. 以开放式的问句进行沟通	全程使用开放式问句4次以上	全程使用开放式问句4次以下	全程均未使用开放式问句
30. 资料采集过程流畅，具有条理性	做到		未做到
百分比分数计算评分	得分÷60（本站得分）×100×25%（本站权重）=考站得分		

【标准化病人指引】

病情资料	
基本信息	王某，男，40岁，因车祸腹部受到撞击致左上腹疼痛1小时就诊
现病史	患者因车祸腹部受到撞击1小时，由120急诊送入院。患者神志清楚，无肢体抽搐、恶心呕吐，无二便失禁
既往病史	无既往史，否认传染病病史，否认重大疾病史及外伤史
家族病史	否认家族病史
过敏史	否认药物、食物过敏史
个人生活史	饮食：平素饮食不规律，喜辛辣饮食
	睡眠：睡眠不佳
	二便：正常
	婚育史：已婚
	嗜好：无
	疫区旅居史：无
	作息：经常熬夜
一般资料	文化程度：本科
	心理社会：精神高度紧张，社会支持良好
身体评估	生命体征：T36.2℃，P115次/分，R28次/分，BP85/60mmHg
	体格检查：全腹轻度压痛、反跳痛、腹肌紧张，以左上腹为主，肠鸣音消失，移动性浊音阳性
辅助检查	1实验室检查：红细胞计数$3.5×10^{12}$/L，白细胞计数$9×10^9$/L，血红蛋白80g/L，中心静脉压$4cmH_2O$；肾功能、肝功能、电解质均正常。②腹部CT：脾破裂。③腹腔穿刺：抽出不凝固血液20mL

考站二　病情诊断与护理问题

【考生与考官指引】

1. 考核情境

　　王某，男，40岁。患者因车祸腹部受到撞击，致左上腹疼痛1小时由120急诊送入院。测T 36.2℃，P 115次/分，R 28次/分，BP 85/60mmHg，呼吸浅快，面色苍白，皮肤湿冷。如果你是责任护士，请根据第一考站采集的资料，陈述病史，进行疾病诊断，提出3个主要的护理问题。

2. 考核时间

6分钟（读题1分钟，考核5分钟）。

3. 场景与用物设置

（1）场景：病床1张，考官2位，标准化病人1位。

（2）用物：患者信息单（考生用）1份，患者信息单（考官用）2份，笔3支，白纸数张。

4. 监考与评分注意事项

（1）根据休克的疾病诊断、护理问题评分指引对考生进行客观的评价。

（2）考核时间一旦结束，务必请考生终止本站考核，进入下一考站。

【考核内容评分指引】

休克的疾病诊断与护理问题评分指引			
评分项目	2分	1分	0分
概括主诉			
1. 正确概括患者主诉（因车祸腹部受到撞击，致左上腹疼痛1小时）	做到		未做到
陈述病史			
2. 有条理地叙述现病史	做到		未做到
3. 正确叙述既往史	做到		未做到
4. 正确叙述家族史	做到		未做到
5. 正确叙述过敏史	做到		未做到
6. 正确叙述个人生活史	做到		未做到
7. 正确叙述一般资料	做到		未做到
8. 正确叙述身体评估资料：生命体征，腹部视诊、听诊、叩诊、触诊情况，身高、体重	5～7项做到	2～4项正确	2项以下未做到或错误
9. 叙述正确的辅助检查结果及临床意义（中心静脉压、休克指数）	2项均正确	1项正确	未做到或错误
疾病诊断			
10. 西医病名诊断：休克	正确	部分正确	未提出或错误

续表

休克的疾病诊断与护理问题评分指引			
11. 诊断依据（临床表现、腹部 CT 检查结果、中心静脉压、休克指数）	说明内容完整且正确	说明内容不全	说明内容错误
护理诊断 / 问题			
12. 体液不足：与大量失血失液、禁食有关（诊断依据：患者腹腔穿刺抽出不凝固血液）	正确	部分正确	未提出或错误
13. 组织灌注不足：与有效循环血量减少有关（诊断依据：患者血压下降）	正确	部分正确	未提出或错误
14. 气体交换受损：与肺组织灌流量不足、肺水肿有关（诊断依据：呼吸浅快，面色苍白）	正确	部分正确	未提出或错误
理论提问			
15. 正确回答考官问题	做到		未做到
沟通技巧			
16. 辨病辨证思路清晰	做到		未做到
17. 护理问题正确排序	做到		未做到
百分比分数计算评分	得分 ÷34（本站得分）×100×20%（本站权重）= 本站得分		

【相关知识】

1. 休克的分期

按微循环障碍的发展过程，将休克的病程分为 3 期。

（1）微循环缺血期：有效循环血量锐减导致血压下降，刺激主动脉弓和颈动脉窦压力感受器引起血管舒缩中枢加压反射，交感 – 肾上腺轴兴奋引起儿茶酚胺大量释放，同时肾素 – 血管紧张素 – 醛固酮系统兴奋，使心跳加快、心排血量增加，此期又称为休克早期或休克代偿期。

（2）微循环淤血期：若休克未能及时纠正，病情持续发展，流经毛细血管的血流量继续减少，组织因严重缺血、缺氧而处于无氧代谢状态。此期微循环呈现"灌而少流，灌大于流"的特点，大量血液淤滞于毛细血管网内，致毛细血管静水压升高、通透性增加，大量血浆外渗至第三间隙，血液浓缩，且循环血量进一步下降，心、脑等重要脏器灌注不足，进入休克抑制期。

（3）微循环衰竭期：随着病情进一步发展，休克进入不可逆阶段。随着各种凝血因子的大量消耗，纤维蛋白溶解系统被激活，可出现全身严重的出血倾向。此期亦称为休克失代偿期。

2. 急性心肌梗死合并心源性休克（AMICS）的治疗

AMICS 的治疗原则包括病因治疗、稳定血流动力学、保护重要脏器功能、维持内环境稳定、防治心律失常、改善心肌代谢和综合支持治疗等。AMICS 的常规重症监测治疗、血管活性药物的使用和循环衰竭的治疗可参考《心源性休克诊断和治疗中国专家共识

（2018）》和相关国际专家建议。

考站三　护理措施

【考生与考官指引】

1. 考核情境

王某，男，40岁。患者因车祸腹部受到撞击，致左上腹疼痛1小时，由120急诊送入院。家属陪同入院。患者神情焦虑，烦躁不安，面色苍白，四肢湿冷，脉搏加快，呼吸急促，初步诊断为休克。请为患者进行相应的护理措施指导。

2. 考核时间

15分钟（读题2分钟，考核13分钟）。

3. 场景与用物设置

（1）场景：病床1张，考官2位，标准化病人1位。

（2）用物：患者信息单（考生用）1份，患者信息单（考官用）2份，笔3支，白纸数张。

4. 监考与评分注意事项

（1）根据休克的护理措施评分指引对考生进行客观的评价。

（2）考核时间一旦结束，务必请考生终止本站考核，进入下一考站。

【考核内容评分指引】

休克的护理措施评分指引			
评分项目	2分	1分	0分
病情观察			
1. 观察腹痛发生的时间	完全做到	部分做到	均未做到
2. 观察伴随症状	完全做到	部分做到	均未做到
3. 观察患者腹痛的部位、性质、程度及持续时间	完全做到	部分做到	未做到
4. 观察患者的生命体征	完全做到	部分做到	均未做到
5. 观察患者的用药情况	完全做到	部分做到	均未做到
6. 观察患者的情绪变化	完全做到	部分做到	均未做到
7. 观察患者的尿量变化	完全做到	部分做到	均未做到
病室环境			
8. 阳光充足，定时通风，根据气候变化随时增减衣物	3项正确叙述	1～2项正确叙述	3项均未叙述或错误
9. 生活有规律，避免劳累，注意劳逸结合；注意腹部保暖，避免受凉	2项正确叙述		2项均未叙述或错误
10. 缓解疼痛：①进行腹部热敷或热熨。②或艾灸中脘、内关、足三里等穴，每穴10～15分钟，每日1次	完全做到	部分做到	均未做到

续表

休克的护理措施评分指引			
饮食护理			
11. 饮食原则：清淡、富有营养、易消化	3～4项正确叙述	1～2项正确叙述	4项均未叙述或错误
12. 饮食宜忌：宜粗粮、蔬菜；忌肥甘厚味、生冷、寒凉；忌烟酒	5～6项正确叙述	3～4项正确叙述	6项均未叙述或错误
用药护理			
13. 遵医嘱按时服药	正确叙述		未叙述
14. 中药服法指导：温服	正确叙述		未叙述
15. 服药后观察：疼痛缓解情况及副作用并记录	正确叙述		未叙述
16. 服药后调护：静卧休息	正确叙述		未叙述
心理护理			
17. 帮助患者树立信心；向患者介绍本疾病的发生、发展及转归，介绍成功康复案例	正确叙述		未叙述
18. 情绪疏导：针对患者紧张焦虑情绪，鼓励家属爱护和体贴患者，可指导患者运用安神静志法，让其闭目静心，全身放松	采取或指导1种或及以上方法		未叙述
理论提问			
19. 正确回答考官提问	正确叙述		未叙述
百分比分数计算评分	得分÷38（本站得分）×100×20%（本站权重）=本站得分		

【相关知识】

1. 血流动力学监测

（1）中心静脉压（CVP）：代表右心房或胸段腔静际内的压力，正常值为 $5～12cmH_2O$。$CVP<5cmH_2O$ 提示血容量不足；$CVP>15cmH_2O$，提示心功能不全；$CVP>20cmH_2O$ 时，提示存在充血性心力衰竭。

（2）肺毛细血管楔压（PCWP）：反映肺静脉、左心房和左心室压力。正常值为 $6～15cmH_2O$。

（3）心排血量（CO）和心脏指数（CI）：正常成人CO值为 $4～6L/min$，CI为 $2.5～3.5L/（min·m^2）$。

2. 预防措施

休克时机体处于应激状态，免疫功能下降，抵抗力减弱，易继发感染。应采取下列预防措施：

（1）严格按照无菌原则进行各项护理操作。

（2）预防肺部感染，避免患者误吸，必要时遵医嘱给予超声雾化吸入，以稀释患者痰液便于咳出。

（3）加强留置导尿管的护理，预防泌尿系统感染。

（4）有创面或伤口者，应及时更换敷料，保持创面或伤口清洁干燥。

（5）遵医嘱合理应用有效抗生素。

（6）提供合理的营养支持，增强机体抵抗力。

考站四　护理技术——心电图检查、心电监护、留置导尿术、心肺复苏

心电图检查

【考生指引】

1. 考核情境

　　王某，男，40岁。患者因车祸腹部受到撞击1小时由120急诊送入院。测 T 36.2℃，P 115 次 / 分，R 28 次 / 分，BP 85/60mmHg。患者呼吸浅快，面色苍白，皮肤湿冷。如果你是责任护士，为患者行心电图检查。

2. 考生任务

（1）进行心电图检查。

（2）执行过程中所有核对须以行动展现。

（3）执行心电图后给予患者相关护理指导。

3. 考核时间

4分钟（读题1分钟，考核3分钟）。

【考官指引】

1. 考核目的

（1）考查考生按照正确的操作步骤对患者实施心电图的能力。

（2）考查考生正确使用心电图机的能力。

2. 场景与用物设置

（1）场景：病床1张，标准化病人1位，考官2位。

（2）用物：心电图机1个，治疗盘1个，弯盘1个，纱布块1包，75% 乙醇棉球若干，患者信息单（考生用）1份，患者信息单（考官用）2份，速干手消毒液1瓶。

3. 监考与评分注意事项

（1）请根据心电图机的操作步骤及评分指引对考生进行客观的评价。

（2）考核时间一旦结束，务必请考生终止本站考核，进入下一考站。

【考核内容评分指引】

<table>
<tr><th colspan="4">心电图机的操作步骤及评分指引</th></tr>
<tr><th>项目</th><th colspan="2">考核内容</th><th>分值</th></tr>
<tr><td rowspan="4">操作前
准备
（20分）</td><td colspan="2">1.护士准备：着装整洁，洗手，戴口罩</td><td>5</td></tr>
<tr><td colspan="2">2.评估患者：评估病情、有无酒精过敏史</td><td>5</td></tr>
<tr><td colspan="2">3.物品准备：心电图机、酒精棉球（过敏者用生理盐水棉球）、心电图纸、弯盘</td><td>5</td></tr>
<tr><td colspan="2">4.环境准备：光照适宜，无电磁波干扰，关门窗，备屏风</td><td>5</td></tr>
<tr><td rowspan="2">核对
（5分）</td><td colspan="2">5.核对患者床号和姓名，查对腕带</td><td>3</td></tr>
<tr><td colspan="2">6.解释取得合作，适当体位</td><td>2</td></tr>
<tr><td rowspan="8">操作方法
（55分）</td><td colspan="2">7.开机</td><td>2</td></tr>
<tr><td colspan="2">8.暴露两手腕内侧、两下肢内踝，解开衣扣，用酒精棉球擦拭（过敏者用生理盐水棉球）</td><td>5</td></tr>
<tr><td colspan="2">9.正确连接导联电极：①肢体导联：红色——右腕，黄色——左腕，绿色——左内踝，黑色——右内踝。②胸导联：V_1——胸骨右缘第4肋间；V_2——胸骨左缘第4肋间；V_3——V_2与V_4连线中点；V_4——左锁骨中线5肋间；V_5——左腋前线平V_4水平；V_6——左腋中线平V_4水平</td><td>10</td></tr>
<tr><td colspan="2">10.设置操作模式，定准电压和走纸速度和振幅，正确描记各导联心电图</td><td>15</td></tr>
<tr><td colspan="2">11.观察病情，保暖，保护患者隐私</td><td>10</td></tr>
<tr><td colspan="2">12.关机，去除导联线，协助患者穿好衣服，整理床单位</td><td>5</td></tr>
<tr><td colspan="2">13.整理用物，洗手</td><td>5</td></tr>
<tr><td colspan="2">14.注明床号、姓名、日期、时间，阅读、粘贴并书写报告</td><td>3</td></tr>
<tr><td rowspan="3">综合素质
（20分）</td><td colspan="2">15.操作熟练正确</td><td>5</td></tr>
<tr><td colspan="2">16.关心爱护患者</td><td>5</td></tr>
<tr><td colspan="2">17.识别正常和常见异常心电图波形</td><td>10</td></tr>
<tr><td colspan="3">总分100分</td><td></td></tr>
</table>

心电监护

【考生指引】

1.考核情境

王某，男，40岁。患者因车祸腹部受到撞击1小时由120急诊送入院。测 T 36.2℃，P 115次/分，R 28次/分，BP 85/60mmHg。患者呼吸浅快，面色苍白，皮肤湿冷。如果你是责任护士，请为患者行心电监护。

2.考生任务

（1）连接心电监护。

（2）执行过程中所有核对须以行动展现。

（3）执行心电监护后给予患者相关护理指导。

3. 考核时间

5分钟（读题1分钟，考核4分钟）。

【考官指引】

1. 考核目的

（1）考查考生按照正确的操作步骤对患者实施心电监护的能力。

（2）考查考生正确使用心电图监护的能力。

2. 场景与用物设置

（1）场景：病床1张，标准化病人1位，考官2位。

（2）用物：心电监护仪1台，电极片若干，治疗盘1个，弯盘1个，纱布块1包，75%乙醇棉球若干，患者信息单（考生用）1份，患者信息单（考官用）2份，速干手消毒液1瓶。

3. 监考与评分注意事项

（1）请根据心电监护仪的操作步骤及评分指引对考生进行客观的评价。

（2）考核时间一旦结束，务必请考生终止本站考核，进入下一考站。

【考核内容评分指引】

<table>
<tr><td colspan="5" align="center">心电监护仪的操作步骤及评分指引</td></tr>
<tr><td colspan="2">科室　　　姓名　　　成绩　　　考核者</td><td colspan="3">日期：　年　月　日</td></tr>
<tr><td rowspan="2">项目</td><td rowspan="2">技术操作要求</td><td colspan="2">分值</td><td rowspan="2">实得分</td></tr>
<tr><td>是</td><td>否</td></tr>
<tr><td rowspan="2">准备
（6分）</td><td>仪表端庄（1分），衣帽整洁（1分）</td><td>2</td><td>0</td><td></td></tr>
<tr><td>抄执行单（2分），核对医嘱（2分）</td><td>4</td><td>0</td><td></td></tr>
<tr><td rowspan="2">评估
（10分）</td><td>评估患者病情、意识状态、皮肤状况（3分）、周围环境及有无电磁波干扰（2分）</td><td>5</td><td>0</td><td></td></tr>
<tr><td>对清醒患者告知监测的目的及方法，取得患者配合</td><td>5</td><td>0</td><td></td></tr>
<tr><td rowspan="2">操作前
（6分）</td><td>洗手，酌情戴口罩</td><td>1</td><td>0</td><td></td></tr>
<tr><td>备齐用物，用物放置有序</td><td>5</td><td>0</td><td></td></tr>
<tr><td rowspan="7">操作过程
（50分）</td><td>携用物至患者床旁，核对信息</td><td>2</td><td>0</td><td></td></tr>
<tr><td>根据患者病情，协助取平卧位或半卧位</td><td>2</td><td>0</td><td></td></tr>
<tr><td>接电源线、监测导线（2分），开机检查仪器性能（2分），关机备用（2分）</td><td>6</td><td>0</td><td></td></tr>
<tr><td>用酒精和生理盐水棉球先后擦拭电极粘贴相应部位皮肤</td><td>2</td><td>0</td><td></td></tr>
<tr><td>将电极片连接至监测仪导联线上（2分），按照监测仪标识要求贴于患者正确位置（6分）</td><td>8</td><td>0</td><td></td></tr>
<tr><td>系好测血压的袖带及夹好血氧饱和度监测探头（4分），开机（2分）</td><td>6</td><td>0</td><td></td></tr>
<tr><td>调节参数——心率：选择Ⅱ导联（3分），设置报警范围（3分）</td><td>6</td><td>0</td><td></td></tr>
</table>

续表

项目		技术操作要求	分值		实得分
			是	否	
操作过程 （50分）		调节参数——血压：自动测血压的间隔时间（3分），设置报警范围（3分）	6	0	
		调节参数——血氧饱和度：调出波形大小（3分），设定报警限度（3分）	6	0	
		观察病情，指导患者正确配合	2	0	
		关机（1分），切断电源（1分）	2	0	
		撤除各种导线及用物（1分），清洁患者粘贴处（1分）	2	0	
操作后 （8分）		协助患者穿好衣服整理衣裤，取舒适体位	2	0	
		整理床单位，交代注意事项	2	0	
		整理用物，分类处理	2	0	
		洗手（1分），记录（1分）	2	0	
等级量表	评价 （20分）	与患者交流态度和蔼，注意保护隐私、保暖、人文关怀，流程熟练	差 一般 较好 优秀		
			1 4 7 10		
等级量表	评价 （20分）	动作轻巧、规范、稳重，严格查对制度，清－污观念强、无菌观念强	差 一般 较好 优秀		
			1 4 7 10		
		完成时间15分钟，超时部分不计分			
总分100分					

留置导尿术

【考生指引】

1. 考核情境

王某，男，40岁。患者因车祸腹部受到撞击1小时由120急诊送入院。测 T 36.2℃，P 115次/分，R 28次/分，BP 85/60mmHg。患者呼吸浅快，面色苍白，皮肤湿冷。如果你是责任护士，请为患者行留置导尿术。

2. 考生任务

（1）进行留置导尿术。

（2）执行过程中所有核对须以行动展现。

（3）执行留置导尿术后给予患者相关护理指导。

3. 考核时间

15分钟（读题1分钟，考核14分钟）。

【考官指引】

1. 考核目的

（1）考查考生按照正确的操作步骤对患者实施留置导尿术的能力。

（2）考查考生正确操作留置导尿术的能力。

2. 场景与用物设置

（1）场景：病床1张，标准化病人1位，考官2位。

（2）用物：治疗盘、一次性中单、弯盘、无菌持物钳、一次性无菌导尿包、酌情备大浴巾和便盆、屏风，按医嘱备标本容器、标识卡。患者信息单（考生用）1份，患者信息单（考官用）2份，速干手消毒液1瓶。

3. 监考与评分注意事项

（1）请根据留置导尿术的操作步骤及评分指引对考生进行客观的评价。

（2）考核时间一旦结束，务必请考生终止本站考核，进入下一考站。

留置导尿术的操作步骤及评分指引（男）					
科室　　　姓名　　　成绩　　　考核者				日期：　年　月　日	
项目		技术操作要求	分值		实得分
			是	否	
核查表	准备 （6分）	仪表端庄（1分），衣帽整洁（1分）	2	0	
		双人核对医嘱、执行单	4	0	
	评估 （10分）	双向核查（2分），解释操作目的、方法及配合指导（2分）	4	0	
		评估患者病情年龄（1分）、自理能力、合作情况（1分），膀胱充盈度（2分）及会阴部皮肤情况（2分）	6	0	
	操作前 （6分）	洗手（1分），戴口罩（1分）	2	0	
		备齐用物，放置合理	4	0	
核查表	操作过程 （50分）	环境安静，关门窗，酌情屏风遮挡	2	0	
		携用物至床旁，双向核查患者信息	2	0	
		患者体位合理、舒适（0.5分），脱一侧裤腿，保暖（0.5分）	1	0	
		垫治疗巾（0.5分），置弯盘（0.5分）	1	0	
		暴露会阴部，戴手套	1	0	
		擦洗外阴部，顺序：阴阜→阴茎→阴囊，另一手取无菌纱布包住阴茎将包皮后推露出尿道口，由内向后旋转擦拭尿道口、龟头、冠状沟（一个部位2分）	12	0	
		洗手	1	0	
		打开导尿包，戴手套	2	0	
		铺洞巾（0.5分）和备用无菌巾（0.5分）	1	0	
		检查尿管（1分）和气囊（1分）	2	0	
		润滑尿管前端（1分）并与引流袋连接（1分）	2	0	
		消毒：一手用无菌纱布包住阴茎将包皮后推露出尿道口，消毒尿道口、龟头、冠状沟（一个部位2分）	6	0	

续表

项目		技术操作要求	分值		实得分
			是	否	
核查表	操作过程（50分）	一手继续持无菌纱布固定阴茎并提起，使之与腹壁成60°角（2分），用镊子夹持尿管插入尿管20～22cm（2分），见尿再插入5～7cm（2分）	6	0	
		注入适量无菌溶液于气囊内	2	0	
		轻拉尿管固定	2	0	
		擦净会阴部（1分），脱手套（0.5分），整理用物（0.5分）	2	0	
		撤巾（0.5分），撤用物（0.5分）	1	0	
		外固定引流袋（1分），贴标识（0.5分），挂防脱牌（0.5分）	2	0	
		观察（1分），按病情夹闭尿管（1分）	2	0	
	操作后（8分）	整理床单元（1分），患者体位舒适（0.5分），酌情撤离环境（0.5分）	2	0	
		告知尿管留置期间注意事项	2	0	
		用物处理恰当	2	0	
		洗手（1分），签名，做好记录（1分）	2	0	

等级量表	评价（20分）	与患者交流态度和蔼，注意保护隐私、保暖，人文关怀，流程熟练	差	一般	较好	优秀	
			1	4	7	10	
等级量表	评价（20分）	动作轻巧、规范、稳重，严格查对制度，清 – 污观念强、无菌观念强	差	一般	较好	优秀	
			1	4	7	10	
		完成时间15分钟，超时部分不计分					

总分100分					

心肺复苏

【考生指引】

1. 考核情境

王某，男，40岁。患者因车祸腹部受到撞击1小时由120急诊送入院。测T 36.2℃，P 115次/分，R 28次/分，BP 85/60mmHg。患者呼吸浅快，面色苍白，皮肤湿冷。护士巡视病房发现患者发生病情变化，请为患者行心肺复苏。

2. 考生任务

（1）进行心肺复苏。

（2）执行过程中所有核对须以行动展现。

（3）执行心肺复苏后给予患者相关护理指导。

3. 考核时间

5分钟（读题1分钟，考核4分钟）。

【考官指引】

1. 考核目的

（1）考查考生按照正确的操作步骤对患者实施心肺复苏的能力。

（2）考查考生正确操作心肺复苏的能力。

2. 场景与用物设置

（1）场景：病床1张，标准化病人1位，考官2位。

（2）用物：治疗盘1个，弯盘1个，呼吸器1个，纱布1包，手电筒1个。患者信息单（考生用）1份，患者信息单（考官用）2份，速干手消毒液1瓶。

3. 监考与评分注意事项

（1）请根据心肺复苏的操作步骤及评分指引对考生进行客观的评价。

（2）考核时间一旦结束，务必请考生终止本站考核，进入下一考站。

【考核内容评分指引】

<table>
<tr><td colspan="7" align="center">心肺复苏的操作步骤及评分指引</td></tr>
<tr><td colspan="4">科室　　姓名　　成绩　　考核者</td><td colspan="3">日期：　年　月　日</td></tr>
<tr><td colspan="2" rowspan="2">项目</td><td rowspan="2">技术操作要求</td><td colspan="2">分值</td><td colspan="2" rowspan="2">实得分</td></tr>
<tr><td>是</td><td>否</td></tr>
<tr><td rowspan="13">核查表</td><td>准备
（2分）</td><td>仪表端庄（1分），衣帽整洁（1分）</td><td>2</td><td>0</td><td colspan="2"></td></tr>
<tr><td rowspan="3">评估
（5分）</td><td>发现情况迅速到位</td><td>2</td><td>0</td><td colspan="2"></td></tr>
<tr><td>将患者处于平卧位</td><td>2</td><td>0</td><td colspan="2"></td></tr>
<tr><td>确认周围环境安全</td><td>1</td><td>0</td><td colspan="2"></td></tr>
<tr><td>操作前
（5分）</td><td>备齐用物：心脏按压板、简易呼吸器、纱布、手电筒、手消毒液、垃圾篓，用物放置有序</td><td>5</td><td>0</td><td colspan="2"></td></tr>
<tr><td rowspan="8">操作
过程
（60分）</td><td>轻摇患者肩膀并呼叫患者（2分），无意识立即大声呼救，寻求他人帮助（2分）</td><td>4</td><td>0</td><td colspan="2"></td></tr>
<tr><td>解开衣领（1分），触摸颈动脉搏动（5～10秒）同时判断呼吸，确定心跳、呼吸停止（2分），记录时间（2分）</td><td>5</td><td>0</td><td colspan="2"></td></tr>
<tr><td>去枕，掀被（2分），插板（2分），患者身体无扭曲（2分）</td><td>6</td><td>0</td><td colspan="2"></td></tr>
<tr><td>解衣扣（2分），松裤腰带（2分）</td><td>4</td><td>0</td><td colspan="2"></td></tr>
<tr><td>按压定位：双乳头连线中点（胸骨体中下1/3交界处）</td><td>5</td><td>0</td><td colspan="2"></td></tr>
<tr><td>按压手法：双手掌根重叠放于按压部位，手指不触及胸壁，手臂与胸骨垂直</td><td>4</td><td>0</td><td colspan="2"></td></tr>
<tr><td>按压深度：按压深度成人5～6cm，儿童大约5cm，婴儿4cm</td><td>4</td><td>0</td><td colspan="2"></td></tr>
<tr><td>每次按压后使胸廓完全反弹，放手时手掌不能离开胸壁，按压30次</td><td>4</td><td>0</td><td colspan="2"></td></tr>
<tr><td>检查清理口腔分泌物（2分），采用仰头举颏法开放气道（2分）</td><td>4</td><td>0</td><td colspan="2"></td></tr>
</table>

续表

项目		技术操作要求	分值		实得分
			是	否	
核查表	操作过程（60分）	简易呼吸器扣住口鼻（2分），一手以"EC"手法固定面罩（2分）	4	0	
		另一手挤压简易呼吸器，使胸廓抬举，连续2次	4	0	
		按压频率100～120次/分；通气频率10～12次/分	5	0	
		操作5个回合后，判断复苏效果。复苏有效指征：可触及大动脉搏动，自主呼吸恢复，瞳孔对光反射存在，口唇颜面转红润，肢端回暖等	5	0	
		复苏成功后，记录时间并进行高级生命支持	2	0	
	操作后（8分）	穿好衣服整理衣裤，去板，盖被垫枕	2	0	
		整理床单位，协助患者取舒适体位，安慰患者	2	0	
		整理用物，分类处理	2	0	
		洗手、记录	2	0	
等级量表	评价（20分）	动作敏捷，各项参数准确	差	一般	较好	优秀	
			1	4	7	10	
		操作流程熟练，注意人文关怀	差	一般	较好	优秀	
			1	4	7	10	
		完成时间4分钟，超时部分不计分			
总分100分					

考站五 健康教育

【考生与考官指引】

1. 考核情境

王某，男，40岁。患者因车祸腹部受到撞击，致左上腹疼痛1小时，由120急诊送入院。家属陪同入院。已为患者行心电监测、导尿。住院期间突发一次心跳骤停，已行心肺复苏，患者现生命体征平稳，意识清楚。遵医嘱，将患者转运至ICU。

2. 考核时间

8分钟（读题2分钟，考核6分钟）。

3. 场景与用物设置

（1）场景：病床1张，标准化病人1位，考官2位。

（2）用物：病历夹1个，患者信息单（考生用）1份，患者信息单（考官用）2份，笔3支，白纸1张。

4. 监考与评分注意事项

（1）根据休克的转运评分指引对考生进行客观的评价。

（2）考核时间一旦结束，务必请考生终止本站考核，进入下一考站。

【考核内容评分指引】

休克的转运评分指引			
评分项目	2分	1分	0分
转运前评估			
1. 评估患者生命体征	做到		未做到
2. 评估患者及家属对转科是否愿意	全部评估	部分评估	未评估
3. 签署《知情同意书》	做到		未做到
4. 考生填写转运单	做到		未做到
5. 是否通知接收科室、急诊电梯	做到		未做到
6. 携带用物（药品、病历、出诊箱、抢救器械）	做到	漏1项	未做到
病情监测			
7. 转运途中密切监测患者生命体征	正确		未做到
交接流程			
8. 自我介绍	正确		未做到
9. 核对患者信息	正确		未做到
10. 介绍患者病情（病因，诊断，异常指标，已做处理）	完整	漏1项	未做到
11. 查看皮肤等情况	正确		未做到
12. 转运单签字	正确		未做到
沟通与关爱			
13. 使用尊称称呼患者及家属	做到		未做到
14. 面带微笑，与患者及家属有眼神交流	做到		全程没有微笑
15. 及时回答患者及家属的疑问	做到		未做到
理论提问			
16. 正确回答考官提问	做到		未做到
百分比分数计算评分	得分÷32（本站总分）×100×10%（本站权重）=本站得分		

【相关知识】

内脏器官继发性损害

休克过程中由于微循环功能障碍及全身炎症反应综合征（SIRS），常引起内脏器官的不可逆损害。若同时或短时间内相继出现2个或2个以上器官系统的功能障碍，称为多器官功能障碍综合征（MODS），是造成休克死亡的主要原因。

1. 肺是休克引起 MODS 时最常累及的器官。

2.肾是休克时易受损害的重要器官。

3.心除心源性休克外，其他类型的休克在早期一般无心功能异常。

4.脑休克早期，由于血液重新分布和脑循环的自身调节，脑的血液供应基本能够保证。

5.肝休克时肝血流量减少，肝细胞因缺血、缺氧而明显受损。

6.胃肠道休克时有效循环血量不足、血压降低，机体因代偿而进行血液重新分布，使胃肠道最早发生缺血和酸中毒。

第二节　慢性肾衰竭

慢性肾衰竭（CRF），简称慢性肾衰，指各种原发性或继发性慢性肾脏病进行性进展引起肾小球滤过率（GFR）下降和肾功能损害，出现以代谢产物潴留，水、电解质和酸碱平衡紊乱和全身各系统症状为主要表现的临床综合征。本节主要考查病史采集、肾衰专科身体评估、疾病诊断与护理诊断、治疗配合及护理要点、生命体征测量、中药外敷、中药保留灌肠、健康教育等内容。

考核目的

本节共设置 5 个考站，重点考核 N5 护士对慢性肾衰患者病史采集、专科身体评估、疾病诊断与护理诊断、治疗配合及护理要点、生命体征测量、中药保留灌肠、中药外敷、针对性健康指导等内容的掌握情况，旨在提升 N5 护士对慢性肾衰患者评判性思维、综合护理能力与对危急症的观察、抢救配合能力。

考站一　病情资料采集

【考生与考官指引】

1.考核情境

王某，女，40 岁。患者因 1 周前食欲不振，吃完后恶心、呕吐，既往高血压病史 8 年，肾衰 3 年，血透半年入院。如果你是责任护士，请接待新患者，进行护理评估。

2.考核时间

15 分钟（读题 2 分钟，考核 13 分钟）。

3.场景与用物设置

（1）场景：病床 1 张，标准化病人 1 位，患者家属 1 位，考官 2 位。

（2）用物：治疗盘 1 个，生命体征测量用物 1 套（包含手电筒 1 个、棉签 1 袋），血糖仪 1 个，听诊器 1 个，挂号单 1 张，患者信息单（考生用）1 份，患者信息单（标准化病人用）1份，患者信息单（考官用）2份，笔3支，白纸数张。

4. 监考与评分注意事项

（1）请根据慢性肾衰竭的护理评估评分指引对考生进行客观的评价。

（2）若考生需经标准化病人提示后才做出正确回答，可酌情给分。

（3）考生提出需抽血时，请考官做出相应回答。

（4）考核时间一旦结束，务必请考生终止本站考核，进入下一考站。

【考核内容评分指引】

肾衰竭的护理评估评分指引			
评分项目	2分	1分	0分
素质要求			
1. 仪表大方，举止端庄，态度和蔼	做到		未做到
2. 称呼、自我介绍（姓名与职责），向患者解释沟通目的	2项均做到	任1项未做到	2项均未做到
现病史			
3. 询问患者姓名、年龄、就诊号，测量生命体征	2项均做到	任1项未做到	2项均未做到
4. 询问患者恶心呕吐的诱因	做到		未做到
5. 询问患者恶心呕吐的时间与经过	做到		未做到
6. 评估患者用药情况	做到		未做到
7. 评估患者透析频率	做到		未做到
8. 评估患者BMI指数	做到		未做到
9. 评估患者有无其他不适	做到		未做到
10. 评估初步的处理情况	做到		未做到
11. 评估心理状态：有无恐惧或焦虑	做到		未做到
既往史、家族史、过敏史、个人生活史、一般资料			
12. 评估既往史	做到		未做到
13. 评估家族史	做到		未做到
14. 评估食物、药物过敏史	做到		未做到
15. 评估个人史：烟酒嗜好、作息规律、活动、疫区旅居史	4项均做到	任1项未做到	4项均未做到
16. 评估一般资料：付费方式、文化水平、联系地址和电话、社会支持等	4项均做到	2～3项做到	小于2项做到
身体评估			
17. 视诊：腹部外形、胃肠型及蠕动波	检查全面且方法正确	检查不全面	未做到或方法错误
18. 触诊：腹壁紧张度、压痛与反跳痛	检查全面且方法正确	检查不全面	未做到或方法错误
19. 叩诊：叩诊腹部，检查有无移动性浊音	检查全面且方法正确	检查不全面	未做到或方法错误

续表

肾衰竭的护理评估评分指引			
20. 听诊：肠鸣音	检查全面且方法正确	检查不全面	未做到或方法错误
21. 测量身高及体重并记录	检查全面且方法正确	检查不全面	未做到或方法错误
需进一步评估的检查项目			
22. 提出需要做生化检查	做到		未做到
沟通技巧			
23. 面带微笑，使用尊称与患者交流	做到		未做到
24. 全神贯注，用心聆听患者的回答	做到		未做到
25. 以开放式的问句进行沟通	做到		未做到
26. 资料采集过程流畅，具有条理性	全程使用开放式问句4次以上	全程使用开放式问句4次以下	全程均未使用开放式问句
百分比分数计算评分	得分÷52（本站得分）×100×25%（本站权重）=考站得分		

【标准化病人指引】

病情资料		
基本信息	王某，女，40岁，因1周前食欲不振，吃完后恶心、呕吐就诊	
现病史	患者于1周前食欲不振，吃完后恶心、呕吐	
既往病史	高血压病史8年，肾衰3年	
家族病史	否认家族病史	
过敏史	否认药物、食物过敏史	
个人生活史	饮食：平素饮食不规律，喜咸食	
	睡眠：睡眠不佳	
	二便：正常	
	月经史：月经量少，色暗红，周期规律	
	婚育史：已婚，孕2产1，人流1，顺产	
	嗜好：无	
	疫区旅居史：无	
	作息：生活作息不规律	
一般资料	文化程度：高中	
	心理社会：精神高度紧张，社会支持良好	
身体评估	生命体征：T 36.5℃，P 107次/分，R 20次/分，BP 150/80mmHg。身高159cm，体重66kg	
	神情、面色、体态：患者神疲乏力，面色晦暗，两眼少神，体形适中，步态正常	
	舌苔、脉象：舌淡，苔黄腻，脉沉细	
	体格检查：腹部膨隆，双下肢皮肤透亮，全腹无压痛、反跳痛	
辅助检查	①血常规：红细胞计数 2.8×10^{12}/L，白细胞计数 6.7×10^9/L，血小板计数 120×10^9/L，血红蛋白53g/L。②血生化：钾 5.3mmol/L，碳酸氢根 12mmol/L，尿素氮 89.6mmol/L，肌酐 1767μmmol/L	

【相关知识】

1. 慢性肾衰的分期

慢性肾脏病（CKD）根据肾小球滤过率（GFR）的下降程度分为 1 ～ 5 期，慢性肾衰竭患者为 GFR 下降至失代偿的那部分人群。我国以往将慢性肾衰竭根据肾功能的损害程度分 4 期：肾功能代偿期、肾功能失代偿期、肾衰竭期和尿毒症期。

2. 慢性肾衰竭持续进展的危险因素

引起慢性肾衰竭持续进展的危险因素主要包括：①高血糖。②高血压。③蛋白尿。④低蛋白血症。⑤吸烟。

引起慢性肾衰竭急性加重的危险因素包括：①累及肾脏的疾病复发或加重。②有效循环血容量不足。③肾脏灌注急剧减少（如肾动脉狭窄应用 ACEI、ARB 类药物）。④严重高血压未得到有效控制。⑤使用肾毒性药物。⑥尿路梗阻。⑦其他（如严重感染、其他器官功能衰竭等）。

考站二 病情诊断与护理问题

【考生指引】

1. 考核情境

王某，女，40 岁。患者因 1 周前食欲不振，吃完后恶心、呕吐，既往高血压病史 8 年，肾衰 3 年，血透半年入院。测 T 36.5℃，P 92 次 / 分，R 20 次 / 分，BP 154/73mmHg，倦怠乏力，气短懒言，食少纳呆，腰膝酸软，脘腹胀痛，舌淡，苔黄腻，脉沉细。如果你是责任护士，请根据第一考站采集的病情资料，陈述病史，进行疾病诊断，提出 3 个主要的护理问题。

2. 考生任务

（1）根据第一考站采集的病情资料，概括患者主诉。

（2）陈述该患者的现病史、既往病史、家族病史、药物食物过敏史、个人生活史、一般资料、身体评估、辅助检查结果。

（3）进行辨病，提出辨病依据。

（4）进行辨证，提出辨证依据，并进行证候分析。

（5）提出 3 个主要的护理问题，并列出依据。

3. 考核时间

6 分钟（读题 1 分钟，考核 5 分钟）。

【考官指引】

1. 考核目的

（1）考查考生准确概括主诉的能力。

（2）考查考生有条理地陈述病例的能力。

（3）考查考生正确进行诊断、辨证、证候分析的能力。

（4）考查考生正确提出护理问题的能力。

2. 场景与用物设置

（1）场景：病床1张，考官2位，标准化病人1位。

（2）用物：患者信息单（考官用）2份，患者信息单（考生用）1份，白纸数张，笔3支。

3. 监考与评分注意事项

（1）请根据慢性肾衰竭的辨病辨证与护理问题分析评分指引进行客观的评价。

（2）考核时间一旦结束，务必请考生终止本站考核，进入下一考站。

【考核内容评分指引】

慢性肾衰竭的辨病辨证与护理问题分析评分指引			
评分项目	2分	1分	0分
概括主诉			
1. 正确概况患者主诉（1周前食欲不振，吃完后恶心、呕吐）	做到		未做到
陈述病史			
2. 有条理地叙述现病史	做到		未做到
3. 正确叙述既往史	做到		未做到
4. 正确叙述家族史	做到		未做到
5. 正确叙述过敏史	做到		未做到
6. 正确叙述个人生活史及人群接触史	2项均做到	任1项未做到	2项均未做到
7. 正确叙述一般资料	做到		未做到
8. 正确叙述身体评估资料：生命体征、神、色、腰部检查、舌、脉	4～6项均做到	2～3项未做到	6项均未做到
9. 辅助检查：血生化示肌酐1767μmmol/L	做到		未做到
辨病分析			
10. 中医诊断（肾劳）	正确	部分正确	未提出或错误
11. 西医诊断（慢性肾衰竭）	说明内容完整且正确	说明内容不全	说明内容错误
12. 诊断依据（临床表现、现病史、相关检查）	3项均做到	任1项未做到	3项均未做到
辨证分型			
13. 证候分型（脾肾气虚证）	正确		未提出或错误

续表

慢性肾衰竭的辨病辨证与护理问题分析评分指引			
14. 辨证依据（倦怠乏力，气短懒言，食少纳呆，腰膝酸软，脘腹胀痛）	正确		未提出或错误
15. 证候分析：①肾系疾病反复发作，或迁延日久，导致肾气衰惫，肾不主水。②气化布津失职，日久气损及阳，血损及阴，五脏功能俱损，气化失司，致使正气衰微，浊邪壅滞而发诸证，形成本虚标实证。③舌淡，苔黄腻，脉沉细为其征象	说明内容完整且正确	说明内容不全	说明内容错误
护理诊断 / 问题			
16. 营养失调：与低于机体需要量、食少纳呆有关	正确	部分正确	未提出或错误
17. 体液过多：与水肿有关	正确	部分正确	未提出或错误
18. 潜在并发症：贫血	正确	部分正确	未提出或错误
理论提问			
19. 正确回答考官问题	做到		未做到
临证思维			
20. 辨病辨证、证候分析思路清晰	做到		未做到
21. 护理问题正确排序	做到		未做到
百分比分数计算评分	得分 ÷42（本站得分）×100×20%（本站权重）＝本站得分		

【相关知识】

1. 急性肾损伤（AKI）的治疗原则

（1）尽早纠正可逆性病因。

（2）维持体液平衡。

（3）饮食和营养支持。

（4）纠正高钾血症。

（5）纠正代谢性酸中毒。

（6）控制感染。

（7）处理急性左心衰。

（8）透析治疗。

（9）恢复期治疗。

2. 病情监测指导

（1）指导患者准确记录每天的尿量和体重。

（2）指导患者掌握自我监测血压的方法，每天定时测量，CKD1 ～ 4 期者确保用药期间血压控制 <130/80mmHg，CKD5 期者 <140/90mmHg。

（3）合并糖尿病者定期监测血糖，控制目标为空腹血糖 5 ～ 7.2mmol/L，糖化血红蛋白（HbAlc）<7%。

（4）监测体温变化。

（5）定期复查血常规、尿常规、肾功能、血清电解质等。

（6）一般每1～3个月返院随访1次，出现下列情况时需及时就医：体重迅速增加超过2kg、水肿、血压显著增高、气促加剧或呼吸困难、发热、乏力或虚弱感加重、嗜睡或意识障碍。

考站三　辨证施护

【考生指引】

1. 考核情境

王某，女，40岁。患者因1周前食欲不振，吃完后恶心、呕吐，既往高血压病史8年，肾衰3年，血透半年入院。测T 36.5℃，P 92次/分，R 20次/分，BP 154/73mmHg，双肺呼吸音清，心律齐，腹软，肠鸣音活跃，肝脾无肿大，双下肢水肿、皮肤干燥。请根据考站二提出的护理问题，列出观察要点，制订护理目标及措施。

2. 考生任务

列出该患者的观察要点，制订护理目标及措施，解决护理问题。

3. 考核时间

10分钟（读题1分钟，考核9分钟）。

【考官指引】

1. 考核目的

（1）考查考生观察慢性肾衰竭患者的能力。

（2）考查考生正确制订护理目标及措施的能力。

2. 场景与用物设置

（1）场景：病床1张，考官2位，标准化病人1位。

（2）用物：患者信息单（考生用）1份，患者信息单（考官用）2份，笔1支，白纸数张。

3. 监考与评分注意事项

（1）请根据慢性肾衰竭的辨证施护评分指引对考生进行客观的评价。

（2）考核时间一旦结束，务必请考生终止本站考核，进入下一考站。

【考核内容评分指引】

慢性肾衰竭的辨证施护评分指引			
评分项目	2分	1分	0分
病情观察			
1. 观察恶心呕吐的情况（呕吐物的性质、量、颜色及与体位的关系），下肢水肿的程度	完全做到	部分做到	均未做到
2. 密切观察水肿患者的情况，饮食及生活自理能力	完全做到	部分做到	均未做到
3. 定时巡视，观察患者的情绪变化、生命体征、睡眠质量、舌苔脉象	完全做到	部分做到	均未做到
护理问题			
4. 营养失调：低于机体需要量（食欲减退）	完全做到	部分做到	均未做到
护理目标			
5. 患者食欲好转	完全做到	部分做到	均未做到
护理措施			
6. 施行持续性饮食营养管理，记录出入量，增加优质蛋白的摄入	完全做到	部分做到	均未做到
7. 合理安排护理计划或进餐前后的治疗活动，以减少或消除会引起恶心的气味	完全做到	部分做到	均未做到
8. 每日测量体重；监控化验结果，定期复查血标本观察指标是否正常	完全做到	部分做到	均未做到
9. 根据肾功能的减退程度调节蛋白质的摄入量，肾功能代偿期 <40g/d，尿毒症前期为 25 ~ 30g/d，尿毒症期为20g/d	完全做到	部分做到	均未做到
10. 中药宜武火快煎，文火慢煎，煎后温服	完全做到	部分做到	均未做到
护理问题			
11. 体液过多（水肿）	完全做到	部分做到	均未做到
护理目标			
12. 自诉水肿缓解	完全做到	部分做到	均未做到
护理措施			
13. 措施：①监护皮肤压疮征象。②轻柔地清洗皮肤皱褶处，小心擦干。③如果可能，避免用胶带。④至少每2小时更换体位一次	完全做到	部分做到	均未做到
14. 评估饮食摄入量和可能引起液体潴留的饮食习惯（如盐的摄入）	完全做到	部分做到	均未做到
15. 宜食健脾化浊的食物，如薏苡仁、白扁豆、山药等。食疗方：薏苡仁煲瘦肉	完全做到	部分做到	均未做到
16. 不穿连裤袜或紧身衣、到膝盖的长袜，避免两膝盖交叉，有可能时就允许下两腿抬高	完全做到	部分做到	均未做到
护理问题			
17. 潜在并发症：贫血	完全做到	部分做到	均未做到
护理目标			
18. 未发生并发症	完全做到	部分做到	均未做到
护理措施			
19. 如出现乏力症状，症状轻者适当增加休息即可；症状严重者，应卧床休息，以免因乏力导致跌倒等意外发生	完全做到	部分做到	均未做到

续表

慢性肾衰竭的辨证施护评分指引			
20.多进食含铁丰富的食物，比如动物血、动物内脏等，巨幼细胞型贫血患者可多进富含维生素B$_{12}$、叶酸的食物，比如花椰菜、油菜、小白菜等	完全做到	部分做到	均未做到
21.注意休息，预防感染，避免诱发因素	完全做到	部分做到	均未做到
百分比分数计算评分	得分÷42(本站得分)×100×20%(本站权重)=本站得分		

【相关知识】

1.慢性肾衰竭的病因病机

人体水液的运行有赖于气的推动，即有赖于脾气的运化转输、肺气的宣降通调、心气的推动、肾气的蒸化开阖。这些脏腑功能正常，则三焦发挥决渎作用，膀胱气化畅行，小便通利，可维持正常的水液代谢。反之，若外感风寒湿热之邪，水湿浸渍，疮毒浸淫，饮食劳倦，久病体虚等，则导致上述脏腑功能失调，三焦决渎失司，膀胱气化不利，体内水液潴留，泛滥肌肤，即可发为水肿。

（1）外邪浸淫，水湿泛溢，风邪、湿热疫毒内侵，或痈疡疮毒生于肌肤，未能清解而内归肺脾，脾伤不能升津，肺伤失于宣降，以致水湿潴留体内，泛滥肌肤，发为水肿。

（2）脏气受损，劳倦过度，或久病伤正，精微损耗，气血瘀滞，脏气受损，肺失宣降通调，脾失转输，肾失开阖，膀胱气化失常，气血运行不畅，水液代谢失司，三焦水道不利，引起水湿潴留，泛滥肌肤，射凌心肺，而成水肿。《金匮要略·水气病脉证并治》有"心水"病证，其云："心水者，其身重而少气，不得卧，烦而躁，其人阴肿。"

2.慢性肾衰竭的分证论治

（1）邪毒浸淫

①症状：感受外邪或肌肤疮痍，小便不利，肿起于眼睑，迅及全身，有恶风发热之象。舌红，苔薄黄，脉浮数或滑数。

②治法：宣肺解毒，利尿消肿。

③方药：麻黄连翘赤小豆合五味消毒汤加减，药用麻黄、杏仁、桑白皮、赤小豆、连翘、金银花、蒲公英、紫花地丁、紫背天葵。大便不通，加大黄、芒硝。

（2）湿热内结

①症状：遍身浮肿而皮肤绷紧光亮，或伴有身黄、目黄，胸脘痞闷，不欲进饮食，口干口苦，小便短赤，大便干结。舌质红，苔白腻或黄腻，脉沉细或濡数。

②治法：分利湿热。

③方药：疏凿饮子加减，药用羌活、秦艽、大腹皮、茯苓皮、生姜皮、泽泻、赤小豆、商陆、槟榔、葶苈子、大蓟、小蓟、白茅根、大枣、杏仁、牵牛子、猪苓、桑白皮、冬瓜皮、抽葫芦等。

若腹满不减，大便不通，可合用己椒苈黄丸，使水从大便而泻。

（3）心肾阳虚，水凌心肺

①症状：身肿，腰以下尤甚，按之凹陷不起，脘闷纳减，胸闷喘憋，咳吐痰涎，神疲肢冷，小便短少。舌淡，苔白腻或白滑，脉沉缓或沉弱。

②治法：温阳健脾，化气利水。

③方药：葶苈大枣泻肺汤合五苓散加减，药用葶苈子、红枣、白术、桂枝、茯苓、猪苓、泽泻等。

（4）脾肾阳虚，水湿泛溢

①症状：腰以下肿甚，按之凹陷不起，心悸气促，腰痛酸重，尿量减少，四肢厥冷，怯寒神疲，面色灰滞或㿠白。舌淡胖，苔白，脉沉细或沉迟无力。

②治法：温肾助阳，化气行水。

③方药：济生肾气汤合真武汤加减，药用熟地黄、山茱萸、牡丹皮、山药、茯苓皮、泽泻、肉桂、附子、牛膝、车前子、白芍、白术、生姜等。中成药：济生肾气丸。

3. 慢性肾衰竭的临床表现

典型临床病程可分为3期：起始期、维持期、恢复期。

（1）起始期：指肾脏受到缺血或肾毒性物质打击，尚未发生明显的肾实质损伤的阶段。此阶段可持续数小时至数天，患者无明显症状。若及时采取有效措施常可阻止病情进展，否则随着肾小管上皮细胞发生明显损伤，GFR逐渐下降，进入维持期。

（2）维持期：又称少尿期。此期肾实质损伤已经发生。典型者持续7～14天，也可短至几天或长至4～6周。GFR维持在低水平，患者常出现少尿或无尿。部分患者尿量可维持在400mL/d以上，称非少尿型AKI，其病情大多较轻，预后好。此阶段随着肾功能的减退，患者可出现一系列临床表现。

（3）恢复期：为肾小管细胞再生、修复，直至肾小管完整性恢复，GFR逐渐恢复至正常或接近正常范围的阶段。少尿型患者出现尿量进行性增加，每天尿量可达3～5L，通常持续约1～3周，继而逐渐恢复正常。尿量增加数天后血肌酐逐渐下降。与GFR相比，肾小管上皮细胞的溶质和水重吸收功能的恢复相对延迟，常需3～6个月恢复正常。部分患者最终遗留不同程度的肾脏结构和功能损伤。

4. AKI的全身表现

（1）消化系统：食欲减退、恶心、呕吐、腹胀、呃逆、腹泻等，严重者可出现消化道出血。

（2）呼吸系统：可出现呼吸困难、咳嗽、憋气等症状，主要与容量过多导致的急性肺水肿和感染有关。

（3）循环系统：多因尿量减少、水钠潴留而出现高血压、心力衰竭和急性肺水肿，如呼吸困难、心悸等；因毒素滞留、电解质紊乱、贫血及酸中毒可引发各种心律失常及心肌病变。

（4）神经系统：可出现意识障碍、躁动、谵妄、抽搐、昏迷等尿毒症脑病症状。

（5）血液系统：可出现出血倾向及轻度贫血，表现为皮肤、黏膜、牙龈出血，头晕、乏力等。

（6）其他：感染是 AKI 常见且严重的并发症，也是主要的死亡原因。常见感染部位依次为肺部、泌尿道、伤口及全身。此外，在 AKI 同时或在疾病发展过程中可合并多脏器功能衰竭。

5. 水、电解质和酸碱平衡紊乱

（1）水过多：见于水摄入量未严格控制、大量输液，表现为稀释性低钠血症、高血压、心力衰竭、急性肺水肿和脑水肿等。

（2）代谢性酸中毒：由于肾小管泌酸和重吸收碳酸氢根下降，酸性代谢产物排出减少，且 AKI 常合并高分解代谢状态，使酸性代谢产物明显增多。

（3）高钾血症：由于少尿期肾排钾减少、感染、高分解状态、代谢性酸中毒等原因，短时间内可引起严重的高钾血症，严重者可发生房室传导阻滞、室内传导阻滞、心室颤动或心脏骤停等心律失常。

（4）低钠血症：主要由于水潴留引起稀释性低钠血症，或呕吐、腹泻引起钠盐丢失过多。

（5）其他：可有低钙、高磷、低氯血症等，但不如慢性肾衰竭时明显。

考站四　护理技术——生命体征监测、中药灌肠技术、中药外敷

考核情境

王某，女，40岁。患者于2个月前无明显诱因出现面色苍白、乏力，1周前上述症状加重伴活动后气促，食欲减退，尿量减少及牙龈出血，故而入院。诊断：肾衰。请为患者行生命体征测量、中药保留灌肠、中药外敷。

生命体征监测

（一）体温的测量

1. 实施要点

（1）评估并解释：①评估：患者的年龄、病情、意识、治疗情况、心理状态及合作程度。②解释：向患者及其家属解释体温测量的目的、方法、注意事项及配合要点。

（2）操作要点：①洗手，检查体温计是否完好，将水银柱甩至35℃以下。②根据患者病情、年龄等因素选择测量方法。③测腋温时擦干汗液，将体温计水银端放于患者腋窝深处并贴紧皮肤，防止脱落，测量5～10分钟后取出。④测口温时将水银端斜放于患者舌下，闭口3分钟后取出。⑤测肛温时先在肛表前端涂润滑剂，将肛温计的水银端轻轻插入肛门3～4cm，3分钟后取出，擦拭体温计。⑥读取体温数，消毒体温计。

（3）指导患者：①向患者及其家属解释体温监测的重要性，教会患者及其家属正确测量体温的方法，以保证测量结果的准确性。②介绍体温的正常值及测量过程中的注意事

项。③教会患者及其家属对体温的动态观察，向其提供体温过高、体温过低的护理指导，增强其自我护理的能力。④鼓励穿着宽松、棉质、透气的衣物，以利于排汗。⑤切忌滥用退热药及消炎药。

2. 注意事项

（1）测量体温前应清点体温计数量，并检查有无破损。定期检查体温计的准确性。

（2）婴幼儿、精神异常、昏迷、口腔疾患、口鼻手术、张口呼吸者禁忌口温测量。腋下有创伤、手术炎症、出汗较多者，肩关节受伤或消瘦夹不紧体温计者，禁忌腋温测量。直肠或肛门手术、腹泻，禁忌肛温测量；心肌梗死患者不宜测肛温，以免刺激肛门引起迷走神经反射，导致心动过缓。

（3）婴幼儿、危重患者、躁动患者，应设专人守护，防止意外。

（4）测口温时，若患者不慎咬破体温计，首先应及时清除玻璃碎屑，以免损伤唇、舌、口腔、食管、胃肠道黏膜，再口服蛋清或牛奶，以延缓汞的吸收。若病情允许，可食用粗纤维食物，以加速汞的排出。

（5）避开影响体温测量的各种因素，如运动、进食、冷热饮、冷热敷、洗澡、坐浴、灌肠等。

（6）发现体温与病情不符合时，要查找原因，予以复测。

（7）汞泄露处理的应急处理：①暴露人员管理：一旦发生汞泄漏，室内人员应转移到室外，如果有皮肤接触，立即用水清洗。打开门窗通风，关闭室内所有热源。②收集汞滴：穿戴防护品，如戴防护口罩、乳胶手套，穿防护围裙或防护服、鞋套。用一次性注射器抽吸泄漏的汞滴，也可用纸卷成筒收回汞滴，放入盛有少量水的容器内，密封好并注明"废弃汞"字样，送交医院专职管理部门处理。③处理散落的汞滴：对散落在地缝内的汞滴，取适量硫黄粉覆盖，保留 3 小时，硫和汞能生成不易溶于水的硫化汞。或者用 20% 三氯化铁 5 ～ 6g 加水 10mL，使其呈饱和状态，然后用毛笔蘸其溶液在汞残留处涂刷，生成汞和铁的合金，消除汞的危害。④处理汞污染的房间：关闭门窗，用碘 $1g/m^3$ 加乙醇点燃熏蒸或用碘 $0.1g/m^3$ 撒在地面 8 ～ 12 小时，使其挥发的碘与空气中的汞生成不易挥发的碘化汞，以降低空气中汞蒸气的浓度，结束后开窗通风。

（二）脉搏的测量

1. 实施要点

（1）评估并解释：①评估：患者的年龄、病情、治疗情况、心理状态及合作程度。②解释：向患者及其家属解释脉搏测量的目的方法、注意事项及配合要点。

（2）操作要点：①协助患者将手臂轻松置于床上或桌面，姿势合适。②以食指、中指、无名指的指腹按压桡动脉，力度适中，以能感觉到脉搏搏动为宜。③一般患者可测量 30 秒，脉搏异常者测量 1 分钟，核实后，报告医师。

（3）指导患者：①向患者及其家属解释脉搏监测的重要性及正确的测量方法，并指导其对脉搏进行动态观察。②教会患者自我护理的技巧，提高患者对异常脉搏的判断能力。

2. 注意事项

（1）勿用拇指诊脉，因拇指小动脉的搏动较强，易与患者的脉搏相混淆。

（2）异常脉搏应测量 1 分钟；脉搏细弱难以触诊应测心尖搏动 1 分钟。

（三）呼吸的测量

1. 实施要点

（1）评估并解释：①评估：患者的年龄、病情、治疗情况、心理状态及合作程度。②解释：向患者及其家属解释呼吸测量的目的、方法、注意事项。

（2）操作要点：①观察患者的胸腹部，一起一伏为一次呼吸，测量 30 秒。②危重患者呼吸不易观察时，用少许棉絮置于患者鼻孔前，观察棉花被吹动的次数，计数 1 分钟。

（3）指导患者：①向患者及家属解释呼吸监测的重要性，学会正确测量呼吸的方法。②指导患者精神放松，并使患者具有识别异常呼吸的判断能力。③教会患者对异常呼吸进行自我护理。

2. 注意事项

（1）呼吸受意识控制，因此测量呼吸前不必解释，在测量过程中不使患者察觉，以免其紧张，影响测量的准确性。

（2）危重患者呼吸微弱，可用少许棉花置于患者鼻孔前，观察棉花被吹动的次数，计时 1 分钟。

（四）血压的测量

1. 实施要点

（1）评估并解释：①评估：患者的年龄、病情、治疗情况、既往血压状况、服药情况、心理状态及合作程度。②解释：向患者及其家属解释血压测量的目的、方法、注意事项及配合要点。

（2）操作要点：①检查血压计。②协助患者采取坐位或卧位，保持血压计零点，肱动脉与心脏在同一水平。③驱尽袖带内空气，将其平整地缠于患者上臂中部，松紧以能放入一指为宜，下缘距肘窝 2～3cm。④听诊器置于肱动脉位置。⑤按照要求测量血压，正确判断收缩压与舒张压。⑥测量完毕，排尽袖带余气，关闭血压计。⑦记录血压数据。

（3）指导患者：①向患者及家其属解释血压的正常值及测量过程中的注意事项。②教会患者正确使用血压计和测量血压，帮助患者创造在家中测血压的条件，以便患者能够及时掌握自己血压的动态变化。③教会患者正确判断降压效果，及时调整用药。④指导患者采用合理的生活方式提高自我保健能力。

2. 注意事项

（1）定期检测、校对血压计。测量前，检查血压计：玻璃管无裂损，刻度清晰，加压气球和橡胶管无老化、不漏气，袖带宽窄合适，水银充足、无断裂。检查听诊器：橡胶管无老化、衔接紧密，听诊器传导正常。

（2）对需持续观察血压者，做到"四定"，即定时间、定部位、定体位、定血压计，有助于测定的准确性和对照的可比性。

（3）发现听不清或异常，应重测。重测时，待水银柱降至"0"点，稍等片刻后再测量。必要时，做双侧对照。

（4）注意测压装置（血压计、听诊器）、测量者、受检者、测量环境等因素引起血压测量的误差，以保证测量血压的准确性。

（5）按照血压测量的要求，应相隔 1～2 分钟重复测量，取 2 次读数的水平均值记录。如果收缩压或舒张压的 2 次数相差 5mmHg 以上，应再次测量，取 3 次读数的平均值记录。首诊时要测量两上臂血压，之后通常测量较高读数一侧的上臂血压。

（五）操作程序

1. 准备

（1）仪表端庄，衣帽整洁。

（2）双人核对医嘱，转抄执行单。

（3）评估：患者的年龄、病情、治疗情况、既往血压状况、服药情况、心理状态及合作程度。

（4）洗手、戴口罩。

（5）治疗盘内放装体温表的容器两个，一个容器放已消毒干燥备用的体温表，另一个容器内有已配好的体温表消毒液、血压计、听诊器、秒表、记录本，酌情备好纸巾，口诉体温表消毒完好备用，35℃以下，血压计已较对完好备用，物品放置合理。

2. 实施

（1）环境安静，适合操作。

（2）携用物至床旁，双向核查患者信息。

（3）患者体位合理、舒适。

（4）测体温：酌情擦干腋下；将体温表放腋窝深处夹紧；观看测量时间。

（5）测脉搏：患者手臂自然放置，以食指、中指、无名指指端按压桡动脉，每次测30 秒，测 2 次。

（6）测呼吸：保持诊脉姿势，测量胸或腹式呼吸。

（7）测血压：患者测量部位正确；血压计位置正确；袖带松紧合适，听诊器放正确；注气、放气平稳，读数正确。

（8）将血压计盒子右倾 45°，关闭开关。

（9）时间到，取出体温表，正确读数。

（10）整理床单元，协助患者穿衣，患者体位舒适。

（11）酌情指导患者正确的测量方法及相关知识宣教。

（12）用物处理恰当。

（13）洗手，签名，做好记录。

（六）质量评价

1. 与患者交流时态度和蔼，注意保护隐私、保暖，人文关怀，流程熟练。

2. 动作轻巧、规范、稳重，严格查对制度，清 – 污观念强。

3. 完成时间 8 分钟，超时部分不计分。

生命体征监测术操作评分标准					
科室　　姓名　　成绩　　考核者				日期：　年　月　日	
项目		技术操作要求	分值		实得分
			是	否	
核查表	准备 （6分）	仪表端庄（1分），衣帽整洁（1分）	2	0	
		双人核对医嘱（2分）、执行单（2分）	4	0	
	评估 （10分）	双向核查（2分），解释操作目（1分）、方法及配合指导（1分）	4	0	
		了解患者半小时内有无进食、剧烈活动、紧张	3	0	
		了解患者肢体活动度（1分），基础血压情况（1分）及用药情况（1分）	3	0	
	操作前 （6分）	洗手（1分），戴口罩（1分）	2	0	
		备齐用物，放置合理（1分），体温表消毒完好备用（1分），35℃以下（1分），血压计完好备用（1分）	4	0	
	操作过程 （50分）	环境安静，适合操作	2	0	
		携用物至床旁，双向核查患者信息	2	0	
		患者体位合理、舒适	2	0	
		测体温：①酌情擦干腋下（2分）。②体温表放腋窝深处夹紧（4分）。③观看测量时间（4分）	10	0	
		测脉搏：患者手臂自然放置（2分），以食指、中指、无名指指端按压桡动脉（2分），测30秒×2（2分）	6	0	
		测呼吸：保持诊脉姿势（2分），测量胸或腹式呼吸（4分）	6	0	
		测血压：①患者测量部位正确（4分）。②血压计放置位置正确（4分）。③袖带松紧合适，听诊器放置正确（4分）。④注气、放气平稳，读数正确（4分）	16	0	
				0	
				0	
				0	
		将血压计盒子右倾45°（2分），关闭开关（2分）	4	0	
		时间到（1分），取出体温表，正确读数（1分）	2	0	
	操作后 （8分）	整理床单元（0.5分），协助患者穿衣（0.5分），患者体位舒适（1分）	2	0	
		酌情指导患者正确的测量方法（1分）及相关知识宣教（1分）	2	0	
		用物处理恰当	2	0	
		洗手（1分），签名（0.5分），做好记录（0.5分）	2	0	

项目		技术操作要求	分值				实得分
			是		否		
等级量表	评价（20分）	与患者交流时态度和蔼，注意保护隐私、保暖，人文关怀，流程熟练	差	一般	较好	优秀	
			1	4	7	10	
		动作轻巧、规范、稳重，严格查对制度，清–污观念强	差	一般	较好	优秀	
			1	4	7	10	
		完成时间8分钟，超时部分不计分					
总分100分							

中药灌肠技术

中药灌肠技术是将中药药液从肛门灌入直肠或结肠，使药液保留在肠道内，通过肠黏膜的吸收达到清热解毒、软坚散结、泄浊排毒、活血化瘀等作用的一种操作方法。

1. 适用范围

该技术适用于慢性肾衰竭、慢性疾病所致的腹痛、腹泻、便秘、发热、带下等症状。

2. 评估

（1）病室环境、温度适宜。

（2）患者的主要症状、既往史、排便情况、有无大便失禁、是否妊娠。

（3）肛周皮肤情况。

（4）有无药物过敏史。

（5）心理状况、合作程度。

3. 告知

（1）操作前排空二便。

（2）局部感觉胀、满、轻微疼痛。

（3）如有便意或不适，应及时告知护士。

（4）灌肠后体位视病情而定。

（5）灌肠液应保留1小时以上为宜，保留时间长利于药物吸收。

4. 用物准备

治疗盘、弯盘、煎煮好的药液、一次性灌肠袋、水温计、纱布、一次性手套、垫枕、中单、液体石蜡、棉签等，必要时备便盆、屏风。

5. 基本操作方法

（1）核对医嘱，评估患者，做好解释，调节室温。嘱患者排空二便。

（2）备齐用物，携至床旁。

（3）关闭门窗，用隔帘或屏风遮挡。

（4）协助患者取左侧卧位（亦可根据病情选择右侧卧位），充分暴露肛门，垫中单于臀下，然后置垫枕以抬高臀部10cm。

（5）测量药液温度（39～41℃），液面距离肛门不超过30cm，用液体石蜡润滑肛管前端，排液，暴露肛门。插肛管时，可嘱患者张口呼吸以使肛门松弛，便于肛管顺利插入。插入10～15cm后缓慢滴入药液（滴入的速度视病情而定），滴注时间为15～20分钟。滴入过程中随时观察、询问患者的耐受情况，如有不适或便意，及时调节滴入速度，必要时终止滴入。中药灌肠药液量不宜超过200mL。

（6）药液滴完后夹紧并拔除肛管，协助患者擦干肛周皮肤，用纱布轻揉肛门处。协助患者取舒适卧位，抬高臀部。

6. 注意事项

（1）肛门、直肠、结肠术后及大便失禁、孕妇、急腹症和下消化道出血的患者禁用。

（2）慢性痢疾病变多在直肠和乙状结肠，故宜采取左侧卧位，肛管插入深度以15～20cm为宜；溃疡性结肠炎病变多在乙状结肠或降结肠，肛管插入深度为18～25cm；阿米巴痢疾病变多在回盲部，应取右侧卧位。

（3）当患者出现脉搏细数、面色苍白、出冷汗、剧烈腹痛、心慌等，应立即停止灌肠并报告医生。

（4）灌肠液温度应在床旁使用水温计测量。

7. 考核评分标准

<table>
<tr><td colspan="8" style="text-align:center">中药灌肠技术操作考核评分标准</td></tr>
<tr><td rowspan="2">项目</td><td rowspan="2">分值</td><td rowspan="2">技术操作要求</td><td colspan="4">评分等级</td><td rowspan="2">评分说明</td></tr>
<tr><td>A</td><td>B</td><td>C</td><td>D</td></tr>
<tr><td>仪表</td><td>2</td><td>仪表端庄，戴表</td><td>2</td><td>1</td><td>0</td><td>0</td><td>1项未完成扣1分</td></tr>
<tr><td>核对</td><td>2</td><td>核对医嘱</td><td>2</td><td>1</td><td>0</td><td>0</td><td>未核对扣2分；内容不全面扣1分</td></tr>
<tr><td rowspan="2">评估</td><td rowspan="2">7</td><td>临床症状、既往史、过敏史、是否妊娠</td><td>4</td><td>3</td><td>2</td><td>1</td><td>1项未完成扣1分</td></tr>
<tr><td>肛周皮肤情况、排便情况及患者合作程度</td><td>3</td><td>2</td><td>1</td><td>0</td><td>1项未完成扣1分</td></tr>
<tr><td>告知</td><td>4</td><td>解释作用、简单的操作方法、局部感受，取得患者配合</td><td>4</td><td>3</td><td>2</td><td>1</td><td>1项未完成扣1分</td></tr>
<tr><td rowspan="2">用物准备</td><td rowspan="2">5</td><td>洗手，戴口罩</td><td>2</td><td>1</td><td>0</td><td>0</td><td>未洗手扣1分；未戴口罩扣1分</td></tr>
<tr><td>备齐并检查用物</td><td>3</td><td>2</td><td>1</td><td>0</td><td>少备1项扣1分；未检查1项扣1分，最高扣3分</td></tr>
<tr><td rowspan="3">环境与患者准备</td><td rowspan="3">12</td><td>病室整洁、光线明亮</td><td>2</td><td>1</td><td>0</td><td>0</td><td>未进行环境准备扣2分；环境准备不全扣1分</td></tr>
<tr><td>嘱患者排空二便</td><td>2</td><td>1</td><td>0</td><td>0</td><td>未嘱咐扣2分；内容不全面扣1分</td></tr>
<tr><td>协助患者取左侧卧位</td><td>2</td><td>1</td><td>0</td><td>0</td><td>未进行体位摆放扣2分；体位不舒适扣1分</td></tr>
</table>

项目	分值	技术操作要求	评分等级				评分说明
			A	B	C	D	
环境与患者准备	12	充分暴露肛门，注意保暖及保护隐私	3	2	1	0	未充分暴露部位扣1分；未保暖扣1分；未保护隐私扣1分
		垫中单于臀下，垫枕以抬高臀部10cm	3	2	1	0	未垫中单扣1分；未垫枕扣2分
操作过程	46	核对医嘱	2	1	0	0	未核对扣2分；内容不全面扣1分
		测量药液温度为39～41℃，药量不超过200mL	6	4	2	0	药液温度过高或过低扣4分；药量过多或过少扣2分
		液面距肛门不超过30cm，用液体石蜡润滑肛管前端，排液	6	4	2	0	液面距肛门过高或过低扣2分；液体石蜡未润滑至肛管前端扣2分；排液过多或空气未排净扣2分
		插肛管时，嘱患者深呼吸，使肛门松弛，插入10～15cm，缓慢滴入药液，滴注时间为15～20分钟	8	6	4	2	未与患者沟通直接插入扣2分；未嘱患者深呼吸扣2分；插入深度<10cm扣2分；滴注时间过快扣2分
		询问患者耐受情况，及时调节滴速，必要时终止滴注	6	3	0	0	未询问患者耐受情况扣3分；未及时调节滴速扣3分
		药液滴完后，夹紧并拔除肛管，擦干肛周皮肤，用纱布轻揉肛门	6	4	2	0	拔除肛管污染床单位扣2分；未擦干肛周皮肤扣2分；未用纱布轻揉肛门处扣2分
		协助患者取舒适体位，抬高臀部	4	2	0	0	未按病情取卧位扣2分；未抬高臀部扣2分
		告知相关注意事项：保留时间，如有不适或便意及时通知护士	4	2	0	0	未告知每项扣2分
		整理床单位，洗手，再次核对	4	3	2	1	未整理床单位扣2分；未洗手扣1分；未核对扣1分
操作后处置	6	用物按《医疗机构消毒技术规范》处理	2	1	0	0	处置方法不正确每项扣1分，最高扣2分
		洗手	2	0	0	0	未洗手扣2分
		记录	2	1	0	0	未记录扣2分；记录不全扣1分
评价	6	流程合理、技术熟练、询问患者感受	6	4	2	0	1项不合格扣2分
理论提问	10	中药灌肠的禁忌证	5	3	0	0	回答不全面每题扣2分；未答出每题扣5分
		中药灌肠的注意事项	5	3	0	0	
得分							

中药外敷

1. 操作前准备

（1）遵照医嘱评估当前主要症状、临床表现、既往史及药物过敏史。

（2）评估患者体质及外敷部位皮肤情况。

（3）评估患者对疼痛的耐受程度。

（4）评估患者的心理状况。

（5）物品准备：治疗盘、遵医嘱配制药物、0.9%生理盐水、油膏刀、无菌棉垫或纱布、面纸、胶布或绷带。调制新鲜中草药需准备切刀、切板。如调制中药末，根据需要备好清水、茶水、醋、蜜、麻油、饴糖等赋形剂。

2. 操作程序

（1）备齐用物，携至床旁，做好解释，核对医嘱。

（2）协助患者取合适体位，暴露外敷部位，注意保暖。

（3）敷药局部做清洁处理。

（4）新鲜中草药须切碎、捣烂，平摊于棉垫上。药末经清水或醋、蜜等调制成糊状，平摊于棉垫或纱布上，并在药物上面加一大小相等的棉纸或纱布。

（5）将药物敷于患处，用胶布或绷带固定。

3. 护理及注意事项

（1）调制的药物须干湿适中、厚薄均匀，根据药物的作用决定敷药的厚薄，如消散药膏宜厚，创面生肌药膏宜薄，厚度一般以0.2～0.3cm为宜，面积大小须超出病变处1～2cm为度，对皮肤有腐蚀的药物应限于病变部位以内。

（2）用水或醋调制的药物容易干燥，干燥时可取下敷料加水或醋湿润后再敷，亦可将药物刮下，加水或醋重新调制再敷，一般2～3日后更换一次，亦有敷数小时即取下，如哮喘膏。

（3）饴糖调制的药物夏天易发酵，可每日更换药物或加适量防腐剂。

（4）敷药后应询问患者有无瘙痒难忍的感觉，并观察局部有无皮疹、水疱等过敏现象，若有过敏反应，应停止敷药，及时对症处理。

（5）在敷药过程中，让患者采取适当的体位。

（6）应对敷药部位进行消毒。敷药后包扎固定好，以免药物撒溢别处。

（7）妇女孕期禁用有堕胎及致畸作用的药物。

（8）小儿皮肤娇嫩，不宜使用刺激性强的药物，用药时间不宜过长，且应加强护理，防止小儿将所敷药物抓脱。

（9）如局部出现水疱，应用消过毒的针刺破，外用消毒药物，防止皮肤继发感染。

（10）进行热敷时应把握好温度，以免烫伤皮肤。

（11）敷药疗法虽然相对安全，但对一些特殊患者，如患有严重高血压、心脏病者，要密切注意其敷药后的反应，如有不适感应及时中止治疗，并采取相应的处理措施。

（12）皮肤破损处禁用刺激性药物。外用药物，严禁内服。

4. 考核评分标准

中药外敷技术操作考核评分标准					
项目	要求	应得分	扣分	得分	说明
素质要求	仪表大方，举止端庄，态度和蔼	5			
	衣帽整洁	5	10		

续表

项目		要求	应得分		扣分	得分	说明
操作前准备	护士	洗手，戴口罩	2	25			
		遵照医嘱要求，对患者评估正确、全面	5				
	物品	治疗车，手套，包布，橡胶单1～2个，大毛巾，纸巾	10				
	核对	核对姓名、床号、诊断，介绍并解释，取得配合	7				
		体位舒适合理，暴露湿敷部位，保暖	6				
操作流程	敷药部位的准备	抬高患者，取舒适体位	7	35			
		用清水洗，擦干	7				
		观察患处有无伤口感染	6				
	药包的准备	确定敷药面积大小，准备药包	5				
		用包布包好，厚度、温度适中	5				
	敷药	敷药部位准确	2				
		敷药部位大于患处	2				
操作后	整理	协助患者穿衣，安排舒适体位	5	15			
		整理床单位	2				
		清理用物，归还原处，洗手	2				
	评价	体位合理，敷药法是否正确	2				
		患者感受，目标实现程度	2				
	记录	洗手，记录，签名	2				
技能熟练		操作正确，动作轻巧	3	15			
		操作程度，方法正确	2				
理论提问		回答正确	10				
合计			100				

考站五 健康教育

【考生指引】

1. 考核情境

王某，女，40岁。患者因1周前食欲不振，吃完后恶心、呕吐，既往高血压病史8年，肾衰3年，血透半年入院。常规治疗2周后，状况平稳。现患者神志清楚，精神可，舌质淡，苔薄白，脉缓和有力，医嘱明日出院。患者及家属对并发症及饮食指导并不了解，如果你是责任护士，请对患者进行出院健康教育。

2. 考生任务

为患者做出院健康指导。

3. 考核时间

5分钟（读题1分钟，考核4分钟）。

【考官指引】

1. 考核目的

考查考生正确进行慢性肾衰患者出院健康指导的能力。

2. 场景与用物设置

（1）场景：病床1张，标准化病人1位，考官2位。

（2）用物：病历夹1个，患者信息单（考生用）1份，患者信息单（考官用）2份，笔1支，白纸1张。

3. 监考与评分注意事项

（1）请根据慢性肾衰竭的出院健康指导评分指引对考生进行客观的评价。

（2）考核时间一旦结束，务必请考生终止本站考核，进入下一考站。

【考核内容评分指引】

慢性肾衰竭的出院健康指导评分指引			
评分项目	2分	1分	0分
健康教育前评估			
1. 评估患者及家属需求	做到		未做到
2. 评估患者及家属对疾病的了解情况	全部评估	部分评估	未评估
3. 评估患者及家属对血透可能出现的症状及严重性的了解情况	做到		未做到
4. 评估患者及家属对并发症预防措施的掌握情况	做到		未做到
病情监测			
5. 每天固定时间监测血压1次	正确		未提到或错误
6. 按时复诊	正确		未提到或错误
7. 定期到医院做检查	正确		未提到或错误
饮食指导			
8. 低盐饮食（盐每天限制 <6g，不吃腌制食物）	正确		未提到或错误
9. 限制脂肪摄入量，尤其减少动物脂肪（肥肉，内脏）	正确		未提到或错误
10. 减少饱和脂肪酸的摄入	正确		未提到或错误
11. 选择不饱和酸含量高的油烹饪	正确		未提到或错误
12. 限制胆固醇的摄入量	正确		未提到或错误
13. 肾病饮食	正确		未提到或错误
14. 适量补充蛋白质	正确		未提到或错误
15. 多食蔬菜、水果及富含纤维素的食物，以预防便秘	正确		未提到或错误
16. 适量饮水	正确		未提到或错误

续表

慢性肾衰竭的出院健康指导评分指引			
其他指导			
17. 遵医嘱规律服药，如利尿药等	药物种类全面	药物种类不全	未提到
18. 注意保暖，切勿着凉	提到		未提到
19. 保持心情舒畅	提到		未提到
20. 规律作息	提到		未提到
21. 增加室内外活动，适当运动	提到		未提到
评价健康教育的效果			
22. 评估患者及家属对诱发肾衰发病高危因素的掌握情况	做到		未做到
沟通与关爱			
23. 使用尊称称呼患者及家属	做到		未做到
24. 面带微笑，与患者及家属有眼神交流	做到		全程没有微笑
25. 及时回答患者及家属的疑问	做到		未做到
26. 给患者及家属消化吸收健康教育内容的相关载体：宣传单、宣传册、视频或记录单等	做到		未做到
理论提问			
27. 正确回答考官提问	做到		未做到
百分比分数计算评分	得分 ÷56（本站总分）×100×10%（本站权重）= 本站得分		

【相关知识】

常见的肾毒性物质

（1）肾毒性药物：①抗菌药物：氨基糖苷类抗生素（庆大霉素、卡那霉素、阿米卡星、妥布霉素、链霉素）、糖肽类抗生素（多黏菌素、万古霉素）、第一代头孢菌素、两性霉素 B、磺胺类抗生素、利福平等。②造影剂：泛碘酸、泛影葡胺等。③肿瘤化疗药物：顺铂、卡铂、甲氨蝶呤、丝裂霉素。④免疫抑制剂：环孢素、他克莫司、青霉胺。⑤其他药（毒）物：利尿药（右旋糖酐、甘露醇、利尿酸钠）、非甾体抗炎药、麻醉剂（甲氧氟烷、氟甲氧氟烷、安氟醚、安非他明等）、中药（含马兜铃酸类的中药、雄黄、斑蝥、蟾酥、生草乌、生白附子等）。

（2）工业毒物：①重金属：汞、镉、砷、铀、锑、锂、铋、钡、铅、铂等。②化合物：氰化物、四氯化碳、甲醇、甲苯、乙烯二醇、氯仿、甲酚、甲醛、间苯二酚等。③杀虫剂和除草剂：有机磷、毒鼠强、百草枯等。

（3）生物毒素蛇毒、蝎毒、青鱼胆毒、蜂毒、黑蜘蛛毒、毒蕈等。

第六章　中医养生保健与"治未病" ▷▷▷

第一节　中医理论基础

一、中医学及中医基础理论的概念

中医学，是中华民族历经数千年发展而形成的一门具有独特理论体系和丰富临床经验的传统医学。它包括中医基础医学、预防医学和临床医学三部分。

中医基础理论是关于中医学基本概念、基本原理和基本思维方法的学科，是指导中医预防医学和临床医学的理论基础。其主要内容有中医学的哲学基础和思维方法、中医学对正常人体的认识、中医学对疾病的认识以及中医防治疾病的原则，在中医学科中具有极其重要的地位。

二、中医学的学科属性

中医学是一门以自然科学为主体，多学科知识相交融的医学科学。

（一）中医学具有自然科学和社会科学的交叉性

1. 中医学属于自然科学范畴。

2. 中医学具有鲜明的社会科学属性。

3. 中医学受到古代哲学的深刻影响。

中医学在其形成与发展过程中不断吸取了当时盛行的哲学思想，如精气学说、阴阳学说、五行学说等，用以阐明关于生命、健康、疾病等一系列医学问题，逐渐形成了独特的医学理论体系。

（二）中医是多学科相互渗透的产物

中医学受到古代科学技术的影响，其理论体系融入了当时先进的科技成果，如古代的天文学、气象学、地理学、物候学、农学、生物学、矿物学、植物学、军事学、数学、酿酒技术、冶炼技术等。

三、中医学理论体系的形成与发展

（一）中医学理论体系的概念

中医学理论体系是以整体观念为主导思想，以精气、阴阳、五行学说为哲学基础和思维方法，以脏腑经络及精、气、血、津、液为生理病理学基础，以辨证论治为诊疗特点的医学理论体系。

（二）中医学理论体系的形成

1. 基础理论的确立

《黄帝内经》，简称《内经》，成书于战国至秦汉时期，非一人一时之作。它是一部以医学为主，涉及多学科的中国古代百科全书。该书分为《素问》与《灵枢》两部，各9卷81篇，全面系统地阐述了中医学基础理论，被后世尊为"医家之宗"。《内经》的问世奠定了中医学的理论基础，确立了中医学的理论原则和学术思想，创立了中医学独特的理论体系。

《难经》是一部可与《内经》相媲美的古典医籍，相传为秦越人所著。该书对脉学、经络学说以及命门、三焦理论的论述内容较《内经》而言有所创见。《难经》与《内经》一样，是中医理论的奠基之作。

2. 辨证论治体系的创立和运用

《伤寒杂病论》是我国现存最早的一部临床医学专著，确立了中医辨证论治体系。该书为东汉张仲景所著，经晋代王叔和整理分为《伤寒论》和《金匮要略》二书。《伤寒杂病论》以六经辨证和脏腑辨证等方法，对外感病和内伤杂病进行了辨证论治。

3. 药物学专著的问世

《神农本草经》是现存最早的药物学专著，成书于秦汉时期，书中共收载药物365种。该书确立了中药理论体系，提出了"四气五味"的药性理论和药物配伍理论，明确了用药原则，为历代本草之蓝本。

战国至秦汉时期，《黄帝内经》《难经》《伤寒杂病论》《神农本草经》四部医学典籍的问世，标志着中医学理论体系的形成，为中医学的发展奠定了坚实的基础。

（三）中医学理论体系的发展

1. 魏晋隋唐时期：中医学理论体系得以充实和系统化

（1）晋代王叔和著《脉经》，该书集汉以前脉学之大成，全面系统地论述了诊脉的理论方法，是我国第一部脉学专著。

（2）晋代皇甫谧著《针灸甲乙经》，该书是我国现存最早的针灸学专著，在经络、腧穴和针灸治疗的方法和理论方面充实了《灵枢》。

（3）隋代巢元方等人著《诸病源候论》，该书是我国第一部病因病机证候学专著，首次提出了"漆疮"的发生与体质有关。

（4）唐代孙思邈著《备急千金要方》和《千金翼方》，开中国医学伦理学之先河。

（5）唐代苏敬等编著《新修本草》，该书是世界上最早的一部药典著作，收载药物844种，比欧洲纽伦堡药典早883年。

2. 宋金元时期：学派涌现，理论有突破性进展

（1）宋代陈无择著《三因极一病证方论》，该书简称《三因方》，提出了著名的"三因学说"，对中医病因学的发展有深远的影响。宋代钱乙著《小儿药证直诀》，该书是最早的一部儿科专著。金代宋慈著《洗冤集录》，该书是世界上最早的一部法医学专著。

（2）金元时期涌现出各具特长的医学流派，推动了中医学理论的发展，其中代表性的人物是刘完素、张从正、李杲、朱震亨，后世称其为"金元四大家"。

1）刘完素，以火热立论，倡"六气皆从火化""五志过极皆为热甚"，用药以寒凉为主，被称为"寒凉派"。代表作有《素问玄机原病式》等。

2）张从正，认为病由邪生，"邪去正自安"，治疗以汗、吐、下三法攻邪为主，被称为"攻下派"。代表作有《儒门事亲》。

3）李杲，提出"内伤脾胃，百病由生"的论点，治病以补益脾胃为主，被称为"补土派"。代表作有《脾胃论》。

4）朱震亨，倡"相火论"，提出"阳常有余，阴常不足"的理论，治疗以滋阴降火为主，被称为"滋阴派"。代表作有《格致余论》。

3. 明清时期：综合集成和深化发展阶段

（1）集古代中医基础理论之大成，出现大批集成性著作。

（2）明代赵献可、张景岳提出"命门学说"，李中梓提出"先天之本在肾……后天之本在脾"的论断，为中医藏象学说增加了新内容，推动了藏象学说的发展。

（3）明代吴又可著《温疫论》，创"戾气"学说，标志着中医学对传染性热病的病因及治疗方法有了较完整的学术见解。清代叶天士、吴鞠通等温病学家分别创立了"卫气营血"和"三焦"辨证理论，温病学说逐渐系统化。

（4）明代李时珍著《本草纲目》，载药1892种。该书总结了16世纪前动物学、植物学、矿物学和冶金学等多学科的知识，堪称一部科学巨著，被译成英、法、德、日、朝等多种文字，广泛流传。

（5）清代王清任著《医林改错》，该书改正了古医书中在人体解剖方面的某些错误，并发展了瘀血致病的理论。

4. 近现代发展简况

鸦片战争以后，一方面继续收集和整理前人的学术成果，另一方面，受西医的影响，从中西医论争逐渐发展到中西医汇通。新中国成立之后，倡导用现代科学方法对中医基础理论、中医临床医学及中药药理学等方进行多层次、多环节的研究，有了较大的进展，受到国际上的广泛关注和重视。

四、中医学理论体系的主要特点

(一) 整体观念

整体观念，是中国古代哲学思想和方法在中医学中的具体体现，它贯穿在中医学的生理、病理、诊断、辨证、养生及防治等各个方面。中医学的整体观包含人体自身的完整性，以及人与自然、社会环境的统一性。

1. 人体是一个有机整体

（1）生理方面：五脏一体，形神一体。

1）形体组织结构不可分割：人体以五脏为中心，通过经络将五脏、六腑、五体、五官、九窍等全身组织器官联结成一个整体，构成了心、肺、脾、肝、肾五大生理系统。

2）功能活动相互协调、相互为用：在人这个整体中，心为主宰，各脏腑组织的功能活动彼此之间相互促进、相互配合，体现出统一协调的整体性。形与神又是一个统一体，体现在形体与精神的结合统一。形与神是生命的两大要素，神不能脱离形体单独存在，有形才能有神，形健则神旺，形是神的藏舍之处，神是形的生命体现，形与神相互依存、相互为用，形神和谐才成为完整健全的人。

3）生命物质的同一性：精、气、血、津液是构成人体，同时又是维持人体生命活动的基本物质，可见组成各脏腑组织并维持其功能活动的物质是同一的。精、气、血、津液之间相互转化，分布于各脏腑组织，以保证机体功能活动的统一协调。

（2）病理方面：相互影响，一方面表现在内脏病变可反应于相应的形体官窍上；另一方面脏腑之间的病变可相互影响。形与神在病理上也可以相互影响。

（3）诊断方面：人体局部与整体的辩证统一，为临床从外测内、诊断疾病提供了依据。正如《灵枢·本脏》所说："视其外应，以知其内脏，则知所病矣。"如临床验舌与面部色诊都是中医学整体诊病思想的具体体现。

（4）治疗方面：局部病变常是整体病理变化在局部的反应，故而治疗疾病应从整体出发，确立适当的治疗原则和方法。

2. 人与自然环境的统一性：天人一体观

（1）人以天地之气而生存：自然界存在着人类赖以生存的必要条件。如《素问·宝命全形论》说："人以天地之气生，四时之法成。"

（2）自然环境对人体生理的影响

1）四时气候变化影响人体的生理功能：随着季节气候的变化，人体脏腑气血活动也相应地进行调节与之相适应。如《灵枢·五癃津液别》说："天暑衣厚则腠理开，故汗出……天寒则腠理闭，气湿不行，水下留于膀胱，则为溺与气。"人体脉象也会出现与四时气候相应的变化。如《素问·脉要精微论》说"四变之动，脉与之上下"。《素问·玉机真脏论》说"春脉如弦……夏脉如钩……秋脉如浮……冬脉如营（石）"。

2）昼夜晨昏变化影响人体的生理功能：人体随昼夜阴阳二气的盛衰变化出现适应性

调节。如《素问·生气通天论》说："平旦人气生，日中而阳气隆，日西而阳气已虚，气门乃闭。"人体阳气白天趋于体表，夜间潜于体内，故人体各项功能活动呈现有张有弛的变化。

3）地域环境差异影响人体的生理功能：不同的地域、气候、地质、水质、风俗、生活习惯等，在一定程度上也影响人体的生理功能，从而形成人的体质差异。如《内经》记载的东方之域，其民皆黑色疏理；西方者，其民华食而脂肥；北方者，其民乐野处而乳食；南方者，其民皆致理而赤色。东南地处卑下，气候湿热，人体腠理多稀疏；西北地处高原，气候燥寒，人体腠理多致密。其反映了不同地域的人群具有各自鲜明的体质特征。

人与天地相应，人体一方面受自然环境的影响，一方面又能主动地适应自然，改造自然，以利于更好地适应环境变化，减少疾病，保持健康状态。

3. 自然环境对人体病理的影响

（1）四时气候变化对疾病的影响：人体受季节气候变化的影响，常发生一些季节性的多发病、常见病。如《素问·金匮真言论》说："春善病鼽衄，仲夏善病胸胁……秋善病风疟，冬善病痹厥。"同时，季节气候的变化还会影响病情的轻重。

（2）昼夜晨昏变化对疾病的影响：疾病病情的轻重可随昼夜晨昏人体内阳气的消长而发生变化。如《灵枢·顺气一日分为四时》说："夫百病者，多以旦慧昼安，夕加夜甚……"

（3）地域环境差异对疾病的影响：某些地方性疾病的发生与地域环境的差异密切相关，如《素问·异法方宜论》说："东方之域……其病皆为痈疡……西方者……其病生于内……北方者……脏寒生满病……南方者……其病挛痹……"

4. 自然环境与疾病诊断、防治的关系

由于自然环境的变化时刻影响着人体的生命活动和病理变化，故在诊断和防治疾病时，应重视四时气候、地域环境与人体的关系，探求疾病的原因、病变的部位和性质，做出正确的诊断，在防治过程中必须遵循因时因地制宜的原则。

5. 人与社会环境的统一性

人生活在社会环境中，所以人都具有社会属性，人的生命活动时刻受到社会环境变化的影响。如政治、经济地位的高低，人际关系等社会因素必然会影响人体的各种生理、心理活动和疾病进展，其主要表现在两个方面：

（1）社会的治与乱对人体的影响：社会安定，生活稳定，有益健康；社会动乱，生活无保障，有碍健康，易发生疾病。

（2）政治、经济地位对人体的影响：政治地位和经济状况的剧烈变化，常可导致人体精神情绪的波动，从而影响人体脏腑的功能和气血的运行，导致某些身心疾病的发生，而且还可以加重宿疾，甚至死亡。

因此，在预防和治疗疾病时，应充分考虑社会因素对人体身心功能的影响，尽量避免不良的社会因素对人的精神刺激，并通过调摄精神提高对社会环境的适应能力，以维持身心健康，预防疾病的发生。

综上所述，中医学不仅认为人体本身是一个有机整体，同时人与自然、社会也是个统一体。因此，中医学在讨论生命、健康、疾病等重大医学问题时，不仅着眼于人体自身，还需重视人与自然环境和社会环境的相互联系。天、地、人是一个统一的整体，彼此不可分割。在防治疾病时，要求医生应该"上知天文，下知地理，中知人事"。可见，中医学的整体观与近年医学界提出的"生物-心理-社会"医学模式的基本观点是相通的。

（二）辨证论治

辨证论治又称辨证施治，是中医诊断和治疗疾病的基本原则，是中医诊疗体系的一大特点，是临床医学的精华。辨证论治包括辨证和论治两个方面。

1. 症、证、病的概念

（1）症：即症状、体征。症是疾病过程中患者主观感觉到的单个症状和能被客观发现的体征，是诊断疾病和辨别证候的主要依据，是病、证本质的客观反映。

（2）证：即证候。证是疾病过程中某一阶段（或某一类型）的病理概括。它包括了病变的原因、部位、性质和邪正盛衰的变化。证能反映疾病在现阶段的病变本质，故可作为治疗的依据。

（3）病：即疾病。病是致病邪气作用于人体后，正邪斗争而引起的机体阴阳失调，具有一定发展规律的病理变化的全过程。其包括脏腑组织的损伤和生理功能的障碍。

2. 症、证、病三者的关系

（1）区别：症是原始的病情资料，是诊断病和辨别证的主要依据，但症只是疾病的现象而不是病的矛盾的本质；证，反映了疾病某个阶段的本质变化，代表了疾病当前所处阶段的主要矛盾；病反映了疾病病理变化的全过程，代表该具体疾病全过程的特点与规律，是疾病的根本性矛盾。

（2）联系：每一种病都包含了以某一症状为主的若干症状、体征组合的证，在不同的阶段又可以表现出不同的证型。症，是病和证的基本要素。

3. 辨证论治的基本概念

（1）辨证：所谓辨证，是指将四诊所收集的资料（症状和体征），在中医理论的指导下进行分析、综合，辨清疾病的原因、性质、部位和邪正关系，并概括为某种性质的证候的诊断思维过程。

（2）论治：根据辨证的结果，确定相应的治疗原则和治法。

（3）辨证与论治的关系：辨证是确定治疗的前提和依据，论治是辨证的延续，通过治疗效果可以检验辨证是否正确。辨证与论治是中医诊治疾病过程中不可分割的两个方面。

4. 辨证论治的应用

（1）同病异治：指同一种病，由于发病的时间、地域不同，或疾病所处的阶段不同，或患者的体质有异，故反映的证不同，因而治疗也就不同。

（2）异病同治：指不同的病，在其发展过程中，出现了大致相同的证，故可用相同的治法来治疗。

可见，中医学治病的着眼点是因证而治，证同治亦同，证异治亦异。

5. 辨证与辨病相结合

病，虽然反映了疾病变化全过程的特点与规律，但由于其中的变化多样，笼统的辨病往往缺乏针对性；证，代表疾病当前所处阶段的矛盾特性，随疾病的变化而变化，比疾病更加清晰具体。辨证有助于体现辨病的具体性，重在现阶段；辨病有助于提高辨证的预见性，重在全过程。临床只有将辨证与辨病结合起来，才可深化对疾病本质的提示和认识，使诊断更为全面、准确，治疗才更具针对性和全局性。

（三）恒动观念

1. 恒动观念的含义

恒动观念是指中医学以运动的、变化的、发展的观点来研究生命、健康和疾病等医学问题。

2. 恒动观念的内容

（1）自然界处于永恒的运动之中："动而不息"是自然界的根本规律，一切事物的发生、变化乃至衰亡都根基于运动。如《素问·六微旨大论》言："夫物之生从于化，物之极由乎变，变化之相薄，成败之所由也……成败倚伏生乎动，动而不已则变作矣。"运动是绝对的、永恒的，而"静止"则是相对的、暂时的和局部的，完全的静止是不复存在的。动与静相互为用，促进了自然界的发生、发展、变化。故《素问·天元纪大论》说："动静相召，上下相临，阴阳相错，而变由生也。"

（2）人的生命活动有赖于恒动不休：自然界化生万物有赖于恒动不休，人维持自身的生命活动也有赖于恒动不休。如朱丹溪说："天主生物，故恒于动；人有此生，亦恒于动。"《素问·六微旨大论》也说："非出入，则无以生长壮老已；非升降，则无以生长化收藏。是以升降出入，无器不有。"并指出："出入废，则神机化灭；升降息，则气立孤危。"说明人体的生命活动就是气的运动变化过程。

1）运动不息是脏腑经络组织器官及气、血、津液、精的生理特点：如血液须在脉中"流行不止，环周不休"以发挥其功能活动。

2）人体的功能活动随着发展演变的过程而呈现出生、长、壮、老、已的变化：中医学以恒动观念把握疾病过程。中医理论不仅以恒动观来认识人体的生理，更强调用恒动观来把握患者的疾病过程及病理变化，并表现出发展变化的一定阶段性，如张仲景在《伤寒论》中创立的外感病六经辨证理论即可明示。

（3）恒动观念指导疾病的诊治：在疾病的诊治过程中，要不断观察患者出现的新情况、新变化，细心诊察，深入分析，随时根据新的情况全面考虑，调整处方用药，以期药证相合，取得良好的疗效。中医学还主张未病先防，既病防变，治病必求于本。这些都充分体现了中医学是从运动的观点处理健康与疾病的矛盾及指导临床治疗。

五、中医基础理论课程的主要内容

1. 中医学的哲学基础

其主要阐释古代哲学的精气学说、阴阳学说、五行学说。

2. 中医学对人体生理的认识

其包括藏象、精气血津液神、经络、体质学说四部分。

3. 中医学对疾病及其防治的认识

其包括病因、发病、病机和防治原则四部分。

中医学源远流长，历史悠久，它是我国人民在生产、生活以及同疾病做斗争的实践中的经验总结。中医学有其独特的理论体系和丰富的内容，是中华民族宝贵传统文化的重要组成部分。

整体观念、辨证论治和恒动观念是中医学理论体系的主要特点，贯穿在整个中医学理论体系中，有效地指导着中医的临床实践，使中医学具有强大的生命力。

第二节　中医养生保健概要

一、中医养生保健的基本内涵

（一）"养生保健"，简而言之，就是养护生命、维护健康

中医养生保健指在中医理论的指导下，遵循生命发展的规律，遵守普遍的社会伦理道德规范，倡导科学健康的生活理念和生活行为方式，并通过各种养生方法，以达到培植禀赋、促进发育、增强体质、预防疾病、维护健康、延迟衰老乃至延年益寿的目的。养生的核心目的是促进健康。换句话说，养生就是对健康状态的管理、维护和调节。

（二）中医养生保健的基本内涵主要包括以下几个方面

1. 有中医理论指导

中医养生理论既源于中医理论，又独具特色自成体系，是以"天人相应""形神合一"为整体框架构建的，以"法于阴阳，和于术数"为养生总原则，运用中医理论指导保养精、气、神，并在养生实践的基础上形成的理论体系。中医养生学贯穿了中医学的基本思想，如整体观念、辨证论治、未病先防、三因制宜等；运用了中医学一些独特的理论，如阴阳五行、藏象经络、血气精神、体质情志等；使用了中医学独具风格的治疗方法，如针刺、灸法、按摩、方药、食疗等。它历经数千年的锤炼，具有悠久的历史和独特的民族风格。

2. 遵循生命发展规律

中医学认为"生、长、壮、老、已"不仅是人类生命发展的过程，也是生命活动的基本规律。生命的诞生、成长和衰老都是受自然规律限制的，在不同的生命过程或年龄阶段，人的生理、心理、精神表现各不相同，体质状态也有差异，这些都是自然规律支配的结果。因此，中医养生保健要善于探索、总结生命各阶段的发展特点，遵循生命健康发展的正常轨迹，根据不同年龄阶段的身心特点来确定养生原则和养生方法，真正掌握合乎生命规律的养生之道。

3. 遵守普遍的伦理道德规范

养生固然以个体为对象，但同样要以尊重他人为前提，不能因为个人修炼而影响、损害他人。同时，还要承担应有的社会、家庭责任，不能为了个人养生而背弃家人，逃离现实，遁迹山林。

4. 科学健康的生活理念和生活行为方式，也就是正常的人生观和良好的生活行为习惯

中医养生学强调可从自然环境到衣食住行，从生活爱好到精神卫生，从药饵强身到运动保健等多方面进行全面的、综合的防病保健，把养生保健的理念落实到日常生活的各个方面。

5. 全周期养生

养生从婴幼儿时期的培植禀赋、促进发育，直到老年时期的健康养老，贯穿于生命的全过程。生命过程的各个阶段由于生理特点和社会经历的不同，养生的方略或侧重点各有不同，但基本的任务是预防疾病、维护健康、延缓衰老，而维护健康又是最核心的价值追求。

6. 个体差异

养生方法千万种，只有适合养生者自身特点的方法才是最好、最有效的方法。中医养生保健强调按照不同情况区别对待，反对千篇一律、一个模式，而是针对各自的不同特点有的放矢，体现中医养生的辨证施养思想。

二、中医养生学的相关学科

中医养生学是中医关于人体生命养护思想理论和方法经验的知识体系，是研究人类生命规律、衰老机制、养生原则、养生方法的一门学科。其研究对象主要是健康人群，属于第一医学范畴。其性质是一门涵盖多个学科内容的综合性应用型学科。

中医养生学外延广泛，可涉及中医治未病、预防、保健、康复、抗衰老等多个知识领域，以及生理、心理、营养、社会、环境、气象、性科学、行为学、运动医学、体育医学、气功学、健身学等现代多个学科门类。

该学科与中医基础理论、中医康复学、中医老年病学、中医治未病学、预防医学、体育健身学等中西医学科有着某种亲缘关系，但由于各自的内涵不同，或邻近，或从属，还是有着明显的区别性特征。

（一）中医养生学与中医基础理论

中医基础理论是关于中医学的基本概念、基本原理、基本知识与基本思维方法的知识体系，带有普遍适应性和基础性，能为中医各分支学科所认同和使用的理论学科。其研究对象是人体的生命、健康和疾病，其性质是一门基础理论和应用理论的奠基性学科。中医养生学的基本理论原为中医基础理论的重要组成部分，中医学关于生命与健康的认知，中医的阴阳五行、脏腑经络、气血津液、精神情志等理论不仅是中医养生的指导思想，也是中医养生理论的有机构成。在这一点上，两者有紧密的亲缘联系，但中医养生的方法、经验等应用理论则已超出中医基础理论的范围。

（二）中医养生学与中医康复学

中医康复学，是以中医理论为指导，研究有利于疾病康复的各种方法和训练手段，促使伤残者、病残者、衰老者、急性病缓解期患者、精神障碍者、术后患者等人群在全身功能、精神与工作能力方面得到最大限度的恢复或改善，使他们尽可能地恢复生活自理能力和劳动能力的一门学科。其研究对象特指疾病已被控制但其造成的影响尚未完全纠正这一特定领域，如病愈后衰弱体质的复壮，骨折愈后关节的僵直、肌肉萎缩的恢复，脑出血后肢体丧失功能的恢复，人工替代部分（如假肢等）的功能锻炼等。其中，有关体质的复壮也属于养生学的内容，而有关功能训练则属于治疗学的内容。此外，人工肢体及其功能锻炼、器官移植术或人工支架等术后护理问题则属于西医学中的问题，在传统养生学中缺如。

（三）中医养生学与中医老年病学

中医老年病学，是针对老年这一特定人生阶段，以老年性疾病及诊疗为主要研究内容。虽然老年病学和养生学都研究衰老的原因，探索延缓和控制衰老的途径、方法，都涉及如何保持老年人健康、预防老年性疾病发生等内容，但中医老年病学着重于老年性疾病治疗部分，而养生学是针对整个人生阶段，始终以维护健康为核心，而不局限于老年这一年龄段。

（四）中医养生学与中医治未病学

中医治未病学是一门新兴学科，也是被国家中医药管理局列入重点建设的培育学科。它以中医"治未病"理论为指导思想，主要研究各种未病现象的诊疗问题。治未病也是中医养生学的主要内容，但两者的区别在于：治未病针对的未病将病（或亚健康）或已病将传、将变的疾病状态，着眼点在于"治"（诊断与治疗）；而养生针对的是健康状态，重点在"养"。治未病以疾病为参照，着眼于亚健康人群，养生以健康为参照，着眼于健康人群。"治未病"的"未病先防"属于养生学的内容，而"既病防变"与"瘥后防复"则分别属于中医临床诊疗和康复的范畴。

（五）中医养生学与预防医学

预防医学更重视如何预防疾病，如研制与应用各种预防药物及控制病因的方法等，以防范传染病、职业病、地方病等病种的发生。养生学虽也包括强身防病的内容，但涉猎广泛，不如预防医学的针对性强。且养生学主要着眼于健康的个体，而预防医学则往往需要动用政府、社会的力量。

（六）中医养生学与体育健身学

一般的体育健身不问形式和内容，都是从强身健体出发，如游泳、登山、跑步、射箭、下棋、打拳，均是养生的内容。但体育竞技着眼于技能与体能的竞赛，并以胜负裁判结果，与中医养生的目的不同，也不一定促进长寿。另外，如武术、技击等虽与太极拳相近，但重在打斗、制敌取胜，着眼点在于防敌卫身，而不是防病，与中医养生的宗旨迥然有别，故而不属于养生学的范畴。

三、中医养生保健的基本任务

预防疾病、维护健康、延缓衰老，是中医养生保健的三大基本任务。几千年来，中医养生保健紧紧围绕这三大任务，发明了众多的养生方法，积累了丰富的经验，形成了博大精深的思想理论，由此构筑起独具特色的中医养生文化。

（一）预防疾病

预防疾病，是中医养生的基础和出发点。中医很早就提出了"治未病"的概念。"治未病"，既是一个文化概念，又是一个技术概念。

从文化层面上来讲，"治未病"是中华民族忧患意识在身体文化上的突出体现。早在中国最古老的一部历史文献《尚书》中就提出了"有备无患"的理念，主张"事事乃其有备，有备无患"，充分体现了预防的重要性和普遍性。春秋时期，"有备无患"的思想进一步发展。中国古代另一部文化典籍《周易》，不仅鼓励人们要培养"自强不息"的精神，还告诫人们要"夕惕若厉"，每天保持高度的警惕，慎重对待一切事情，以防灾难和不吉的事件发生。《左传》还提出了"居安思危"的古训，提醒人们要在安全和平的常态下认识危险因素的存在。这个时期的老子、孔子分别是道家和儒家的代表人物，两人都从身体文化的向度，直接提出了慎重对待疾病的问题。老子讲"夫唯病病，是以不病"，认为时刻警惕疾病的发生，加强预防，才不会发生疾病。老子还提出"为之于未有，治之于未乱"的主张，认为疾患祸乱都要在形成或发生前加以防备。孔子一辈子担心三件事——斋、战、疾，把疾病的发生看得像战争的发生一样严重。战国时期，人们还把"备豫不虞"作为一种社会责任来加以推广。总之，在中国传统文化里，"凡事豫则立，不豫则废""防患于未然"，不仅是一种社会理念，更是一种安身立命的处世准则。

从技术层面上来讲，"治未病"是中医执业的一条行业规则。中医经典著作《黄帝内经》早就指出"是故圣人不治已病治未病，不治已乱治未乱"，认为等到疾病已经形成再去用药物治疗，祸乱已经发生再去想办法平息治理，就像口渴了才去挖井，打仗了才去铸造兵器一样，那不是太晚了吗？与《黄帝内经》同时代的另一部古书《淮南子》也提出："良医者，常治无病之病，故无病；圣人者，常治无患之患，故无患也。"主张一个高明的医生要能"治无病之病"，即在没有疾病的时候加以调理养护，以防疾病的发生。

古代把医生分为上、中、下三等，称为上工、中工、下工。只有那些善于治未病，让人不生病的医生，才是最高明的医生，才可称为"上工"。

近年来"治未病"这个古老的理念受到前所未有的重视，不仅在行业内成为新的业态形式，在社会上也逐渐为人们所知。特别是在全国范围内实施治未病健康工程以来，治未病工作呈现出繁荣发展的局面。一是中医院治未病科室建设长足发展，全国县级以上中医院基本上设立了治未病中心或科室，并按照《中医医院"治未病科"建设与管理指南（修订版）》的要求，对中医治未病的行政管理和技术实施提出了规范。二是治未病学术研究深入发展。据初步统计，近5年发表的有关治未病的学术论文已逾万篇，学术著作数十部，科研力量不断加强。三是中医治未病已纳入中医高等教育内容，《中医治未病学概论》已成为中医院校的基础课程。四是由于电视、网络、手机终端等信息媒体的推介，治未病的理念、知识和技术方法得到广泛传播。

当然，我们应该清醒地意识到，中医健康工程的实施还面临许多困难，还有许多繁重的任务等待完成。如治未病的内涵研究、治未病的能力与服务内容、治未病的技术体系等，都是亟待解决的问题。

（二）维护健康

维护健康，是中医养生的核心价值追求。在养生的三大任务中，预防疾病的目的就是保持人体的健康状态不受影响，而健康又是延缓衰老的前提。

中医养生为了实现维护健康的价值追求，不仅凝练了科学的养生理念，确立了切实的养生原则，更重要的是创造发明了许多养生的方法，积累了丰富的经验，形成了博大精深的养生理论，从而为中华民族的繁衍昌盛和文明进步做出了巨大贡献。

纵观人类社会发展的历史，健康问题始终是国家、民族生存发展的根本问题。在中华民族的记忆里，160多年前的中国，由于清政府的腐败无能，国弱民穷，集体沦为"东亚病夫"的境地，因而受到世界列强的侵略欺凌，人民陷入战争、灾难、饥荒、瘟疫的不幸之中，民族生存到了最危险的时刻。这段噩梦般的历史，至今仍然是中华民族最惨痛的记忆。中华人民共和国成立后，党和政府在领导社会经济发展的进程中，始终把人民的安康（健康）放在首要位置，在大力发展人民卫生事业，改善医疗卫生条件，提高医疗水平的同时，还特别重视开展爱国卫生运动和全民健身运动，人民的健康素养和健康水平均获得显著提高。进入21世纪以来，中国政府大幅度增加对人民健康的投入，促使我国主要健康指标获得明显改善，人民的健康感、幸福感不断提高。特别是党的十八届五中全会，确立了建设"健康中国"的战略目标，紧接着又召开了全国卫生与健康大会，并制定了《"健康中国 2030"规划纲要》（以下简称《纲要》），标志着我国卫生与健康工作进入了一个全新的阶段，具有重要的里程碑意义。《纲要》指出："健康是促进人的全面发展的必然要求，是经济社会发展的基础条件。实现国民健康长寿，是国家富强、民族振兴的重要标志，也是全国各族人民的共同愿望。"

《纲要》提出"充分发挥中医药独特优势""发展中医养生保健治未病服务"，明确规定："实施中医治未病健康工程，将中医药优势与健康管理结合，探索融健康文化、健康管理、健康保险为一体的中医健康保障模式。鼓励社会力量举办规范的中医养生保健机构，加快养生保健服务发展。拓展中医医院服务领域，为群众提供中医健康咨询评估、干预调理、随访管理等治未病服务。鼓励中医医疗机构、中医医师为中医养生保健机构提供保健咨询和调理等技术支持。开展中医中药中国行活动，大力传播中医药知识和易于掌握的养生保健技术方法，加强中医药非物质文化遗产的保护和传承运用，实现中医药健康养生文化创造性转化、创新性发展。"

《纲要》和国务院 2016 年 2 月 22 日印发的《中医药发展战略规划纲要（2016—2030 年）》、国务院办公厅 2015 年 4 月 24 日印发的《中医药健康服务发展规划（2015—2020 年）》等文件一脉相承，均把"大力发展养生保健服务"列为重点任务，表明中医养生保健治未病在建设"健康中国"、发展中医药健康服务中，越来越受到重视。因此，如何贯彻落实《纲要》的规定，加快中医养生保健体系建设，提升中医养生保健服务能力，发展中医药健康养老服务和健康旅游服务，加强中医养生文化内涵建设与扩大对外交流活动等，既是中医养生保健助推"健康中国"建设的繁重任务，也是中医养生保健获得发展的巨大空间和绝好机遇。

（三）延缓衰老

衰老是人类必然经历的生命现象，但防止衰老、延缓衰老始终是人类孜孜以求、不断探索的共同课题。中医学认为"衰"是伴随"老"而出现的各种虚损不足的生命状态。"老而日衰"是一种生命必然现象，"老而不衰"是中医养生追求的目标，"未老先衰"是一种病理状态。中医养生就是要防止未老先衰，并尽量达到老而不衰。早在《素问·上古天真论》中就提出了"却老全形""益寿而强"的命题，并且认为人的发育成长及衰老死亡与一种叫"天癸"的物质相关。天癸至则女子任脉通、太冲脉盛，月事来临而有子，男子则精气溢泻，阴阳脉和而有子；天癸竭则男女皆形坏而衰。在此基础上，中医认识到衰老的原因尽管是多方面的，但总不外乎体质禀赋、五脏虚损、气滞、痰凝、血瘀等几个方面。

针对以上衰老的原因，中医养生提出了一整套预防衰老、延缓衰老的方法，并在长期的实践中积累了丰富的经验。

在技术层面，营养抗衰老、药物抗衰老和心理抗衰老皆有原创性成果。如心理抗衰老有各种情致或雅趣，还有许多抗衰老的功法、器具等。在经验总结层面，自《黄帝内经》

提出"却老全形"的命题以后，历代不少医家都有个人养老的经验披露，如葛洪《抱朴子》的金丹服食、陶弘景的针灸按摩，均有独到体会。孙思邈的"养老大例"，是一份简略的养老方案。陈直的《养老奉亲书》、邹铉的《寿亲养老新书》是包含四时、起居、饮食、服饵以及精神调养的综合养老方案。曹延栋《老老恒言》所载的"粥谱"，可以看作古代营养抗衰老的特色方案。凡此种种，都是值得深入研究的古代养老智慧。因此，系统发掘整理中医抗衰老的经验，特别是普及推广中医养生防衰老的先进理念和有效措施，开发抗衰老的中药产品或保健产品，对于提高健康寿命，积极应对人口老龄化，一定会有更大的贡献。

新中国成立以来特别是改革开放以来，我国健康领域改革发展取得显著成就，人民健康水平和身体素质持续提高，2015 年我国人均预期寿命达到 76.34 岁，达到中高收入国家的平均水平。按照《纲要》制定的指标，2030 年我国人均预期寿命将达到 79 岁，接近高收入国家水平。而要实现这个目标，中医养生保健需要承担的任务主要有两个：

一是防治老年性疾病。实施中医治未病工程，在防治老年性疾病方面，利用中医药和非药物疗法，如针灸、气功、推拿等，在延缓衰老及防治老年性痴呆、骨质退行性改变、帕金森病、中风等方面可以发挥显著的治疗作用。争取积极的预防措施，对于控制老年性疾病的发生、减轻社会和家庭负担，也必然带来积极的影响。

二是防治慢性病。由于引起慢性病的危险因素没有从根本上得到控制，如吸烟、酗酒、高盐、高脂、少动等不良生活行为，以及现代经济社会快速发展带来的生活、工作压力，导致近年来慢性病的患病率持续上升。我国慢性病的总体防控形势依然严峻，要破解慢性病的社会难题，积极实施中医治未病健康工程，坚持预防为主，注重从源头上控制慢性病的发生与流行，特别要强化健康教育以动员全民参与倡导科学和健康的生活行为方式，营造养生保健的环境与氛围，把养生保健治未病融入群众的日常生活中去，以便提高全民的健康素养，使中医药在慢性病防治和康复方面发挥更好的作用。

一方面，我们希望达到高收入国家的人均预期寿命，另一方面，我们又要积极应对人口老龄化带来的各种问题，这就要求我们必须具备清醒的意识和高超的智慧。

自 1999 年我国进入老龄化社会以来，不过十五六年时间就已处于人口老龄化进程加速阶段。2015 年，我国 60 岁以上人口已达到 2.2 亿。目前中国已全面呈现老年人口基数大、增速快、高龄化、失能化、空巢化的明显趋势。老龄人口的生活照料、疾病治疗、康复护理、身心健康、精神安抚、文化娱乐等复合需求日益凸显，全面上升，日趋严峻。健康养老的关键有两点：一是提高健康寿命；二是稳定、保持高龄老人的自理能力，保证老年人的生命、生存质量，减少失能老人。这两点既是实现健康老龄化社会的基础，也是中医治未病或中医养生的用武之地，中医治未病的优势将必然在健康养老服务中得到充分展现。

四、中医养生保健研究的价值与意义

（一）中医养生保健研究的价值

中华传统养生不仅是历史的，也是现实的。数千年连绵不断的养生实践发展到今天，愈加凸显出它的现实价值。

古代养生所形成的生命意识是现代人文精神的源泉。古代生命智慧的起点，即万物以人为贵的思想，认为人是宇宙间的最高价值，由此把生命的存续当作人生的第一要务而展开，把健康、幸福、长寿作为尘世的理想追求，从而把尊重自身生命推广到珍重他人生命，甚至推物及仁，尊重整个宇宙自然的生态平衡，对于我们今天建设和谐生态社会无疑具有重要的启迪作用。

古代养生是从现象到本质对生命过程的理性把握，其中尽管可能受道家、道教神仙宗教思想的影响，有过不切实际的幻想成分，但这种期冀通过个人的自身努力，认识生命奥妙，自主把握生命规律的积极探索精神是值得肯定的。

古人一方面尝试通过养生达到对生命的超越，以最大限度地摆脱疾病衰老的困厄，另一方面也认识到生命是有限的，因而对"天年"的把握和遵守，乐天知命的人生态度，都是现代人格精神的历史始基，是值得弘扬的历史传统。

现代社会随着科技的发展、社会的进步和人们生活水平的提高，人们的精神世界产生了巨大变化。如何在现代剧变之中适应社会的要求，保持内心的宁静，不为物欲而放逐自身的灵魂，古人的养生处世的智慧必然有许多值得今人挖掘借鉴之处。

如何与时俱进地在弘扬古代养生传统的基础上，充分尊重、适应、利用现代物质文明和精神文明的成果，既享受生活设备的现代化服务，又不放弃养生的追求，贯古通今，古为今用，古人的养生智慧必将为今人养生提供知识营养。

现代的健康意识是包含身体健康、心理健康和社会人际关系处理良好的一种综合性概念，受此影响而形成的医学认同模式也由过去的生物医学模式演变为生理－心理－社会医学模式，而古人养生思想指导下的健康意识和医学模式认同是和现代健康、医学认识相吻合的，因而学习古代养生智慧对于理解健康观念和医学模式提供了可靠途径。

（二）中医养生保健研究的意义

中医养生保健，从根本上来说是一种文化形态。中医养生保健坚持道法自然、天人合一的科学理念，奉守笃谨孝道、敬老爱亲的民族美德，主张中和美达、弘毅简约的生活态度，以及倡导精诚仁爱、救世济人的大医风格，这些都是中华优秀传统文化的内涵和精神所在。因此，深入阐发中医养生文化的精髓，宣传普及中医养生文化，将中医养生保健治未病的理念有效融入国民的生产生活之中，可以切实弘扬传承中华优秀传统文化，增强中华民族的文化自信，助推中华优秀传统文化的复兴。

深入开展中医养生保健治未病研究，向全社会宣传普及中医养生保健的理念、主张、

知识和方法，依据《中国公民养生保健素养》开展健康教育，以增强全民健康意识和健康素养。同时，发挥中医养生保健的独特优势，引导合理膳食，控烟限酒，促进心理健康，减少不安全性行为和毒品危害，塑造自主自律的健康生活行为。此外，还应注意在全民健身及健康管理服务中弘扬中医传统的健身功法，以提高全民身体素质。以上措施对于落实贯彻《"健康中国2030"规划纲要》，助推"健康中国"建设，具有重要的现实意义。

通过对中华传统养生理论的研究，了解古人对生命奥秘的认识途径与智慧发现，总结古人关于生命普遍规律的知识成果，有利于进一步认识生命现象、探求中医治未病的有效措施，加快实现国家提出的疾病防治重心前移的目标。同时可以从大文化、大历史的角度探究古代养生的中医内涵，加深对中医生命理论、藏象理论及病因病机理论的理解，有利于提高中医的理论思考水平。

通过对中华传统养生方法和经验的挖掘整理，可以对历来存在的养生方法进行全面系统的梳理，探讨其间的共性与个性，总结普遍规律与特色经验，并由此揭示各养生流派的差异与特色，从而为现代养生提供历史借鉴依据，丰富现代养生保健内涵，促进现代养生保健科学长远发展，可直接为慢性病的防治调养、健康养老服务提供经验指导和技术支持。

通过对中华传统养生文献典籍的调查、收集和科学整理，并结合现代数字信息技术，建立中华传统养生文献数据库，从而为数字挖掘提供可能，进一步推动中华传统养生经验的理论研究。

通过对古代养生器具的调查收集和分类整理，有利于保护古代文化遗产，防止文物流失和损坏。尤其是通过研究古代养生器具的形制构造、制作工艺、流传脉络、功用价值，可以启迪现代养生保健产品的研发。

第三节　中医护理概要

中医护理以辨证施护为基本准则，本节重点介绍各病证在生活起居、饮食护理、情志护理、用药护理等方面的基本要求和主要内容，对具体病证护理措施的制订起到指导作用。

一、生活起居护理

《素问·上古天真论》云："以酒为浆，以妄为常，醉以入房，以欲竭其精，以耗散其真，不知持满，不时御神，务快其心，逆于生乐，起居无节，故半百而衰也。"说明只有做到饮食有节、饮酒适度、起居有常，才能延年益寿；反之则多病早衰。因此，做好患者的生活起居护理十分重要。

（一）顺应四时

春季人体阳气生发，气血流通，肝气舒展，腠理开泄，这是人体适应气候的反应。因此，患者春季的生活起居护理，一定要顺应天时与人体变化的特点，保养阳气，着眼于"生"，做到夜卧早起；鼓励慢性病患者多到户外活动，或者外出春游；在患者的被褥衣着等方面，不能减衣被过快、过早；乍暖还寒时应"虚邪贼风，避之有时"，尤其是年老体弱者；初春气温由寒转暖，因而春温、温毒、瘟疫等传染病多有发生，要预防春瘟。

夏季阳气旺盛，万物繁茂，天气酷热，阳气易于发泄，阴气相对不足，故夏季生活起居护理应养阳、护阴与防湿邪并重。做到夜卧早起、适度运动，运动宜选择清晨或傍晚气温不高时，以防耗阴伤阳；适度午睡，午睡可避开暑邪，并促进功能的恢复；可多食白扁豆、赤小豆、冬瓜、薏苡仁等以健脾除湿；冬病夏护，三伏天是全年气温最高、阳气最盛的时节，可依据健康问题选择拔罐、穴位敷贴等传统护理技术进行护理，对于一些每逢冬季发作的慢性疾病如慢性支气管炎、肺气肿、支气管哮喘、腹泻、风湿痹证等阳虚证，三伏天是最佳的治疗时机。

秋季是万物成熟的季节，人体阳气开始收敛，阴气渐长，故秋季生活起居护理应以"收养之道"为主，做到早卧早起。早卧以顺应阳气之收，早起可使肺气得以舒展，防收之太过。培养乐观情绪，保持神志安宁，以避肃杀之气。我国古代民间亦有重阳登高赏景的习俗，登高远眺可消除心中的忧郁、惆怅、烦闷等不良情绪。适度秋冻，早晚稍凉则加衣，加衣不宜过早过快，让机体经受凉气的锻炼以增强耐寒能力，但是秋冻要适度，特别是抵抗力差的老人、小孩。可食杏仁猪肺粥、银耳百合羹、蜜蒸百合等食物防秋燥。

冬季寒气主令，阴寒盛极，阳气闭藏，草木凋零，万物生机隐伏。冬季生活起居护理以"养藏之道"为主。做到早卧晚起，保证充足的睡眠；冬练三九，"冬天动一动，少闹一场病"，在病情许可的情况下，患者应多到户外活动，注意晨练时间应在日出后以避霜威，太极拳、跳绳、冬泳、跑步、打球、登山等均是适宜的锻炼方式；日光浴使肌肤和暖，心情明朗，抵抗力增强；防寒保暖，衣着要厚、轻、暖，颜色宜深，衣着过少过薄易感冒。

（二）适应环境

不同的地域、地理环境，相应的人群体质有不同特点，发生疾病的种类亦各有不同。因此，临床护理除了做到因时而异、因人而异外，还应做到因地而异。如《素问·异法方宜论》说："北方者，天地所闭藏之域也，其地高陵居，风寒冰冽，其民乐野处而乳食，脏寒生满病……"相反，"南方者，天地所长养，阳之所盛处也，其地下，水土弱，雾露之所聚也，其民嗜酸而食胕，故其民皆致理而赤色，其病挛痹……"所以，要针对不同的地理环境因素开展临床护理，使护理对象更好地适应环境，以促进疾病的康复或预防疾病的发生。

（三）劳逸适度

劳逸适度是指在病情允许的情况下，患者要保持适度的活动与休息，做到动静结合，形劳而不倦。《备急千金要方·养性·道林养性》云："养性之道，常欲小劳，但莫大疲及强所不能堪耳。且流水不腐，户枢不蠹，以其运动故也。"适度的活动有利于通畅气血，活动筋骨，增强体质，健脑醒神；必要的休息可以消除疲劳，恢复体力和脑力，有利于患者康复。

对于病情危重或处在急性期的患者，应嘱其绝对卧床休息，待病情好转后方可在床上做适当的运动，如翻身、抬腿；对于慢性病或恢复期的患者，可做户外活动，如太极拳、太极剑、散步、慢跑等，以达到舒筋活络、坚实筋骨、调和气血、提神爽志、增强抗病能力的作用。

二、饮食护理

饮食护理是基于中医基础理论，在日常生活和护理疾病的过程中，对患者进行营养和膳食方面的指导和护理。合理的饮食是人体脏腑、四肢百骸得以濡养的源泉，是气血津液化生之源。加强患者的饮食护理，供给合理的营养，对预防疾病、提高疗效、促进患者早日康复具有重要意义。

（一）食物的性味

食物，按照中医学"四气五味"理论可分为寒、热、温、凉四性还有介于两者之间的平性，和辛、甘、酸、苦、咸五味。在选择食物时，必须根据患者的体质、疾病的性质，选择不同性味的食物进行配膳，做到寒热相宜，五味调和。

1. 寒凉食物

偏于寒凉的食物大多具有滋阴、清热、凉血、解毒的功效，可顾护人体阴液，适用于发热、痢疾、痈肿、目赤肿痛、咽喉肿痛等热证。食物有苦莴苣、茶叶、绿豆、藕、梨、荸荠、西瓜等。寒凉食物易损伤人体阳气，故阳气不足、脾胃虚弱的患者应慎用。

2. 温热食物

偏于温热的食物大多具有温经、补气、通阳、活血、散寒、暖胃等作用，可以扶助人体阳气，适用于寒证，如脾胃虚寒的腹痛、泄泻等。食物有狗肉、牛羊肉、鲤鱼、虾、生姜、花椒、胡椒、辣椒、大蒜、白酒、桂皮等。温热食物多辛香燥烈，容易助火伤津，凡热证及阴虚者应忌用。

3. 平性食物

平性食物没有明显的寒凉或温热偏性，应用范围广泛，是患者饮食调养的基本食物。但因其味有辛、甘、酸、苦、咸之别，功效也有所不同，应根据患者的病情和体质灵活选用，如牛奶、大豆、玉米、豆浆、猪肉、鸡蛋、山药、香菇、黑木耳等。

（二）五味

1. 酸味具有收敛、固涩的作用，适用于久泄、久痢、久咳、虚汗、尿频、遗精等。食物有乌梅、杏子、山楂等。

2. 苦味具有清热、泄降、燥湿的作用，适用于热性体质、热证、湿热证等。食物有苦瓜、苦丁茶、莲子心、百合等。

3. 甘味具有和中缓急、补益、解痉和解毒等作用，适用于诸虚劳损、脏腑不和、拘急疼痛等证。食物有大枣、饴糖、山药、蜂蜜、甘蔗、糯米等。

4. 辛味具有发散、行气、通经脉、健胃的作用，适用于外感表证、气血瘀滞、脾胃气滞、痰湿内阻等证。食物有生姜、葱、蒜、花椒、芫荽、韭菜、洋葱等。

5. 咸味具有软坚、散结、润下等作用，适用于治疗肿瘤、癥瘕积聚、便秘等。食物有海带、海藻、海蜇、紫菜、淡菜、海参等海产品。

（三）饮食护理的基本要求

孙思邈在《备急千金要方·食治》中指出"不知食宜者，不足以存生也"，又指出"夫在身所以多疾此皆由……伙食不节故也"，强调了合理饮食对健康的重要性。饮食护理的基本要求如下。

1. 饮食有节

饮食以适量为宜，饥饱失常均可导致疾病的发生。过饥则摄食不足，气血生化之源缺乏，久则气血衰少而为病。气血不足则正气虚弱，抵抗力下降，也易引发其他病证。反之，过饱则饮食摄入过量，超过脾胃的受纳、运化能力，可致脾胃损伤、饮食积滞等证。《素问·痹论》说："饮食自倍，肠胃乃伤。"

2. 饮食随和

食物有四气五味，各有归经，可影响、调节脏腑阴阳。若对饮食有所偏嗜或偏废，体内各种营养成分比例失调，则容易发生疾病。如过食肥甘厚味可助湿、生痰、化热或生痈疡等病；若偏食辛辣，可使胃肠积热，上则口腔破溃、牙龈出血，下则大便干燥。

3. 饮食卫生

饮食要新鲜、洗净。《金匮要略·禽兽鱼虫禁忌并治》指出："秽饭馁肉臭鱼，食之皆伤人。"饮食不洁或食入有毒食物，可引起胃肠道疾病和食物中毒，导致腹痛、吐泻，甚至严重中毒，危及生命。

4. 饮食清淡

清淡饮食一般指以五谷杂粮为主食，豆类、蔬菜、瘦肉、少量植物油及动物脂肪为副食的膳食。古代医家特别强调饮食不宜过咸，应少吃盐。《备急千金要方》指出："咸则伤筋，酢则伤骨，故每学淡食。"现代医学证实，过多摄入食盐与脂肪，易致动脉粥样硬化等疾病。

5. 合理烹饪

合适的烹调方法能减少食物中营养成分的流失,故烹饪时多采用蒸、煮、炖,少煎、炸、烤。淘米次数要尽量减少,蒸饭不可去米汤,煮粥不要加碱,面粉避免过于精细。

(四) 饮食宜忌

1. 饮食与药物

饮食和药物都有四气五味之性,故在临床功效上也有协同和相悖。协同者有加强治疗的作用,如赤小豆配鲤鱼可增强利水作用,黄芪加薏苡仁可加强渗湿利水作用。相悖者可削弱药物的疗效,如人参忌萝卜,服地黄、何首乌忌葱蒜等。一般在服药期间凡属生冷、油腻、腥臭、不易消化、刺激性的食物,均应避免。

2. 饮食与疾病

饮食有四气五味之分,疾病有寒热虚实、阴阳表里之别,应根据患者的病证类型选择不同属性的食物,以达"虚则补之""实则泻之""寒者热之""热者寒之"配合治疗的目的。例如寒证应忌生冷瓜果等凉性食物,宜食温性、热性食物;热证应忌辛辣等热性食物,宜食凉性食物;阳虚者忌寒凉,宜温补类食物;阴虚者忌温热,宜淡薄滋润类食物。又如水肿病忌食盐,黄疸、泄泻者忌油腻,疮疖肿毒、皮肤瘙痒忌鱼虾蟹,消渴病忌食糖,痰湿之证忌肥甘之品等。

3. 食物的配伍问题

食物的配伍分协同与拮抗两方面。相须,如百合炖秋梨,共奏清肺热、养肺阴之功效;羊肉得生姜,加强温补作用,可治疗虚寒性腹痛。相使,如姜糖饮,温中和胃的红糖增强了生姜温中散寒的功效。相反,如柿子忌茶。相杀,如水产品大都为寒性,加葱、姜同煮,以辛温调其寒。相畏,如扁豆加生姜,扁豆的不良作用能被生姜减轻。

三、情志护理

情志护理是指在中医基础理论的指导下,以良好的护患关系为桥梁,通过应用科学有效的方法改善或消除患者不良情绪,从而达到预防和治疗疾病的一种护理方法。中医学很早就认识到人的精神活动和情绪变化在疾病的发生、发展及预后中发挥着重要作用,认为"恬淡虚无""精神内守"才能强健身心、祛病延年。情志护理的基本原则主要包括以下两方面。

(一) 保持乐观情绪

乐观的情绪可使气血和畅,营卫流通,有助于患者身心健康。正如《证治百问》所云:"人之性情最喜畅快,形神最宜焕发,如此刻刻有长春之性,时时有长生之情,不惟却病,可以永年。"因此,首先应培养开朗的性格,心胸宽广,精神方能愉悦。其次要善于化解烦恼和忧愁,常见方法有自我安慰和吐露宣泄,通过自身或他人的疏导宣泄心中苦闷，从而调畅全身气机。

（二）避免七情内伤

《素问·举痛论》云："……百病生于气也。怒则气上，喜则气缓，悲则气消，恐则气下，寒则气收，炅则气泄，惊则气乱，劳则气耗，思则气结……"七情过极，人体阴阳失调，气血不和，经脉阻塞，脏腑功能紊乱，从而导致疾病发生。因此，应培养个人良好的修养，遇事不急躁；怒已生又不可遏之时，应及时宣泄，以免郁遏而生疾；培养勇敢、坚强及开朗的性格。

四、用药护理

用药护理，是护理工作中的一项重要内容。中药作为中医学的重要组成部分，是中医治疗疾病最常用的一种手段。在中医护理工作中，必须掌握中药学的基本知识，熟悉中药的不同剂型、作用和用药方法等。

（一）汤剂的煎煮法

汤药是中医临床最常用的一种剂型，汤药的煎煮方法对药效影响很大。因此，掌握正确的中药煎煮方法十分重要。

1. 煎药用具

煎药器具以砂锅、瓦罐和陶瓷罐为佳，其次为搪瓷类、不锈钢、玻璃器皿。忌用铁、铝、铜锅。

2. 煎煮方法

煎药前用凉水浸泡中药 15 分钟，水量根据药量、药物质地（吸水性）和煎煮时间而定，一般第一煎可加水至淹过药面 3cm，第二煎加水至淹过药面 2cm。对有效成分易挥发、煎煮时间较短的药物，液面覆盖药面即可。一般汤剂水煎 2 次，每剂药煎取液量，成人为 200 ～ 300mL，小儿酌情减半。火候以"先武后文"为原则，即在煎药开始用武火，至水沸后再改用文火，并保持在微沸状态。煎药时间主要根据药物和疾病的性质而定，解表药煎煮时间宜短，滋补药煎煮时间宜长。质硬、矿石、介壳类及有毒药物宜先煎，芳香易挥发类药物宜后下，带毛的药材包煎，贵重药另煎，胶质、黏性大和易溶的药物烊化，兑入药液中。

（二）中药的用法

1. 确定用药时间

一般疾病分次口服给药，一天量分 2 ～ 3 次。

急性病、热性病及时给药，可 2 小时服一次，必要时采用频服法，使药力持续，起到防变逐邪的作用；滋补药宜空腹服用，以利于吸收；平喘药宜在哮喘发作前 2 小时服用；

安神药宜在睡前半小时服用；治咽喉疾患的药物宜不拘时间多次频服，缓缓咽下，使药液与病变部位充分接触；生津润燥、清暑解热药，宜不拘时间频服；健胃药、制酸药宜在饭前服用；消导药、对胃肠有刺激的药宜饭后服；涌吐药宜清晨、午前服；峻下逐水药宜清晨空腹服；润肠通便药宜空腹或半空腹服；泻下药宜入夜睡前服；止泻药及时服、按时再服，泻止药停；驱虫药宜清晨空腹或晚上睡前服；截疟药宜在发作前 3～5 小时服；涩精止遗药宜早、晚各服一次；调经药一般根据证候，于经前和经期服用不同药物。

2. 服药温度

服用中药汤剂的药液温度有温服、热服、冷服之分。

（1）温服：将煎好的汤剂放温后服用。一般汤剂宜温服，中医学认为冷（凉）者属阴，易损阳气，患者胃气弱时再进冷汤，必将伤胃阳。温服亦可减轻某些药物的不良反应，如乳香、没药等对胃肠道有刺激作用的药物。需要注意的是，汤剂放冷后要温服时，应先将其加热至沸，使汤剂中沉淀的有效成分重新溶解，然后放温服用。中成药则用温开水、酒、药引等液体送服。

（2）热服：将煎好的药液趁热服下。寒证用热药，宜热服，属"寒者热之"，以助药力。理气、活血、化瘀、散寒、解表、补益之剂均宜热服。

（3）冷服：将煎好的汤剂放冷后服下。热证用寒药宜冷服，属"热者寒之"，一般止血、收敛、清热、解毒、祛暑之剂均宜冷服。服药呕吐者宜先口服少许姜汁或嚼少许陈皮，然后再冷服。

第五节　中医养生保健的思想原则

中医养生保健理论是源于《黄帝内经》养生学基本理论，以"脏腑协调"为主内核，"形神兼备"为统一，"趋利避害"为预防，"天人合一"为大道构建起来的"综合调理"整体技术框架。历经数千年的锤炼，已形成一套完善的具有悠久历史文化渊源的中医特色养生保健理论和方法。

一、天人合一

天人合一的思想最早由庄子阐述，后被汉代思想家、阴阳家董仲舒拓展成"天人合一"的哲学思想体系，并由此构建了中华传统养生文化的主体。"天人合一"的实质包含天人一体、天人相应、天人互感等。《素问·生气通天论》说："夫自古通天者，生之本，本于阴阳。天地之间，六合之内，其气九州、九窍，五脏、十二节，皆通乎天气。"《灵枢·本神》谓"天之在我者德也，地之在我者气也，德流气薄而生者也"，人的生命与天地规律、阴阳之气密切相关。人借天之阳气与地之阴气而享有生命，这充分体现了天人合一的自然观与生命观。

（一）儒家的天人合一

儒家提倡的"天人关系"是中国传统文化最为基本的问题。"天人关系"强调的是"天人合一"。儒家所倡导的"中庸""中和"都是"天人合一"思想在中国古代的表现。"天人合一"的养生观贯穿于中国古代儒家传统养生文化之中。

（二）道家的天人合一

道家倡导"性命双修""天人相应"的养生哲学思想。《道德经》说："人法地，地法天，天法道，道法自然。"董仲舒《春秋繁露·循天之道》认为人应该遵循大自然的规律，适应大自然的生长变化，这样才能获得长生。《太平经》又讲："夫天地人，本同一元气，分为三体，而各有祖始。"即天、地、人都是由元气构成，只不过分成了三个方面，本质上是一体的，即"天人合一"。《庄子》记载："人之生，气之聚也，聚则为生，散则为死。"人禀先天一气而生，这个"气"在人体被称作元气。元气是生命之本，是生命之源，元气充足则健康，元气受损则生病，元气耗尽则死亡。元气决定着生命的全部，故而养生的根本就是保养元气。

（三）中医的天人合一

《黄帝内经》天地人系统中的人与天相通的总原则为同气相求，同类相应。顺则为利，逆则为害。《素问·宝命全形论》说"夫人生于地，悬命于天，天地合气，命之曰人"，认为人是天地合气而生成的，即在宇宙中特定的环境下形成，这个特定的环境是"天地合气"。《灵枢·刺节真邪》反复强调人"与天地相应，与四时相副，人参天地"，认为独立于人的精神意识之外客观存在的"天"与作为精神意识主体的"人"有着统一的本原、属性、结构和规律。《淮南子·精神训》曰："天地运而相通，万物总而为一。""运而相通"指运动过程中的相通关系，而不是静态空间里的结构联系。"总而为一"指运动方式的同气相求，而不是物质结构的等量齐观。

天人合一思想揭示了人与自然的辩证统一关系。我们可以根据天人合一的思想原则，效仿自然的养生，施行养生方法。若违背自然法则，虽不会立即得病，但一旦形成习惯，就会大大增加致病概率，其危险性显而易见。

二、趋利避害

《素问·上古天真论》说"上古之人，其知道者，法于阴阳，和于术数，食饮有节，起居有常，不妄劳作，故能形与神俱，而尽终其天年，度百岁乃去"，即指"趋利避害"的养生原则。"趋利避害"是生物的本能，也是人性的本能，这种本能是与生俱来的，也是生物得以不断进化的保证。"趋利"使生物获得更强的生存能力，"避害"使得生物个体的生命得到延续，进而保证了物种的延续。"趋利避害"是人的本能行为，并体现在人一生的行为细节内。《吕氏春秋·尽数》云："天生阴阳，寒暑燥湿，四时之化，万物之变，莫不为利，莫不为害。圣人察阴阳之宜，辨万物之利，以便生，故精神安乎形而寿得长焉。""凡养生，莫若知本，知本则疾无由至矣。"这就是说，人欲尽其天年，就必须懂得"趋利避害"。

（一）法于阴阳，和于术数

《素问·四气调神大论》谓"故阴阳四时者，万物之终始也，死生之本也"，即说自然界有寒暑往来的阴阳变化规律，阴阳四时是万物盛衰存亡的根本，阴阳调和则身体健康，阴阳不调则会出现各种疾病甚至导致死亡。春夏顺应生长之气以养阳，秋冬适应冬藏之气以养阴。张志聪《黄帝内经素问集注》言"春夏之时，阳盛于外而虚于内；秋冬之时，阴盛于外而虚于内。故圣人春夏养阳，秋冬养阴，以从其根而培养也。"再者阴阳是互根互补的，按照阴阳的关系，阴根于阳，阳根于阴。阴为阳之基，无阴则阳无以化；阳为阴之动力，无阳则阴无以生。所以圣人春夏养阳，秋冬养阴，以从其根。"春夏养阳，秋冬养阴"是顺应四时、调神养生的基本原则。

（二）饮食有节，起居有常

《素问·上古天真论》云："上古之人，其知道者，法于阴阳，和于术数，饮食有节，起居有常，不妄作劳，故能形与神俱，而尽终其天年，度百岁乃去。今时之人不然也，以酒为浆，以妄为常，醉以入房，以欲竭其精，以耗散其真，不知持满，不时御神，务快其心，逆于生乐，起居无节，故半百而衰也。"

1. 饮食有节

饮食有节是指对食物的摄取要控制，不仅指量与质，尤以食物安全为甚。其包括五层含义，即安全、有洁、有时、有质、有量。

2. 起居有常

起居和作息的规律可形成人体生物钟，以保养人的精神，使人精力充沛。人体的阳气白天运行于外，推动着人体脏腑组织器官进行各项功能活动，故白天适合学习、劳动、娱乐等。夜晚人体的阳气内敛而趋向于里，则有利于机体气血内敛，休息以恢复精力。人体内的生物钟与自然界的昼夜规律相符。按照体内生物钟的规律作息，有利于机体健康。

3. 房事适度

夫妻适度的性生活有益于身心健康，但若过度则对健康不利，故古人提出房事要节制。房事要讲究交合方法，房中节欲，以及禁忌，如日月晦朔、上下弦望、日月蚀、大风、恶雨、地动、雷电、大寒暑、春夏秋冬节变之日、大喜大怒、忧愁、恐惧、醉饱等均不宜行房。

（三）不妄作劳，防避邪风

1. 避免过劳

《素问·宣明五气》说："久视伤血，久卧伤气，久坐伤肉，久立伤骨，久行伤筋。"

这句话告诫我们，养生的最大秘诀是"不妄作劳"，就是不要让身心过度劳累。"肝开窍于目"，而"肝受血而能视"，故久视易致伤血；长期过度卧床，易使肺缺乏新鲜空气的调节，肺的功能不强健，而肺主一身之气，故人体的"气"因此受伤；长时间久坐不活动，周身气血运行缓慢，可使肌肉松弛无力，故久坐易伤肉；久立伤腰肾，肾藏精，而精生髓，髓为骨之液，可养骨，故久立会损伤人体骨骼功能；久行能使膝关节过度疲倦，而膝为筋之府，所以说久行伤筋。

2. 防避邪风

《素问·上古天真论》曰："夫上古圣人之教下也，皆谓之虚邪贼风，避之有时……"高士宗注："四时不正之气，皆谓之虚邪贼风。"王冰注云："邪乘虚入，是谓虚邪。"《灵枢·九宫八风》云："风从其所居之乡来为实风，主生，长养万物。从其冲后来为虚风，伤人者也，主杀，主害者。谨候虚风而避之，故圣人曰避虚邪之道，如避矢石然，邪弗能害，此之谓也。""虚风"是指与节令所应方位相反来的风，或极易伤人致病的气候变化，在人体恰逢体质虚时，遇到反节令气候而受邪。节令性气候即"实风"，"主生，长养万物"。反季节气候、气候突然变化，空调、电扇所吹的冷气冷风或热气，极易伤人致病，需避之。

（四）形与神俱，德全不危

《素问·四气调神大论》将调摄精神与顺应自然界四时气候的变化相结合，以适合自然界生、长、化、收、藏的规律，从而达到形与神俱的养生目的。四气调神的养生方法，建立在中医学"天人合一""形与神俱"的整体观念基础之上。

《素问·上古天真论》曰："恬淡虚无，真气从之，精神内守，病安从来。是以志闲而少欲，心安而不惧，形劳而不倦，气从以顺，各从其欲，皆得所愿。故美其食，任其服，乐其俗，高下不相慕，其民故曰朴。是以嗜欲不能劳其目，浮邪不能惑其心，愚智贤不肖不惧于物，故合于道。所以能年皆度百岁而动作不衰者，以其德全不危也。"心神安宁，高下不相慕，符合修身养德的戒律和准则。这些戒律和准则都能够调和自己的内心，以达到不急不躁、无欲无求的平和状态，而这种平和状态正是"形与神俱"的前提条件。张介宾在《类经》中说："虽神由精气而生，而神则统驭精气而为运用之主者，则又在吾心之神。"因此调心亦在调气，养神即是养气，养气就在养形。《荀子·修身》说："凡用血气、志意、知虑，由礼则治通，不由礼则勃乱提慢；食饮、衣服、居处、动静，由礼则和节，不由礼则触陷生疾……凡治气养心之术，莫径由礼，莫要得师，莫神一好。夫是之谓治气养心之术也。"这里的"礼"即践行德行的一种方法，通过"礼"的践行来使心神得养，气血得和。

三、脏腑协调

脏腑间的协调，是通过其相互依赖、相互制约、生克制化的关系来实现的。有生有制，则可保持一种动态平衡，以保证生理活动的顺利进行。脏腑的生理功能，以

"藏""泻"有序为特点。《素问·五脏别论》曰："所谓五脏者，藏精气而不泻也，故满而不能实。六腑者，传化物而不藏，故实而不能满也。"五脏是以化生和贮藏精、神、气、血、津液为主要生理功能；六腑是以受盛和传化水谷，排泄糟粕为主要生理功能。藏、泻得宜，机体才有充足的营养来源，以保证生命活动的正常运行。任何一个环节发生故障，都会影响整体生命活动而导致疾病的发生。脏腑协调在生理的重要意义决定了其在养生中的作用，协调的含义大致有二：一是强化脏腑的协同作用，增强机体新陈代谢的活力；二是纠偏，当脏腑间偶有失和，及时予以调整，以纠正其偏差。此两方面内容作为养生的指导原则之一，贯彻在各种养生方法中。

（一）五脏之间，协调统一

《黄帝内经》认为五脏六腑是小天地，讲究平衡与和谐。五脏六腑又各司其职，彼此照应又相互牵制。《素问·五脏别论》记载："所谓五脏者，藏精气而不泻也，故满而不能实。"五脏能藏精气而不泻，所以五脏是"满而不实"的。

五脏之间又存在着特定的内在联系，即五脏之间相互生成，相互制约。《素问·五脏生成》曰："五脏之象，可以类推。"五脏之象，肝象木而曲直，心象火而炎上，脾象土而安静，肺象金而刚决，肾象水而润下。中医学用五行的生克乘侮理论说明五脏之间的相互关系。如《素问·阴阳应象大论》记载，"肝生筋，筋生心"，"心生血，血生脾"，"脾生肉，肉生肺"，"肺生皮毛，皮毛生肾"，"肾生骨髓，髓生肝"，体现了五脏的相生关系。《素问·五脏生成》言："心之合脉也，其荣色也，其主肾也。肺之合皮也，其荣毛也，其主心也。肝之合筋也，其荣爪也，其主肺也。脾之合肉也，其荣唇也，其主肝也。肾之合骨也，其荣发也，其主脾也。"其说明了五脏之间相互制约的关系。五脏相互生成、相互制约的关系是机体的生命本质。《素问·玉机真脏论》记载："五脏受气于其所生，传之于其所胜，气舍于其所生，死于其所不胜。病之且死，必先传行，至其所不胜，病乃死。"五脏中一脏有病，则其化生及贮藏精气的功能失常，继而累及其他脏的功能活动。从西医学对五脏的研究证明：五脏皆具有内分泌、免疫等系统功能活动，并且互相促进，互相制约，共同参与人体能量、水、盐代谢过程。

（二）六腑之间，传化有序

《素问·五脏别论》记载："六腑者，传化物而不藏，故实而不能满也。所以然者，水谷入口，则胃实而肠虚；食下，则肠实而胃虚。故曰实而不满，满而不实也。"六腑的作用是受纳和消化水谷，行津液，传糟粕。当水谷入胃则胃实，下入于肠则胃虚而肠实。六腑以"泻"为主，但泻中有藏。如《素问·六节藏象论》曰："脾、胃、大肠、小肠、三焦、膀胱者，仓廪之本，营之居也，名曰器，能化糟粕，转味而入出者也……"

《素问·灵兰秘典论》中指明了六腑的各自分工："脾胃者，仓廪之官，五味出焉。大肠者，传道之官，变化出焉。小肠者，受盛之官，化物出焉……三焦者，决渎之官，水道出焉。膀胱者，州都之官，津液藏焉，气化则能出矣。"六腑在食物腐熟、消化、吸收、传化过程中必须协调有序地配合。饮食物入胃，经胃的腐熟传于小肠，在胆汁的作用下，进一步消化，泌清别浊，清者吸收，营养全身，浊者为糟粕，下达大肠，燥化后排出体外。吸收的水液通过三焦布散全身，经代谢后渗入膀胱，及时排出体外。所以六腑必须泻而不藏，才能保持"实而不满"的生理状态。因唯其泻而不藏，又称为"传化之腑"。中医养生要重视六腑的功能活动，只有六腑传化有序，虚实按时更迭，六腑功能才能顺利实现。如任何一腑功能失常或是发生病变，都可影响其他腑的传化、吸收、排泄功能。

(三) 脏腑协调，颐养天年

《黄帝内经》认为，人体是以脏腑为中心，内连组织器官，外应天地，相互影响、相互依存的有机整体。如《素问·灵兰秘典论》曰："心者，君主之官也，神明出焉。肺者，相傅之官，治节出焉。肝者，将军之官，谋虑出焉。胆者，中正之官，决断出焉。膻中者，臣使之官，喜乐出焉……膀胱者，州都之官，津液藏焉，气化则能出矣。凡此十二官者，不得相失也。"其将五脏六腑比喻为十二官，各司其职。在心神的统领之下，其他脏腑分工合作，协调进行，共同完成人体的生命活动。故《素问·灵兰秘典论》又曰："主明则下安，以此养生则寿……主不明则十二官危……以此养生则殃……""五脏六腑皆有神明"，只有五脏六腑和谐平衡，才能身心健康。《灵枢·天年》曰："血气已和，荣卫已通，五脏已成，神气舍心，魂魄毕具，乃成为人。""五脏坚固，血脉和调，肌肉解利，皮肤致密，营卫之行，不失其常，呼吸微徐，气以度行，六腑化谷，津液布扬，各如其常，故能久长。"强调人体气血、营卫、津液运行不失其道，各司其职，气血和调，营卫通畅，五脏精气旺盛，神魂魄意志藏于五脏，人体才健康，故人能长寿矣。任何一个环节发生故障，都会影响整体生命活动而发生疾病。针对不同脏器系统失衡，需正确运用中药、针灸、推拿、吐纳导引进行调养，辨证调理五脏失衡，纠正脏腑阴阳的偏盛偏虚，使其尽快恢复自愈能力，延缓衰老进程。

四、形神兼养

形与神的统一，是尽享天年的关键。形神统一主要体现在心理与生理的对立统一、精神与物质的对立统一、本质与现象的对立统一等。所谓形，指形体，即肌肉、血脉、筋骨、脏腑等组织器官，是物质基础；所谓神，是指情志、意识、思维等的心理活动现象，以及生命活动的全部外在表现，是功能作用。两者相互依存、相互影响，形成密不可分的整体。神本于形而生，依附于形而存，形为神之基，神为形之主，神寓于形，形统于神。神伤则形伤，神亡则形亡，此所谓"失神者死，得神者生"。精神衰败，必显于形，如两目无神、面色无华、四肢乏力、纳食不佳、形体瘦削等。由于人体精神由心神来主宰，魂、魄、意、志四神及喜、怒、忧、思、恐五志皆归心神统辖，故有"心神乃形之大主"之说。因此，调养心神也就成为调摄形体的关键。

精、气、神被称为人体"三宝"，三者不可分离，其盛衰直接影响人的生长、发育及衰老。精，是生命之源，是构成人体的基本物质，也是人体各种功能活动的物质基础；气，为生命活动的原动力，气乃精之所化，精为气之本；神，是指精神意识状态，是神志和生命活动之外观。有精则有神，神是五脏六腑、先后天精气与人体最高主宰活动的具体表现，是精神意识、思维活动以及脏腑、精、气、血、津液活动外在表现的高度概括。《寿亲养老新书》曾对精、气、神三者的关系进行概括："主身者神，养气者精，益精者气，资气者食。"所以说，神的充沛需要有精和气这样的物质基础，精、气的充盈或匮乏可直接影响神的作用。鉴于此，善养生者必须保养精气，达到精气神的协调统一，使形与神俱。

五、综合调养

中医养生是在中医理论的指导下，通过各种方法调养生命、增强体质、预防疾病，从而达到延年益寿的一种医事活动。中医养生重在整体性、系统性、持之以恒，目的是预防疾病，治未病。

综合调养着眼于人与自然的关系，从脏腑、经络、精神情志、气血等方面综合调理。总的原则是养宜适宜、养勿过偏、养勿过急。中医学认为养生要通过调情志、调饮食、炼形体、慎起居、慎房事、节娱乐、调睡眠等手段综合调养，同时还要结合针灸、推拿按摩、食疗来调节经络、脏腑、气血，以使经络通畅、气血周流、脏腑协调、强壮身体、益寿延年。

（一）调摄情志

《素问·阴阳应象大论》中说："天有四时五行，以生长收藏，以生寒暑燥湿风。人有五脏化五气，以生喜怒悲忧恐。故喜怒伤气，寒暑伤形，暴怒伤阴，暴喜伤阳。"还说："喜怒不节，寒暑过度，生乃不固。"这说明人的情志变化虽是人体正常的情感表现，但亦须有度。过之，则易伤五脏，致人以病。生活中常常见到有些人因情志过极而导致一病不起，所以中医有"百病生于气"之说，认为怒则气上，喜则气缓，悲则气消，恐则气下，惊则气乱，思则气结。古人认为"喜"贵于调和，而"怒"宜于戒除。"喜"也应适度，不宜太过。"怒"是历代养生家常忌的一种情绪，它是情志致病的魁首，对人体健康危害最大。人一旦发怒，可用制怒方法，如转移、忘却、想象、让步、避免；或利用情志相克——恐克喜，悲克怒，以求平和。"忧郁、悲伤"是对人体健康有害的又一种情志，应当注意克服。精气亏虚、心气不正，常常易生忧悲之苦，忧悲不已又会进一步损伤神气，加速衰老，可以情胜情——喜克悲，去忧悲。"思虑"过度可出现头昏、心慌、失眠、多梦等症状，可以情胜情——怒克思，以制思虑。"惊恐"导致气机逆乱，血行失常，阴阳失衡，心神失守，肾气不固，而易出现惊慌、失眠、二便失禁，甚至精神失常等方面的病症，所以中医养生应当注意避免惊恐，可以情胜情——思克恐，以防惊恐。情绪与健康的关系引起了国内外学者们高度重视，一般认为七情之中以愤怒、忧郁、悲伤、惊恐对人体的影响和危害最大。一切对人不利的情志如忧虑、颓丧、惧怕、怯懦、妒忌和憎恨等，中医养生应尽量调适，使之平衡，避免不良情志对人体的影响，以促进健康。

（二）合理饮食

《素问·至真要大论》中说："五味入胃，各归所喜，故酸先入肝，苦先入心，甘先入脾，辛先入肺，咸先入肾，久而增气，物化之常也。"说明食物的味道不同，故而对不同脏腑的营养作用有所侧重。《寿亲养老新书》说："主身者神，养气者精，益精者气，资气者食。食者，生民之天，活人之本也。"合理地安排饮食，保证机体有充足的营养供给，可以使气血充足，五脏六腑功能旺盛，这样适应自然界变化的应变能力就大，抵御致病因素的力量就强。

《素问·脏气法时论》说："五谷为养，五果为助，五畜为益，五菜为充，气味合而服之，以补精益气。"《素问·五常政大论》也说："谷肉果菜食养尽之。"阐述了以谷类为主食，肉类为副食，用果蔬为辅助的合理搭配饮食的习惯。从食物所含的营养成分来说，肉类食物含有蛋白质、脂肪，谷类食物含有糖类、蛋白质，水果、蔬菜含有丰富的维生素和矿物质，各种营养合理搭配才能满足人体需求。

利用饮食达到养生保健、延年益寿的目的，是历代医家十分重视的问题。饮食要有节，如《吕氏春秋》记载"食能以时，身必无灾。凡食之道，无饥无饱，是之谓五脏之葆。"即进食要定量、定时。梁代陶弘景在《养性延命录》中指出"不渴强饮则胃胀，不饥强食则脾劳"，强调不饥饿不食，不渴不喝。

此外，饮食宜忌及卫生一直为人们所重视，如有些动、植物对人体有害，吃入后会发生食物中毒，或有些食物一起食用也会引起中毒，危及生命。饮食还要根据不同的年龄、体质、个性、习惯、季节、疾病等方面的差异，合理搭配，因人制宜，制订合理的科学饮食方案。

（三）运动形体

传统的运动养生方法是我国劳动人民智慧的结晶。千百年来，人们在养生实践中总结出许多宝贵的经验，使运动养生不断得到充实和发展，形成了融导引、气功、武术、医理为一体，具有中华民族特色的养生方法，如古代的"吐纳""导引""存神""静功""动功""内功""外功""修炼""打坐""入定""坐禅""静坐养生""修身养性""呼吸养生"等。无论采用哪种方法来养生，都讲究调息、调意、调形这三个基本环节。平时可以根据自身情况选择一种传统功法进行练习，要持之以恒，不可一套功法没有练熟就改练另一套功法，并且要在老师的指导下练习。中医学认为用传统的运动方式进行锻炼，可以活动筋骨，调节气息，静心宁神，从而畅达经络，疏通气血，调和脏腑，达到增强体质、延年益寿的目的。

（四）起居有常

生命本身是一种有节奏的物质的运动形式，而我们每个人都必须遵从的生活节奏就是这种节奏的反映。早在两千多年以前，我国已经把起居有常作为养生保健、延年益寿的重要途径。如春秋时期的管仲就曾说："起居时，饮食节，寒暑适，则身利而寿命益。"古人所说的起居有常不仅指作息时间，而是泛指包括衣着、睡觉、居处、劳作、休息在内的一切日常活动。在我们的生活中体现养生效益，重要的一点就是要看能否遵循自然的规律和人体本身的生命时间规律，这就要求建立合理的生活制度，包含房屋、衣着、睡眠、作息、劳作、房事禁忌等。如年老体弱之人，精气减退，《寿亲养老新书》中指出老人的"行住坐卧，宴处起居，皆须巧立制度"，并谓"其衣不须宽长，长则多有蹴绊，宽则衣服不着身。缘老人骨肉疏冷，风寒易中，若窄衣贴身，暖气着体，自然气血流利，四肢和畅。虽遇盛夏，亦不可袒露"。

（五）娱乐养生

娱乐养生是养生之道的一个重要方面，它是用娱乐这种人类普遍的行为来调节人的情绪，从而达到保健养生的目的。从中医上来说，娱乐在这里的特定含义是指有益于身心的愉悦活动。娱乐是一种积极的休息，它能使人的心情舒畅，增加生活的乐趣；也可消愁解闷，缓解痛苦，消除或减轻急躁、愤怒等不良情绪；还可解除疲劳，促使气血流通。此外，有的娱乐活动还要亲自去做，能起到活动筋骨，锻炼身体的作用。

娱乐养生的方式很多，比如弹琴、唱歌、跳舞、下棋、栽花种草、书法绘画、文娱活动等。情绪疲劳和有情志疾病的人，通过娱乐能产生较好的养生效果。当然，娱乐不可过度，过度则伤身，达不到养生保健的作用。

中医养生的方法众多，不同的方法作用于人体不同的系统、层次，具有不同的效果。如顺时摄养重在协调人体功能活动与外环境的关系；调摄精神主要是通过精神调养以保养精气；慎起居、防劳伤以养生，可使脏腑功能协调；传统运动锻炼可使经络通畅，气血周流，脏腑功能协调。所以，养生应综合各种方法，动静结合、劳逸适度、补泻兼施、形神共养，同时也要结合辨证施治，因人制宜，因时制宜，因地制宜，因体质制宜。只有按照生命活动的自然规律，综合、适度、持之以恒地进行调摄，才能真正达到"尽终其天年"的目的。诚如《太平御览·方术部·养生》所言："凡养生者，欲令多闻而贵要，博闻而择善，偏修一事，不足必赖也。"

第六节　中医传统养生功法

数千年来，中华民族众多的文化思想，如宗教、哲学、儒家思想、政治思想、中医理论，以及社会习俗、身心修养等，对传统运动养生有着广泛的影响，在其形成与发展中起到了重要的作用。在古代，人们已开始关注传统运动养生，运动养生思想的相关内容在《黄帝内经》《备急千金要方》《诸病源候论》《夷门广牍》等古代医籍中都有集中体现。

传统养生功法历史悠久，是中华民族养生文化的瑰宝，其与中国传统的特有的思维方式、价值导向、思想和导引术发展的主客体等等之间都存在着内在的联系。本章主要介绍六字诀、五禽戏、易筋经、八段锦、太极拳、入静养生的功法及练习要领，以便让广大考生掌握基本的功法及特点，更好地实践于临床。

一、六字诀

（一）功法特点

1. 读音与口型特点

历史上，六字诀的读音与口型有多种流派。国家体育总局颁布的《健身气功·六字诀》中六个字的读音分别为嘘［xū］、呵［hē］、呼［hū］、呬［sī］、吹［chuī］和嘻（唏）［xī］。"嘘"音的口型为嘴角紧缩后引，槽牙即磨牙上下平对，中留缝隙，槽牙与舌边留有空隙。"呵"音的口型是舌体微上拱，舌边轻贴上槽牙。呼音为舌体下沉，口唇撮圆，正对咽喉。"呬"音是上下门牙对齐、放松，中留狭缝，舌顶下齿后方。"吹"音为舌体和嘴角后引，槽牙相对，两唇向两侧拉开收紧，在前面形成狭隙。"嘻"音是嘴角放松后引，槽牙上下平对轻轻咬合，将整个口腔气息压扁。

2. 动作特点

六字诀的动作包括口型动作、预备动作和肢体动作。如前所述，六字诀的口型动作幅度较小，预备动作包括叩齿、搅海、咽津等，这些动作均发生在口腔内，是练习六字诀前做的准备工作。六字诀的动作伴随气息变化，吐音和动作同步进行；声音发完，动作也随之结束。发音和动作充分协调配合。

（二）习练要领

六字诀是以呼吸吐纳为主要手段并配合简单导引动作的健身功法，在习练中应掌握口型正确、气息流畅、动作舒缓、气形结合、注意呼吸、循序渐进等要领。口型正确与否体现在出声时体会字音的准确度和口腔气流的流动方式上，习练者一般要掌握"先出声，后无声"的原则，初学时采取吐气并出声的方法以便校正口型和读音并防止憋气，熟练之后，可逐渐过渡到吐气轻声以至无声的状态。动作要做到松柔而舒缓，以不破坏呼吸吐纳和吐气发声的匀细绵长为原则。另外，运动量的大小与呼吸长短等均需因人制宜，量力而行。

六字诀要求充分使用腹式呼吸，可提高肺通气量，促进肺循环，使肺泡血氧饱和度提高，血液中的含氧量亦相应增加，这样不仅可以对不同人群起到良好的健身效果，还可以有效改善肺功能、认知功能及睡眠。

二、五禽戏

（一）操练方法

"五禽戏"的操练方法目前有案可稽者见于陶弘景《养性延命录·导引按摩篇》："虎

戏者，四肢距地，前三踯，却二踯，长引腰侧，脚仰天，即返距行，前、却各七过也。鹿戏者，四肢距地，引项反顾，左三右二，左右伸脚，伸缩亦三亦二也。熊戏者，正仰，以两手抱膝下，举头，左擗地七，右亦七，蹲地，以手左右托地。猿戏者，攀物自悬，伸缩身体，上下一七，以脚拘物，自悬，左右七，手钩却立，按头各七。鸟戏者，双立手，翘一足，伸两臂，扬眉，用力各二七，坐伸脚，手挽足距各七，缩伸二臂各七也。夫五禽戏法，任力为之，以汗出为度，有汗以粉涂身，消谷食，益气力，除百病，能存行之者，必得延年。"从年代发展来看，这套动作与华氏所论应当比较接近，但操练起来难度颇大。

明清时期，五禽戏的习练方法有所简化，有些书籍中还以图文并茂的形式予以描述，如明代周履靖编辑的《夷门广牍》中的《赤凤髓》(公元 1597 年)，明代罗洪先著、清代曹无极增辑的《万寿仙书·导引篇》(公元 1832 年)。这类"新五禽戏"操练时的排序与华氏不同，为虎、熊、鹿、猿、鸟，更强调吐纳行气。

(二) 功法机制

流水不腐，户枢不蠹。五禽戏寓健身于娱乐中，既模仿动物的形态也学习其气韵，通过身体活动使血脉流通，关节灵活，气爽而神清。正如华佗所言："人体欲得劳动，但不当使极耳。动摇则谷气得消，血脉流通，病不得生，譬犹户枢，终不朽是也。是以古之仙者为导引之事，熊颈鸱顾，引挽腰体，动诸关节，以求难老。"(《后汉书·华佗传》)。

五禽戏的每一戏的功法机制又各具特点。如虎戏中两掌托举时吸入清气，下按时呼出浊气，升降交替，疏通三焦气机；"虎爪"变拳可增强握力并改善肢体末端关节的血液循环；虎扑动作形成的脊柱前后伸展折叠运动，可增加脊柱各关节的柔韧性，保持其正常的生理活动范围。鹿戏特别强调腰部的旋转，腰为肾之府，尾闾运转既可强筋健骨，强腰补肾，又可疏通督脉经气，振奋全身阳气。熊戏时腰腹转动，两掌划圆，既可引导中焦气机运行，又对腹腔脏器进行体内按摩，可有效改善脾胃的运化功能。猿戏时眼神的左顾右盼可增加颈肩部的运动，促进脑部的血液循环。"猿钩"掌的变化多姿，手、眼、脑的配合，既体现出肢体运动的协调性，又可减轻神经系统的紧张度，对神经系统病证有一定的治疗作用。鸟戏取形于鹤，两臂模仿翅膀的上下运动并配合呼吸吐纳，可改善肺活量，提高心肺功能，而提膝独立又可改善人体的平衡功能。

(三) 功法特点

五禽戏既活动肢体关节又调整气血运行，其动作幅度和强度可因人而宜，但"气息吐纳"的调养确为习练重点。外形动作是模仿虎的威武、鹿的舒展、熊的沉稳、猿的灵巧和鸟的轻盈，但要做到外导而内引，形动而意充，以意领气，气贯周身，以气养神，气血通畅，从而增强体质。由于五禽戏有如此功法特点，所以可以很好地改善心血管功能、代谢功能、呼吸功能、骨关节功能、心理不良情绪及失眠症状。

三、易筋经

（一）操练方法

1. 韦驮献杵一

（1）两脚并步，正身直立，两掌垂于体侧，呼吸自然，目视前方。

（2）左脚向左侧开步，两脚间距略比肩宽，两脚平行，双膝放松。

（3）两掌自体侧向前抬至平举，腕上侧约与肩平，掌心相对，掌尖向前。

（4）两臂屈肘，自然收回，两掌合十于胸前，两掌尖向前斜上方约30°，两掌根约与胸口平，虚腋。目视前下方，气定神凝。

2. 韦驮献杵二

（1）两肘向两侧分展上抬，至与肩平；两掌心向下，掌尖相对。

（2）两掌向前伸出，掌心向下，掌、臂平肩。

（3）两臂向左右分开至侧平举，掌心向下，掌尖向外。

（4）坐腕立掌，两掌掌尖上翘，掌根向外撑劲。

3. 韦驮献杵三

（1）松腕平展，直臂向前划弧合拢，继屈臂内收至胸前，掌心向下，掌尖相对，两肘抬平。

（2）两掌尖以掌根为轴点向外翻转，至两耳下侧成掌心向上，掌尖向后，两肘向外展，约与肩平。

（3）双掌伸臂向上推，两脚跟缓缓提悬，两掌托举至头顶上方后，掌心向上，掌尖相对，展肩伸肘，微收下颌，咬紧牙关，目光内敛，静立片刻。

4. 摘星换斗

（1）两脚跟缓缓落地，两掌外分握拳，两拳心向左右斜下方，拳眼向前，两臂成左右斜直线。

（2）两拳伸直成掌，掌尖向外侧斜上方。

（3）上体略左转，两膝略屈；同时，左掌经体前下摆，掌尖向下，掌心向后；右掌斜举，旋转成掌心向左，掌尖向右斜上方。

（4）以腰带肩，以肩带臂，膝关节不动，左掌下摆至身后，右掌摆至左斜上方。

（5）左掌背轻贴住后腰；右掌向左下落至左髋关节外侧，掌尖向下，掌心向里。

（6）直膝，身体向正转；同时，右掌从体前向头顶上方划弧至头额头侧上方，松腕，肘部略屈，掌心向下，掌尖向左，目视右掌。

（7）静立片刻后，两掌左右伸展，成一字平肩，掌心向下，掌尖向外。

（8）接做向右摘星换斗式。

5. 倒拽九牛尾

（1）左脚向左后侧撤步；右脚跟内转，成右弓步；同时，左掌下落至左臀后侧方，右掌向前上体，屈臂成半弧状，高约与鼻平，两掌屈指握拳，从小指依次屈指，拳心向上。

（2）身体重心后移（左移），左膝微屈，腰稍向右转，以腰带肩，以肩带臂，右臂向外旋转，左臂向内旋转，屈肘，两臂用力拽拉（前拉后拽），目视右拳。

（3）身体重心向前移，右膝前弓，腰微向左转，转动时，以腰带肩，以肩带臂，两臂放松并前后伸展。重复拽拉、伸展动作数遍。

（4）身体重心移至右脚，收回左脚，右脚尖转正，两脚成开立姿式；同时，两臂自然垂于体侧，目视前方。

（5）展开双臂，换练左式。

6. 出爪亮翅

（1）身体重心移至左脚，收回右脚，两脚成开立式；同时，双臂侧平举，虎口向上，掌尖向外。

（2）两掌合拢至与肩宽为度，高与肩平，虎口向上，掌心相对。

（3）两臂屈肘，两掌内收至两肩前，掌心相对，掌尖向上。

（4）展肩扩胸，两掌伸臂向前推出，五指逐渐张开成荷叶掌，瞪目前视，身体保持中正挺立。

（5）松腕，虚掌，掌心含空，屈肘，双臂回收；两掌背约与肩平。

（6）两掌变柳叶掌（五指相并）收至肩前，掌心相对，掌尖向上。

重复上述推出、收回数遍。

7. 九鬼拔马刀

（1）上体向右转动，掌心相对，右掌向外旋转，掌心向上；左掌向内旋转，掌心向下。

（2）右掌由胸前内收经右腋下后伸，虎口向下；左掌由胸前伸至前上方，虎口向上。

（3）上体向左转动，双掌反向划弧，右掌绕头半周，中指按压耳郭，掌心按住后脑；左掌反贴后背。

（4）身体继续左转，左掌掌背贴于背脊，尽量上推。目随右手动，定式后，目视左后方。

（5）身体向右转动，展臂扩胸。目视右上方，静立片刻。

（6）膝部略屈，上体向左转动，右臂向内回收，含胸；左掌沿脊柱上推，目视右脚跟，稍停片刻。左右转头，重复3遍。

（7）直膝，转动身体复正；同时，右掌向上经过头顶上方然后向下，至侧平举；左掌经体侧向上至侧平举，两掌心向下，掌尖向外。

（8）换练左式。

8. 三盘落地

（1）屈膝、下蹲；同时，沉肩、坠肘，两掌逐渐用力向下按，按至约与髋同高，掌心向下，掌尖向外。目视前下方。

（2）掌心上翻，两肘微屈。

（3）双掌上托，至侧平举；同时，缓缓起身直立。目视前方。重复落、起3次。

（4）第二次，半蹲。

（5）第三次，全蹲。

（6）掌心上翻，双掌向上托，托至侧平举；同时，缓缓起身直立，目视前方。

9. 青龙探爪

（1）收回左脚半步，约与肩同宽。两手握固，屈肘收于腰际，拳心向上。目视前方。

（2）左拳不动，右拳变掌，伸直右臂。

（3）右臂经下向右侧向外展开，掌心向上，腕部约与肩平，目视右掌。

（4）右臂屈肘，松腕，右掌成爪，指尖向左。

（5）右爪向左水平方向伸出，目随手动，躯干向左侧转动，转至约90°，目视右爪。

（6）伸指成掌，掌心向下，掌尖向左，目视右掌。

（7）上体向左前屈，右掌向下按，按至左脚外侧。

（8）右掌沿体前向右脚外侧划弧，至右脚尖外侧，掌尖向前。

（9）旋腕转掌，屈指握固，拳眼向外，拳心向前。

（10）上体向上伸立而起；右拳随之收于腰际，拳心向上。

（11）换做右青龙探爪。

10. 卧虎扑食

（1）右脚尖内扣，身体左转约90°；同时，左脚收至右脚内侧成丁步。

（2）左脚向前迈出一大步，成左弓步；同时，两拳提至腋前，并向内旋转，变成虎爪，向前伸臂推出（扑按），腕约与肩平。

（3）躯干由腰部至胸部逐节屈伸，重心前后适度移动；同时，双爪随躯干屈伸向下、向后、向上、向前分别绕环一周。

（4）上体下俯，两爪向下按，十指尖着地；左腿屈膝全蹲，右腿屈膝下跪，悬跟，前脚掌着地。随后塌腰、挺胸、抬头、瞪目，目视前上方。

（5）起身，双手握固，收抱于腰际，身体重心向后移，左脚尖向内扣，身体重心向左移；同时，右转体约180°，右脚内收至左脚内侧成丁步。

（6）换做卧虎扑食右式。

11. 打躬

（1）起身，身体重心向后移，随之转动身体复正；右脚尖向内扣，脚尖向前，收回左脚，成开立姿式；同时，两手随身体左转放松，外旋，掌心向前，两掌低于肩。

（2）两臂向外展至侧平举后，屈肘，两掌上收至耳侧，两掌心掩耳孔，十指按于后脑枕部，掌尖相对，用食指弹拨中指，食指指腹击打后脑（鸣天鼓）36次（也可自定次数）。闭目，或目向前下视。

（3）身体上前下俯，由头经颈椎、胸椎、腰椎、骶椎，从上向下逐节牵引前屈，前屈小于90°。动作要缓，伸直两腿。目视脚尖，停留片刻。然后从骶椎至腰椎、胸椎、颈椎、头，由下向上依次逐节伸直后成直立，动作要缓。重复打躬3遍，逐渐加大身体前屈幅度，并保持静止片刻。

（4）第二遍，前屈约90°。

（5）第三遍，前屈大于90°。

（6）从骶椎至腰椎、胸椎、颈椎、头，由下向上依次逐节伸直后成直立，动作要缓。

12. 掉尾

（1）起身直立，双掌猛然拔离两耳部。

（2）两掌向前伸臂前推，至臂直，掌心向前，掌尖向上。

（3）两掌旋转成掌尖相对，十指相叉，掌心向内，两臂成半弧状，高约与肩平。

（4）肘部弯曲，翻掌向前撑，掌心向前，虎口向下。

（5）屈肘，翻掌心向下、向内收，收于胸前。

（6）上体向前下屈，塌腰、抬头，两掌交叉徐徐下按，接近地面。

（7）头向左后侧转动；同时，臀部向左侧扭动，目视左后。

（8）双掌交叉不动，放松，还原至体前屈。

（9）头部向右后转动；同时，臀部向右扭动，目视右后。

（10）两掌交叉不动，放松还原至体前屈，昂头目视前方。重复上述动作数遍。

（11）松开双掌，两臂外旋。

（12）上体缓缓抬起直立；同时，两臂伸直向外展，展成侧平举，掌心向上，继之上举，屈肘，两臂成半弧，掌心向下，掌尖遥遥相对。

（13）松肩，屈肘，双臂向内回收，双掌经头、面、胸前下引，两臂徐徐下行，引至腹部，掌心向下。

（14）两臂放松，自然垂于体侧；左脚向右脚内侧收拢并步，正身直立，收式。

（二）功法机制

易筋经格调古朴，寓健身、观赏、娱乐于一身，健身效果明显。其动作注重伸筋拔骨而舒展连绵、刚柔相济而偏重于刚，呼吸自然而动息相融，以形导气而意随形走。其功法尤其重视脊柱的旋转屈伸，如第七式"九鬼拔马刀"中的脊柱左右旋转，第十一式"打躬"中的椎骨节节拔伸前屈、卷曲动作。第十二式"掉尾"中的脊柱前屈，并在反伸时做的侧屈、侧伸动作，通过脊柱的旋转进而带动四肢和内脏的运动，在松静自然中整个动作一气呵成，同时达到健身、防病、延年、益智之功效。

易筋经的十二式中，有些以力量和速度锻炼见长，很吃功力，需因人而异。训练时，宜加强大腿股四头肌和股二头肌的静力性训练，以提高动作的稳定性。

（三）功法特点

易筋经尤其重视意念的锻炼。活动中要求排除杂念，通过意识的专注，力求达到"动随意行，意随气行"，以"暗中使劲"的意念调节和维持肌肉和筋骨的张力。其独特的"抻筋拔骨"的运动形式，可使肌肉、筋骨在动势柔、缓、轻、慢中，得到有意识的抻、拉、收、伸，长期坚持锻炼可使肌肉、韧带富有弹性，活动功能增强，同时使全身经络气血通畅，五脏六腑调和，从而精力充沛，精神振奋，心身康健。

易筋经中的动作多为模仿古代农耕生产劳动姿势衍化而成，活动以形体屈伸、俯仰和扭转为特点，以达到伸筋拔骨的健身效果。对于青少年来说，这种练习方法可以纠正身体的不良姿态，促进骨骼、肌肉的生长发育。对于年老体弱者，可预防老年失用性肌肉萎缩，促进血液循环，加强脾胃功能，改善营养吸收，对慢性病症和功能的恢复有积极作用。

四、八段锦

八段锦对人体的养生康复作用，从其歌诀中即可看出。如"两手托天理三焦"即说明双手托天的动作对调理三焦功能是有益的。两手托天，全身伸展，又伴随深呼吸，一则有助于三焦的气机运化，二则对内脏亦有按摩、调节作用，起到通经脉、调气血、养脏腑的效果。同时，该动作对腰背、骨骼也有良好的作用。其他诸如"调理脾胃须单举""摇头摆尾去心火"等，均是通过宣畅气血、展舒筋骸而达到养生的目的。八段锦的每一段都有锻炼的重点，而综合起来，则是对五官、头颈、躯干、四肢、腰、腹等全身各部位进行了锻炼，并对相应的内脏以及气血、经络起到了保健、调理作用，是机体全面调养的健身功法。

八段锦是 2003 年国家体育总局向全国人民推广的 4 套传统健身术之一。与以活动筋骨为主的易筋经、五禽戏和以呼吸吐纳为主的六字诀比较，八段锦是这 4 套功法中唯一既与脏腑相连又动静结合的功法。八段锦对内分泌系统疾病、呼吸系统疾病、消化系统疾病、循环系统疾病、神经系统疾病、运动系统疾病、妇科疾病等均有较好的治疗和改善效果。

五、太极拳

太极拳是中华民族辩证的理论思维与武术、艺术、引导术的完美结合，其拳理源于《易经》《黄帝内经》《黄庭经》《纪效新书》等中国传统哲学、医术、武术等经典著作，并在其长期的发展过程中吸收了道家、儒家等文化的合理内涵，故太极文化是中国重要的非物质文化遗产，太极拳被称为"国粹"。太极拳是一种意识、呼吸与动作密切结合的运动形式，强调以意领气、以气运身，作为融武术、健身和医疗于一身的内功拳术，具有动作舒展轻缓、刚柔相济、圆活连贯、动中有静、形气相随的特点，适用于不同年龄、性别、职业和身体状态者操练。

太极拳以"掤、捋、挤、按、采、挒、肘、靠、进、退、顾、盼、定"13 法为基本方法。其在运动中要求静心用意，以意识引导动作，动作与呼吸紧密配合，呼吸要平稳自然，动作要中正安舒；身体保持疏松自然，不偏不倚；动作绵绵不断，轻柔自然，动作弧形，圆活不滞；以腰为轴，上下相随，周身一体；动作连贯协调，虚实分明；动作之间衔接和顺，处处分清虚实，重心保持稳定；动作不浮不僵，刚柔相济，发劲完整。在推手中，要求以静制动，以柔克刚，避实击虚，借力发力，尤其讲究"听劲"，通过身体触觉来判断对方力量的大小、方向、部位，并及时做出反应，动急则急应，动缓则缓随，随机应变。

打太极拳不仅能改善心肺功能，调节人体免疫，增强肌力，改善平衡，同时还能缓解人体焦虑、紧张等负面情绪，改善认知功能，激发大脑潜能。操练太极拳要求松静自然，这使大脑皮层一部分进入保护性抑制状态而得到休息。同时，打拳时"先在心，后在身"，专心于引导动作，可活跃情绪，调节大脑的功能状态。太极拳要求"气沉丹田"，有意地运用腹式呼吸，加大呼吸深度，因而有利于改善呼吸功能和血液循环。

六、入静养生

（一）原理研究

陈小野通过对 1980—2008 年间实验研究、临床研究及气功养生等文献资料的综合调查，就入静养生的原理研究进行系统评述，其主要观点如下。

1. 生物体的功能有不同的层次，由于生物体高层次功能对低层次功能有抑制、干扰作用，且这种作用的强度与层次差距呈正相关，高层次的功能有脱离低层次功能的约束而升高层次的趋势，这种趋势的强度与层次差距呈正相关；高层次功能对低层次功能的抑制、干扰的程度与高层次功能脱离低层次功能的约束而升高层次的程度呈正相关。而人是位于进化顶级的生物，层次间差距最大。所以，高层次功能对低层次功能的抑制和干扰，是人体与生俱来的、重要的内在致病源。

2. 中医调息静坐等入静养生方法是放弃作为人体最高层次功能的意识活动。入静时，表现为以大脑皮层和交感神经为代表的高层次功能的层次降低，低层次功能增强，所以，入静养生的原理在于解除高层次功能对低层次功能的抑制和干扰，使低层次功能得以"舒展"，从而消除人体这一与生俱来的、重要的内在致病源。

3. 入静养生原理也是中医传统养生文化的核心原理。陈氏对人体各种功能层次进行了界定：意识、本能、潜意识、幻觉、识神、元神的层次，自身感知的层次，自发动的层次，大脑皮层的层次，额叶的层次，各种脑电波的层次，骨骼肌紧张的层次，交感神经和副交感神经的层次，皮肤部分生物学特性改变的层次，外周血管舒张的层次，胃肠道运动增强的层次，肾上腺皮质功能的层次，能量代谢的层次。

（二）实验研究

养生调息运动对人体生理影响的实验研究表明：养生调息运动能增强人体的生物电流，改善机体体质；能使大脑各区域脑电波趋向同步，脑细胞电磁活动高度有序化，能量消耗降低，效能提高；能使神经传导加快，电传导加快，电子流动加速与氧结合加快，三磷酸腺苷（ATP）产生增多，能量贮备增加。在调息状态中，机体的细胞处于激发状态，因而能量较高的受激生物分子能以生物辐射的形式释放能量，起到激活其他生物分子的作用，形成自发辐射和受激辐射结合的"生物场"，而"生物场"的辐射正是借以维持人体生命活动的源泉和机体自我修复的功能，使机体得到增强。

（三）临床研究

选择 14 例癌症合并高血压的患者，在基础用药的同时指导其习练南怀瑾调息法 3 个月，观察治疗前后收缩压、舒张压及 SCL-90 症状自评量表积分变化情况。经过治疗，患者的收缩压明显下降（$P<0.05$）。躯体化、强迫症状、人际关系敏感、抑郁症状、焦虑症状、敌对情绪、恐怖症状、偏执症状和精神病性积分均明显减少（$P<0.05$）。结论显示，南怀瑾调息法联合药物可以降低癌症合并高血压患者的收缩压，并对其心理有正向调节作用。

研究表明，调息静坐能缓解心理压力，改善焦虑状态，提高认知功能和呼吸功能，减轻肥胖，调节血压，控制糖尿病，减少心血管疾病发生的危险，进而降低心血管病患者的总体死亡率。

第七节 治未病理论研究

"治未病"这种防患于未然的预防医学思想，它的提出经历了漫长的历史发展时期。从早期先民防病治病的经验总结萌生治未病思想，先秦文化所蕴含的哲学思想成为治未病思想根源，到《黄帝内经》奠定治未病理论基础，及至后世医家对治未病理论不断给予丰富和发展，使治未病理论自成体系，贯穿于中华民族养生、保健、预防、治疗和康复的全过程。

一、治未病理论的基本内涵

"治未病"与西医学的"预防"一词有相似的含义，是指采取一定的措施以防止疾病的发生和发展。治未病主要包括未病先防、既病防变、瘥后防复三个方面。

（一）未病先防

未病先防，是指在疾病还没有发生之前就采取各种措施，以防止疾病的发生。

疾病的发生主要关系到正邪两个方面。邪气的入侵是发病的外在条件，正气的不足则是发病的内在因素。因此，预防疾病，就必须从扶助人体正气和防止病邪侵害两方面入手。由于正气的强弱是由体质所决定的，所以，增强体质是提高正气和抗邪能力的关键。加强体育锻炼是增强体质的重要手段，除此之外，还要注意调摄精神，保持心情舒畅，情绪乐观，饮食起居有规律，劳逸结合，注重药物预防和人工免疫。另外，在强调保养提高正气以抗邪的同时，要适时地避免邪气，如《素问·上古天真论》说"虚邪贼风，避之有时"。只有这样，才能防止疾病的发生。

（二）既病防变

既病防变，是指如果疾病已经发生，则应早期诊断、早期治疗，防止疾病的发展与传变，使疾病治愈于初期。

《素问·阴阳应象大论》云："故邪风之至，疾如风雨，故善治者治皮毛，其次治肌肤，其次治筋脉，其次治六腑，其次治五脏。治五脏者，半死半生也。"说明诊治越早，疗效越好，如不及时诊治，病邪就有可能步步深入，使病情越趋复杂、深重。在诊治疾病时，仅对已发生病变的部位进行治疗是不够的，还必须掌握疾病发展传变的规律，准确预测病邪传变趋向，对可能被影响的部位采取预防措施，以阻止疾病传至该处，终止其发展、传变。未病先防固然是预防疾病最理想的积极措施，但当疾病已经发生之后，如能争取在早期的轻浅阶段就给予积极的诊断与治疗，避免病变深入发展，这同样也属于治未病的范畴。

（三）瘥后防复

瘥后防复，是指疾病好转或治愈后，应适当调理，防止疾病复发或产生后遗症。

《素问·热论》云："病热少愈，食肉则复，多食则遗，此其禁也。"热病虽减，但还有余热蕴藏在内，此时勉强多进饮食则会助长热邪。因此"治未病"还应包括病后调摄，防止疾病的复发。疾病初愈，虽然症状消失，但此时邪气未尽，正气未复，气血未定，阴阳未平，必待调理方能渐趋康复，否则若适逢新感病邪，饮食不慎，过于劳累，均可助邪伤正，使正气更虚，余邪复盛引起疾病复发。《伤寒论》于六经病篇之后设有"辨阴阳易差后劳复病脉证并治"，其指出伤寒新愈，若起居作劳或饮食不节，就会发生劳复、食复之变，从而示人疾病初愈，应慎起居、节饮食、勿作劳，做好疾病后期的善后治疗与调理，方能巩固疗效，防止疾病复作，以收全功。所以，瘥后调摄，以防疾病复作，亦不失为内容的延伸。

中医治未病理论是以扶助正气、增强体质为核心的健身、防病、治疗思想，以对外适应自然变化，对内促进机体抗病能力、自我愈合能力、自我康复能力为治未病的治疗原则，强调从功能的、整体的变化把握生命与健康。重视未病先防，有病早治，已病防变，瘥后调护，不仅符合人的生命活动规律，甚至有可能成为降低现代社会疑难杂症发病率的重要方法。特别是在疾病谱发生改变的当代社会，医学模式由生物模式向生物、心理、社会和环境相结合的模式转变，西医学的理念由治愈疾病向预防疾病和提高健康水平方向做出调整，治未病的重要性进一步凸显。"治未病"是人类养生保健、防治疾病的最高境界，是中医理论的精华所在，在现今预防医学思想的指导下，中医治未病理论将会越来越显示出其优越性和独特性，为人类健康事业做出重要贡献。

二、治未病理论的发展源流

（一）萌芽

"治未病"是人类为了生存，在与外界环境做斗争时从生产生活实践中总结出来的，如从远古时代的"构木为巢，以避群害""钻燧取火，以化腥臊"到神农氏"始尝百草，始有医药"，又如殷墟出土的文物记载当时的人们已经知道防虫、排水、清扫等卫生措施。《尚书·说命》明确提出"有备无患"，说明当时的人们已认识到预防的重要性。春秋战国时期，"有备无患"的思想进一步得到发展，如《左传·襄公十一年》中说："书曰：居安思危。思则有备，有备无患。"《管子·牧民》亦曰："唯有道者，能备患于未形也，故祸不萌。"这种避祸防患的观念既而影响到医学界，开始有医家意识到疾病应早发现、早治疗。例如《史记·扁鹊仓公列传》记载了扁鹊对蔡桓公望色诊病，"君有疾在腠理，不治将恐深"；"君之病在肌肤，不治将益深"；"君之病在肠胃，不治将益深"等。其后，治未病思想在《易经》《老子》《庄子》《孙子兵法》《淮南子》等各思想流派的影响下奠定了基础，对疾病的认识逐渐为人们预防疾病的发生提供了依据。如《庄子·齐物论》中记载西周时人们已认识到气候异常可导致疾病流行，长居湿地会发生腰疾。

（二）形成

"治未病"一词首见于《黄帝内经》，内容涵盖了养生、针刺治则、治法等方面。《素问·四气调神大论》中明确指出："是故圣人不治已病治未病，不治已乱治未乱……夫病已成而后药之，乱已成而后治之，譬犹渴而穿井，斗而铸锥，不亦晚乎！"体现了在《内经》时代，诸医就已十分重视未病先防。《素问·刺热》言："肾热病者颐先赤，病虽未发，见赤色者刺之，名曰治未病。"《灵枢·逆顺肥瘦》又谓："上工刺其未生者也，其次刺其未盛者也，其次刺其已衰者也……上工治未病，不治已病。"这两段论述，告知人们要防患于未然，重视疾病先兆症状的观察，并在疾病伏而未发之时预先针刺治疗，以防止疾病发作，生动地阐明了治未病的重要性。《内经》提出治未病理论，并形成基本框架之后，为后世历代养生家所重视，历代医家对此多有阐发，使治未病理论得到进一步发挥和研究。

（三）发展

《难经·七十七难》曰："经言上工治未病，中工治已病者，何谓也？然：所谓治未病者，见肝之病，则知肝当传之与脾，故先实其脾气，无令得受肝之邪，故曰治未病焉。"汉代张仲景在《金匮要略·脏腑经络先后病脉证》也有类似论述："夫治未病者，见肝之病，知肝传脾，当先实脾。"

华佗强调运动健身之法也是治未病的重要内容之一，他曾对弟子吴普说："人体欲得劳动，但不当使极尔。动摇则谷气得消，血脉流通，病不得生，譬犹户枢不朽是也。"认为运动有强健脾胃的功能，可促进饮食的消化输布，使气血生化充足，气血流通，而不易生病。《后汉书·方术传》载其创"五禽戏"："一曰虎，二曰鹿，三曰熊，四曰猿，五曰鸟。亦以除疾，兼利蹄足，以当导引。"同时，他还提到"从天地阴阳""调神气""慎酒色""节起居""省思虑""荣滋味"等，都是未病先防养生保健的重要原则。

（四）成熟

唐代著名医家孙思邈将疾病分为"未病""欲病""已病"三个层次，要求医生要"消未起之患，治未病之疾，医之于无事之前"。其在著作《备急千金要方》中阐述了治未病与养性的直接关系，指出"善养性者，治未病之病"，并创造了一整套养生延年的方法。唐代王焘的《外台秘要》还提及了30岁以上的人灸足三里有降逆明目的保健作用。而《黄帝明堂灸经》则介绍了艾灸足三里、绝骨可预防中风的发生。所以，到了唐代中医治未病理论已达到了比较成熟的阶段。

金元时期，治未病理论得到进一步发展和延伸。金元四大家之一的朱震亨在其《丹溪心法》中专列"不治已病治未病"篇，其云："与其救疗于有疾之后，不若摄养于无疾之先，盖疾成而后药者，徒劳而已。是故已病而不治，所以为医家之法；未病而先治，所以明摄生之理。夫如是则思患而预防之者，何患之有哉？"

清代名医叶天士对于既病防变的研究也十分深入，他在《温热论》中指出"务在先安未受邪之地"的学术观点，属未雨绸缪，杜渐防微之举，是控制温病发展的积极措施。《内经》治热病主张"实其阴以补其不足"，故《温热论》的"务在先安未受邪之地"充分体现在护阴保津上，这也是由温热病的特性所决定的。从温病的证情看，一般是热偏盛，易出汗，更易伤津耗液。仲景治阳明腑实证之承气汤实为急下存阴之法，后来吴鞠通在《温病条辨》中不厌其烦地提出保津液和防伤阴，其实均与叶氏"务在先安未受邪之地"之意吻合，包含了治未病的思想。

两千多年来，治未病学说一直是中医学防病治病的重要原则。医学发展到今天，业内有识之士一致认为："最好的医学不是治好病的医学，而是使人不生病的医学。"因此，近年来治未病的治疗理念和实践被提到了前所未有的高度，相关政策的出台使治未病预防保健服务工作得到重视，在国内各地区得到广泛普及，"治未病"已开启中医药发展的新时代。

三、治未病的研究展望

自从有了人类，就有了医疗活动。健康是人类生存的永恒主题。20世纪70年代以前，致人于死命的主要是传染病。随着社会的发展与医学科学的进步，疾病谱发生了显著的变化，导致人类死亡的各类传染病已基本得到控制，有的已经绝迹，而恶性肿瘤、心脏病、脑血管疾病等非传染性疾病成为威胁人类生命健康的头号杀手。当前疾病医学逐渐出现向健康医学转变的趋势。世界卫生组织（WHO）提出了身心健全与环境和谐一致的完善的健康概念，即：健康不仅是没有疾病或不虚弱，而是身体、心理和社会适应的完满状态。在我国，预防医学面临的现状是：一方面，一些原有传染病，如肺结核等的流行尚未得到有效遏制。新发传染病如禽流感等问题又显得日益严重；另一方面，恶性肿瘤、心脑血管疾病、糖尿病、免疫病以及遗传疾病等慢性非传染性疾病已逐步成为主要疾病和主要死亡原因，存在传染病与慢性非传染性疾病等重大疾病的双重威胁。伴随着经济、文化、医疗水平的提高，人们对健康的需求也不断增加，除了防治疾病之外，还追求无病状态下身体、精神与自然、社会的健全完满和谐状态。我国目前已进入老龄社会，人口老龄化使“健康的长寿”成为社会的迫切要求。生活节奏加快、压力增大、不合理膳食等使人们身心经常处于应激状态、亚健康状态和精神空虚状态，导致生活方式发生改变，造成各种健康危险因素发生频率增加，给疾病预防带来新的问题。中医治未病思想包括未病养生，防病于先；欲病救萌，防微杜渐；已病早治，防其传变；瘥后调摄，防其复发各个方面，重视疾病预防、发生、发展及预后的全过程，在治未病的实践中强调天人相应、整体观念，与现代预防医学的现代疾病预防保健体系非常吻合。自 2007 年时任国务院副总理吴仪提出要充分发挥中医“治未病”的特色以来，国家中医药管理局确立了两批治未病预防保健服务试点单位及治未病工作顾问组和专家咨询组。这就意味着治未病不仅仅是医疗单位的一项普通的工作，而是成为上升到国家、政府层面的重要事务。这些试点单位绝大多数是高等中医院校、科研院所的附属医院与三级甲等医院，治未病工作顾问组和专家咨询组成员中，有的是两院院士，有的是名老中医，从中不难看出政府对治未病工作的重视以及抓好治未病工作的决心。可以预见，有治未病思想的强大生命力，有治未病思想切实有效的实用性，有党和政府的大力倡导与扶持，治未病工作将会顺利开展，两千多年前诞生的治未病思想将会在新世纪人类的预防保健服务中发挥巨大的作用。

主要参考文献

［1］华筱娟，余惠琴，孙停瑞.客观结构化临床考试在护生岗前集训考核中的应用［J］.护理研究，2018，32（3）：465-467.

［2］王璐，朱社宁，陈丽华，等.助产士规范化培训中客观结构化临床考试站点的构建［J］.护士进修杂志，2022，37（7）：582-585.

［3］吴雅晶，尹永田，陈莉军，等.中医院校护理本科生客观结构化临床考试设计及效果评价［J］.护理研究，2017，31（15）：1881-1884.

［4］刘家红，张静，朴美萤，等.客观结构化临床考试在ICU护士层级考核中的应用［J］.护理实践与研究，2021，18（24）：3766-3770.

［5］陈奇，许凡，刘林娟，等.OSCE结合情景案例在临床综合技能考核中的应用［J］.中国继续医学教育，2022，14（6）：74-77.

［6］曾敏.简化OSCE在护理领域中的应用现状［J］.当代护士（中旬刊），2020，27（7）：18-19.

［7］杨丽，魏晓，高子寒.OSCE在我国医学教育领域应用的知识图谱可视化分析［J］.中国医学教育技术，2020，34（5）：586-591.

［8］蕙英博，宋宗惠，李向丽，等.基于中医护理程序的移动护理信息系统在中医医院的构建和应用［J］.全科护理，2020，18（12）：1419-1421.

［9］朱俊勇，董卫国，王璐，等.考生标准化病人的培训与思考［J］.中华医学教育杂志，2011，31（4）：581-583.

［10］王旭，李涓，叶静，等.腰痹病穴位敏化现象与规律研究［J］.时珍国医国药，2018，29（6）：1483-1486.

［11］焦睿，余淑芳.直腿抬高试验临床研究进展［J］.中国医师杂志，2017，19（7）：1119-1121.

［12］肖元春，李鼎.《黄帝内经》艾灸疗法探析［J］.上海中医药大学学报，2006，20（2）：12-13.

［13］扎伊拉·帕尔哈提.腰背肌功能锻炼对腰椎间盘突出症康复的影响［J］.东方药膳，2021（5）：144.

［14］周快，周枫，金峥，等.腰背肌功能锻炼对腰椎峡部裂腰痛的作用［J］.中国矫形外科杂志，2022，30（9）：843-845.

［15］王泽明，刘瑛琦.2017年（丁酉年）上半年肝经郁热型蛇串疮发病病机的五运六气学说论［J］.中国烧伤创疡杂志，2019，31（3）：217-219.

［16］中国中西医结合学会皮肤性病专业委员会特色疗法学组.火针在皮肤科应用专家共识［J］.中国中西医结合皮肤病学杂志，18（6）：638-641.

［17］中国医疗保健国际交流促进会皮肤科分会，中华医学会皮肤性病学分会老年性皮肤病研究中心．带状疱疹疫苗预防接种专家共识［J］．中华医学杂志，2022，102（8）：538-543.

［18］韩铁军，黄桦，熊玮，等．失眠病中医证候、病机与中医证候诊断标准探讨［J］．亚太传统医药，2017，13（22）：123-125.

［19］张伯礼，吴勉华．中医内科学［M］．第十版．北京：中国中医药出版社，2017.

［20］汪湘波，黄汉光，杨远娟．中药足浴对老年失眠患者的疗效分析［J］．中医临床研究，2021，13（7）：95-97.

［21］张明霞，何丽，张祥华，等．头部经络梳理加穴位按摩运用于骨科围术期患者焦虑失眠的临床研究［J］．临床医药实践，2021，30（7）：537-539.

［22］谢琰．现代中医护理实用全书［M］．南昌：江西科学技术出版社，2018.

［23］宋慧娟．研究小儿感冒预防护理与健康教育效果［J］．健康必读，2020（33）：164.

［24］郭金莲，孙艳菊，邹红娅．探讨中医辨证分期治疗肺脾气虚型鼻鼽的临床疗效观察［J］．东方药膳，2021（16）：198.

［25］韩梅．鼻鼽的辨证论治［J］．中国中医药现代远程教育，2004，2（5）：16-17.

［26］潘雷平．艾条温和灸联合中药熏蒸疗法治疗鼻鼽的临床研究［J］．保健文汇，2018（11）：28.

［27］李笋，阮岩．温肺健脾法合穴位敷贴治疗鼻鼽62例［J］．中国中西医结合耳鼻咽喉科杂志，2011，19（2）：80-81，92.

［28］梁进娟．贝尔氏面瘫发病诱因及中医体质的调查研究［D］．广州：广州中医药大学，2012.

［29］迟庆滨，史慧玲．针药结合治疗面瘫75例临床观察［J］．针灸临床杂志，2004，20（7）：7-8.

［30］张天云．面瘫按摩治疗的体会［J］．按摩与导引，2001，17（2）：31.

［31］张素秋，刘香弟，郭敬．中医医院新入职护士培训教程［M］．北京：中国中医药出版社，2019.

［32］俞阳．臂丛神经牵拉试验与颈椎间孔挤压试验诊断颈椎间盘突出的阳性率比较［J］．中国乡村医药，2015（9）：22-23.

［33］支应鹏，董桂英，郑同莉．中医特色眩晕综合诊疗康复体系［J］．中国社区医师，2019，35（6）：111-112.

［34］金海江．良性阵发性位置性眩晕成功复位后残余头晕的研究［J］．医药前沿，2017，7（5）：151-152.

［35］刘建军．中医临床护理学［M］．北京：中国医药科技出版社，2016.

［36］刘家瑞．浅析无痛刮痧之手法［J］．福建中医药，2010，41（3）：56.

［37］陈日新，陈明人，康明非．热敏灸实用读本［M］．北京：人民卫生出版社，2009.

［38］李乐之，路潜．外科护理学［M］．第六版，北京：人民卫生出版社，2017.

［39］谭娇燕，冯宁，苏国凤，等．痔疮患者术前不同方法肠道准备的效果探析目的探讨［J］．按摩与康复医学，2012，3（35）：52.

［40］尤黎明，吴瑛．内科护理学［M］．第六版，北京：人民卫生出版社，2017.

［41］柏亚妹，徐桂华．中西医护理综合能力OSCE考核指导［M］．北京：中国中医药出版社，

2018.

［42］王爱玮.糖尿病饮食治疗［J］.中国老年保健医学，2014（5）：55-56.

［43］李忠.淀粉酶、脂肪酶联合测定在胰腺疾病诊断中的意义［J］.现代医院，2008，8（2）：64-65.

［44］肖波，蒋志琼，张小明.急性胰腺炎并发症的MRI表现［J］.国际医学放射学杂志，2011，34（5）：448-450，455.

［45］马志卫，张念杰，梁敏，等.探讨普外科重症胰腺炎手术治疗效果［J］.母婴世界，2021（7）：48.

［46］刘翠芬，于英楠.肱骨近端骨折术后早期肩关节功能锻炼的指导［J］.内蒙古医学杂志，2008，40（11）：1397-1398.

［47］江宾，谭小辉，徐静静.开胸术后患者有效深呼吸与咳嗽方法的探讨［J］.护理实践与研究，2012，9（6）：26-28.

［48］王丽琴，王新，李珍.开胸患者术后肺部的临床监护［J］.中国现代药物应用，2007，1（5）：23-24.

［49］吴钟琪.医学临床"三基"训练护士分册［M］.第五版.长沙：湖南科学技术出版社，2017.

［50］单姗，赵连晖，马红，等.肝硬化的定义、病因及流行病学［J］.临床肝胆病杂志，2021，37（1）：14-16.

［51］尚佳，李威.肝硬化并发症的诊断［J］.诊断学理论与实践，2015，14（4）：304-307.

［52］熊碧君，冯建琼，史艳玲.肝性脑病患者灌肠疗法的临床应用进展［J］.西南军医，2006，8（6）：77-78.

［53］陈志敏，樊兆明.实用刮痧疗法［M］.北京：金盾出版社，2001.

［54］张波，桂莉.急危重症护理学.［M］.第四版.北京：人民卫生出版社，2017.

［55］张素燕，韩加刚，马连港，等.腹腔镜与开腹手术治疗急性化脓性阑尾炎及坏疽性阑尾炎的临床疗效对比［J］.中国临床医生杂志，2019，47（5）：573-575.

［56］孙传玮，李爱军，杨忠刚，等.血清C反应蛋白及补体C3水平与急性阑尾炎患儿预后相关性［J］.创伤与急危重病医学，2018，6（3）：160-161，163.

［57］冯大伟.阑尾炎急性发作怎么办［J］.健康忠告，2021（13）：17.

［58］吕琴丽.腹腔镜阑尾切除术后并发症的原因探讨及护理［J］.健康必读，2020（30）：155，157.

［59］李小寒.基础护理学.［M］.第六版.北京：人民卫生出版社，2017.

［60］陈中伟，张俊飞，杜武军，等.脂肪栓塞综合征诊治的临床研究进展［J］.创伤外科杂志，2021，23（1）：78-81.

［61］徐庆杰，刘音，薛晓艳.脂肪栓塞综合征的预警指标及误诊分析［J］.健康必读，2021（19）：38-39.

［62］王立静.外周静脉留置针的应用及常见并发症的预防护理［J］.继续医学教育，2021，35（4）：114-115.

［63］肖蒙，杨依玲，马莉妍，等.静脉炎的中医药预防及治疗研究进展［J］.长春中医药大学学报，2022，38（8）：941-944.

［64］刘向龙，左玉芝，于明克，等.自制中药活血通络膏外敷治疗甘露醇致静脉炎 60 例［J］.中国中医急症，2011，20（9）：1507.

［65］中华医学会心血管病学分会心血管急重症学组，中华心血管病杂志编辑委员会.心源性休克诊断和治疗中国专共识（2018）［J］.中华心血管病杂志，2019，47（4）：265-277.

［66］蒋力生，马烈光.中医养生保健研究［M］.第二版.北京：人民卫生出版社，2017.

［67］吴慎.五音疗疾［M］.北京：人民卫生出版社，2014.

［68］侯雯.十二式达摩易筋经练法解析［J］.少林与太极，2020（8）：73-75.

［69］余甘霖.中医内科学［M］.北京：中国中药出版社，2009.

［70］李海燕，李帼英.心血管介入标准化护理管理手册［M］.北京：人民军医出版社，2015.

［71］倪伟.内科学［M］.第4版.北京：中国中医药出版社，2016.

［72］刘杰，吕云玲.内科护理［M］.第3版.北京：人民卫生出版社，2018.

［73］李延玲.急救护理［M］.第3版.北京：人民卫生出版社，2018：161-164.

［74］梁秀丽，全柏惠.无缝链接急救护理模式在重症中暑治中的应用［J］.首都食品与医药，2020，27（8）：124-125.

［75］魏琳，林美珍，林丽君，等.中西医护理 OSCE 层级考核案例［M］.北京：中国中医药出版社，2022.